バイブレーショナル・メディスン

いのちを癒す〈エネルギー医学〉の全体像

RICHARD GERBER, M.D.

VIBRATIONAL MEDICINE

New Choices for Healing Ourselves

リチャード・ガーバー

上野圭一❖監訳

真鍋太史郎❖訳

日本教文社

人間を向上させるために沈黙の作業をつづけている、霊的階層構造全体に本書を献げる。

人体は〝電子的な波動〟からなり、原子、元素、器官および有機体にはそれぞれ、電子的な波動の単位があり、それによって有機体の維持とバランスが保証されている。個々の細胞すなわち生命の構成単位は、それ自身、「複製／分裂」として知られる第一法則にもとづき、自己を複製する能力をもっている。**体内の諸器官あるいは元素のもつ力が低下し、その物質的存在の維持と複製能力に必要な均衡状態が再生できなくなるときは、その部位の電子的エネルギーが欠如しているときである。**こうした変化は、外力による傷害や病気によっておこるばあいがある。あるいはからだにおける排出機能の欠如や、体内の必要性をみたすための他の作用によって体内に生じた、なんらかの力によっておこってくる可能性もある。

――エドガー・ケイシー（一九二八年）
トーマス・サグルー著『川がある』より

読者へのお願い

癒しにかんするさまざまな方法を検討する本書は、内科医によって書かれたものではあるが、特定の疾患にたいする特定の治療法を推奨するためのものではない。すなわち、従来の医学的アプローチの短所を補完しうる数々の有力な代替療法のメカニズムについて検討されているが、高水準にある現在の医学的診断・治療にとってかわることを意図しているものではない。したがって、本書にのべられた治療法を利用するばあい、読者はその選択にあたって、的確な診断、処置およびガイダンスをおこなう熟達した治療家またはヘルスケアの専門家の意見をもとめてほしい。

また、一般の読者、とくに医療にかんする専門教育を受けていない読者は、各章の章末にある「キーポイント」をまず読み、それから各章を通読することをおすすめする。この方法は複雑な情報を理解するさいには最善の方法であり、あとにつづく章を理解するうえでも役に立つはずである。また、各章はそれ以前の章で検討した知識のうえに成り立っているので、できれば順序立ててお読みいただければ幸いである。

――リチャード・ガーバー（医学博士）

謝辞

本書は、十二年間以上にわたる文献検索、研究、調査、そして内的探求の集大成である。全体をつうじて数多くの科学者、異能者、思想家らが話題にのぼるが、そのうちの幾人かは私の思考に絶大なる影響をあたえた人たちである。そうした特別な人たちの存在や著作からえた無数のインスピレーションと洞察は、私自身の創造的思考とモデルの構築作業に刺激をあたえてくれるものであった。それは自己および人間全体について、あるいは宇宙についての認識を一八〇度転換するほど、私の思考の幅をおおきくひろげてくれた。それまで広大なものにかんじられていた物質界も、より巨大で不可解でさえある多次元的実在界のほんの一部にすぎず、人間としてそこに存在するわれわれは、そうした不可視の世界にたいして、可視の世界にたいするよりもずっと強大な支配力をもっている。そして先人たちは、私のたどるべき道を切りひらき、私を含む多くの人たちが（とりわけ癒しの領域において）人間の可能性についての無限の世界を認識する作業にとりかかれるように手助けをしてくれていたのである。

先人たちの先駆的な努力、多大な影響力をもつことばに敬意を表し、この場をかりて以下の人々——マリリン・ファーガソン、ロバート・モンロー、カール・サイモントン、アン・パリアーとハーバート・パリアー、ジュディス・スカッチ—ウイットソンとウィリアム・ウイットソン、エイブラム・バー、ロバート・ライクトマン、ドロレス・クリーガー、ブルー・ジョイ、バーナード・グラッド、アリス・ベイリー、ジェーン・ロバーツとセス、ヒラリオン、イツァク・ベントフ、ラッセル・タークとハロルド・パトフ、スタンリー・クリップナー、シャフィカ・カラグラ、ヴィオラ・ペティット・ニール、ケネス・ペルティエ、メレディス・レディ・ヤング、アルバート・アインシュタイン、ウィリアム・ティラー、ニコラ・テスラ、エドガー・ケイシー、エドワード・バッチ、ケヴィン・ライアーソン、グルダス、ガブリエル・クーセンス、ジェフリー・ハドソン、チャールズ・リードビーター、ルドルフ・シュタイナー、セルマ・モス、デーヴィッド・ボーム、デール・ウォーカー、チャールズ・タート、デーヴィッド・タンズリー、ハリー・オールドフィールド、エルマー・グリーンとアリス・グリーン、マーセル・ヴォーゲル、ジェームス・ハータック、セミョーン・キリルアンとヴァレンティナ・キルリアン、イオン・ドゥミトレスク、ヴィクトール・イニューシン、ルー・ゴールデン、そしてジョン・フェッツァーに、心から感謝の意を表したい。これらの人々は、その著作、行動あるいは創造的援助をつうじて、ある意味で本書の執筆にかかわっているということもできる。

本書の執筆は、ある意味であらたな生命の誕生にたとえることができる。ベア・アンド・カンパニー社で本書を担当してくれたバーバラとゲーリー・クロー、そしてすばらしい編集スタッフおよび美術スタッフである、編集長のゲイル・ヴィヴィノとデザイナーのアンジェラ・ウェルネッケは精神的な意味での助産婦さながらだった。かれらは、長い妊娠期間と誕生の過程のすえにやっと本書が生まれでてくるのを手助けしてくれた。その力添えと創造的洞察、そして本書がどうあるべきかについての私自身の内なるヴィジョンに理解を示してくれ、惜しみなくはたらいてくれたことについて、感謝の念はつきない。また、長期にわたる構成と書き直しの作業につきあってくれた妻のリンに、とくに感謝したい。彼女の援助と忍耐がなければ、本書がこのように読みやすいかたちをとることはなかっただろう。

また、多忙なスケジュールをさいて本書の序文と「はじめに」を執筆してくださったウィリアム・ティラー博士とガブリエル・クーセンス博士にも厚くお礼を申し上げたい。執筆の最終段階でこれらがえられたことはおおきな助けになった。

バイブレーショナル・メディスン◎目次

第2章　ニュートン医学vs.アインシュタイン医学――医術と医学の歴史的背景

第8章　サイキック・ヒーリング——人間の潜在力の探究

第11章 近未来の医学――ホリスティックな癒しとパラダイムシフト

第12章　個人の進化と地球の進化――波動医学と人類の未来

監訳者まえがき◎──上野圭一

本書の著者、リチャード・ガーバー博士は、ことばの真の意味でのホリスティック医学をデトロイト郊外で実践している気鋭の開業医であると同時に、エネルギー医学の分野では天才的な研究者としてつとに高名な人物です。「エネルギー医学」とは、機械論的・還元主義的な立場から人間を分子機械とみなす現代西洋医学の限界をこえるために、人間を「エネルギー」もしくは「エネルギー場」としてとらえなおして、より包括的な視野の獲得を試みる先端的な分野のひとつです。そして「ことばの真の意味でのホリスティック医学」とは文字どおり、身体性・精神性・霊性という三つの次元から人間をみつめ、その統合体としての人間存在を全体的にあつかう医学であるということができます。

ガーバー博士が本書を執筆した動機は、公的には「従来の医学の立場からはつよい懐疑のまなざしをむけられている種々の癒しの技法を統一的に説明すること」にあったとされていますが、じつは博士自身のなかに、どうしてもその「統一的な説明」を必要とする、深刻な内的必然性があったようにおもわれます。というのも、ミシガン州立ウェイン大学医学校に在学中から、ガーバー青年は大学で学んでいる現代西洋医学（通常医学）と「種々の癒しの技法」（＝代替療法）とのあいだに横たわる溝のふかさや各種代替療法どうしの理論的矛盾に悩みぬき、統一的な説明なしにはこれ以上一歩も前進できないほどの袋小路に追いこまれていたからでした。

博士自身のことばによると、ガーバー青年は元来、分析的・左脳的なパーソナリティであったらしく、通常医学の理論を吸収すること自体には抵抗がなかったようですが、科学的・合理的・形而下的な思考を得意とする反面で、一見非科学的・神秘的・形而上的にみえる種々の癒しの技法にたいして直観的につよい共感をおぼえてしまう自己の心的傾向も否定しがたく、矛盾する両者のあいだになんらかの調和点をみいださずにはいられない衝動にかられていたということです。したがって本書はエネルギー医学の全体像を提示する意欲的な理論書であると同時に、最新の科学論文から古代の秘教的文献にいたる膨大な情報の大海を十数年という時間をかけて漕ぎわたったすえに到達した、著者自身の「癒しの書」でもあったということができるでしょう。なぜなら、本書を書きあげることによって、著者は「ひき裂かれた自己に調和をもたらす」ことができたからでした。

一見矛盾してみえる通常医学と代替医療、また各種代替療法どうしの理論を統一的に説明して調和点をみいだすために、ガーバー博士はまずアインシュタインやティラーによる現代物理学の理論に立脚し、つぎにすべての療法の治効理論を共通語で読み解く鍵として「エネルギー」または「波動」(バイブレーション)という概念をもちいました。そして存在におけるエネルギーや波動の活動レベルの変数である「周波数」の帯域に着目して、①「物質界」、②「肉体/エーテル体接触面」、③「エーテル界」、④「アストラル界」、⑤「メンタル界」、⑥「コーザル界」、⑦「より高次の霊的エネルギー界」という階層的な構造を構想し、そのすべての階層を包みこんで共時的に存在するものとしての人間の全体像をモデル化したのです。つまり人間とは、七オクターブ以上のピアノの鍵盤を同時に弾き鳴らして精妙な共鳴現象をおこしている超複雑な音のようなものだとかんがえたのです。

そうすることによってはじめて、通常医学はもっぱら①だけに、鍼灸医学は①から②のあいだに、ホメオパシー医学は①から③のあいだに、宝石エリクシル(ジェム・エリクサー)療法は①から⑤のあいだに、フラワー・エッセンス療法は①から⑥のあいだにわたるエネルギーに干渉しながら治療をおこなうものであるといった、統一的な説明が可能になりました。

人間を階層的な構造のなかに置く視点をもつことは、とうぜんのことながら「物質」の対極としての「霊」の実在を確信的にみとめる態度の表明でもあります。そこでガーバー博士は、アインシュタインの理論が古典的なニュートン力学を包含しつつその適用範囲を拡張した過去の事例にもとづいて、「『霊』の実在性は科学の法則を否定するものではない。必要なのはただ、物質の高周波次元をも包含するべく、従来の法則を拡張することだけである」（520ページ）と説くのです。博士が霊の実在性を重視するのは、「『霊』の存在を否定または無視する現代医学の体系は、いつまでたっても完成することはない」「医師が医療技術者から脱皮してヒーラーとしての自覚をふかめるにつれて、健康を左右する因子としての『霊』が視野にはいってくるはずである」（521ページ）という認識を「統一的な説明」の出発点としているからなのです。

お気づきのように、②「肉体／エーテル体接触面」を除けば、①から⑥までの分類法は神智学や人智学など西洋の神秘思想によるコスモロジーの援用であり、通常の科学が認知しているものではありません。その呼称はあくまでも著者の恣意的な好みであり、著者の真意がエネルギーや波動の周波数帯域による「存在の次元」の分類にあることはいうまでもありません。それにしても、通常科学の用語と神秘思想の用語を同一平面上であつかっているガーバー博士の姿勢は、大胆というほかありません。

エコロジストの物理学者、フリッチョフ・カプラは「神秘思想家はタオの根を理解してもその枝を理解せず、科学者は枝を理解しても根は理解しない。科学に神秘思想はいらないし、神秘思想に科学はいらない。だが、人間には両方とも必要なのだ」といって、両者の統合の可能性を否定し、「神秘体験がものごとの内奥に潜む本質を知るのに欠かせないように、科学は現代生活に不可欠である。われわれに必要なのは両者の統合ではない。いまこそ、神秘的直観と科学的分析のダイナミックな相互作用が望まれているのだ」と結論しています。たしかにそのとおりでしょう。しかし、こと健康や病気にかんしては、つまりは生命と精神の状態に直接関与する、待ったなしの癒しの技法にかんしてだけは、「ダイナミックな相互作用」以上の、蛮勇をふるった「統合」への試みがあってもいいのではないか、ガーバー博士はおそらくそう決心して本書を著したのでしょう。

「分析的・左脳的」な博士が科学用語と神秘思想用語を同一平面上であつかうことにたいしては、たぶん狐疑逡巡のすえの勇断があったにちがいありません。とはいえ、たとえ悩みぬいたすえであったとしても、神智学や人智学の用語をそのまま流用することを選択した態度や、綿密な検証（それは現実には不可能なことですが）ぬきに秘教的文献やチャネリング情報を援用してしまう態度に「ニューエイジ的な安易さ」を感じとる読者がおられるであろうことは容易に察しがつくところです。

たとえば、第9章のはじめに紹介される「アトランティス大陸」伝説の引用には当惑をおぼえる読者も少なからずおられることでしょう。本稿の筆者も監訳者として、正直なところ、「アトランティス大陸」や「レムリア大陸」伝説にかんする記述にはそうした印象をいだかずにはいられませんでした。しかし、かんがえてみると、プラトンが『ティマイオス』と『クリティアス』で言及して以来、西洋文明における「アトランティス大陸」は日本人が想像する以上にリアリティをもった仮説であろうし、将来、その実在を裏づける遺物がぜったいに発見されないという保証がないかぎり、仮説は仮説として受けとっておくべきであろうと判断した次第です。（ただし、第12章の「アトランティス大陸」にかんする記述の一部に第9章の記述とかなり重複するところがあり、その部分だけは監訳者の責任において縮訳させていただきました。）また神智学や人智学についても、欧米においてはけっしてカルト的集団の教義などではなく、要人を含むかなりの社会的重責をになっている人たちも関係している、伝統的かつ実践的な思想であることも、このさい、指摘しておく必要があるでしょう。

ガーバー博士自身にしても、本書のある面に「ニューエイジ的な安易さ」を感じとる読者がいるであろうことには、けっして無自覚なわけではありません。読者としては、博士の「(本書で紹介している)ひとつひとつの研究をみていくと、その存在を実証しようとしている現象およびエネルギー系の証拠としては、いささか信頼性が低いとかんがえられるかもしれない。しかし、ちいさな色つきのタイルが集まるとおおきなモザイクになるように、それらを集合的にみたときに、よりおおきな像がみえてくるのである。それは、人間を『多次元的なエネルギー的存在』とみる、巨視的な視点である」（40ページ）ということばを銘記すべきなのでしょう。

私事にわたって恐縮ですが、筆者は八〇年代のはじめから、ホリスティック医学や代替医療、トランスパーソナル心理学といった分野の書籍翻訳にたずさわってきました。気がつくと、共訳や監訳を含めて五〇冊以上の書籍を翻訳したことになります。しかし、流行に便乗しただけの、否定的な意味でのいわゆる「ニューエイジ」臭のある、中身の希薄な書籍の翻訳には手を染めないという方針をつらぬいてきたつもりです。というのも、一九七〇年代の前半をカリフォルニア州バークレー市ですごした筆者は、メディアから俗に「ニューエイジ」とよばれている人びとや世代の肯定的な側面を熟知しているつもりであり、そのよき側面を軽信や盲信、過信や狂信による誤解で汚したくないというおもいがあったからでした。「よき側面」とは、ひとことでいえば、近代の価値にかわるべき具体的な代替案を提出し、その実現にむけて献身する、かれらの無私の態度です。ガーバー博士のばあいなら、さしずめそのホリスティックな診療の実践がそれにあたるでしょう。

本書には、筆者なりの内規ともいうべきその方針から多少逸脱するところがないとはいえません。にもかかわらず、原書の出版（一九八八年）直後から「この本はだれかが翻訳しなければならない」とおもいつづけてきたのは、本書には筆者がかんじる弱点を補ってあまりある長所が横溢しているからでした。「ちいさな色つきタイル」の一部に疵《きず》があるからといって「おおきなモザイク」の雄大なデザイン全体を捨てるにはしのびない。そんな魅力を発散している作品だったのです。二十一世紀の開幕をまえにしていた当時、当年とって弱冠三三歳のガーバー博士以外のだれが、無謀ともおもわれる「多次元的存在としての人間」の全貌をえがく事業に挑戦し、ありうべき医学の壮大なヴィジョンを提供してくれたでしょうか？　その意味で、本書はじつに挑発的な書であると同時に、霊的な自覚をふかめた現代人にとっては汲めどもつきぬヒントをあたえてくれる貴重な情報源にもなりえているのです。本書のような大著がアメリカで一〇万部以上の売れ行きを示したのは、こうした情報を必要としている人たちが急速にふえている証拠であるといっても過言ではありません。

げんに本書には、医学のパラダイム・シフトをリードしつづけている論客のラリー・ドッシー博士（『時間・空間・医療』『魂の再発見』『癒しのことば』）をはじめ、スタンフォード大学医学校教授のケネス・ペルティエ博士（『心が生かし 心が殺す』）、アメリカ・ホリスティック医学協会初代会長のノーマン・シーリー博士、「ブレイン／マインド・ブレッティン」誌のマリリン・ファーガソン編集長（『アクエリアン革命』）など、先進的な医学者らによる熱烈な賛辞がよせられています。筆者自身もかつて、ニューヨーク大学名誉教授のドロレス・クリーガー博士（『セラピューティック・タッチ』）やコーネル大学付属病院のミッチェル・ゲイナー博士（『音はなぜ癒すのか』）、アリゾナ大学のアンドルー・ワイル博士（『人はなぜ治るのか』『癒す心、治る力』）から「ガーバーはすごい。なぜ翻訳しないのか」と問いつめられたことがありました。

運命のいたずらで、「だれかが翻訳しなければ」とおもっていた本書の翻訳に、なぜか筆者もたずさわることになりました。「筆者も」と書いたことには理由があります。じつは、「三人寄れば文殊の智慧」さながらに、翻訳家、編集者、医師という三人の男がそれぞれの専門的知識と技能を提供しあいながら、主体的にかかわってきてはじめて本書の翻訳が完成したからでした。

ベースとなる訳文づくりにとりくんだのは医師の真鍋さんでした。筆者が真鍋さんにめぐり会ったのは、かれが国立大学医学部を卒業して、病院で研修医をしていたころのことでした。その人となりを知るにつれて、筆者は「この人なら『バイブレーショナル・メディスン』を訳せるかもしれない」とかんがえはじめ、原書を手わたして検討を依頼しました。専門的な論文を翻訳した経験はあっても書籍の翻訳ははじめてだった真鍋さんは、筆者が監訳者として同伴するならという条件つきでこの難事業をひき受けてくれました。

それから二年半あまり、真鍋さんと筆者とのあいだにフロッピーディスクの往復、ファックスやメールでのやりとりがつづきました。その間、真鍋さんは研修の期間をおえて、やがて海外の某大学医学部の研究員をへて医学博士号を取得されました。真鍋さんがいなければ本書はいまだに日本で日の目をみていなかったことでしょう。真鍋さん以外にこれだけの大著の翻訳をこの水準でやりとげる力量をもっている人はめったにいないと信じるからです。

真鍋さんにおとらず本書の制作に献身した、日本教文社の編集者、田中晴夫さんがいなくてもまた、本書の翻訳事業は完成していなかったでしょう。たとえべつの編集者によって運よく出版にこぎつけたとしても、その作品の水準ははるかに低いものになっていたはずです。というのも田中さんは、翻訳原稿のあいまいな点を逐一指摘してくれたばかりか、豊富な関連情報を入手し、それにもとづく適切な訳文の代案をさまざまに提供してくれたからでした。医学関連用語は真鍋さんの専門的な知識によって、神秘思想を含む医学以外の用語は田中さんのリサーチによって、まずは安心して読んでいただける水準に到達することができました。

また、翻訳の正確を期すために、引用文献については多くの邦訳本も参照させていただきました。そのすべての本をここで紹介することはできませんが（巻末リストをごらんください）、これらの文献を世に紹介された翻訳者の方々のお仕事にはたいへん助けられました。また、第5章、第6章ほかに紹介されているＡＭＩ（本山式経絡臓器機能測定器）の詳細については、宗教心理学研究所・市川修様のご助言をいただきました。あわせてお礼を申しあげます。あとは仕上げの日本語の水準ですが、これが筆者の非力のせいで満足できるところまで到達できなかったことは平身低頭するばかりです。

なお、本書の改訂版には「アップデート一九九六」と題して、本文で紹介された各種エネルギー療法のその後の動向が補記されていますが、残念ながら出版契約の関係で収録できませんでした。そのなかの重要なトピックについては、巻末の「訳者あとがき」で真鍋さんが要約しておられます。

ＷＨＯ（世界保健機関）はいま、健康の定義を書きかえようとしています。「健康とは身体的・精神的・社会的にじゅうぶん満足すべき状態をいい、たんに疾病や障害のないことではない」という現行の定義を「健康とは身体的・精神的・霊的・社会的にじゅうぶん満足すべき力動的な状態をいい、たんに疾病や障害のないことではない」という定義に拡大しようとしているのです。二十一世紀をむかえて、人間を「身体性・精神性・霊性」の統合体としてとらえるホリスティック医学の思想が、ようやく国際的に認知されようとしているといっていいでしょう。そんな時代の転換期に、本書がはたす役割はけっしてちいさなものではないはずです。ガーバー博士がくりかえし言及しているように、「将来のドクター／ヒーラー」または「ドクター／ヒーラー／神官」の登場をうながす一助として、本書が活用されることを期待してやみません。

二〇〇〇年中秋
上野圭一

◎監訳者紹介――**上野圭一**（うえの・けいいち）＝一九四一年生まれ。早稲田大学英文科卒。東京医療専門学校卒。翻訳家・鍼灸師。代替医療利用者ネットワーク副代表。日本ホリスティック医学協会副会長。主な著書に『補完代替医療入門』（岩波書店）、『わたしが治る12の力』（学陽書房）、共著に『代替療法ナビ』（筑摩書房）、『スローメディスン』（大月書店）、主な訳書に『人生は廻る輪のように』『ライフ・レッスン』『ヘルシー・エイジング』（角川書店）、『人はなぜ治るのか』『永遠の別れ』（日本教文社）など多数がある。

序文◎――ウィリアム・A・ティラー（物理学者）

近年まで、科学および現代西洋医学において、生命体はおもにつぎのような一連の反応によって生きているとかんがえられていた。すなわち、

機能 ⇅ 構造 ⇅ 生化学的変化

（第一式）

生命体がうまく機能していないとき、その原因は生化学的なアンバランスによってもたらされる組織の構造的な欠陥によるとされた。生化学的な「恒常性《ホメオスタシス》」は、生命体のより深層のエネルギー構造とのむすびつきに依存するものとかんがえられてきたが、まだそのむすびつきそのものがはっきりとつきとめられているわけではない。生化学的状態と電磁場のあいだでおこる相互作用についての関心は、しだいに高まってきている。精神神経医学の研究からあきらかになっているのは、脳の特定の部位と部位とのあいだを流れる微小電流がひきおこす活動の変化は、ある特定の脳刺激性の化学物質によってひきおこされるものとおなじであるという事実である。また試験管内の白血球によわい直流電流（10^{-12}アンペア毎平方ミリメートルから10^{-9}アンペア毎平方ミリメートル）を流すと、細胞の再生がおこることが示されている。これにたいして、より強力な電流を流したばあいには、細胞の変性がおこることもわかっている。この種の研究は進歩して、動物や人間の骨折治癒効果の促

進に応用するところまで発展してきた。電界と磁界が細胞の代謝に影響をあたえる経路についての詳細な理解はこれからであるが、以上の知見からあきらかなのは、第一式はつぎのように書きあらためられるべきだということである。

機能 ⇅ 構造 ⇅ 生化学的変化 ⇅ 電磁エネルギー場 （第二式）

第二式の実例は、骨構造の変化におけるウォルフの法則である。これは、「ある骨が持続的に不均等な圧力を受けたばあいに、そのあらたな圧力を骨の内部で効果的に分散するためのもっとも適当な位置に、あたらしい骨梁《こつりょう》が形成される」というものである。体内のひずみ場は線維とコラーゲンによって顕在化するが、そのどちらも圧電性という特性をもっており、そのため静電場が特殊な方向性と極性をもって形成されていくのである。この静電場は、それに関連する微小電流とともに、局所の体液から、凝集とゲル化のおこっている特定の位置へのイオンとコロイドの再分配をひきおこす。これらの半固体の構造物は時間の経過とともに石灰化していき、そこに骨梁のもととなる微小構造物が形成されるのである。そしてさらに微妙な精神的・感情的ストレスによっても、前述の一連の過程が促進されることは想像にかたくないであろう。

第二式には、精神の作用を見落としているという、あきらかな欠陥があるとかんがえることができる。事実、催眠状態において人間のからだは信じられないほどの強度と耐久性をみせるが、これは無意識と身体構造とのつながりの存在を立証するものであろう。合気道、禅、ヨーガの訓練をみると、精神が、からだの構造および機能の双方に関連していることがわかる。バイオフィードバック療法にかんする最近の研究においては、統御された精神は皮膚温度や痛みといったさまざまな自律神経機能をコントロールしうるのみならず、からだの異常をも修復できることが示されている。最後に、現代の心理療法の領域ではある種の化学的治療が精神状態に影響をあたえ、また逆に、ある種の心理療法が生化学的状態に影響をあたえるという報告もなされている。すなわち、第二式で示された反応系の下に「精神の場」を加味するべきだということである。まだはっきりと認識されているわけではないが、他の領域もこの反応系になんらかの役割を演じているようにみえる。（精神的因子をふくむ）それらすべての要素を「微細エネルギー場」という項目にまとめて、第二式を書きなおしてみよう。するとつぎのようになる。

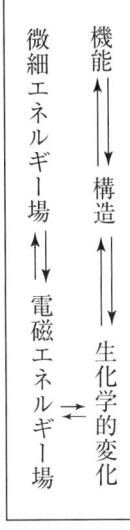

機能 ⇅ 構造 ⇅ 生化学的変化
⇄
微細エネルギー場 ⇅ 電磁エネルギー場

（第三式）

第三式では、生命体や、細胞、または細胞膜の合理的な説明が可能になる。反応系におけるそれぞれの項目は、そのとなりにある項目からの直接的サポートを受けて恒常性《ホメオスタシス》を保っている。深刻なアンバランスが反応系のいずれかの項目に生じれば、やがてそれに隣接した項目の恒常性も崩壊することになる。このことから、生物系の生化学的恒常性にかんするこれまでの警告システムをさらに発達させるとすれば、生物系の電気的性質を測定できるような装置をつくる必要がある。生体電気系の崩壊を予測する情報をえるためには、生物全体の微細エネルギー場を測定しなければならない。しかし現時点では、そういった微細エネルギー場の性質や特性はほとんど知られていない。したがって当面は、生体電気系の測定結果を、初期の警告の情報源として利用するべきである。この分野におけるわれわれの技術力が過去二、三〇年間に画期的な進歩をとげたため、ようやくこれが可能になる状況がおとずれた。

現在、からだの健康状態にかんする早期診断や、体内のアンバランスにたいする治療に多くの電気機器が有効につかわれている。それらの装置を積極的に利用するホリスティック医学の治療家の数も増加しはじめている。そのような状況において、それらの装置が電気的レベルでどのように機能するか、あるいは人体においてじっさいになにを測定しているのか、という点を理解することが重要となってきている。皮膚の電気的特性や、皮膚の肉眼的および顕微鏡的（鍼灸施術点、つまり経穴《けいけつ》）レベルの反応性にかんする基本的情報にもとづいて、少なくとも現在市場にでまわっている三種類のおもな代替医療の診断装置（AMI、EAV、ラジオニクス）についての重要な特徴をすべて説明することが可能となった。このうちのひとつがEAV装置であるが（252、259〜271ページ参照）、これは患者に処方するホメオパシー薬（第2章参照）の選択のさいにも利用されている。この装置は第三式で示されている電磁エネルギー場と微細エネルギー場とのへだたりをうめるための、細いかけ橋となっている。そのかけ橋を強化し、またその結果として定量性をもたせるためには、ホメオパシー医学の基本的性質と、それが通常の西洋医学とどのように関係しているのかを理解する必要がある。

アロパシー医学（通常医学）（102〜103ページ参照）とホメオパシー医学のちがいは、健康なときよりも病気のときにいっそうあきらかになってくる。物質的身体は病気を顕著に実体化して発現させるが、健康にかんするさらに微妙な面との関係については、そうかんたんに測定できるものではない。通常のアロパシー医学は、からだの生化学的・構造的な側面に直接介入する。それは真に客観的な医療として分類することができる。というのは、アロパシー医学は純粋に空間および時間という四つの次元における現象をあつかい、直接的な実験結果をえることによって、その物理化学的な仮説を実証してきたからである。こうしたことは、人間と装置の双方の検知機能が現在のレベルまで達してきたために実現したことである。

いっぽうホメオパシー医学は、直接的には物質やエネルギーの二次的で微細なレベルをあつかい、からだの生化学的変化と構造は間接的にあつかう治療法である。これは以下のような理由によって、現時点では主観的な医療として分類される。その理由は、①ホメオパシー医学があつかっているエネルギーは個人の精神的、感情的活動につよく左右されるうえに、②ホメオパシー医の仮説を支持するデータが測定できるような装置が存在しないためである。

ホメオパシーの確実な科学的基盤を確立するためには、微細エネルギーの研究ができる理論体系と実験施設の双方が必要である。理論にもとづいて提出された仮説を計測装置をとおして確認することにより、われわれがのぞむ目標へむかってゆっくりと前進していくことが可能となる。そのことによって、第三式はつぎのような形式に書きかえられるべきであろう。すなわち、

正の時空間における構造 ⇅ 生化学的変化 ⇅ 電磁エネルギー場
⇄ 機能 ⇄ 　　　　微細エネルギー場 ⇄
負の時空間における構造 ⇅ エーテル的化学変化 ⇅ 磁電エネルギー場

(第四式)

アロパシー医学は微細エネルギー場とからだの機能を両端とした右半分の経路にしたがうものであるが、ホメオパシー医学はこれら二項目を両端とした、左半分の経路にしたがうものである。第三式での「微細エネルギー場」の背景がこまかく分類されることによって、第四式では双方向的な環が形成されており、このなかではふたつのレベルの生化学的変化とエネルギーが、ふたつの異なる時空間のなかで作用しているのである。

リチャード・ガーバー博士によるこの書は、現行のアロパシー医学と将来的な微細エネルギー医学とのあいだに概念上のかけ橋を構築しようとする試みである。これはひろい範囲を網羅する書であり、定性的な全体像、またいくらかの推論を展開することを目標としている。したがって本書の詳細のすべてに賛同する必要はなく、

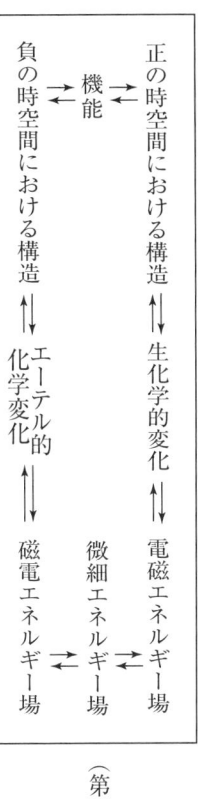

その体系全体として評価してもらえればよいとおもわれる。ガーバー博士が読者に理解してほしいとのぞんでいるのは、本書の知識体系全体と、その大胆な展望なのである。

私は本書がおおいに気に入り、楽しんで読ませてもらった。まさに時宜をえた著作であるとおもう。もちろん本書のすべてに賛同するわけではないが、大筋では、私個人のものの見かたにかなり一致している。すなわち、それは以下のようなことである。

われわれの存在の本質は、神聖な力のもとに統合されている不滅・不朽のスピリチュアル（精神的／霊的）な要素である。われわれは「心」という、独自の知覚システムをもっている。私の理論モデルによれば、「心」は三つのレベルからなる。すなわち、「本能」「知性」「霊性」である。そして「心」は、六次元空間の格子のなかで機能するものだと仮定される。

この「心」が、宇宙的、世界的、身体的経験のための乗り物（媒体）をつくりだし、知覚のメカニズムがくわわった霊的存在である個々人は、たえずプログラムを受けているその媒体をまとっているのである。個人は情動という回路をつうじて、その媒体とむすびついている。「シミュレーション装置」でもあるこの媒体の材料となる素材には、二面性または対性という特徴がある。一面では、その素材は電気的な性質をもち、電磁気学的な光よりおそい速度で運動する性質があり、正のエネルギーおよび正の質量をあらわしている。その部分が、シミュレーション装置の〝物質的〟部分を形成している。他の一面では、その素材は磁気的性質をももちあわせ、電磁的な光よりも速い速度で運動し、負の質量および負のエネルギーを発現させている。これはまた、シミュレーション装置の〝エーテル的〟部分を形成している。このふたつのエネルギーの総和はプラスマイナス・ゼロであり、そのエントロピーの合計もやはり同様にゼロである。このように、シミュレーション装置（媒体）の全体は、いわゆる「からっぽの空間」、すなわち「心」の空間から波動的な過程をへてつくりだされる。この媒体（すなわちシミュレーション装置）がもつ世界がまさに、「外面と形式の世界」、つまりわれわれの心によって形成されている相対的な現実である。その外側に「絶対」がある! その「絶対」を正しく認識するためには、「相対」の弱点をみぬくことを学ぶ必要がある。しかし、本書の読者は現時点ではみなシミュレーション装置の内部にいるので、ホリスティック医学やあたらしい医学について語ろうとするとき、どうしてもシミュレーション装置の側の素材をあつかう医学になってしまう。われわれはシミュレーション装置の素材(物質)についてては多くのことを知っているが、それと対をなす実質のほうの素材(エーテル)については、ほとんどなにも知らない。いまこそエーテル質についての真摯な研究をはじめるときであり、現在の物理的・物質的な科学とのバランスを保つためにも、「エーテル質の科学」を発展させるときである。本書はそういったとりくみを支持し、あらたな認識をえるためにも重要なものである。

——ウィリアム・A・ティラー
スタンフォード大学、物性科学および工学部教授
一九八七年六月

はじめに◎——ガブリエル・クーセンス(医学博士)

天文学者アーサー・エディントン卿はこういっている。「まことに、科学を信じる人間が扉をくぐりぬけるのは、ラクダが針の穴をとおるよりもずっとむずかしい。それが納屋の扉であろうが教会の扉であろうが、科学がかかえている問題がすべて解決するまで扉のまえで待っているよりも、自分が『凡夫』であることを素直にみとめて扉をくぐるほうが賢明かもしれない」

リチャード・ガーバー博士は本書『バイブレーショナル・メディスン』によって、われわれが扉を通過して波動医学を理解し、受けいれることをサポートしてくれたばかりか、その扉の先にあるものの検証もしてくれている。本書は波動医学にかんする百科事典的、包括的な解説書である。著者は人間という生命体にかんして、物質レベルからエーテルレベルにわたる明快なモデルをつくってくれた。そうしてさらに、霊的レベルにおける微細エネルギーの調和という側面にまでふれている。

われわれはこの本を読むことで、人間という生命体が、相互に作用する一連の多次元的なエネルギー場であることを理解できるようになるだろう。このモデルをさらに科学的に発展させ、最近のめざましい臨床的・基礎的研究成果で補強すれば、読者は、いまホリスティック医学の分野で発展している身体性・精神性・霊性をつなぐ言語をいっそうふかく理解することができる。ただし読者は、このモデルが機能的側面を理解するための概念の道具であり、かならずしも真実そのものではないことを忘れてはならない。「エネルギー」もまた概念のひとつである。医学に関心をもっている人たちも、ニュートン的機械論のアプローチもまた二〇〇年前の思考様式にもとづくひとつのモデルにすぎないことを想起さえすれば、アインシュタイン的量子モデルへの移行は抵抗なく進んでいくであろう。しかし、現代医学の主流派がいまだにニュートン的機械論（半世紀まえにその不正確さが立証されている）が真実であるかのようにふるまっているのは不幸なことである。

ガーバー博士は「肉体／エーテル体接触面」の作業モデルを生みだすという、きわめて卓越した業績をなしとげている。博士はＡＭＩ（本山式経絡臓器機能測定器）（228、250ページ参照）で検出された経穴の相互関係を巧みに解明し、また、完成度の高いキルリアン写真（62ページ参照）による画像診断法を駆使して、電気的性質をもつ体内の物質および細胞と情報交換をおこなっているホログラフィックな磁気格子構造がエーテル体から形成されていくしくみをしらべている。経絡系は、エーテルと物質をつなぐ重要な接続システムなのである。

あらゆる疾患は、物質的身体レベルに発現する以前にエーテルレベルで検出することができる。そうである以上、物質的身体とエーテル体との接点が診断学的にみて重要になるが、本書ではそのことが的確に指摘されている。疾患をエーテルレベルで発見することができれば、その予防も不可能ではなくなる。ガーバー博士は肉体／エーテル体接触面診断のための科学的手法を詳細に説明することによって、たいがいの懐疑論者も無視できないほどの説得力をもって、肉体／エーテル体接触面という概念の説明に成功しているのである。

本書に概説されているティラー／アインシュタイン・モデル（172ページおよび巻末付録参照）は、エーテルエネルギーを負の時空間に属する超光速の「磁電（ＭＥ）エネルギー」であるとのべているが、このモデルは肉体／エーテル体接触面および、物質とエネルギーの一般的な関係にたいして斬新な洞察をくわえるものである。その洞察によって、それらのエーテル・磁電エネルギーの測定が困難である理由も理解できる。すなわち、標準的な正の電磁気的な時空間にたいする測定方法ではそれらは検出できないのである。最近の研究で、生物学的システムにおける酵素反応、水の結晶化効果、水分子の水素・酸素結合角の変化を観察することによって、エーテル／磁電エネルギーが測定できるようになったことを本書で学ぶのも有意義なことである。

本書は読者の意識を覚醒させ、われわれ人間という生命体がひとつながりの多次元的な微細エネルギー系であり、それらのエネルギー系がバランスをくずせば身体的・感情的・精神的・霊的レベルで病理学的変化があらわれるという結論に、無理なく読者をみちびいてくれる。本書は、微細エネルギーの鋳型（テンプレート）にたいして適正な周波数の波動的治療をおこなうことでバランス障害が回復するプロセスを、詳細に説明している。これは、波動医学の基礎事項のなかでもエッセンスとなる部分である。さらにガーバー博士は、人間という生命体はバランスを失って脆弱化しているとき、正常状態とは異なる不調和な周波数で振動していることを的確に指摘している。この異常な周波数は、細胞のエネルギーバランスの障害が反映したものである。もしある人がエネルギーモードを正常な周波数にもどすことができず、バランス回復が不可能なばあい、一般的な、あるいは個別に調整された治療的な周波数による介入が必要となる。まさにその作業が、波動医学のはたす役割なのである。

本書では、さまざまな波動医学的アプローチの概観がみごとに示されている。とくに興味ぶかいのは、ガーバー博士がそれらの多様な治療法を包括的なモデルに位置づけていく、その方法である。本書は、波動医学にかんする有用な概論であり、波動医学の習得に興味をもつ一般読者および医療専門家のいずれにも理解可能な内容である。

われわれが物質主義的、ニュートン的、機械論的な世界観からアインシュタイン的、量子力学的なホーリズム（全体論）へとパラダイムシフトを進めるにつれて、医学も医療従事者もおおいに変化していくだろう。そして、じつは何千年もまえから人類とともにあるホリスティックな世界観を、あらためて採用することになるだろう。

治療家がたんに宇宙との包括的関係をかんがえるホリスティックな健康観の持ちぬしであるだけでなく、治療家自身が調和したホリスティックな生きかたのモデルになるべきであるのはとうぜんのことである。インドのアーユルヴェーダ医師によってそれが積極的に実践されているのを、私はこの目でみてきたし、あるいはタオイスト（道家）の治療家、アメリカ先住民の治療家、さらにカラコルム山系・フンザの治療家たちがおなじことを口にしているのをこの耳できいてきた。おなじような立場は、西洋文明においても二〇〇〇年以上まえにエッセネ派の人々によって実践されており、そのなかからは洗礼者ヨハネ、聖職者ヨハネ、そしてもちろんイエスといったヒーラーが生まれている。この伝統的な癒しのわざは、一四〇〇年代ごろ、アフリカ人コンスタンチンの手によって再興された。かれはモンテ・カッシノ修道院でエッセネ派の教義を学び、イタリアのサレルノ医学校で教えていた。ガーバー博士が理想化してその出現を待ち望んでいるようなヒーラーはこれまでにも絶えることなく出現しており、そのような調和的かつホリスティックな癒しを実践する先進的な治療家は現在でも存在している。政治的権力を握るいかなる医療体制も、そうした人たちの愛と健康への献身的な歩みを止めることはできない。本書はそんなヒーラーをサポートするためのものである。

これらのヒーラーたちに共通する癒しのかたちは、かれら自身の調和と愛にもとづいており、これを理解するのは重要なことである。「ホーリズム」は、現実ばなれした最新の診断法や突出して進歩した癒しの方法によって成り立つものではなく、癒しにかんするあらゆる側面を含む総合的な観点から成り立つものである。それは患者あつめのための断片的な代替療法の寄せあつめではなく、シンプルで全人的な、多次元的なエネルギー療法そのもののことなのだ。

本書は、あらたに提唱されている医学的見解の一部を紹介したものであるが、これについてガーバー博士は以下のように記している。「『霊』の存在を否定または無視する現代医学の体系は、いつまでたっても完成することはない。なぜなら、人間存在のもっとも基本的な特質である霊的次元をおきわすれたままだからだ」（521ページ参照）。拙著『霊的栄養学と虹の日常食』でも詳細にふれているが、ガーバー博士はつぎのようにも指摘している。

すなわち、「われわれの肉体を形成している組織は酸素、ブドウ糖、栄養素だけで維持されているわけではなく、高次の波動エネルギーの供給を受けて成立している。その供給があってはじめて、生命の諸特性と創造性の発現をともなう物質的構造が維持されるのである」(522ページ参照)。健康は微細エネルギー系全体のバランスによって保たれており、それはわれわれのからだにそなわる力と、母なる自然との双方からのエネルギーを受けて維持されるものである。したがって、多くのヒーラーがかんじていることだが、われわれがさまざまなレベルのエネルギーを吸収して調和がとれている状況下では、たとえ本書の第11章で肯定的に言及されているようなビタミン剤の大量使用でも、システム全体をアンバランスな状態にいたらしめる刺激物として作用する可能性がある。

波動医学は、将来的には米国、ひいては世界中で健康におおきく寄与する医学に発展していくことだろう。しかし、「健康」は究極的には、波動医学や(将来あらわれるであろう)「ドクター／ヒーラー／聖職者」に依存するものではなく、人々が調和的になり、人生の多様な側面を愛することを学んでいくことが重要である。自分自身、創造的活動、家族、社会、そして地球の生態系といったすべてを含む生の全体性を生きるとき、永続的なバランスの回復、治癒、そしてわれわれ自身の再生がおこってくるだろう。

ガーバー博士がユーモアをこめて指摘しているように、本書を読みおえるとき、読者は自らの意識の「メンテナンス・マニュアル」(497ページ参照)を身につけているかもしれない。本書の最大の特徴は、ヒーラーや知識層が何千年もまえから知っていた健康にかかわる古典的な知識を強力に支持する、あらたな科学的パラダイムを提供していることである。本書によってもたらされる科学的方法を理解することによって、原子レベルまで細分化されたニュートン的健康観から、分割なしの全体論を基調にした量子力学的アインシュタイン的健康観にむかって、無理なく移行することが可能になる。波動医学に関心をもち、その扉をくぐるまえに奥にあるものを確かめたいとおもうすべての人にとって、本書は必読の書といえるであろう。

人類が存在の全レベルにおいて、健康・愛・調和の知識をえることを願いつつ。

——ガブリエル・クーセンス（医学博士）

一九八七年一〇月

（クーセンス博士はホリスティック医であり、『霊的栄養学と虹の日常食 *Spiritual Nutrition and Rainbow Diet*』の著者である）

著者まえがき

本書では、さまざまなヒーリングのメカニズムをあきらかにするための探求がおこなわれている。本書は、人間健康と病気にかかわるあたらしい思考体系についての総合的な入門書である。このあたらしい体系では、人間を「相互作用する多次元的なエネルギー系」という視点から検証している。本書は、われわれの思考や感情がなぜ生理学的変化をひきおこすのか、さらにハーブ（生薬）や花、水などをもちいた単純な治療法がいかにして強力な治療効果をもたらすのかを理解することを目標としており、そのためにあえて従来の医学のパラダイムをおおきく逸脱して議論を展開している。

「波動医学」という名で知られつつあるこの分野を理解するための私なりのアプローチは、研修医および内科医としての一一年間におこなわれた代替療法についての個人的調査にもとづいている。私は、科学と形而上学のあいだのギャップをうめることを意識しながら、現在の医学体系を基礎としてそのうえに積みあげることをめざしてきた。

医科大学の学生時代から、私は、有害な副作用をもつ強力な薬物の投与やリスクをともなう外科手術よりも侵襲性のすくない（心身に負担をかけない）治療法があるのではないかという思いをいだいていた。いうまでもなく、薬物や手術は何千もの医学的ニーズにたいして援助と救済をあたえてきたし、数々の疫病を根絶することにも成功してきた。しかし、残念なことに、現在の医療ではいまだに疼痛緩和治療しか期待できないような慢性疾患が数多く存在している。もちろん私がふだんおこなっている内科的治療でも、そうした方法にたよっていることは事実である。できれば、外科的治療や薬物という手段をつかわずに治療が進められればいいとつねづねかんがえている。そして、低侵襲性、低コスト、低副作用という条件をみたし、かつ患者への治療効果がおおきい診断法および治療法を長年さがしもとめてきた。そうした目標がひとつの背景となって、私は「治癒」の本質について研究しはじめたのである。私なりの結論をここで吐露させてもらうとすれば、やはり、現在の医学的知識体系を拡張して人間の病気をさらにふかく理解し、診断・治療法を改善するためには、波動医学がひじょうに重要な鍵をにぎっているといわざるをえない。

これまでの医学研究者たちは、病気の背後にあるメカニズムを探究することには多大なエネルギーをさいてきたが、人々が健康を維持するための条件をあきらかにする研究はつい最近緒についたばかりにすぎない。科学者たちは微視的な分子メカニズムに焦点をあてがちであり、そのことによって、よりおおきな全体像をしばしば見失ってしまっていた。また現代医学の主流は、人間を精緻な生物機械とみなすニュートン的世界観にたえず照準をあわせているため、きわめて狭小なかんがえかたにとらわれてしまっている。

波動医学の思想は、人間が肉体、タンパク質、脂肪、核酸以上のものだという独自の展望をもっている。分子レベルの基質を組織化して、生命をもち、呼吸し、思考する個人を形成したうえに、さらにそれを維持している活発な「生命力」が存在しなかったら、肉体は無秩序な化学物質の山でしかなかっただろう。この生命力は、全生物に生命をあたえる「霊」の一部である。それはいわゆる「機械のなかの幽霊」であり、二十世紀の科学ではまだ完全に把握されてはいない微細エネルギーの独特な一形態である。この霊的な次元はたしかに人間の本質をあらわす一側面ではあるが、医科大学で教えられることはまずないし、それを理解している医師もほんの一握りである。しかし、霊的な要因は、健康、病気、人間的な生長の基本的性質を真に理解するためには、どうしても考慮にいれなければならない人間存在の一要素なのである。

医師たちが代替医療の妥当性を受けいれるのがこんなにも困難であることのおもな理由は、かれらが物質的身体のみを人間存在の唯一の次元だとみなしていることにある。人間の物質／細胞システムが薬剤や外科治療といった大ざっぱな分子レベルの治療法をもちいてもたしかにあるていどの影響を受けるものである以上、ホメオパシーで利用されているような極度の希釈物質の治療効果が通常の医学から誤解され、信用されなかったとしても別におどろくに値しない。ホメオパシーは、大部分の医学研究者がいまだ理解していないエネルギーレベルで作用するものなのである。

しかし、最近になって、科学者たちもからだを制御している生物分子メカニズムに精神が影響をおよぼしうることをようやくみとめはじめた。医師たちは長いあいだ、胆嚢が胆汁を産生しているのとおなじように脳が「意識」を発生させているとかんがえてきた。意識はたんに中枢神経系の活動による副産物でしかないとかんがえられていたのである。神経生理学者たちは以前から、自由意志と意志決定の中枢が脳のどの部分にあるかをさがしもとめてきた。かれらは、指令をくだす過程に関与している灰白質の領域を同定することはできるかもしれないが、脳内における真の意識の座をみいだすまでには、まだまだ長くきびしい道のりが待っていることだろう。

複雑な生体コンピュータである脳は、神経系に作動方法を教え、どんな活動をすべきかを教えるプログラムをやはり必要としている。この脳とからだのバイオメカニズムを利用している意識の実体が、人間の「霊」または「魂」である。われわれが霊的領域とよんでいるものは、脳やからだとよばれるコンピュータ・ハードウェアに直接フィードバックしてくる、ひとつながりの高次元エネルギー系の一部である。この高次元エネルギー系、あるいはいわゆる微細エネルギー構造は、現代の科学がまだ理解していないものである。じつは代替療法は、行動様式の発現と細胞の生理を制御している、より高次元のシステムにおける異常を是正することによって、しばしば効果をあげているのである。

経絡系、チャクラおよびナーディ系、エーテル体などの高次元システムは、人間の多次元的な構造の一部をなしており、古代から世界中の治療家集団によって記述されてきたものである。だが西洋の科学では、それらの存在を人体解剖学で証明することができなかったために、エーテル的構成要素にかんする記述は長いあいだ無視されてきた。結局のところ、顕微鏡下では、いわゆる経絡なるものが発見できなかったのである。西洋の科学技術が進歩し、現代になってはじめて、微細エネルギー系の存在や、ようやくその細胞系への生理作用の影響が確認できるような段階に達しはじめた。

私は長年の研究をつうじて、微細エネルギー系というより包括的な人間の解剖学的構造を実証するための科学的証拠をつなぎあわせようとしてきた。人間の生理の本質と、疾患および健康の原因を理解するという科学者たちの目標は、機能をつかさどる多次元的な枠組みを受けいれることによって、はじめて成功するだろう。私がここで収集した証拠は多様な学問分野と研究者からえられたものであり、その多くの研究は、超心理学およびホリスティック医学の世界の人にはよく知られているものである。そうした現存する研究成果のうえに、私はさらなる洞察をくわえたつもりである。

多くの代替療法の研究は体制的な医学研究者にはなじみのないものであり、かれらはたとえばサイキック・ヒーリングの治療効果の実証に役立つ証拠など皆無であると信じて疑わない。たいていの医師が代替療法の研究成果を知る機会がまったくないことの理由のひとつは、波動医学的研究に関連して「キャッチ22」の原則が存在するためである。キャッチ22とは「権威ある医学専門誌には、他の権威ある専門誌の論文を参考文献としてあげられないような内容の論文は掲載することができない」という原則である。すなわち、とかく問題の多いこの分野の研究者はだれひとりとしてオーソドックスな医学専門誌に論文が採用されることがないので、論文を書きはじめるにしても、引用に値するような信頼のおける参考文献などほとんど手にはいらないのである。かくして、医学専門誌の権威は科学のドグマ主義という「象牙の塔」のなかで無事に守られる。

この本の最大の目的は、人間の微細エネルギー系に影響をおよぼす治療法が、まさに現代医学の延長線上に存在するということを示すところにある。物理学におけるニュートン的パラダイムは、アインシュタインが提供したあたらしい視点によって大幅に拡張された。それと同様に、この本は、私が「アインシュタイン医学」とよんでいる原理が「相互浸透的、相互作用的なエネルギー場」という観点から人間を理解するために、限定つきのニュートン的な「時計じかけの宇宙」という世界観をいかにして超越していくかを示すことになるだろう。

人間の拡張された微細エネルギー構造にかんする証拠として私が収集した文献は、ふたつ以上の学問分野にまたがる学際的研究者からえられており、おもに臨床的観察および基礎実験の結果をあつめたものである。そのなかには他の研究者によってべつの実験室で追試されたものもあるが、それがなされていないものもある。ひとつひとつの研究をみていくと、その存在を実証しようとしている現象およびエネルギー系の証拠としては、いささか信頼性が低いとかんがえられるかもしれない。しかし、ちいさな色つきのタイルが集まるとおおきなモザイクになるように、それらを集合的にみたときに、よりおおきな像がみえてくるのである。それは、人間を「多次元的なエネルギー的存在」とみる、巨視的な視点である。量子力学と高エネルギー粒子物理学の実験のおかげで、素粒子レベルにおいてはあらゆる物質がエネルギーであることがわかっている。アインシュタイン医学のとる立場は、ニュートン的な人間生物機械論を、ダイナミックに相互作用するエネルギー系としての人間像に転換していくことである。

もし人間がエネルギー的存在であるなら、エネルギーによって直接の影響を受けることはとうぜんである。通常の医学の世界でも、エネルギーをもちいた治療を模索する努力ははじまっている。がん治療のための放射線療法、疼痛治療のための電気療法、骨折の治癒を促進するための電磁気療法などは、医学界におけるあたらしい視点にもとづくささやかな進歩にすぎない。波動医学においても、測定可能な一定量のエネルギーを患者に投与することができる。しかし、そこで投与されるエネルギーの周波数は、従来の検出器で感知できる範囲をはるかにこえているものである。信じられないことかもしれないが、こうした高次元エネルギーの存在は、有名なアインシュタインの方程式である$E=mc^2$から予測されることなのである。

本書の目的は、一一年以上にわたるこれまでの調査結果からみちびかれた私なりの考察を読者の皆さんにおつたえすることにある。私自身は、あたらしい治療科学を確立して人間の病気をふかく理解するための理論的基盤を必要としているこの分野に、あたらしい理解のヒントをもちこむことができたのではないかと自負している。本書がこれまでとはちがった方法で健康と病気を検討するための刺激剤となり、あらたにおこりつつある科学的探究に参加する探究者にとってガイドブックのような役割をはたしてくれれば幸いである。

私が願ってやまないのは、一般読者もさまざまな領域の医療関係者も、本書を虚心坦懐に読んでいただきたいということである。なかには、かなり過激な内容の記述もあるかもしれないし、かならずしもすべての読者が納得できるとはかぎらない部分もあるだろう。読者諸氏には、本書をオープンかつ批判的態度をもって読みすすめていただき、個々の判断で正しいとおもわれる情報なり知識を吸収していただければありがたい。あらゆる問題への解答を一冊の本で提供することは不可能である。もちろん、本書の医学モデルは完全なものではなく、あたらしい実験データによって拡張され、修正を受け、変形する必要がでてくる可能性があることはいうまでもない。

そうした検討において重要なのは、実験結果の評価法である。また、多くの異種分野を統括する治癒の研究施設の設立も真に必要とされており、本書で詳細にふれられている個々のモデルの要素を、そのような施設で研究できることがのぞましい。私は、学問的な環境で種々の次元における治癒という現象を研究する、治癒研究におけるメイヨー・クリニック研究所のような施設がつくられることを夢みてきた。そのような施設があれば、あらゆる研究分野からの人材をそろえることが可能になる。すなわち、医師、看護婦、専任の医学研究者、さらに鍼灸師、ヒーラー、生薬療法家、透視診断家、エンジニア、化学者、物理学者などによる学際的研究チームがあれば、人間にともなう微細エネルギーを測定するための実験計画を考案することができ、微細エネルギーの特性が種々の異なる治療によってどのように変化するのかを観察することも可能になる。施設内には、脳波マッピングやMRIからはじまって、電気鍼をもちいた非主流医学の診断装置にいたるまで、ありとあらゆる診断技術がそろうことになるだろう。治癒の基本的性質を理解し、本書あるいはべつの文献で紹介された治療法の潜在的な治療効果をさぐるために、さまざまな種類のヒーリング・リソース（資源）がもちこまれることになるだろう。

その施設は、あらゆる経歴および専門分野をもつ医師やヒーラーが、実験計画に意見を提案するためだけでなく、たがいに多様な治癒技術を交換するためにやってくるだろう。また、ヒーラー自身が学び、癒されるためにやってくる場所ともなろう。かぎられた研究でも多くの治療法の効果が示されてきたように、さらなる発展を達成するために多くの関連病院における臨床治験が開始されるであろう。それぞれの施設間の連絡を容易にするコンピュータ・ネットワークによって、すべての調査結果がまとめられ、系統立てられるであろう。関連病院では進行中の研究にかんする調査ファイルへのアクセスが、コンピュータをリンクアップすることで可能になる。そのようなセンターでは独自に研究雑誌を出版することもでき、やがては引用可能な参考文献として認知され、治癒研究にかんする「キャッチ22」をなくすことも夢ではない。

興味ぶかいことに、この本でのべられている治療法には、従来の内科的・外科的治療法にくらべて費用がかからず、毒性やリスクも相当低いものが多い。もし医師たちが日々の診療の基本のなかに代替療法をくみいれはじめるようになれば、膨張をつづける医療費を削減できる可能性はおおきい。

私はここで、あらゆる薬物治療、外科的治療の放棄を提唱しているのではない。そうではなく、代替医療を〝補完的に〟もちいることで現在の医療技術の効果がはるかに増大する可能性があるということを主張したいのだ。薬物治療や外科的治療以外の選択肢として、波動医学が補完的に、しかも反復的・連続的に利用できるようになったとき、医療はようやく変わりはじめることになるだろう。将来、ホメオパシー治療薬やフラワー・エッセンスがさまざまな慢性疾患に有効であるとみとめられる時期がくるだろうが、それでも大動脈瘤破裂の患者の治療には優秀な血管外科医が必要であることに変わりはないのである。

ここでポイントとなるのは、代替療法は、通常の医学では治療が不可能な疾患にも治療がおこなえるということだけではない。われわれが代替医療の研究を開始すべき理由は、研究をつうじて、われわれ自身が進化しつつある霊的な存在であることを学べるからである。批評精神を失わずに偏見のない態度で本書を評価していただき、本書をつうじて、読者自身が潜在的に無限の治癒と生長の能力をもつ多次元的存在であることをふかく理解していただければ幸いである。

——リチャード・ガーバー（医学博士）

一九八七年七月

第*1*章

ホログラム、エネルギー、波動医学

——アインシュタイン的生命観

現代医学は現実世界についてのニュートン的モデルにもとづいている。このモデルの第一の特徴は、世界を精巧な機械だとみなすところにある。医師たちは人体を、脳神経系という究極の生物コンピュータに制御された壮大な機械であるとかんがえているのだ。しかし、人間はほんとうに神の栄光に輝く機械なのだろうか。それともわれわれは、ときに「機械のなかの幽霊」にたとえられるように、相互に浸透しあい、ひとつにつながった生命エネルギー場とダイナミックに作用しあっている複雑な生命システムなのだろうか。

この本は「治癒」という現象を、「物質もエネルギーの一形態である」というあたらしい現実観にもとづいてとらえようとする試みである。アインシュタイン的パラダイムに立脚したこのあたらしい治癒理論は、「波動医学」(vibrational medicine)とよばれるものである。

アインシュタイン的パラダイムを波動医学に応用すると、人間が細胞系である肉体と相互に作用する複雑なエネルギー場のネットワークとしてみえてくる。波動医学では、病的状態によってバランスを失っているエネルギー系にのぞましい影響をおよぼすような、特殊な形態のエネルギーを治療にもちいる。波動医学の治療家はもともと人間にそなわっているより高次な機能のレベルから、バランスを失っているエネルギー場を是正することによって、細胞の生理学的秩序の回復を助けるのである。
あらゆる物質がエネルギーの諸形態であるということを認識さえすれば、人間をダイナミックなエネルギー系として理解するのはたやすい。アルバート・アインシュタインは有名な$E=mc^2$という方程式をもちいて、「物質」と「エネルギー」は同一の普遍的実体が二元的に表現されたものであることを証明した。その普遍的実体とは、われわれすべてをかたちづくっている根源的なエネルギー、もしくは「波動」のことである。だからこそ物質の基本的な波動またはエネルギーレベルを調整することによってからだを癒そうとする「波動医学」という手法もかんがえられる。ただし、こうしたアインシュタイン的な視点は、物理学者のあいだではしだいに受けいれられるようになってはきたものの、いまだに医師の人間観や疾病観に影響をあたえるまでにはいたっていない。

現代医学の思想基盤であるニュートン的モデルは、人間の生理・心理学的な活動を、脳とからだという構造的なハードウェアに依存して成り立つものだとかんがえる。たとえば心臓は、酸素と栄養の豊富な血液を脳と全身の臓器におくるための機械的なポンプである。医師は心臓の機能についてはじゅうぶんに理解できているとかんがえているから、だめになった心臓にとってかわる機械を発明しようとする。また医師の多くは、腎臓の主要機能は自動濾過と物質交換にあるとかんがえている。そこで、透析装置を開発し、不純物や有害物質の濾過という腎機能を機械でそっくりおきかえてしまう。医療技術の進歩は医師にさまざまなパーツを供与し、臓器や血管を交換することが可能になったが、多くの疾患をいかに治し、あるいは予防するかといった、より重要な問題についての知識は、残念ながらまだじゅうぶんとはいえない。

アイザック・ニュートンの時代から、機械論は物質界の現象を説明するさいにおおいに役立ってきた。ニュートン学派の思想家たちはこの宇宙を、神がつくり給うたからくりであり、予測可能で、規則正しいものであるとかんがえていた。そして、創造者に似せて造られた人間もまた、規則正しく予測可能なものであるという思想がそれにつづいた。ニュートンの時代には、人体のからくりが複雑な生物機械だとかんがえるのが当然のことだったのだ。そうした機械論的視点はひじょうにひろく支持され、当時の思想家のほとんどは全宇宙を巨大な時計じかけとみなしていた。年月とともに科学思想がおおきく進歩したこんにちでも、人体内部の活動にたいする医師のみかたはその時代とほとんど変わっていない。現在でも医師は人体を精巧な機械だとかんがえている。かれらはその時計じかけのしくみを、分子レベルでいくらかくわしくしらべられるようになったにすぎないのだ。

人体機械論にもとづいた最初のニュートン医学的アプローチは、外科手術である。初期の外科医たちは、人体は複雑な上下水道網のようなものであるという基本的前提のもとに手術をおこなっていた。現在の外科医も、「病変」部分をとりのぞき、システムをふたたび正しく機能するようにつなげ直すのが仕事である以上、高度に洗練された「生物配管工」だとみなすこともできる。手術より後に進歩した薬物治療も、くすりという道具をつかって故障したからだを「修理」するという点ではかわりがない。かんがえかたは多少ちがっていても、人体を複雑な生物機械としてみている以上、やはりどちらもニュートン・モデル的なのである。手術でメスをつかうかわりに、内科医は標的となる組織に薬物という魔法の弾丸を打ちこむ。薬物は医学的な必要におうじて、正常な細胞を保護・強化し、異常をきたしている細胞を死滅させるためにつかわれる。分子生物学が進歩したおかげで、よりいっそうの効果をもちながらも毒性はすくないといわれる魔法の弾丸が、よりこまかい特殊な要求にあわせて合成されるようになってきた。薬物療法も外科手術も病気の診断・治療に飛躍的な進歩をもたらしたが、そのいずれも、人体は各臓器、化学物質、酵素、細胞膜レセプターなどの部品からなる複雑な機械であるという、ニュートン・モデル的人体観にもとづいていることにはかわりがないのである。

ニュートン・モデル的な生命観は、じっさいにはリアリティの近似的な像にすぎない。薬物療法や外科手術が完全とはいえないのは、そのどちらも、生物機械に生命をあたえ、その活動の源になっている「生命力」というものの存在を無視しているからである。機械のばあい、全体の機能は部分の総和として予測できるという原則が成り立つ。ところが人間は機械とは異なり、膨大な化合物の総和以上のものである。あらゆる生き物は、微細な生命力に依存することで生かされており、生命力とは、分子からなる独得の規則的配列を介して作用する相乗効果の源となるものである。その相乗効果があるからこそ、「生きた」全体は部分の集まり以上のものになりうるのである。生命力はつねに生命体の秩序を生みだし、細胞レベルでの表現形をたえず更新しつづけている。死に臨み、生命力がからだをはなれてしまうと、生理機能はしだいに失われ、ついにはまったく秩序のない化学物質のかたまりになってしまう。それが生物と無生物、人間と機械とを区別する原理のひとつである。

ニュートン的な機械論が優位をしめる現代医学では、生命力について言及されることはないが、この活力の源ともいうべき生命力は、じつは一種のエネルギーである。その微細な力について医師たちがあつかうどころか、専門家どうしの話題にさえのぼらないのは、その力の実在や機能を説明する妥当な科学モデルが存在しないためである。

現在、科学が生命力というものをあつかいきれないことには理由がある。それははるかむかしにおこった、東洋と西洋の思想体系の対立がひとつの契機となっている。東西の世界観の相違には、じつは何千年もまえに生じた「宗教と科学の分裂」がいまだにその痕跡をのこしているのである。科学者が人体のしくみをニュートン的モデルで説明しようとする行為の背景には、人体の機能を神の領域からひきずりおろし、人間が理解し、操作できる機械論的な領域にうつそうとする態度が反映している。人体を機械論的に理解しようとしているうちに、人間を生かしつづけ、あるいは病気や死に追いやる不可思議な力を宗教的に解明しようとする行為には関心を示さなくなり、機械論のさらなる発展へとむかっていった。

現代の医学観は、何百年もまえのニュートン的モデルを土台にして、強固に確立されている。ニュートン的モデルは産業革命の時代には、理論面および実用面での進歩に欠かせない存在であった。しかし、科学者がさまざまな電磁気学的実験をおこないはじめたころには、そのニュートン的モデルにも多くの欠点が指摘されるようになってきていた。生命体における生命力の役割も、ニュートン的モデルではじゅうぶんに説明することができない。いわゆる「生気論」もかつては医学の主流をしめたこともあったが、有機的な生命を機械論的モデルにあてはめた科学技術盲信の現代では、片隅に追いやられてしまっている。

ニュートン的世界観は、自然の観察からえられた物体の運動モデルが基礎になっている。加速度と重力はニュートンによって解析され、リンゴの落下を観察したという逸話につたえられている。かれは自分の観察結果に数学を適用し、自分がじっさいにみた運動を表現するさまざまな法則をみちびきだした。こうした初期のニュートン物理学の法則のおかげで、科学者は力学系のふるまいを予測できるようになった。ニュートン的モデルは長年のあいだ、ひじょうに進歩的なモデルでありつづけた。ニュートンは計算法をさらに発展させることによって、宇宙を探索するための道具を科学者たちにのこした。その結果、科学史上の新発見への道がひらかれ、人類の福祉に貢献する数多くの発明が生まれた。しかし、ニュートンの法則はそもそも地球の重力下で運動する物体の法則であり、のちに発見された電気や磁気のふるまいを説明することはできなかった。そのふしぎなエネルギー現象を矛盾なく説明するためには、あたらしい宇宙モデルが必要となったのである。

そこで科学者たちは、それまでのような現実のニュートン的モデルにはあてはまらない「力」をさがしはじめた。保守的、正統的な科学者はみとめていなかったが、いろいろな分野の研究者が生命体を生かしている力の重要性に気づき、生命力というエネルギーを研究していた。しかし現在は、不幸にして、ほとんどの生物学者や医師は人体が細胞で構成される機械であるというニュートン的モデルにしたがって研究をつづけている。研究者の多くは、からだに生気をあたえる生きた生命エネルギーのはたす重要な役割をいまだにみとめていない。医学は分子レベルにおける細胞の相互作用の解明に集中することで高度な発展をとげてきたが、その生理学モデルはかたくなまでに物質のふるまいに限定され、細胞の生長や発現のパターンにたいする生命エネルギー場の寄与などはいささかも考慮されていない。

ところが現在、「エネルギーとしての物質」という革命的な視点から人間存在の機能を理解しようとしているあたらしい医師や治療家が頭角をあらわしてきた。精神的／霊的にめざめた科学者たちは、たんにわれわれ自身を理解するだけではなく、自然に内在するしくみや宇宙の神秘を理解するための手がかりとして、まず人体のしくみそのものを学ぼうとかんがえている。「**人間はエネルギー的存在である**」という事実に気づくとき、健康と病気についてのあたらしい理解が示されるようになる。このあたらしいアインシュタイン的な視点は、未来の医師たちに独自の病因論のアイデアを提供するばかりか、より効果的な治療法をも提供することになるだろう。

薬物や手術という従来の方法のかわりに、波動医学では、治療そのものに純粋な「エネルギー」がつかわれる。波動医学理論の支柱になっているのは、分子の集合体だとかんがえられていた肉体が、じつは「エネルギー場が織りなす複雑なネットワーク」であったという理解である。すなわち、物質や細胞という枠組みとしてあらわれているそのエネルギー・ネットワークは、生命力とからだとの調整をおこなう「微細な」エネルギー系によって組織され、維持されている。また、物理的な身体内部の細胞構造だけではなく、電気生理学的機能や内分泌機能も、階層構造をもったそれぞれの「微細エネルギー系」によって調節されている。そもそも健康状態の変化そのものが、そのような微細レベルから生じるものなのである。その独自のエネルギー系は栄養状態や環境因子のみならず、感情や精神的／霊的なバランスの度合からもおおきく影響を受けている。逆にこの微細なエネルギー系も、細胞の生長パターンによい影響をあたえたり、わるい影響をおよぼしたりしている。

異常な細胞のかたまりを物理的に修復したり除去したりすれば病気はすべて治せるというかんがえかたによって、現代の医学はあやまった方向にみちびかれてしまった。医師は、まるでハイテク装備の配管工がつまった排水管を修理するように、薬物や手術で粥状《じゅくじょう》硬化症をおこした動脈を再開通させようとする。医師は薬物によって、コレステロールが沈着した部位の血流量を増加させようと試み、それが無効だったばあいには、バルーンをつかって血管の内腔を拡張し、さらにはレーザーで血流障害の原因である堆積物をこわそうとする。つまりかけた古い動脈のバイパスとしてべつの血管を縫着する方法も最近ではふつうのことになった。だが、そうした再発のおそれがある病態を治療するさいには、「応急修理」的な物理的解決法ではなく、細胞の障害発現のもとになっている「エネルギー場のパターン化現象」そのものを調整することが重要なのである。

医師はあまり口にしたがらないが、人体の生理学にはまだほとんど解明されていない領域がある。「霊」の領域、および「肉体と霊との関係」がそれだ。スピリチュアルな次元はあらゆる生命のエネルギー的な基盤である。霊的エネルギーが、からだという枠組みを活かしているからである。**物質的身体と霊的かつ微細な力との目にみえないつながりにこそ、物質とエネルギーの内的関係を解きあかす鍵があるのだ。**科学者が物質とエネルギーの真の関係を理解しはじめたとき、科学者にとっての神と人との関係も一歩、真の理解にちかづくことになる。

人類にこのあたらしい理解のレベルをもたらすのが波動医学の役割である。波動医学は、生命の物質的表現をみちびいているエネルギーパターンにはたらきかけることによって、病気を癒し、人間の意識変革をもたらす。われわれはいつの日か、**意識そのものがひとつのエネルギーであり、それが肉体の細胞レベルにおける変化に不可欠のかかわりをもっているのである。**ことに気づくだろう。ようするに、**意識は健康状態に刻々と変化をあたえているのである。**未来科学としての波動医学には、「いつも健康な人がいるいっぽうで、つねに病気を患っている人がいるのはなぜなのか」という疑問にたいする解答のヒントも含まれている。

医師が身体性・精神性・霊性のあいだの深層における相互関係への理解をふかめ、この地球上においてそれらの特性の顕現をみちびいている自然法則を体得したとき、真の意味でのホリスティック医学が生まれるだろう。東洋の思想家が太古から理解していたとおり、われわれひとりひとりが文字どおり「大宇宙のなかの小宇宙」なのだ。その小宇宙にみられる法則は、しばしば大宇宙のふるまいを支配している法則を反映している。自然界における秩序のパターンは、いくつもの階層にわたって反復をくりかえす。もし小宇宙レベルの物質にあらわれた普遍的な法則をみいだすことができれば、宇宙全体を理解することはさらに容易になろう。ひとりひとりが自己の心身の物質的・エネルギー的構造を真に理解するとき、宇宙の本質や、われわれと神とをむすびつけている創造の力の把握にさらにちかづくことになるだろう。

レーザー光の驚異——あたらしい現実モデルとしてのホログラフィー

アインシュタイン的な医学を理解するためには光についての知識、とくにレーザー光についての知識が役立つ。レーザービームやホログラフィーなどにもちいられているレーザー光は、「コヒーレント」な光として知られる、ひじょうに特殊な光線である。コヒーレントな光とはきわめて規則的な波のことであり、ひとつひとつの波がすべて軍隊の行進のように整然と進んでいく。レーザー光は科学・医学・産業の分野での応用範囲がひろく、レーザーディスク、光ファイバー通信、眼科手術などはそのよく知られた応用例である。ホログラフィーとは物体にレーザー光を照射して写像をつくる技術であり、ホログラムは、エネルギーの干渉パターンから生じる特殊な立体写像である。ホログラムはまた、どの部分をとってもそこに全体の本質が含まれているという、自然のユニークな原理を提示するものでもある。ホログラムはわれわれに人間の多次元的な性質を理解させてくれると同時に、宇宙のエネルギー的構造を知るためのあたらしいユニークなモデルをみせてくれるのである。

ホログラムは、ひとつの光源からでたレーザー光を分光器で二束にわけることによってつくられる。二束のうち一方を「参照光」といい、集束した光が散光レンズを通過することにより、灯台の光のような幅ひろいビ

図1　ホログラムのつくりかた

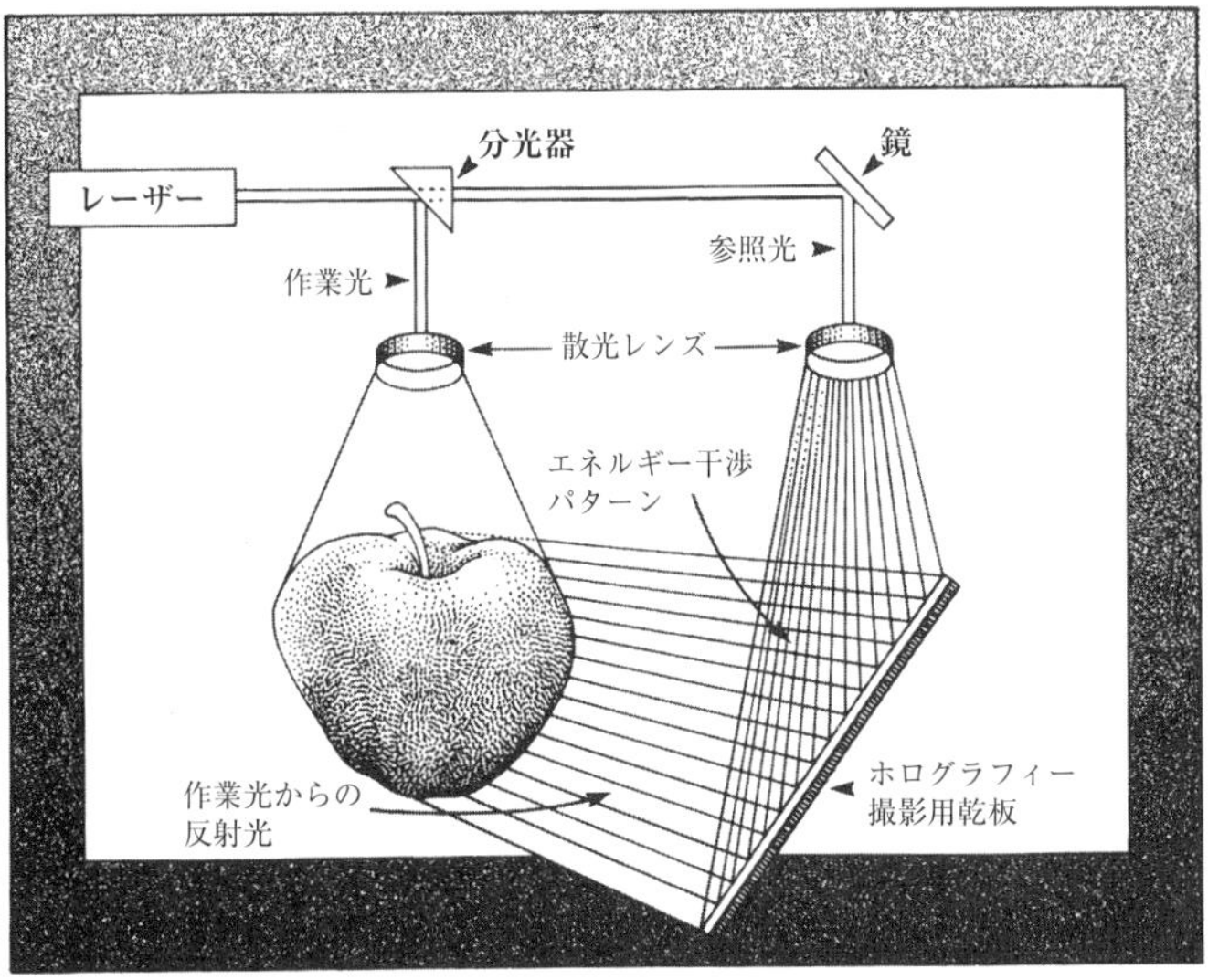

ームに変わる。

このビームは反射鏡で方向を調節され、未感光の乾板にとどく。いっぽう、もうひとつの光は「作業光」とよばれ、参照光とおなじようにまず散光レンズを通過するが、そのあとは参照光とちがって、一度被写体にむけて照射され、被写体からの反射光として乾板にとどく(図1参照)。

その乾板上でおこることがホログラフィーの基本であり、宇宙にたいするあたらしい理解の基礎ともなる。なんの影響も受けていない純粋な参照光が被写体から反射してきた作業光と交わるときに、干渉パターンが形成される。この干渉パターンは光の波がべつの光の波とかさなり、相互に作用したときに生じるものである。

レーザー光によって生じて乾板に記録された干渉パターンは、「ホログラム」とよばれる現象をおこす。それはコヒーレントではない(非コヒーレントな)ふつうの光で撮影された写真とはまったく異なるものである。

干渉パターンという現象は自然界に多くみられる。静かな水面にふたつの石を同時に落としたときに生じる波紋の干渉パターンもその一例である。いずれの石も、それぞれの中心からどこまでもひろがる同心円状の波を生じる。それぞれの波の波頭が出会うと、そこに相互干渉がおき、干渉パターンが形成される(図2参照)。

そのパターンは、原理的には、ホログラフィーの乾板のうえに形成されるレーザー光の干渉パターンとおなじものである。乾板の感光乳剤に干渉パターンが記録されてホログラムがつくられる。その一枚のフィルムの特筆すべき点は、そこに参照光とおなじ純粋なレーザー光を透過させると、作業光によって記録された被写体の三次元像がみられるというところにある。つまり参照光をもちいることによって、ホログラムはフィルム上に記録された干渉パターンとおなじ作業光が再現できるというわけだ。被写体と相互作用した作業光は、変換された波の内部に被写体との相互作用の記録を内蔵しているのである。

ホログラムは真の意味で三次元的である。まわりをぐるっと一周してながめることも、上下からながめることもできる、実物そっくりのホログラムもある。ホログラムのもうひとつの特質は、フィルムの一部分を切り

図2 干渉パターン

水面に投げこまれた二つの石によって生じる。

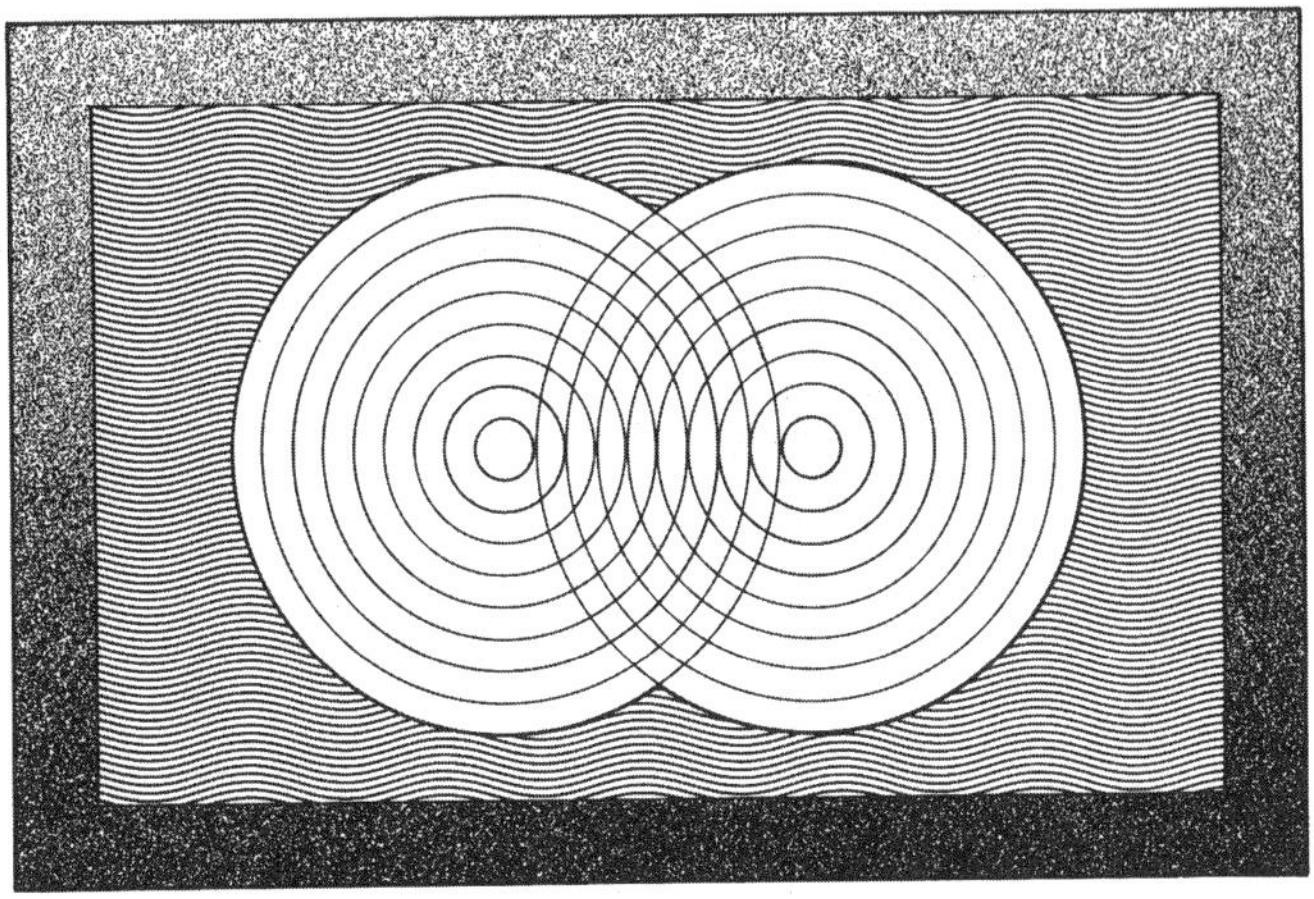

とってレーザー光にかざしても完全で無傷な三次元像がみられるという点にある。

先の図1はリンゴのホログラムのつくりかたを説明している。このホログラムは白熱灯のような、非コヒーレントな光にかざしてもリンゴの像をみることはできない。レーザー光の干渉で生じたパターンが、ぼんやりした霞のようにみえるだけである。ところがおなじホログラムをコヒーレントなレーザー光の発生機のまえにおくと、もとの干渉パターンをつくった参照光が再現され、リンゴの立体像が出現する。そして、このリンゴのホログラムフィルムの一部を切りとってレーザー光にかざすと、ちいさいが完全なリンゴの立体像が浮かびあがる。

その理由は、**ホログラムがエネルギー干渉パターンであるという事実にある。そのパターンのなかでは、すべての「部分」に「全体」の情報が含まれている。**つまり、リンゴのホログラムフィルムを五〇枚に切り刻んだら、それぞれの切れはしがミニチュアのリンゴの立体像をつくるのだ（図3参照）。

ホログラフィー的モデルはアインシュタイン的医

図3 ホログラフィーの原理

個々の断片が全体像を含んでいる。

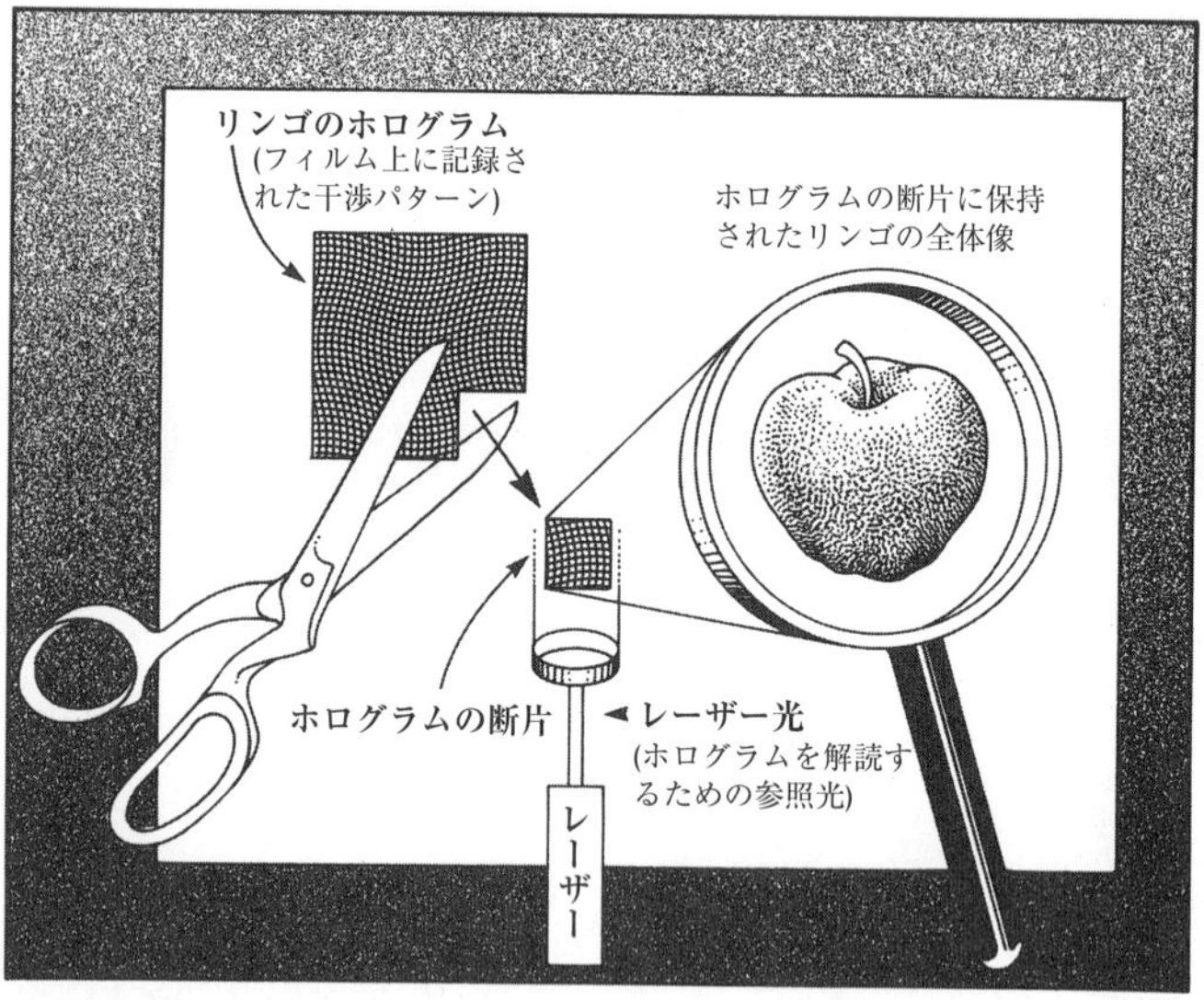

学を理解するためのよい例であり、宇宙を理解するためのまったくあたらしい方法をもたらすものである。このモデルをつかえば、単純な演繹法や論理だけではみちびきだせないような結論に到達することもできる。

リンゴを撮影した一枚のホログラムフィルムを五〇枚に刻んでもそれぞれの切れはしから五〇枚のミニチュア・リンゴの立体像が生じるという事実は、ニュートン的宇宙の仮説をもちいているかぎり、どれだけ思索をかさねても予測することはできない。では、自然界の現象を理解するためにはホログラフィー理論をどのように応用すればよいのだろうか。じつは、その理論をもっとも応用しやすい場が人体そのものなのである。

「上なるものは下なるものの如し」——自然界におけるホログラフィー原理

高度に象徴的なレベルでいえば、「あらゆる断片が全体を含んでいる」というホログラフィーの原理は、すべての生物の細胞構造にみることができる。細胞生物学の科学的発見は、人体のどの細胞内にも原型となるDNAの青写真が含まれていて、それだけの情報があれば完全な人体を一からつくりだせることを立証してきた。それを実現したのが生きた細胞のクローニング技術である。クローニング技術はさまざまな生命形態の複製をつくるために利用されている。そこでは受精卵のDNA物質が除去され、たとえば成熟したカエルの腸細胞のDNAと交換される。それぞれの体細胞内における指令には、他のどの細胞ともおなじ一群の情報が含まれているので、有性生殖なしにまったくおなじカエルをつくることができるのだ。いわば「ハイテク処女懐胎」である。遺伝学的青写真のもつ潜在力は、受精卵のような適当な保護的環境が存在してはじめて発現する。**すべての細胞が完全な人体を複製するのにじゅうぶんな情報をもっているという事実には、すべての断片が全体の情報をもっているというホログラフィー原理が反映している。**

ホログラフィー原理はまた、人体の物理化学的構造に関与している生体エネルギー場の理解にも役立つ。科学は、生体の生長・発達・修復の理解とともにおおきく進歩してきた。その理解の大半は、細胞核内の遺伝コードの解読という高度な技術によるものである。核はあきらかに、細胞内および細胞間の複雑なプロセスおよび相互作用をコントロールする中枢である。DNAを含んでいる細胞核内の染色体をしらべることによって、われわれは細胞の複製・生長、そして原始的な胎生期の細胞から特定の機能をもった特殊な細胞への分化の過程をよりくわしく理解することができた。しかし、われわれのDNAにかんする知識は、分化した胎児の細胞がいかにしてその特殊な機能を発現するのに適した空間上の場所へたどりつくかを説明するにはまだ不適切なものである。

人間の生長と発達のステップを受精卵の時期からたどってみよう。受精の瞬間、精子は卵と一体になり、それが生長の全過程を開始させる刺激となる。精子と卵が合体すると、父親から半分、母親から半分ずつの染色体をもったひとつの細胞がつくられる。その遺伝物質が、あたらしく生まれる人間の最終的発現のためのすべての情報をもたらす。単一のその細胞は自己複製のプロセスを開始し、すぐに不定形の未分化細胞がぎっしりとつまった、ちいさな球状のものになる。そうした不定形の細胞は、いずれ神経細胞、骨細胞、筋肉細胞、結合組織細胞の形態をとり、ひとつの完全な人体として共同作業するために、なんらかの方法で適当な場所へと移動していかなくてはならない。

読者の方々の生物学にかんする知識のギャップをうめるための一助として、人間の細胞の発達をリトルリーグの野球チームにたとえてかんがえてみよう。まだ未分化な、つまり幼い子どもたちを連れてきて、野球チームというひとまとまりの機能的単位に育てあげるにはどうすればいいか。その子どもたちは学童で、一応文字を読むことはできるが理解力に限界があるとしよう。そのような子どもたちに野球のしかたを教えるには、まずキャプテンをきめ、それぞれの選手に適当なポジションをわりふるのがいい。キャプテンは「やきゅうのしかた」というタイトルの小冊子を選手全員に手わたす。子どもたちは理解力がかぎられているので、その小冊子では自分の守備に直接関係のないページには、黒い紙がかぶせてある。一塁手は、「いちるいしゅになるには」の項目以外のページにはすべて黒い紙がかぶせてある小冊子を渡されるのだ。他の選手もそれぞれ同様である。

この比喩は、発生初期段階の人間の発達を示すためのものである。リトルリーグのチームとおなじように、人間の発達も一群の未分化な細胞群から出発する。「やきゅうのしかた」の小冊子が将来の野球選手候補の全員に配られたように、すべての細胞が「人間のつくりかた、維持のしかた」という文書をあたえられているのである。その文書はそれぞれの細胞核内のDNAが集合してできた遺伝コードのなかに記録されている。細胞は転写とよばれるプロセスをもちいて遺伝コードを解読する。転写の作業中、DNAからの情報はさまざまな機能タンパク、構造タンパクをくみたてるのにつかわれる中間的なRNA分子にコピーされる。DNAは、野球の小冊子における黒いページとおなじはたらきをする、ヒストンおよび非ヒストンタンパクという特殊なタンパク質によっておおわれている。この独特のタンパク質は、それぞれの細胞の機能に直接関係のない部分のコードを解読するのをさまたげる役割をしている。たとえば発達途上の筋細胞は、DNAマニュアルの「筋細胞になる方法」以外のすべてのページを失効させる「黒いページ」に相当するものをもっている。このプロセスが現在、「細胞の分化」として知られているものである。それは未分化な（未熟な）選手が、「仕事」すなわちポジションをわりあてられるのとおなじである。そのようにして、細胞（または選手）はひじょうに特殊化した機能をもつにいたる。

現在の分子生物学は、人間の胎児の細胞が発達のプロセスでどのように分化するかをじゅうぶん説明できる水準にある。DNAにはそれぞれの細胞に指示して特定の仕事を遂行させ、タンパク質を合成させるために必要なすべての情報が含まれている。しかしDNAだけでは説明できないのは、あたらしく分化した細胞が発達途上の胎児のからだのなかで、いかにして適当な場所へと移動していくのかということだ。そのしくみがどのように機能しているかを理解するには、再度野球チームの比喩にもどらなくてはならない。

われわれがリトルリーグ選手の話から脇道にそれているあいだに、かれらは一糸みだれぬ組織化されたプレーをするために、それぞれの独自な役目についての説明を読むべく帰宅したところだった。いまやかれらは野球のルールと個々のポジションについてはマスターしているが、試合をはじめるまえに、ひとつわすれていることがある。それは、球場とダイヤモンドのことである。野球をするためには、まず選手が球場という「場」に配置されなくてはならない。「場」という用語はここでは、かなり注意ぶかく選んでつかわれている。たんなる比喩として、発達途上の人体をさすこと以上の意味がこめられているからだ。

細胞の「空間的組織化」は、完成した人体がどのようなものかを示す複雑な「三次元地図」によって整然と秩序づけられている可能性が高い。その「地図」または「鋳型《テンプレート》」が、物質的身体にともなって存在する「生体エネルギー場」である。**その場、すなわち「エーテル体」はホログラフィックなエネルギーの鋳型であり、発達途上におこりうる組織損傷を修復するための道路地図としてだけでなく、胎児の空間的組織化にかんする情報を保存した鋳型としてもはたらいている。**大多数の科学者には知られていないが、そうしたホログラフィックな「エネルギー身体」という仮説を支持する科学的な証拠は山ほど存在するのである。

エーテル体の科学的証拠

ホログラフィックな「エネルギー身体」の存在を支持する最初の証拠は、一九四〇年代に活躍したエール大学の神経解剖学者、ハロルド・サクストン・バーの研究である(1)。バーは生きている動植物の周囲に存在するエネルギー場の形態について研究をしていた。そのなかに、サンショウウオのからだをとりまく電場の形態についての研究がある。かれはサンショウウオの周囲に、そのからだとほぼおなじかたちをした電場が存在することをみいだした。しかもその電場が、脳と脊髄をとおる一本の「電気的な軸」をもっていることを発見した

図4 サンショウウオの表面電位

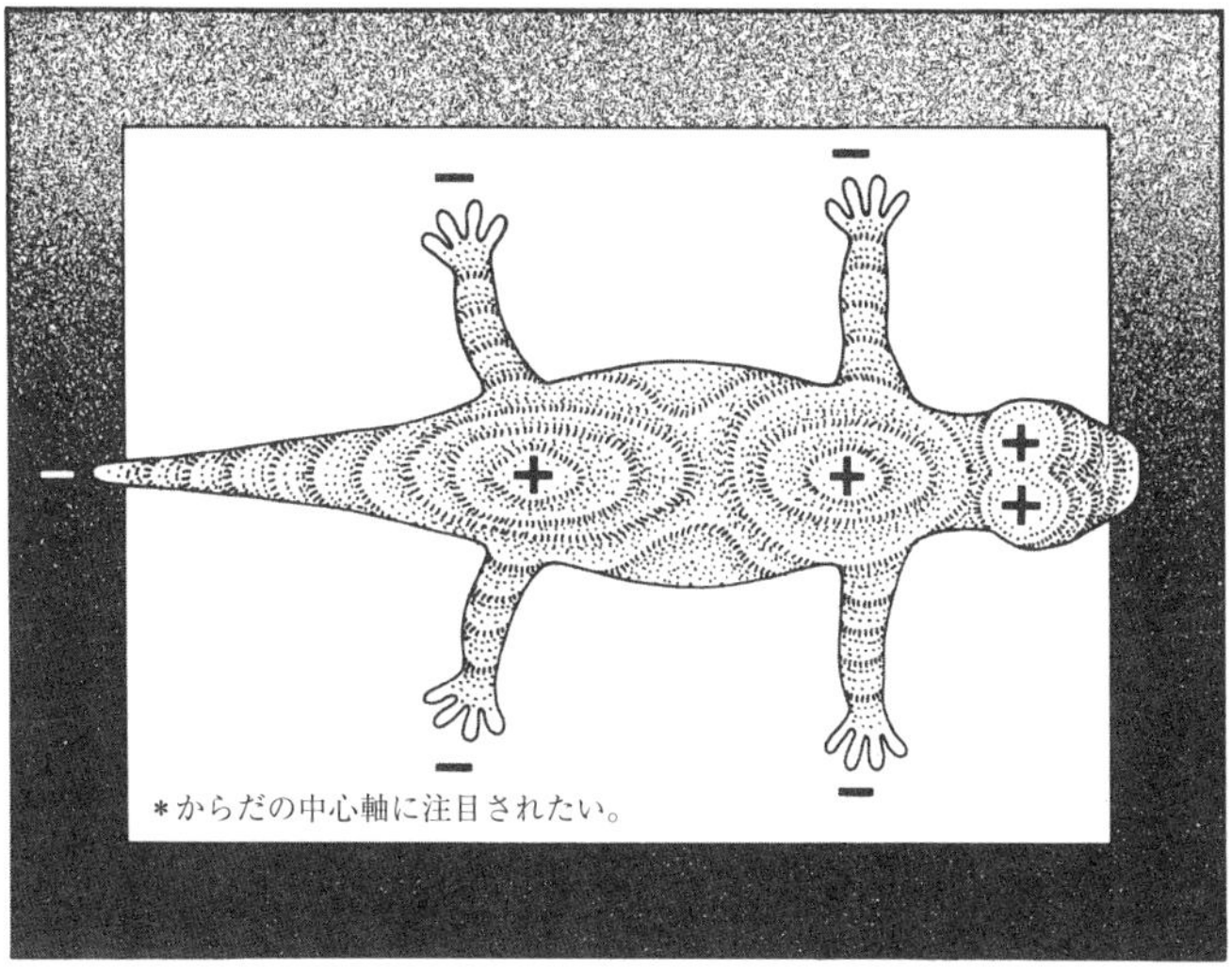

のである（図4参照）。

　その電気的な軸が発生のどの段階で生じるのかをこまかくしらべようとしたバーは、サンショウウオの発生初期から電場の形態の変化を記録しはじめた。そして、**その電場がすでに未受精卵の時期に生じていること**を発見した。この発見は、その当時の生物学や遺伝学の正統的理論とは矛盾するものだった。

　バーは、成熟したサンショウウオの神経系にそって生じる電気的な軸が未受精卵に生じている軸とおなじものだとかんがえた。その仮説を裏づけるために、かれは「標識」法をつかった実験をおこなった。サンショウウオのような大型の両生類はとてもおおきな卵を産むので、未受精卵の電気的な軸に印をつけるのは顕微鏡で直接視覚的に観察しておこなえる。そこでバーはマイクロピペットをもちいて、消えないインクを少量、卵の電気的な軸にあたる部分に注入した。卵が受精し、生長するにつれて、インクはたえず脳と脊髄にとりこまれていくことがわかった。

　バーはまた、苗木の周囲の電場についての実験もおこなった。その結果によれば、新芽のまわりにある電場はもとの種子のかたちではなく、すでに「生長後の草木のかたち」を示していた。バーの実験結果は、発達途上の生物はあらかじめ準備された鋳型にそって生長し、そのような鋳型はその生物の個体自身がつくる電磁場から生じるということを示している。

　現代の科学的研究は、バーの生体エネルギー的生長場説に信頼をおきはじめている。生体エネルギー場のホログラフィー的な性質を支持する証拠も、高電圧写真の領域からしだいに提出されてきている。高電圧写真、すなわちキルリアン写真は、高周波・高電圧・低電流の電場下で生物を撮影する技術である。この技術はおもにロシアの研究者セミョーン・キルリアン(2)によって開発され、かれの名を冠してよばれるようになった。キルリアンの研究は一九四〇年代初期からはじまったが、それはバーが生物周囲の電磁場をしらべていたころと時期をおなじくしていた。

両者はともに生体のエネルギー場の変化を測定する技術を開発した。バーの方法は従来の電圧計をもちいてマイクロボルト単位の数値をあきらかにするものだった。キルリアンもおなじく生体の電場を研究したが、かれの高電圧写真の技術はバーの電磁気学的な計測を視覚的な電気コロナに変換したものであった。バーもキルリアンも、がんのような病気は生体の電磁場におおきな変化を生じさせるということに気づいていた。バーはその発見を、皮膚表面の電位を電圧計で測定することから、キルリアンは病気にともなって生じるエネルギー場の変化を、電気コロナの変化を記録することによってえた。キルリアンが高電圧写真をもちいて動植物のからだをしらべる方法を最初に開発して以来、現在では本書の著者も含め多くの研究者が、電磁気学的な記録法の診断的意義をみとめるようになってきている。

高電圧写真は（初期の段階では）コロナ放電といわれる現象の観察に基礎をおいていた。アースした物体を高周波の電磁場内におくと、その物体と、電磁場を発生している装置内の電極とのあいだにスパーク放電がおこる。「コロナ放電」という用語は、球形の物体のまわりに生じた放電のパターンからきている。放電パターンは物体の縁にそって生じ、日食のさいにみられるコロナのようにみえるからだ。物体と電極とのあいだにはさんだフィルムを感光させると、スパーク放電の変化は感光乳剤に記録される。そのコロナは、物体から放出された無数の電子が、その物体の下部にあるフィルムにむかって流れた痕跡である。フィルムの種類や電磁場発生装置のエネルギー特性によって、さまざまな美しい色彩やスパークのパターンが観察され、それは「キルリアン・オーラ」といわれている。

温度・湿度・微小環境・圧力などといった、放電に物理的に影響する生物物理学的因子は数多く存在する(3)。写真に影響をあたえうる因子が多く存在するにもかかわらず、多くの研究者たちが、人間の指先周囲のコロナの写真から生物学的な情報をえることに成功してきた。指先からのコロナ放電のパターンが、被験者となった人のからだに、たとえばがん(4)、嚢胞性線維症(5)その他の疾患があることを示すような診断的情報をもたらすのである。

植物の葉のまわりに生じる放電パターンの写真は、指先の写真よりさらに興味ぶかい。高電圧写真技術で記録されて他に例をみないものは「ファントム・リーフ(幻葉)効果」といわれる現象で、まさにこれがわれわれが議論している「生体エネルギーの鋳型」とおおいに関係があるものだとかんがえられる。この効果が観察できるのは、葉の先端の三分の一を切りとったものを撮影したときである。葉ののこった三分の二の部分を高電圧写真で撮影する。すると、切断されて失われたはずの葉が、写真では完全な葉の像として示される。切断された部分が物理的に破壊されているにもかかわらず、写真には全体像が映るのである。

懐疑的な科学者たちによって、さまざまな物理的説明が試みられてきた。批判的立場をとる科学者は、ファントム・リーフ効果がフィルムに付着した葉の湿気によるものであると説明しようとした。だが、カリフォルニア州立大学のキース・ワグナーがその懐疑的意見を論破した(6)。ワグナーはそのあざやかな実験で、アクリル板をはさんで撮影してもやはりファントム・リーフが撮影されることを示したのである。湿気が透過できないはずのプラスチックをとおして、幽霊のような葉の幻像が、つねに姿をあらわすのである(7)。

ファントム・リーフからのヒント──ホログラムとしてのエーテル体

ファントム・リーフ効果は、「幻」が観察されている空間内で、のこりの三分の二の葉からのコロナ放電によって生じる電子が、なんらかの組織化されたエネルギー場と相互作用していることを示しているらしい。この相互作用は秩序立った放電パターンとして記録され、その放電パターンには葉の失われた部分の空間の統合性と組織性が保持されている。アレン・デトリックはファントム・リーフの実験をつづけ、切断された葉の部分に生じる幻像を表裏の両がわから撮影することに成功している(8)。これは、指先を切りおとした手の表裏の写

図5 ファントム・リーフ現象

（I.ドゥミトレスク博士の写真にもとづく）

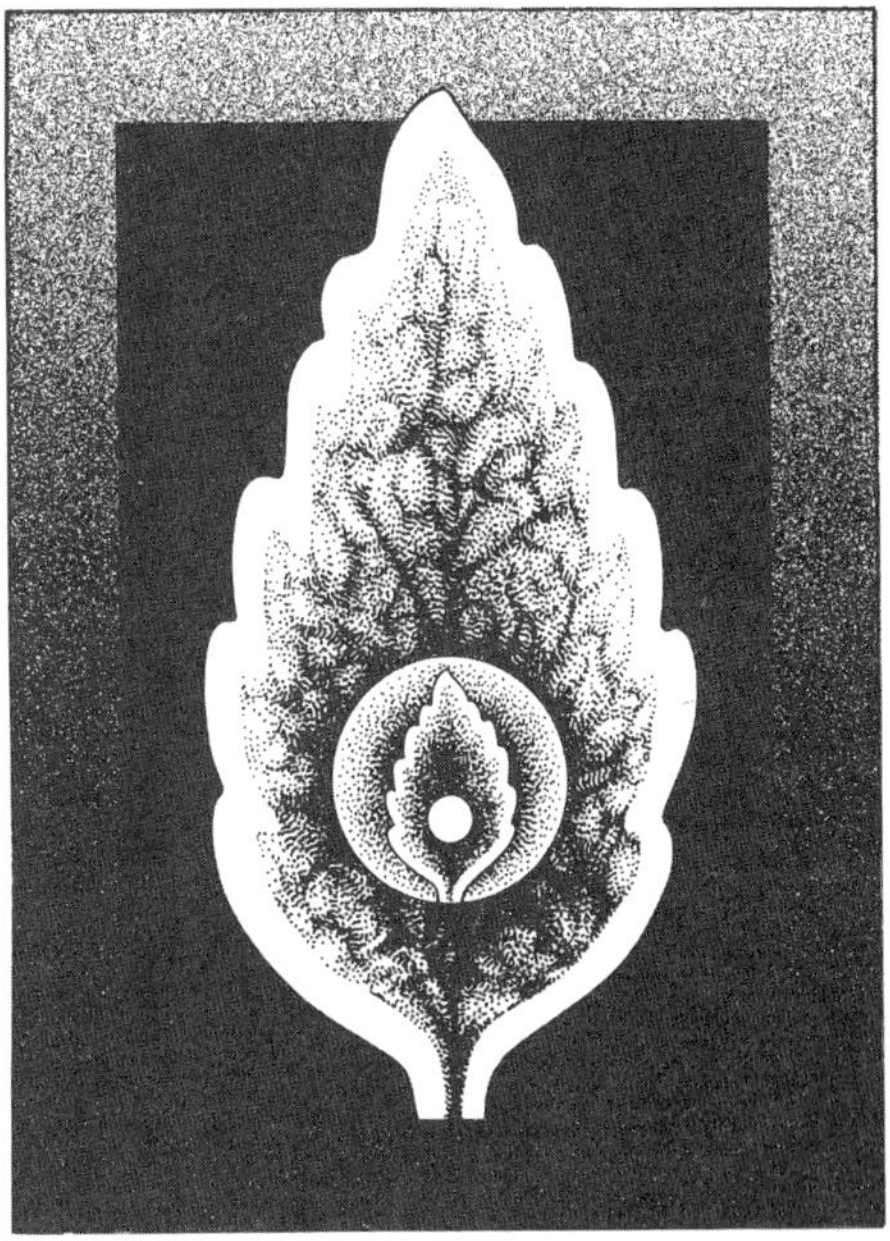

真を撮ることとおなじだといえる。ひとつの高電圧写真は幻の指紋を示し、もう一方の側から撮ったものは幻の爪を示すというわけだ。生物学的なエネルギー場のもつこのような三次元空間的もしくは組織的な特性は、本質的にホログラフィックなものである。

このかんがえを裏づけるさらに説得力のある事例が、最近の電磁気学的記録法の進歩によってもたらされた。ルーマニアのイオン・ドゥミトレスクは電磁気学的手法にもとづいたスキャン法をもちいてファントム・リーフ効果にさらなる「ひねり」をくわえた。ドゥミトレスクは葉の中央に丸い穴をあけ、独自に開発した機器で写真を撮ってみたのである。するとあきらかになったのは、丸い穴のなかに、やはり穴のあいた小さな葉の像があらわれるということだった。切りとられてできたもとの葉の穴のなかにさらに小さな葉があらわれるという「ドゥミトレスク現象」(9)(図5参照)は、前章で論じたリンゴのホログラムとよく似ている。リンゴのホログラムの断片をレーザー光にかざすと、完全なかたちをした小さなリンゴの像がえられた。それはドゥミトレスクの実験で観察された現象そのものではないか? 葉のなかにまた葉がみえている! ドゥミトレスクのこした結果は、すべての生体をとりまくエネルギー場がホログラフィー的な性質をもっていることをあきらかにしたといえるのではないか?

多くの形而上的な文献をひもとくと、生体をつつみ貫いているそのエネルギー場が「エーテル体」として言及されていることがわかる。エーテル体は、人間の最終的な表現形態を決定している数多くの不可視の身体のひとつであるとされている。エーテル体とはおそらく、ホログラムと同様な、エネルギーの干渉パターンのひとつであるにちがいない。

ホログラフィー的モデルは、将来においてもさらにひろく応用されていくだろう。ひょっとするとこの宇宙そのものが巨大な「宇宙ホログラム」なのかもしれないのだ。**すなわち、宇宙はとてつもなく巨大なエネルギーの干渉パターンかもしれないのである。**そのホログラフィックな性質によって、宇宙のあらゆる断片は全体の情報を保持しているばかりか、全体の情報に寄与してもいるのである。宇宙的ホログラムは時間の流れのなかで凍りついた静止写真というより、一瞬一瞬ダイナミックに変動しているホログラフィックなビデオテープにちかいものであろう。では、そのようなホログラフィックな宇宙観を支持する理論的根拠について吟味してみよう。

素粒子物理学からの知見――凍結した光としての物質、その医学的意味

錬金術などの秘教には、「下なるものは上なるものの如し」という成句がある。この成句は、「微視的なレベルでみられることは巨視的なレベルでもみられる（反映されている）」という意味に解釈されているが、さらに掘りさげて解釈すると、われわれが自分自身（下）をよりふかく理解すれば、まわりの宇宙（上）もよりふかく理解できるようになるということになる。

たとえば、単一細胞の視点からこの世界をしらべてみよう。細胞核内のＤＮＡには、細胞の活動における構造的・生理学的な表現形が暗号化されている。しかしＤＮＡはただの情報マニュアルにすぎず、細胞という体制のなかでその指令を実行する役者が存在しなくてはならない。細胞というシナリオを演じる役者とは、酵素、すなわちタンパク質のからだをもち、毎日たくさんの生化学的な仕事をしている存在のことである。酵素は化学物質の特定の反応の触媒となって分子のくみたてをおこない、あらたな構造物をつくりだし、電気化学反応の火花を散らして細胞エンジンを駆動させ、全システムの効率的な活動を維持する役目をになっている。酵素をつくるタンパク質自体は、ひもにとおしたビーズのようなアミノ酸のつらなりでできている。アミノ酸表面の多様なプラスとマイナスの電荷によって、引力と斥力がはたらき、ビーズ状に列をなしたアミノ酸は「自動組立」によって機能的な立体構造をとるようになる。その構造の中心部分は巨大分子の「活性部位」（または作

用部位とよばれ、化学反応の触媒にかかわる部位である。DNA分子にはさまざまな「色のついた」アミノ酸の配列が、それぞれのタンパク質の種類におうじて遺伝的な構造の記憶として暗号化されている。

さてそうした分子は、さらに小さな原子という粒子の集まりであることがわかっている。西洋の科学技術が「原子とはなにか」という問いに答えられるようになるまでに進歩したのは、十九世紀になってからのことであった。原子がさらに電子、中性子、陽子にまで分割可能であることは現在では常識になっている。すべての物質は、たとえば電子のような素粒子の無限に異なるくみあわせからなっている。しかしじつのところ、電子とはいったいなんであろうか?

その疑問はほぼ一世紀のあいだ、活発な議論をまきおこしてきた。この基本的な疑問に答えることは、原子の構造や宇宙の構造そのものを理解するうえでたいへん重要である。それはわれわれの物理学、および「相補性」という独自な概念の理解が進む過程における、ひとつの転換点になるだろう。相補性とは、この世界が白と黒とからできているのではなくて、さまざまな濃淡の灰色からなっているとするかんがえかたである。この相補性というかんがえかたは、一見たがいに異なったもの、あるいはまったく正反対のふたつのものがおなじ物体のなかに同時に存在し、しかも平和的に共存することを許容するものだ。相補性原理がもっとも効果的に応用されたのは電子の性質の記述においてだが、それはまたよりおおきな混乱をも同時にひきおこすことになった。

二十世紀初頭におこなわれたある実験で、科学者は電子が小さなビリヤードボールのようにふるまうことを記録している。電子は衝突のさいに、衝突するビリヤードの玉とおなじく、はじきあう。これはニュートン物理学の機械論的な思考からも予測可能な結果である。しかし混乱は、べつの実験で、光波のようにふるまう電子の特性が示されたときにはじまった。

電子の奇妙な波動的ふるまいを示したこの有名な例は、「二重スリット実験」とよばれるものである。その実験では、たったひとつの電子が同時にふたつのスリットをくぐりぬけるらしいということが示された。そのような離れわざは、ビリヤードの玉ではとうていかんがえられないことである。しかしまたべつの実験によると、ふたつの電子線をたがいにぶつかるように発射すれば、電子は小さなビリヤードの玉のようにたがいにはじきあう。だが電子が粒子ではなく波動であれば、ふたつのスリットを同時に通過することができる。それでは波動と粒子の両方の性質をもっているようにみえる電子とはいったいなんなのだろうか？　電子は粒子と波動の両方の性質を示す。たがいに相いれない、エネルギーと物質という特性が電子のなかで共存しているのだ。これこそがまさに相補性原理の真髄である。電子は純粋なエネルギーでもなければ純粋な物質でもなく、両者の要素をもちあわせている。この矛盾を、電子を「波動の束」とみなすことによって解決しようとしている物理学者もいる。

　電子のような素粒子にみられる「波動と粒子の二重性」はエネルギーと物質の関係を反映しており、これは、二十世紀初期にあらわれ、有名な$E=MC^2$の公式とともによく知られるアルバート・アインシュタインによってあきらかにされた。物質とエネルギーは変換可能である。**これは、物質がエネルギーに変換可能であるばかりか、エネルギーもまた物質に変換可能であるということを意味している。**実験室で人為的にその偉業をなしとげた物理学者はまだいないが、その現象は実験用核反応施設の霧箱内で観察され、写真にも撮られている。

　宇宙線、すなわち高エネルギーをもった光子は、重い原子核のちかくを通過するとき、自然に粒子と反粒子のペアにわかれ、フィルム上にその痕跡をとどめる。これは文字どおり、エネルギーが物質に変換している証拠である（図6参照）。その反対に、物質と反物質が衝突すると、膨大なエネルギーを放出しながら消滅していくことがわかっている。

　光と物質の相互変換性はじつに奇妙な現象であり、いってみれば、一度リンゴがオレンジに変わり、ふたたびリンゴにもどるようなものである。だが、われわれが目撃しているのはほんとうに、まったく異なるふたつ

図6 エネルギーからの物質の生成

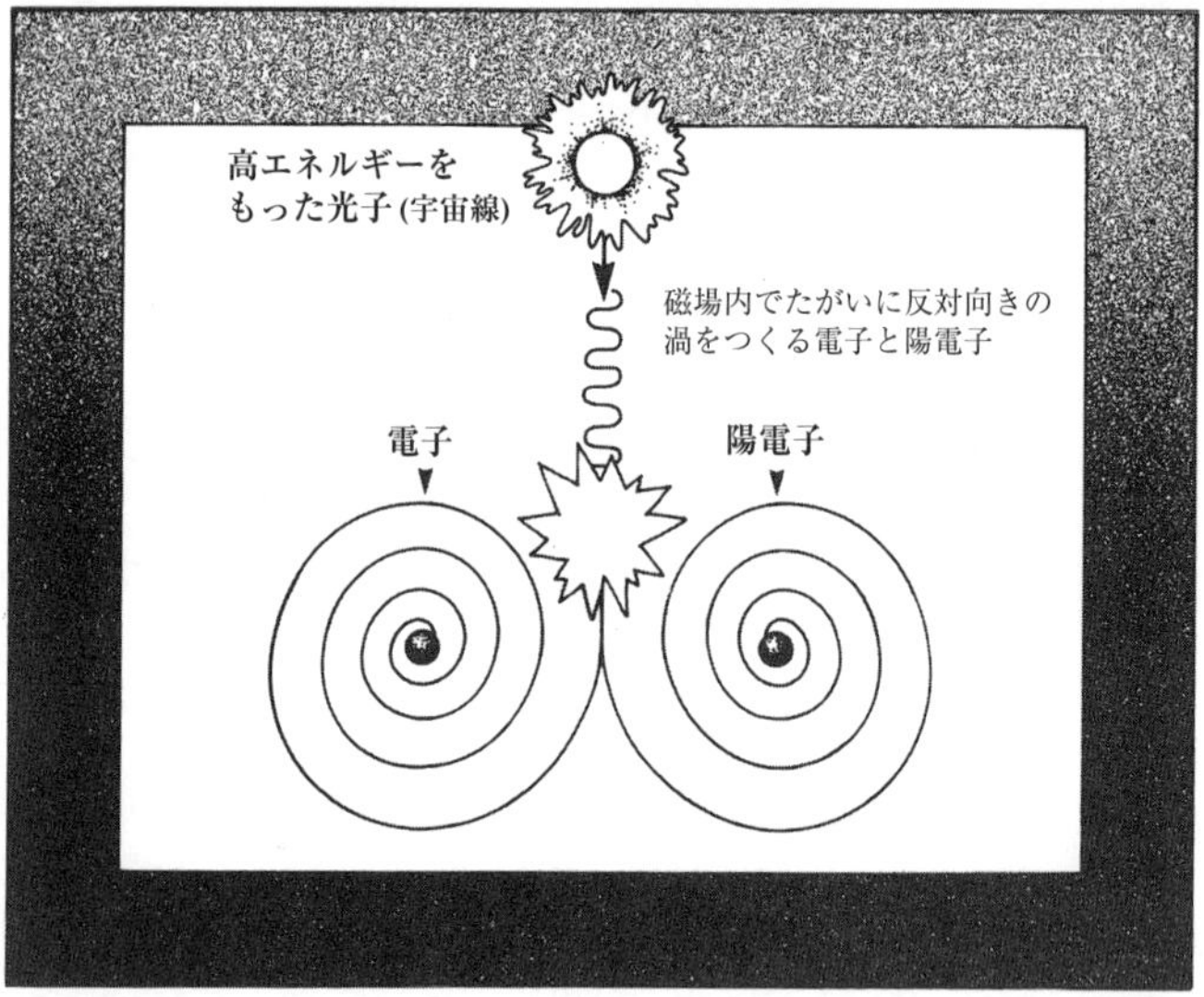

の存在の変換なのであろうか（たとえば固体の氷が昇華して水蒸気になり、液体の凝縮した蒸気が凍って氷にもどるというように）。ある種の根源的、普遍的な実質の、「状態の変化」を目撃しているにすぎないという可能性はないのだろうか？　この解釈は、電子のような粒子／波動の二重性の概念にあたらしい「光」を投げかけてくれる。

高エネルギーの光子がふたつの粒子にわかれるという例を、再度吟味してみよう。エネルギーが物質に変換する瞬間、光子（光すなわち電磁エネルギーの量子）は粒子になろうとして減速をはじめる。その過程で、光子はあるていど（たとえば質量のような）固体の性質を獲得するが、まだ波動的な特性ものこしている。その波動的な特性は、たとえば電子顕微鏡のように、電子線が光線としてあつかわれるようなある種の実験以外ではかくれていて顕在化することはない。かんたんにいえば、光の束は、減速して凍りついてしまっているのである。その凍りついた一粒の光子は微小なエネルギーの干渉パターンともみなせるし、極小空間をしめる微視的なエネルギー場であるともいえる。このような素粒子物理学の世界にわけいるとき、われわれは、固体という巨視的な幻影が溶け去っていく姿を目のあたりにする。さらにくわえて、原子はほとんどからっぽの空間からできているという事実を認識しなければならない。なにもないその空間を埋めているのは、まさに凍結した光の束なのである。微小宇宙のレベルでかんがえれば、**すべての物質は凍結した光なのである！**　物質は高度に複雑化し、無限に調和したエネルギー場でできている。そのくみあわせは、物理学が解きあかそうとしてきたさまざまな「自然の法則」によって支配されている。その理論モデルの説明には、的確にも「場のなかの場」ということばがつかわれてきた。そのかんがえかたを生体に応用すれば、物質的身体の細胞質には、「エーテル体」という、構造を決定する生体エネルギー場と相互に浸透しあう、複雑な「エネルギー干渉パターン」をみることができよう。

「特殊なエネルギー〝場〟としての物質」という理解は思想の革命であり、この本の中心的テーマであり、以下の議論の土台となっているものである。それはまた、従来の「ニュートン」医学的アプローチから、物質にかんするより深い理解をもって人間の病気に接する、筆者がよぶところの癒しの「アインシュタイン的」パラダイムへの転換の出発点でもある。波動医学は、癒しのアインシュタイン的パラダイムにもとづいた体系的なアプローチである。**波動医学とは、物質的身体の背後に存在し、その機能的表現に寄与している、根源的な微細エネルギー場に直接はたらきかけようとする試みである。**ニュートン・モデル的な薬物動態学的アプローチが、主として酵素やレセプターのような分子の相互作用をあつかうのにたいして、医師はこのあたらしいエネルギー・モデルによって、より根源的で微細なエネルギーレベルの治癒系を認識することができるようになるだろう。

「下なるものは上なるものの如し」——宇宙ホログラム

複雑に統合されたエネルギー場としての物質というテーマにもどろう。物質とはエネルギー干渉パターンの一タイプだとかんがえられる。その立場から、「エーテル体」は物質的身体の生長と発達をみちびくホログラフィックなエネルギーの鋳型であるという仮説を検討してみよう。

エーテル体は多くの人たちによって、いわゆる「エーテル質」でできた身体であるとかんがえられている。そのばあいのエーテル質とは、「より高い周波数をもった物質」のことである。つまり、粒子がひじょうに高い周波数で振動しているので、エーテル質は人間にふつうの物質とは異なって知覚される。おぼえておいていただきたいのだが、**かりに物質が光のような特性をもっているとしたら、物質もまた周波数特性をもっているはずである。**いわゆる「物質的宇宙」における「物質」とは、ただたんに特定の密度、あるいはより低い周波数をもつものをさしているにすぎないのである。

エーテル質は東洋の秘教的文献では「微細質」といった意味のことばで表現されている。微細質とは物質よりも密度が小さく、周波数が高いものであることを意味する。エーテル体は、いってみればファントム・リーフのように、物質的身体に対応した微細な成分からなる身体である。われわれのエーテル体は、ホログラフィックな性質をもったエネルギー干渉パターンである。そして、どうやらこの物質的な宇宙の背後には、より高い周波数をもった微細な対応物からなる宇宙が存在するらしい。では、もし一個人のエーテル体のエネルギー干渉パターンがひとつのホログラムとしてふるまうとすれば、全宇宙のエネルギー干渉パターンはひとつの巨大な宇宙ホログラムを表現しているのだろうか。もしそうであるならば、あらゆる断片には全体が含まれるというホログラフィーの原理にしたがって、われわれをつつむ一見空虚な空間にはすべての情報が内蔵されているとかんがえることができる。

無限の情報が宇宙の構造のなかに内蔵されているという事実は、デーヴィッド・ボームのようなノーベル賞理論物理学者の興味をひいてやまないものである⑽。ボームはホログラフィックな宇宙のもつ「内蔵秩序」について説得力のある議論を展開している。そのような宇宙では、より高いレベルの秩序と情報が、物質すなわちエネルギーと空間の織りなす織物のなかにホログラフィー的に織りこまれているのであろう。

そうした宇宙ホログラムがほんとうに存在するとすれば、宇宙のどの断片をとっても、そこには宇宙全体の成り立ちについての情報が含まれているはずである。静止したホログラムとはちがって、宇宙ホログラムはマイクロ秒ごとに変化しているダイナミックなシステムである。**ホログラフィックなエネルギー干渉パターンのごく小さな断片内で発生したできごとも瞬時に全体の構造に影響をあたえるのだから、ホログラフィックな宇宙のすべての部分どうしは、とてつもなく結合性のつよい関係をもっているということができる。**

もし神を「そこに在るものすべて」とかんがえれば、神はホログラフィックな宇宙の相互結合性をつうじて、あらゆる創造物とつながっていることになる。そうするとわれわれの究極的な問いかけは、「われわれ自身の内部や周囲の空間に内蔵されている宇宙にかんする情報に、いかにしてアクセスするか」というものになろう。宇宙ホログラムはどうすれば解読することができるのだろうか。われわれはみな、自分の肉体によって多少なりとも宇宙空間の一角を占有しているわけであるから、いうなればだれもが「千歳《ちとせ》の岩のひとかけら」の所有者である。では、現在放送されているそのホログラフィー情報に周波数をあわせることができるのだろうか。われわれはその放送をキャッチするための適当な受信機を手にいれることができるのだろうか？

この種のホログラフィックなかんがえかたは、カリフォルニア州パロアルトにあるスタンフォード研究所における遠隔視の説明にうまくもちいられている(11)。「遠隔視」(remote viewing)という用語の名づけ親は、サイ科学研究の先頭に立つレーザー物理学者のラッセル・ターグと量子物理学者のハロルド・パトフである。遠隔視の被験者は一室で目隠しをされ、無作為に選択されたどこか遠い場所の特徴をいいあてるように指示される。被験者が描写するように指示されたその場所には、同時刻にべつの実験者が待ちうけている。実験では、多くの被験者が指示された場所のようすをかなり詳細にいいあてることもできた。

インゴ・スワンのような「大物被験者」になると、従来の地図にも載っていないような場所までが認識できただけでなく、実験がおこなわれている時刻のその場所の天候を正確にいいあてることができた。スワン氏はニューヨークの芸術家であるが、これまでに遠隔視による金星、火星、水星のデータ収集研究にも参加している。スワン氏ともうひとりの有能な被験者であるハロルド・シャーマンは金星と水星の正確な観察データを提供することができたが、NASAが衛星でそれを確認したのはその後のことだった。「サイキック宇宙探査」でえられた惑星のデータには、従来の天文学にもとづく予測に反するものもあった。しかし数年後にえられた人工衛星からの遠隔測定工学によるデータは、スワンやシャーマンが精神の力で観察した結果を裏づけるものであった。

遠隔視という能力をもった個人が、当人にわりあてられた宇宙ホログラムの断片にアクセスし、その内容を解読しているということはありうるのだろうか？　どの断片も全体を含んでいるということをおもいだしていただきたい。ダイナミックなエネルギー干渉パターンである宇宙ホログラムは、時々刻々と変化している。そのことからも、スワンがインド洋上の小島（じつはフランスとソビエトの秘密隕石観測所があった）を認識したばかりか、その時刻の島の気象状況までも見通せた理由を推測することができる。

宇宙ホログラムは、多くの異なった周波数のエネルギー干渉パターンが重複してできているようにおもわれる。それぞれの周波数に特有のホログラムのパターンには、その周波数域に特有の情報が含まれているらしい。たとえば、「エーテル質」と対をなす「物質」領域の周波数の干渉パターンからつくられる、宇宙ホログラムの下位パターンというものが存在するのかもしれない。その周波数のホログラムにアクセスできれば、スワンが木星や水星の透視でえたような、惑星の物理的構造や表面のこまかな情報がえられるかもしれない。また宇宙ホログラムの「エーテル的」周波数帯にアクセスすれば、物質界の次元を超越した「エーテル界」、すなわちより高い次元の性質があきらかになるかもしれないのだ。

さまざまな周波数のホログラムがかさなりあった宇宙ホログラムのひとつひとつは、宇宙にかんするすこしずつ異なった性質の情報をもっているとかんがえられる。これを、光学望遠鏡で観察した宇宙像とX線望遠鏡によるそれとの比較でたとえてみよう。エネルギーのX線スペクトルで観察された星のイメージにくらべると、光学望遠鏡で撮られたおなじ星の写真はぼんやりとしていて、さほどおもしろいものではない。**宇宙のおなじ領域でも異なる機器で観察すれば、まったく異なる像として天文学者の目に映る。データが異なるのは観察機器の周波数帯が異なっているからである。**とすれば、個人にわりあてられた宇宙ホログラムの一片を解読することによって、さまざまな人が多くのレベルの特異的な周波数の情報にアクセスできるという可能性がかんがえられる。解読された情報の性質は、観察者の技量や認知メカニズムの感度とともに、キャッチされたエネルギーの周波数帯によって変わるのである。

スタンフォードで被験者になった人は全員（主婦だろうと国防総省の高官だろうと）あるていどの遠隔視が

可能であったという事実は、だれもが潜在的に宇宙ホログラムに内蔵された情報のレベルにまでアクセスできる可能性があることを示唆している。遠隔視は、内なる宇宙の探索が外なる宇宙のあらたな発見にむすびつくことを示すユニークな実例なのである。遠隔視をはじめとするサイキックな能力は人間の潜在力のあたらしいレパートリーの一部であり、科学者はやっとそれを知りはじめた段階にすぎない。透視時にみられるような高次の意識状態は、ホログラフィックな宇宙を理解し解読する作業に、不可欠の役割を演じているのだろう。

われわれはホログラフィー的モデルによって、単一細胞から全宇宙的規模にいたるまでの広大なレベルにおける情報の構造を理解することができる。それは物質のかくれた性質を、ミクロとマクロの双方からながめるための独特の方法を提供してくれる。ミクロのレベルでは、生物の細胞において「あらゆる部分に全体が含まれる」という組織化の原理が示される。同様の情報貯蔵パターンは、通常のホログラムにもみられるものである。より高度に組織化されたレベルでは、生物全体の生長が目にみえない「エーテル界の鋳型」にみちびかれていることが示される。その鋳型も、三次元的であるという点ではホログラムと共通している。「ファントム・リーフ」の高電圧写真は、そのエネルギー場のパターンのなかではどの部分も全体の情報を含んでいることを証明している。

ホログラムは、エネルギーの干渉パターンという独自な特質にもとづくものである。物理学者は近年、電子のような素粒子がじっさいには小さなエネルギー干渉パターンであることを立証した。物理的宇宙の構成要素がエネルギー干渉パターンであるなら、宇宙がホログラフィックな特性をみせるのも当然なことであろう。もし（エーテル体レベルと同様に）素粒子レベルおよび有機体レベルで干渉パターンによってホログラムが生じているならば、ホログラフィーの原理は全宇宙の巨視的レベルでの相互作用をつかさどっているとかんがえてもおかしくない。このようにして、ホログラフィーの原理は人体の構造と人体内部の情報の内容を組織化しており、また宇宙全体にひろがる秩序のパターンをも反映しているとかんがえられるのである。

宇宙は、ミクロおよびマクロのレベルにおいて組織化のパターンをくりかえしながら上昇していく階層構造を示している。たとえば、電子が原子核の周囲をまわる姿は小型の太陽系に似ている。ホログラフィックな構造という秩序のパターンもまた、宇宙レベルでも同様にみられるとかんがえられる。それが「下なるものは上なるものの如し」という成句の解釈のひとつである。

宇宙のミクロおよびマクロのレベルにホログラフィックな情報が内蔵されているとしたら、そこから意味のあるデータをとりだすことができるのだろうか？　遠隔視の研究は、人間の意識には多層的ホログラムに内蔵された情報を解読する能力があることを示唆している。遠隔視がうまくおこなわれたときに達成される、コヒーレントで一点に凝縮された意識状態は、現在のホログラムの解読にもちいられるコヒーレントな参照光に似た性質をもっているのであろう。

白熱電球から発するふつうの光は、非コヒーレントな光である。非コヒーレントな光は不規則にふるまい、光波は無秩序にあらゆる方向に進む。平均的な人の思考も、そのように不規則で非コヒーレントな思考だとはかんがえられないだろうか。これとは対照的に、レーザー光、すなわちコヒーレントな光は高度に絞られていて、すべての光波が軍隊の行進のように整然としている。もし白熱電球から生じたエネルギーがコヒーレントなものになったら、その結果生じる光はレーザー光のように鉄板を焼き切って穴をあけてしまうだろう。

このたとえを、コヒーレントな思考活動（脳波のコヒーレントな状態が増大すること）に拡張してかんがえることはできないだろうか。高度に絞られ、秩序正しいということにくわえて、コヒーレントな光にはホログラムが解読できるという特長がある。よりコヒーレントな脳波の活動は、サイコキネシス（念動力）や遠隔視のようなサイキックな能力と関係があることを示す証拠もある。超越瞑想の修行者にかんする科学的研究は、その「意識のコヒーレント性」の仮説を裏づけている。長期間瞑想し、超能力的な離れわざ（シッディ）をおこなう修行者の脳波では、その最中の脳波のコヒーレント性が増加していることがわかっている(12)。そのほかにも、サイキックな能力を発現しているとき、脳波がデルタ／シータ領域（毎秒一から八サイクル）にはっきりと移行するとともに、大脳両半球の脳波の同期を頻回にみいだした研究者もいる(13)(14)。

ここで重要となる原則は、コヒーレントな意識は日常的な意識をはるかにこえる特性をもっている可能性がある、ということである。非コヒーレントで不規則な思考からコヒーレントな意識へと移行することは、白熱光からレーザー光のエネルギーに変わるような、飛躍的な移行である。その高度に集中した意識状態を達成することによって、われわれは意識下で眠っていた能力にアクセスすることができるのではないだろうか。瞑想をはじめとする精神的修行法には、複雑な神経系という物質的かつ「微細エネルギー的」なハードウェアを、より高次な情報へとアクセスできるように条件づける、あるいは「プログラム」する作用があるのだろう。そうした技法によって、人間はラジオの周波数ダイヤルをまわすように、脳／心の受信機を、エネルギー入力における特定の周波数帯に選択的にあわせることができるようになるのではないだろうか。

そのような特殊な意識状態になることで、人間は物質／エネルギー場と空間自体の構造のうちに幾層にも折りたたまれている情報の、階層的な各レベルにアクセスできるようになるだろう。人間の意識の拡張こそが、ホログラフィックな宇宙と多次元的な人間自身を探求するうえで、もっとも重要なツールになるかもしれないのだ。

スタンフォード研究所でおこなわれたような遠隔視の研究は、まだだれも足を踏みいれたことがない、すべての人間が秘めているかくされた可能性をさし示しているのである。人間の意識がそうした独特の潜在能力を発達させる段階にまで進化していけば、波動医学の原理やホログラフィックな宇宙の謎が多くの人に理解され、受けいれられることだろう。

まとめ——新時代のエネルギー原理

エネルギーと波動をよりふかく理解し、それらが分子の構造や有機体のバランスといかに相互作用するかを探求する医学の一分野は「波動医学」とよばれ、じょじょに進歩してきている。波動医学は真の意味でアインシュタイン的医学であるといえる。なぜなら、エネルギーと物質が同一物の異なる側面であることを理解するための重要な鍵をあたえてくれるのが、アインシュタインの方程式だからである。

現代医学のモデルは、ニュートン物理学的な性格をもっている。なぜなら、その薬物動態学的な治療は分子生物学的／機械論的アプローチを基礎としているからだ。ニュートン的機械論に基礎をもつ医学分野のなかでも、外科手術はとくに粗大な手法である。ヒーリング・アート、すなわち癒しのわざは、物理学をはじめとする隣接分野のあらたな科学的知見をもとに、日々更新していかなければならない。

医学はいま、診断と治療に役立つ可能性をひめた、不可視のエネルギーによってなるかくされた世界が発見され、意識の潜在力に研究の目がむけられはじめた、ほんの〝とば口〟のところにいる。不可視の世界のうちでも、めざめた科学者がメスをいれる最初の領域になりそうなのは「エーテル界」のエネルギーである。研究者たちは、「エーテル体」がエネルギーによる生長の鋳型であり、生長・発達だけでなく機能障害や、死の誘因ともなりうることをみいだすだろう。そのようなめざめた研究者たちの卓越した洞察にもとづいて、医学は、多くの疾患の原因がエーテル体レベルに存在することを理解しはじめるであろう。

われわれ自身の多次元的な性質にかんする理解と微細エネルギー的な治療法の応用によって、医学は現在の薬剤や外科手術への依存から脱却し、より非侵襲的で自然な治療体系を志向するようになる。さらに、そうしたより高い周波数のエネルギー系とわれわれ自身との関係が認識され、科学者たちが人間の霊的側面に気づき、生命力発現の法則を認識したとき、宗教と科学の融合という究極的な道がひらかれるようになるだろう。医学において「ホーリズム」(全体論)が重視されていくにつれて、やがては、人間の健康には身体性・精神性・霊性の統合が必要であることを理解する医師の数がふえることになるだろう。

エネルギーが物質として結晶化するときのパターンは、多次元宇宙におけるエーテル界レベルや、さらに高次のレベルにすでに存在している微細な表現形からくるものである。エーテル界のエネルギーと物質は、自然界のさまざまな形態をつうじて生命力の発現を誘導するという重要な役割をはたしている。そのことにたいする認識は、医学におけるつぎの大発見につうじる、おおいなる創造の火となる。すなわち、エーテル体がいかにわれわれの健康と病気に関与しているかという問題にかんする発見である。この重要なエーテル的エネルギー/物質にたいする洞察は、科学者が人類と創造主との関係を認識することにもつながるだろう。

ホログラフィー的モデルと物質のエネルギー的な基盤は、ニュートン・モデル的な生きかたをおくってきた人の思考にとって、あたらしい糧となる。受けいれがたいという人はまだたくさんいるだろうが、進歩の途上にある科学とは、つねにそのようなものなのである(15)。宇宙ホログラムからの情報を解読する方法の研究は、いずれ、科学者の意識状態によって結果が変わるような、科学の新手法を生みだすことにつながる。やがて「状態特定的な科学」とよばれるような研究分野と特殊な方法論が生まれるだろうということだ(16)。これは未来の科学者がそれぞれの分野において、従来の学問的基礎を学習するいっぽうで、いつでも変性意識状態にはいれるような訓練をつむ必要があるということを意味している。もし宇宙物理学者が宇宙ホログラムを解読できるようになり、インゴ・スワンがそうしたように、内的な惑星探索ができたとしたら、われわれの宇宙にたいする理解がどれほどひろがるかをかんがえてみていただきたい。

未来においては、意識状態そのものが科学探求のための重要な道具として認識されるようになるだろう。波動医学のあたらしい領域は、人体のエネルギー的構造をあきらかにするための特殊な精神的トレーニングを必要としている。医学がその方向に発展していけば、診断能力が飛躍的に向上し、現在つかわれている方法よりもずっと早期の診断が可能になるだろう。微細なエネルギー場を感知する能力は、高電圧写真技術によって大幅に向上している。しかしながら遠い将来には、われわれにそなわった知覚能力がそのようなテクノロジーをしのぐようになっているだろう。それを可能にするための鍵は、われわれが超感覚的知覚のつかいかたを身につけられるような方法を発見するかどうかにかかっている。人間の心にひそむかくされた潜在能力を最大限に利用できるようになったとき、われわれは多次元的宇宙の微細エネルギー的な要素にさらに接近できるようになるのである。

この本は、人体の微細エネルギー的構造を理解するための筋道だったモデルを提供しようとする試みである。そのために、古代の癒しの体系や未来のエネルギー的診断・治療法の理解を助けるような合理的な基盤を提供している。このあたらしいかんがえかたの背後に存在する中心的概念のひとつは、人間が多次元的存在であるという認識にある。人間はたんなる骨と肉、細胞とタンパク質以上の存在である。われわれはさまざまな周波数や形態からなるエネルギーと光でみたされた宇宙の、ダイナミックなバランスのなかに存在している。すでにあきらかなように、われわれは宇宙の構成成分である、凍結した光によってできている。神秘家たちは各時代をつうじて、われわれ自身が光であると言及しつづけてきた。科学がやっと、そのことばの裏にある基本的な前提を評価しはじめたのが、いまという時代なのだ。

この章では、読者が次章以下の内容を理解するのに役立つような、エネルギーにかんする基礎知識を提示してきた。このあとは、どの章もそのまえの章を基礎にして展開していく。ある意味では、この本はエネルギー医学の教科書であるとともに、その発達の歴史の解説書でもある。この波動医学の連続講義ではいずれ、フラワー・エッセンス療法、宝石療法、ホメオパシー（同種療法）などの癒しの手段がなぜ有効なのか、またそれらがどのていど微細エネルギーの構造の理解にもとづいているのかをあきらかにしていくつもりである。フラワー・エッセンスや宝石エリクシル（ジェム・エリクサー）（334ページ参照）、ホメオパシーなどをもちいる人はたくさんいる。しかしそれがなぜ効くのかを知っている人はほとんどいないのだ。

第4章までの内容は、多次元的な人間存在を理解するための基盤づくりである。それぞれの章は、われわれが肉体であると同時に微細エネルギー的存在であるという議論を支持する立場から、これまでにないような視点にもとづいて、実験と発見をおりまぜながら書かれている。その情報の多くは事実上、人間をホリスティックにあつかうことを提唱している医師や医療の専門家にも知られていないものである。微細エネルギー成分の構造にはばひろいレベルがあり、多くの代替療法が病気の治療に効果をあげているのは、生命力が流れる微細エネルギーの経路にはたらきかけることによってなのである。

第5章から第11章では、微細エネルギーをもちいて診断・治療をするための古代と現代の方法について議論する。そこには鍼治療（第5章）、ラジオニクス（第6章）、クリスタル療法（第9章）が含まれる。それらの代替療法は、エーテル体のようなさまざまな微細エネルギー成分に影響をあたえることをつうじて効果をおよぼすものである。

われわれの肉体の形態は、エーテル体をはじめとする微細エネルギー干渉パターンと密接な関係がある。というのは、それらが生命力の流れを決定しているからだ。高次の波動エネルギーと物質との関係があきらかになれば、物質的身体の内部にある生命力の流れを制御するパターンをよりふかく理解できるようになる。人体の微細エネルギー経路にのぞましい影響をあたえる方法である以上、波動医学的アプローチの有効性はいずれは証明されることになるだろう。その経路には鍼灸でいう経絡、ヨーガでいうチャクラ、そしてエーテル体が含まれる。まだほとんど知られていないそうしたエネルギー系は、健康のときと病気のときの身体的なあらわれに寄与している。その系が生理学的バランスの維持にはたしている役割を理解できたとき、われわれははじめて「全的な状態」と「病的な状態」との関係を真に理解できるようになるだろう。

最後の二章では、医学が新時代にたどっていくべき方向について、推論をまじえながらまとめてみたい。それは未来における診療の内容を紹介するガイドにもなるはずだ。新時代においては、アインシュタイン物理学を内面的に理解することによって、医学はこんにちのニュートン的モデルの限界をこえ、診断・治療技術の発展と、さらに高度な応用が可能になるであろう。

【キーポイント】

1 薬物療法や手術を含む現代医学の治療法のほとんどすべては、人体が複雑な機械であるというニュートン的視点にもとづいている。

2 波動医学におけるアインシュタイン的な視点によれば、人間は複雑に制御されたエネルギー場と身体／細胞系がたがいにダイナミックに作用しあって形成されている、多次元的組織体であるとみなされる。波動医学は、細胞や臓器を薬物や手術で操作するのではなく、からだへのエネルギー導入をつうじて、そうした微細エネルギー場を調整することで病気を治そうとするものである。

3 ホログラフィーの原理は、すべての断片には全体の情報が含まれるとするものである。この原理は、人体のどの細胞のなかにも（人体全体を正常に保つために必要な）ＤＮＡ文書が保存されているという事実にもあらわれている。

4 エーテル体はホログラフィックなエネルギー場、すなわち物質的身体の生長・発達・修復のための情報をもつ鋳型である。ＤＮＡ内の遺伝子は個々の細胞の発達をつかさどる分子メカニズムにむけて指令をだし、エーテル体は遺伝というプロセスの空間的展開図を提供している。

5　量子レベルでは、すべての物質は文字どおり、特定のエネルギー場が凍結したものである（すなわち凍結した光）。物質の複雑な集合体（すなわち分子の集まり）は、じつは特殊なエネルギー場なのである。

6　光が特定の周波数をもつように、物質も周波数特性をもつ。物質の周波数が高いほど密度が小さく、あるいは微細になる。エーテル体は物理的な物質より周波数が高いので、微細な基質といわれる。

7　宇宙はそれ自体、ホログラムとおなじ性質をもった膨大なエネルギー干渉パターンであるかもしれない。宇宙ホログラムの小断片を解読することができれば、基質のなかに内蔵された全宇宙にかんする情報があきらかになるとおもわれる。サイキックな調律をつうじての選択的な意識集中には、その宇宙ホログラム解読の可能性が秘められている。

8　人体の生理／細胞系にはいってくる生命力のうごきは、エーテル体内の微細なパターンによって、また人間のエネルギー系に入力される高い周波数によって誘導される。ホメオパシー、フラワー・エッセンス療法、クリスタル療法のようなさまざまな波動医学的治療法は、それらの微細パターンにはたらきかけて人体の機能を向上させ、病気を癒すことができる。

第2章

ニュートン医学vs.アインシュタイン医学

——医術と医学の歴史的背景

現代の病院における治療は、もっぱら合成薬品をもちいておこなわれている。病気にたいする介入法は、ニュートン力学、分子生物学、薬物と体内のレセプター（受容体）との相互作用、薬物動態学の知識にもとづいて高度に発達しており、近年では、試験管内でつくられた薬品が正確に計算されて患者に投与される。医師たちは、薬物の効果を評価するために投与量と患者のからだの反応との関係をこまかくしらべる。薬理学が進歩した結果、かつてよくつかわれていた生薬《しょうやく》は、いまではたいへん古めかしいものになってしまった。

医師たちは、薬物の全身投与療法にニュートン的モデルを適用することによって、体内の薬物動態を正確に把握し、生薬にみられた不安定性や一定の有害作用をとりのぞくことを可能にした。しかしその代償はおおきかった。科学の力によって生薬から合成薬物療法への移行が進む過程で、「エネルギー治療」という重要な要素が忘れさられてしまったのである。疾患にたいする介入法に「物質」＝「エネルギー」というアインシュタイン的概念を採用する時期としては、いまほどふさわしい時期はないだろう。医学にアインシュタイン的視点をとりいれることによってあたらしい論拠がみつかり、こんにちの合成薬品のルーツでもある生薬の作用を再検討する必要性が示唆されるものとおもわれる。

現代医学がなぜニュートン的モデルにこだわりつづけてきたのかを理解するために、ここで薬物療法の進歩の歴史をその起源にまでさかのぼってかんがえてみよう。

生薬医学——薬物療法のはじまり

生薬医学は、現代の医師の目にはなんとなく古くさい治療法とうつりがちである。科学を信奉するほとんどの医師にとって、生薬をつかう医師のイメージは伝統的なヒーラー、つまり「呪医」のそれとひとしい。部族社会でおこなわれている「密林医学」では、それぞれの疾患におうじて、ヒーラーがその土地固有の多様な植物の草根木皮を処方する。これは現代でもアフリカなどの諸部族にみられる治療様式であるが、ヨーロッパやアジアでもかつて何世紀にもわたっておこなわれてきた医学のありかたを示してもいる。

もっとも初期の生薬医学の文献に、『神農本草経』がある。この書物は古代中国の医師がまとめたもので、その起源はBC二八〇〇年ごろにさかのぼるといわれる。その記録には病気治しのための三六五種の薬草がまとめられている。しかし初期の生薬医学の教科書としてもっとも有名なのは、おそらく『デ・マテリア・メディカ』(『薬草について』)であろう。これはAD一世紀にペダニウス・ディオスコリデスという小アジアの軍医によって書かれたものである(1)。ディオスコリデスは当時の薬草にかんするあらゆる医学情報を、この本のなかにまとめあげた。それぞれの薬草の医学的特性についての詳細な解説、ちいさなスケッチ、植物の加工のしかた、処方量、おこりうる毒性などが詳細に記載されている。

歴史的にみれば、生薬医学はあきらかに現代における薬物療法のルーツである。生薬には多くの化学物質が含まれており、さまざまな活性をもち、投与量におうじて変化する多様な生理作用をおこさせる。こんにちもちいられている薬物の大半はむかしの呪医が治療用につかっていた生薬に由来しており、現在ひんぱんにつかわれているものの多くは、現代薬理学的な研究のすえに、その薬理効果が評価されるようになったものである。いまでは、アスピリンが生薬に由来するものであることを知っている人はほとんどいないだろう。しかし現代の医師がアスピリンの作用機序についての分子機構を理解できるようになったのは、ごく最近になってからのことである。

現在つかわれている薬物のうちで生薬医学にルーツをもつもののひとつに、キツネノテブクロの合成薬がある。キツネノテブクロの抽出物はジギタリスとよばれ、たいへん高い活性をもっている。一七〇〇年代後期の生薬医は、心臓病によって体内に水分が貯留した人にキツネノテブクロが有効であることを知っていた。二十世紀になってから、科学者は心機能調節作用をもつキツネノテブクロの有効成分がジギタリスであることを発見した。そして現代科学の研究手法によって、心不全が生じているときにジギタリスが心臓を助けるしくみが細胞学的・分子生物学的に理解できるようになった。さらに科学技術と有機化学の急速な進歩によって、ジギタリス（あるいはその合成物のジゴキシン）は試験管やビーカーのなかでつくられるようになった。現代の医師たちは、植物から抽出されたジギタリスはもはや必要としなくなり、むしろ純粋な合成物を好むようになってきた。というのは、合成物のジゴキシンならば、患者の体重や年齢にあわせた正確な処方量がきめやすいからだ。最大の治療効果および毒性を生じる薬物濃度をみきわめるために、薬物の血中濃度をモニターすることも、いまではかんたんにできる。いってみれば、薬物療法は生薬医学をより純粋化したものである。薬草から活性物質を抽出することによって、薬草は生理活性をもったごく一部の成分だけからなるエキス剤や錠剤におきかえられていった。

しかし、あたらしい薬物療法にたいする批判もないわけではなかった。生薬医学でつかわれていた天然の植物には、すべてを抽出することが困難なほどに多様な物質が含まれていた。単一成分からなる錠剤をのんでも、患者はもとの薬草にみられたような付加的・相乗的な治療効果を期待することはできない。薬草に含まれているこうした付加的成分も治療に寄与していたかもしれないからだ。しかし残念なことに、特定の疾患にたいして、薬草そのものと合成薬物をもちいたときではどれほど治療効果がちがうかを比較した研究は、ほとんどみつけることができない。

合成薬物療法の支持者は、収穫された薬草それぞれの有効成分の濃度が一定していないという、生薬の欠点を指摘する。正確に計量された純粋な薬物ならば、年齢、体重、体表面積などの多様な因子にもとづいて科学的計算を進めるのがきわめてかんたんである。量を正確に計算して毒性を最低限におさえられるし、薬理効果のつよさを予測できるという利点もある。しかし、用量と薬理効果との関係について議論しても、いずれの学派もそれぞれ自己に有利な論拠を示してくるだけで結着はつくまい。そこで生薬医学の一系統である「ホメオパシー」を検討することで、合成化学薬品より本家の薬草のほうが有効だという、もうひとつの理由をあきらかにしておきたい。

ホメオパシー医学――生薬医学の革新

ホメオパシー医学の発見と進歩は、ドイツの優秀な医師、ザムエル・ハーネマン（一七五五〜一八四三）によるものである(2)。かれは当時の西洋医学がおこなっていた攻撃的な治療法に幻滅して不満をつのらせ、「似たものが似たものを治す」というユニークな原理にねざした画期的な治療法を開発することになった。この原理自体はけっしてあたらしいものではなく、ハーネマンの時代のドイツの民間医療にも存在したが、もとは初期のギリシャ医学文献のなかにもみられるものである。しかし、その原理をじっさいの治療法にまで高めたのはハーネマンが最初だった。このあたらしい治療法は、キナ属の木の皮からとった薬理成分がマラリアに有効であることを発見したことがきっかけになって生まれた。

ハーネマンが診療にあたっていたころ、キナはすでにマラリアの特効薬として使用されていた。マラリアのおもな症状のひとつに、間欠熱がある。ハーネマンは、さまざまな処方量のキナを自分で数日間ずつのむという、自己投与実験をおこなっていた。その結果わかったのは、意外なことに、キナ自体が健康人にマラリアのありとあらゆる症状をひきおこすという事実だった。つまり、マラリア治療薬が健康人にマラリア様の症状をひきおこすのである。かれはその発見をきっかけにして、「似たものが似たものを治す」原理にあてはまる例をもとめて、当時の医学文献をあさりはじめた。のちにかれはその概念を、**「類似の法則」**としてまとめた。

ハーネマンは、キナがマラリアに効くのは、キナが体内に人為的な病態を発生させるからであると説明している。そして体内では、じっさいにマラリアにかかったときと同様に防御機構が活性化されてくる。そのようなからだの防御機構を活性化する原理を、ヒポクラテス学派では「ヴィス・メディカートリクス・ナチューラエ」とよんでいた。「自然治癒力」という意味である。マラリア患者にキナをもちいて治療するとき、「類似の法則」（ある病気を、健康人にその病気に似た症状をひきおこすようなくすりをつかって治療すること）によって治癒がもたらされているのだとすれば、健康人にひきおこす症状さえわかれば他の薬剤もおなじように治療につかえるのではないか？　そうかんがえたハーネマンは、植物の抽出物であるキナの「プルーヴィング」、つまり「証《しょう》」をあきらかにする研究をはじめた。

健康人がキナを服用すると、たいがい間欠熱があらわれる。キナによってひきおこされる間欠熱とその他の症状をあわせたものが、このキナという薬物の「証」である。ホメオパシーでは、よくある症状のくみあわせを「ドラッグ・ピクチャー」（薬像）と表現することもある。それは想像上のだれかがあるくすりをのんだときにおこりうる全症状を描写したもので、身体的、感情的、精神的障害を含む全体的な症状の複合体をあらわしている。ドラッグ・ピクチャーはふつう、多数の人にひんぱんに認められる症状をまとめてつくられていく。アロパシー（現代医学）とホメオパシーとの異質性はきわめておおきく、ときにユーモラスな勘違いがおこっている。つまり、ドラッグ・ピクチャーをみたふつうの医師が、それを治療のための資料ではなく副作用の一覧表だとかんがえてしまうというのもその実例である。

ハーネマンは類似の法則から、患者の症状の複合体を特定の薬物のドラッグ・ピクチャーとマッチングさせれば病気を治すことができるのではないかという結論をみちびきだした。かれは世界中の無数の病気をあつかうために、数多くの薬物のドラッグ・ピクチャーを記録しはじめた。「あたらしい治療体系を多くの疾患に対応させるべく拡張する」というおおいなる抱負を胸に、ほかの物質についても正確な証をあきらかにしはじめたのである。

ハーネマンは、ライプツィヒ大学の教授時代に健康な学生（科学の世界ではいつの時代でも学生は恰好のモルモットになる）をあつめ、少量の植物抽出物をはじめとするさまざまな物質を自己投与させてその反応を記録させるという作業をおこなったこともある。どの学生も自分たちの身体的、感情的、精神的な反応をくわしく記録するように命じられた。そして、おなじ物質を投与されたおおぜいの人のなかでもっともよくみられる諸症状をその薬物の証とした。その証（それぞれの薬物にたいする優勢な反応）にもとづいてあたらしい『マテリア・メディカ』（薬物学）が発展しはじめた。そして**特定の薬物を治療につかうための指示は、その薬物が健康人にひきおこす反応をもとに決定されていった。**

「似たものが似たものを治す」というこのあたらしい原理によれば、キナは健康人にマラリアの症状をおこすからこそマラリアの特効薬たりうるのだということになる。ホメオパシー薬は、患者の「総合的な症状複合体」を健康人のうえに再現するその強度によって選択される。これは、数種類の薬物を累積的に投与した結果、すべての症状がひきおこされるということとは異なる（のちにふれるように、これがホメオパシー医学と現代のアロパシー医学との相違点のひとつである）。

ホメオパシー医たちがまとめた「症状複合体」の特徴は、身体的症状よりも精神的・感情的症状に重点をおいているというところにある。いっぽう、現代の医師はそれとはまったく反対であり、精神的・感情的症状よりも身体的症状がより重要であるとかんがえている。その点からみればホメオパシー医学は、よりよい治療のために心とからだの変化にともに注意をはらう、最初のホリスティック医学であるということもできる。

ハーネマンは「類似の法則」をもとに、自分の経験を生かしながら患者を治療しはじめた。かれはどんな病気の症例についても、健康人に投与したときにその病気とおなじ症状をひきおこすような物質を選んだ。患者はたいがい初期には症状がすこし悪化したのち（いわゆる「好転反応」）、快方にむかってゆく。ハーネマンはこの観察結果から、投与したくすりによって、すでに体内に存在していた病気とおなじ状態が発生し、からだの防御系を刺激したために治癒にむかったのだと確信するようになった。

ハーネマンは「類似の法則」をもちいて多くの疾患を治療し、みごとな成果をあげた。かれはさらに探求をつづけ、あたらしい事実を発見した。**薬物を希釈して患者に投与するとき、希釈すればするほどその効果が増強する**ことを知って、かれは驚愕した。くりかえし希釈していくと、薬物はいくらでも強力になっていったのである。ハーネマンはこの手法を「強化法」（potentization）とよんだ。かれは内服用のくすりとして、ひじょうに希釈した薬液で表面をコートした乳糖の錠剤をもちいたが、そのときのホメオパシー薬液はあまりにも希薄でありすぎて、**投与された薬液は多くのばあい、もとのくすりの分子を一個も含んでいなかった**。ハーネマンの報告書にある、「濃度が低いほど効力がます」という観察結果は、一般に受けいれられている薬物動態学の用量依存の原理に反している。

測定可能な生理作用を発現するために必要な分子が含まれていないにもかかわらず、くすりが効果をもつということは一見ありえない現象である。そのため、多くの正統的アロパシー医たちは、日常の診療でくすりの量が不足したため患者の症状がよくならないときに、ホメオパシー医が理論的には無効である超希釈剤しか投与しないことをもじって、皮肉まじりに「ホメオパシー処方」とよんで茶化すことがある。一般の医師が無限に希釈されたくすりの効果を信用しないのは、かれらが信頼しきっている従来の薬物治療と薬物動態学の原理に反しているからである。ハーネマンの観察結果は、現代医学の基本であるニュートンの作用・反作用の法則に合致しない。薬物動態学的には、測定可能かつ再現可能な生理学的効果をひきおこすためにはあるていどのまとまった量の処方が必要であるとされている。ふつうの医師は、処方薬がからだの細胞膜のレセプターにたいして治療効果を示すには、適度の血中濃度が必要であるとかんがえる習慣が身についているのである。

しかし、測定できないほど低濃度の物質がからだに効果をおよぼしているという可能性も否定はできない。ホメオパシー医は、極微量の物質が人間の細胞系に関連した微細エネルギー系と相互に作用しあっていると信じている。現時点ではホメオパシー医自身も、それがなぜおこるかをじゅうぶん理解してはいないが、ホメオパシー医学の作用機序としてかんがえられることがひとつある。だが、それを提示するまえに、一見あまり関係がなさそうなべつの研究テーマについてのべておいたほうがよさそうだ。そのテーマは、ホメオパシー医学のエネルギー原理が成立するための背景と基礎をあたえてくれるだろう。ホメオパシー医学の背後にあるエネルギー機構を理解することによって、「微細エネルギー医学」および「波動医学」がいかに効果を示すかが容易に理解できるようになるはずだ。読者諸氏は意外におもわれるかもしれないが、われわれがこれから探索するのは、われわれの惑星でもっともゆたかな物質である、ふつうの「水」がもつ微細エネルギー的特性である。

水の驚異——水が可能にするもの

水はきわめて特殊な物質である。地球の三分の二は水でおおわれている。人体の九九パーセントちかくは水の分子で構成されている。水の基本的特性はよく知られているが、その微細エネルギー的特性については最近までほとんどなにも知られていなかった。そのような点についての予備的な証拠の多くは、一九六〇年代におこなわれた「手かざし療法」の研究によって示されている。その時期におこなわれた治癒にかんするあらゆる研究のうちでもっとも印象的なのは、カナダのモントリオールにあるマッギル大学で研究をしていたバーナード・グラッドによるものである(3)。(357ページ参照)

グラッドは、ヒーラーが患者を治療するときになんらかのエネルギー効果が発揮されているかどうか、つまり(治療者にたいする)患者の信頼、すなわち「カリスマ効果」以上のなにかが発揮されているのかどうかに興味をもっていた。かれは、生体のもつじっさいの微細エネルギー効果を、信念の生理作用(一般に「プラシーボ〈偽薬〉効果」とよばれる)から分離してかんがえようとしていた。この現象を研究するために、まず信念の作用を除外するという目的で、人間のかわりに植物や動物をもちいた一連の実験を考案した。そのなかでももっとも重要なのは、オオムギの種子の実験である。グラッドは、「病気の種子」をつくるためにオオムギの種子を食塩水にひたした。食塩水には生長をおくらせる作用がある。グラッドは種子には直接はたらきかけず、まずヒーラーにたのんで食塩水入りの密閉したフラスコに手をあててもらった。つぎに、オオムギの種子が実験助手の手で、ただの食塩水と手かざしを受けた食塩水のなかにそれぞれわけて入れられたが、容器には「1」「2」と書かれているだけで、その区別を知っているのはグラッドだけであった。

種子はどちらの食塩水で処理されたかというちがいによって、ふたつのグループにわけられたわけである。食塩水処理がおわると、種子は発芽器にうつされて保温され、発芽と生長の兆候について観察がなされた。実験終了後、それぞれのグループの種子の発芽率が計算され、ふたつのグループの計算結果が統計学的に比較された。その結果グラッドは、手かざしを受けた食塩水で処理された種子の発芽率が有意に高いことを発見した。

種子の発芽につづいて、苗についてもおなじように比較がおこなわれた。そして約二週間後に、苗の高さ、葉の大きさと重量、葉緑体の含有量が統計学的に比較された。グラッドは、高さと葉緑体の量では、手かざしを受けた水で育てられた苗のほうがまさっていることをみいだした。この実験はおなじ実験室で何度もおこなわれたが、いつもおなじ結果がえられた。のちに出版された本のなかでグラッドは、実験室をかえ、さらにべつのヒーラーの協力をえておこなった実験でもおなじ結果がえられたことを記している。

　実験に成功したグラッドは、おなじ手法をつかって微細エネルギーが種子の生長以外にどのような影響をあたえるかも研究している。そのなかでもっとも興味ぶかいのは、磁石で処理された水をもちいて植物の生長を促進させるという実験である。疑いぶかい科学者たちは、グラッドがつかったヒーラーはみな手に磁石をもってイカサマをしていたのだろうとかんがえたが、感度の高い磁力計をもちいてもヒーラーの手のまわりにそのような磁場を検出することはできなかった。さらに一九八〇年代前半にはジョン・ツィマーマン博士が、自身の研究のなかで、超高感度ＳＱＵＩＤ（超伝導量子干渉計）を磁力計としてもちいて、治療中のヒーラーの手のまわりでは微弱ではあるがあきらかに磁場が増大することを報告している[4]。治療中にヒーラーの手から放射されている信号は、バックグラウンドノイズより数百倍つよいが、グラッドが実験でつかったような磁石から生まれる磁場にくらべたらひじょうに微弱なものである（この知見は、第8章でヒーリング・エネルギーについて議論するさいにひじょうに重要になる）。

　さらにグラッドが考案した実験のバリエーションは、はなはだ奇抜なものであった。それは、うつ病の患者にしばらく水のはいった容器をもたせるというものである。その水は以前と同様に、オオムギの種子を処理するためにもちいられた。抑圧された精神状態にある患者のエネルギーを受けた水は、おもしろいことに、ヒーラーが処理した水とは逆の作用をもっていた。すなわち、その水は種子の発芽を抑制したのである。

　ヒーラーの手かざしを受けた水がもつ生長促進作用をさぐるために、グラッドは化学的分析をおこなって、エネルギーをあたえられた水がなんらかの測定可能な物理的変化をおこしているかどうかをしらべようとした。ヒーリング処理を受けた水は、赤外線スペクトル分析上でおおきな変化を示していた。水分子の結合角が正常とくらべて若干変化していることがわかったのだ。分子構造が微妙に変化したために、水分子間の水素結合はやや減弱していた。また表面張力もよわくなっていた。これは水分子間の水素結合力がよわくなった結果である。おもしろいのは、磁石で処理した水でも表面張力がよわくなり、植物の生長を促進する作用があったということである(5)。ダグラス・ディーン(278ページ参照)とエドワード・ブレームによる研究(6)、あるいは最近ではスティーブン・シュウォーツとエドワード・ブレーム(7)らの研究によって、グラッドが報告したような赤外線スペクトル分析上の水の変化と、水分子の結合角の変化についての発見が正しかったことが確認されている。

ここでこの話題をとりあげたのは、水の微細エネルギー的な特性を示唆するグラッドの発見が重要であるからであって、サイキック・ヒーリングについて語るためではない。じつは治癒のプロセスを研究してきたほとんどの研究者が、この重要な点を見落としてきている。水にはどうやら、「荷電《チャージ》」されることによってさまざまな種類の微細エネルギーを「貯蔵」する傾向があるらしいのだ。グラッドがおこなった、ヒーラーと抑うつ患者の実験で示されたように、貯蔵される微細エネルギーには有益なものも有害なものも存在する。処理された水にはなんの物質もくわえられていないし、物質が検出されることもなかったが、植物の生長をつうじて、なんらかのちがいが目にみえる変化となった。実験にもちいられたフラスコには栓がしてあったので、エネルギー注入過程のとちゅうで、ヒーラーが水に直接ふれることはない。ヒーラーの手は、ガラスの壁で水とへだてられていたのである。

水の微細エネルギー的特性についてのこうした実験は、従来の薬物療法とホメオパシーという未知の機構を比較するうえでひじょうに意義ぶかいものである。現代の薬物動態学の理論にしたがえば、治療において重要なのは、有効な血中濃度を実現するためにじゅうぶんな量の薬物を処方することである。ほとんどの薬物について報告されているのが、いわゆる用量依存性効果である。処方量が多ければ多いほど生理作用はつよくなる。逆にホメオパシーでは、薬物を希釈すればするほど強力になる。ホメオパシーでつかわれる薬液は、もとの物質の分子がほとんどのこっていないほど高度に希釈されている。期待される治療効果を達成するためにはじゅうぶんな数の分子が必要であるという視点からみると、その原理はあまりにも奇妙である。

これまで、ホメオパシーによって身体的疾患が軽快した症例を提示してはこなかったが、多くの医師がそのような軽快例を報告していることはいうまでもない(8)。ホメオパシーがたしかに有効であるとすれば、現在のニュートン力学的な因果関係の分析だけでは説明できない事実が存在することになってしまう。これまでのべてきたような、目にみることもできるし反復も可能な結果が、ニュートン理論だけでは説明できないとすれば、ニュートン理論そのものが不適当で不完全なものであるとかんがえざるをえないのではないだろうか？ ヒーラーが処理した水の話でみても、薬物の分子がひとつもはいっていない薬液が治療効果を示すという、ホメオパシー同様の症例が存在することになる。はたしてホメオパシー薬やヒーラーが処理した水のもつ治療効果を説明することは可能なのだろうか。アインシュタイン的モデル、すなわち微細エネルギー・モデルをもちいれば、希釈された薬液が治療効果をもつ理由をあるていど説明することができる。

ホメオパシーによる治癒の微細エネルギー・モデル

ホメオパシーがどのように作用するかを理解するためには、ホメオパシー医学の理論と実践の両面を分析する必要がある。そこから、現在もちいられている病気と健康のモデルを再評価する必要もでてくるだろう。

まずはじめに、ホメオパシー薬の調合について検討をおこなうのがもっとも適当かとおもわれる。治療薬の調合はまず、おもな植物(あるいは他の物質)をアルコールにひたすことからはじまる。つぎにそのチンキ剤を一滴とって、一〇から一〇〇区画にわけられた水に滴下する(一対一〇の割合で希釈をしたばあい「X」の効力があるといい、一対一〇〇の割合で希釈したばあいは「C」の効力があるという)。水の容器は「震盪《しんとう》」(succussion)とよばれる過程にうつされ、つよくゆすぶられる。

図7　ホメオパシー薬の調合

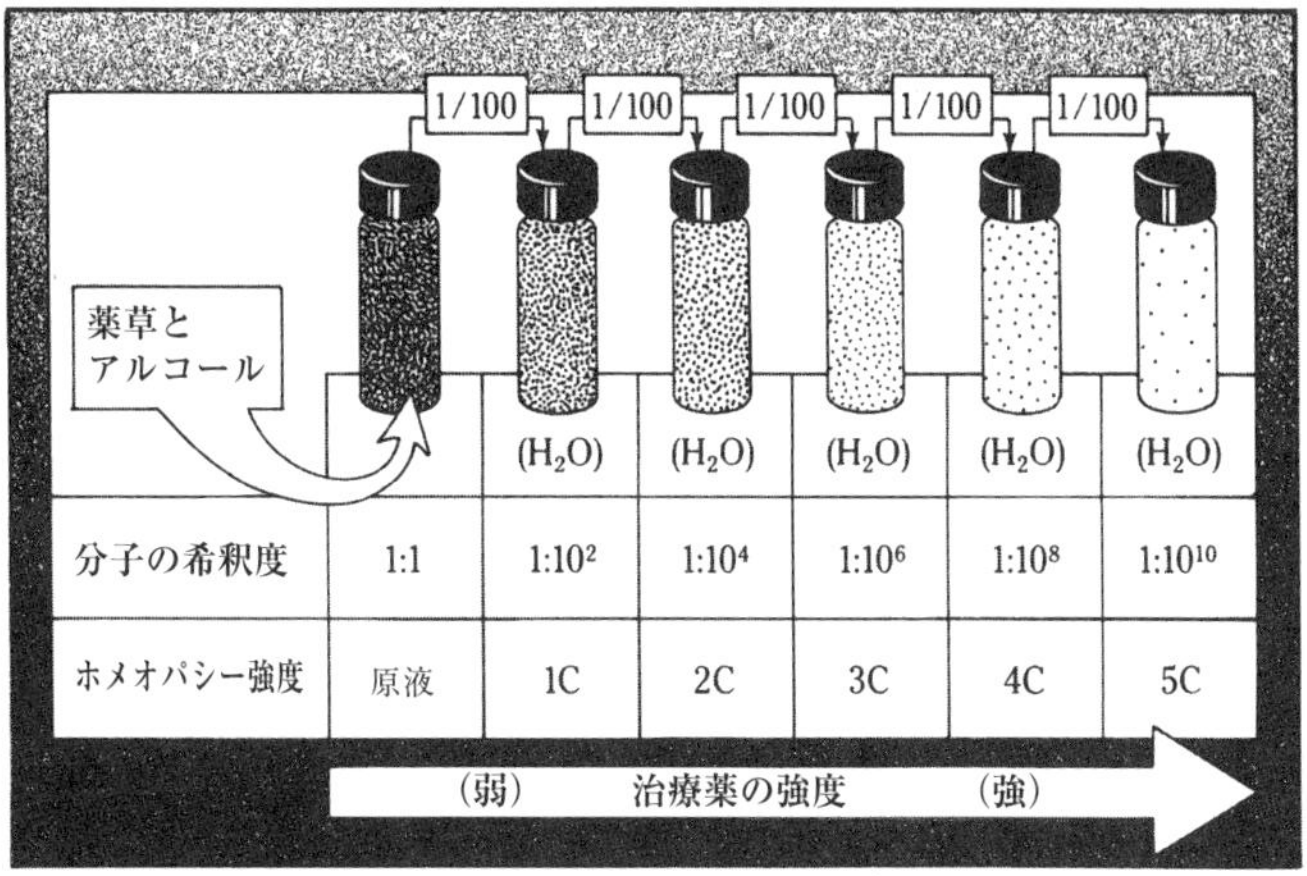

この溶液の一滴が、また一〇から一〇〇区画にわけられた水に滴下される（ここではさきほど使用された濃度のシステムがふたたび使用されている）。その溶液はふたたび「震盪」され、希釈の過程はおなじ希釈率で何度もくりかえされる。この技法は「強化法」とよばれる。そのようによばれる背景には、くりかえし希釈されたホメオパシー薬はより強力になるというかんがえかたがある。以上のように調合されたホメオパシー薬は「強化」されたといわれる。

一対一〇の希釈率をもちいて一〇倍に希釈された薬液は「一〇X」とよばれる。おなじその薬液がさらに一〇倍希釈されれば「一〇C」とよばれる（一〇X強度の溶液に含まれるじっさいの分子濃度は一〇のマイナス一〇乗、すなわち一〇〇〇〇万分の一である。一〇Cというのはじつは一〇のマイナス二〇乗である）。最終的にえられる薬液は、患者がのみやすいようにびん入りの乳糖の錠剤に塗布される。

もし一対一〇〇の希釈法をもちいるとすると、一二回希釈をしたのちにはホメオパシー薬剤師は一〇のマイナス二四乗の濃度に到達したことになる。一モル

（化学物質の分子量をグラムの単位であらわしたもの）中に含まれる原子数はおよそ6×10^{23}個であり、このことは、一二回目の希釈（一二C強度）が終了した時点で、当初に存在した物質の原子がすでにひとつも存在しなくなっていることを意味する。ほとんどのホメオパシー薬は、さきにのべた手法で一〇回から数千回（ホメオパシーの言葉では一〇Xないし一〇Cから一Mまで）希釈される。ホメオパシーの治療家は、希釈すればするほどくすりが強力になるということである。いいかえれば、一〇〇X強度のくすりは一〇Xのくすりより強力だとかんがえられている。ホメオパシーの強度がつよくなるにつれて、もとの物質の分子が溶液内にひとつとしてみられなくなるというのは、じつに奇妙なことである（薬物を主体にものをかんがえる人はここまできたところで、どうして原子一個分もないくすりがいちじるしい生理作用をもたらすのかという、答えがでることのない問題に悩まされはじめる）。

さきにのべた水の微細エネルギー的特性をふまえたうえで、ホメオパシー薬を調合するプロセスを検討してみよう。ある波長の微細エネルギーをたくわえた水が、生体に観察可能な変化をおよぼすことはわかっている。グラッドは、ヒーラーが処理した水の研究でその事実をあざやかに示した。

強化法の過程において希釈をくりかえすにつれて、くすりの分子成分はだんだん除去されていく。先の計算で示されているとおり、ホメオパシー薬の「有効成分」はじつは物質的なものではない。ホメオパシー薬は「微細エネルギーのくすり」であり、そのなかには調合されたくすりの「波動的特性」が含まれている。

では、その「波動治療薬」は病人にどのように効くのだろうか。それを知るためには、病気がなにによってつくられるのかをエネルギー的観点から再検討しなければならない。ハーネマンは、ホメオパシー薬が効くのはそれが人為的に病気をつくり、からだの防御システムを活性化するからだと説明した。「予防接種」はまさにこの仮説にもとづいた治療法であるともいえ、特定の病気にたいする免疫を活性化するために細菌やウイルスの断片を注射する治療法だ。ホメオパシー薬は、予防接種のように細胞の応答を誘発するわけではないが、病気の波動的な状態を人為的につくりだすことによって作用する。この種のエネルギー医学的治療を理解するためには、第1章であつかったような人体のエネルギー的構造にもとづいて、健康と病気の概念を吟味する必要がある。

読者もおぼえておられるとおり、肉体は「エーテル体」といわれるホログラフィックなエネルギーの鋳型と関係があった[9]。そのエネルギー身体には生物の形態や機能にかんする情報が含まれている。エーテル体はより高いレベルから細胞の生長パターンに影響をあたえるものである。あとでくわしくふれるが、身体的疾患が発生する以前からエーテル体に変化がおこっているということを示す一連の研究報告もある[10]。

エーテル体の構造に異常が生じると、やがては細胞レベルでの破壊的な変化がはじまる。そのため、身体的疾患が発生するときには、細胞レベルの変化がはじまるまえにエーテルレベルでの変化がおこっている。感染症やがんにたいする抵抗力が低下するのも、エーテルレベルあるいはそれより高次のレベルにおける微細エネルギーの低下が原因のひとつになっているのかもしれない。

この仮定が正しければ、真に予防的な医学は、身体的疾患として結晶化してしまうまえにエーテル体の変化を分析することにもとづくべきである。この方針は、医師が正確にエーテル体の変化を観察することができるような診断機器が開発されたときに、はじめて医学の世界に受けいれられるだろう。キルリアン写真やその改良機器などには将来の診断機器として活躍する可能性がかんじられる。肉体の病気がエーテル体の変化からはじまるのだとすれば、治療もやはりその段階からはじめるべきではなかろうか。肉体の病気は、いち早く異常をきたしたエーテル体を是正することによって治療が可能なのではないだろうか?

物質的身体は物質からできているので、粒子と波動の両方の特性をもっている。物質が光の性質ももっているとすると、物質的身体やエーテル体にも独特の周波数特性がそなわっていることになる。かんたんにいうと、健康な人のからだがある特定の波長のエネルギーと共鳴しているとする。たとえば、ジョン・Q・パブリック氏の波長が三〇〇ヘルツだとする。パブリック氏が病気になったとき、かれのもつエネルギー調節機構が、エネルギー系を可能なかぎりもとにもどそうとするのは理屈にかなったことであろう。

もしパブリック氏が一定数の細菌に感染していたとすると、発熱や悪寒がみとめられるはずである。医師たちは、発熱のような症状の有用性や有害性について長いあいだ一定の見解をもつことできずにいる。発熱は毒素を排出するのにつごうがよいとかんがえられたこともある（なかには、意図的に発熱をおこそうとして患者にマラリア原虫を注射した医師もいた！）。やがて、発熱は生体に悪影響をあたえるとかんがえられるようになり、アスピリンのような解熱剤が使用されるようになった。

純粋に細胞／身体的な見地からは、発熱は細菌感染をおこしている患者にとっては有利な面もあるようである。免疫学的な防御システムである白血球は、体温が高いほうが、より効率的に細菌を貪食《どんしょく》破壊することがわかっている（白血球が発熱を〝誘発〟する「発熱物質」を放出することもわかっている）。ここで発熱をとりあげたのは、そのような症状が生体を調和のとれた状態へともどすための適応反応として生じていることを示したかったからである。

エネルギー医学の観点では、ジョン・Q・パブリック氏のような人物がかぜをひいたときには、ふだん調整されている周波数（三〇〇ヘルツ）とは異なる周波数に共鳴しているとかんがえられる。パブリック氏がかぜの症状に悩まされているとき、四七五ヘルツの周波数で「振動」しているとする。パブリック氏が四七五ヘルツの周波数でより多くのエネルギーを産生できるようになれば、以前よりもはやくかぜを治して健康体にもどれるかもしれない。

ハーネマンはホメオパシー薬が効くのは、治そうとしている病気の症状とおなじ症状が、くすりによって人為的にひきおこされるからだとかんがえた。かれは経験によって、治そうとしている病気の症状とくすりによって健康人にひきおこされる症状とを一致させるべく努力した。ここで、健康人がホメオパシー薬をのんだときに特定の症状がでるのは、からだのエネルギー場が薬草のもつ周波数と共鳴するからだとかんがえることはできないだろうか？　この仮説でいけば、どの種の植物も特定のエネルギー的特徴をもっているということになる。そのエネルギー的特徴は複雑で、さまざまな周波数が重複して生じているものである。木の皮、根、葉、花などと部位が変わればエネルギー特性も変化するだろう。そして、**薬草をホメオパシー薬として調合すると、薬草としての特性は失われ、水に吸収される微細エネルギー的特性のみがのこされる。**

ハーネマンがじっさいにおこなっていたことは、経験をつうじて**植物からの抽出物の周波数と病気の周波数をマッチングさせることだったとおもわれる。**かれは患者の身体的・感情的症状を、治療薬によってすでにわかっている症状とをてらしあわせながら、仕事を進めていった。その当時の医師にとっては、唯一の診断法は患者の身体的所見の観察だった。血球数算出法や多次元的スクリーニング法があらわれたのはずっとあとのことである。患者の**全身の症状パターン**と、治療薬によってひきおこされる症状の複合体とを一致させるというのは、当時では独創的な手法だった。ハーネマンは知るよしもないだろうが、現在その手法は、「エネルギー周波数マッチング法」とよばれ、通常医学以外ではよくつかわれているものなのだ。

ハーネマンは類似の法則をもちいて、患者に必要な周波数帯の微細エネルギーをちょうど必要な量だけ投与することができた。ホメオパシーでは異なった多様な症状がみられても複数のくすりをまぜたりせず、患者の症状にもっともちかい症状複合体を示すくすりが、最高の治療効果を発揮する。患者の症状とくすりの症状複合体とを比較することで、はからずも、病気を中和するための周波数マッチングがおこなわれていたのである。

ホメオパシーのエネルギー理論では、人間は原子内の電子のようなものであることが示唆されている。電子はオービタル（軌道関数）とよばれるエネルギーの殻をもっている。どのオービタルも、原子の種類や原子量におうじたそれぞれの周波数特性をもっている。もし電子を励起させて高いエネルギーをもったべつのオービタルに移動させたければ、電子に特定の周波数のエネルギーをあたえなければならない。必要とされるエネルギー量子が過不足なくあたえられたときにかぎり、電子はより高いエネルギーのオービタルへとジャンプするのである。このことは「共鳴原理」としても知られている。共鳴原理によれば、調整された振動子はかぎられた狭い周波数帯のエネルギーだけを受けとることができる。適切な周波数のエネルギーのみが共鳴というプロセスをへて、電子を励起させてより高いエネルギーレベルのオービタルへと移動させるのである。

人間のエネルギー構成成分も、「健康オービット(軌道)」、「疾患オービット」とよべるような異なったモードの波動的特性を示すという点では、電子に類似している。自身のエネルギー系が疾患オービットに属している人は、適切な周波数の微細エネルギーだけを受けいれて移動をおこして健康オービットにもどり、そこでからだが安定する。ホメオパシー薬は、一種の共鳴誘導をつうじて、必要とされる一定量の微細エネルギーを患者にあたえることができる。生体は、そうしたエーテル的エネルギーの注入によって病気の周波数モードから健康オービットへと移動するのである。

適切なホメオパシー薬が処方されたときに一時的に症状が悪化するのは、そのくすりによって患者の周波数が高くなるせいかもしれない(このいわゆる「好転反応」は、病気が快方にむかう直前によく観察される)。患者は周波数特異的な微細エネルギーがあたえられ、健康状態にもどるために必要なモードのエネルギーと共鳴する。「好転反応」でみられる誇張された症状をひきおこしているのは、くすりで増強された治癒モードの周波数なのではないだろうか。ホメオパシーでは病気の毒性を排出するために、はばひろい周波数帯のくすりがもちいられ、この手法によって、人間のエネルギー系に秩序とバランスがもたらされる。**ホメオパシーの周波数特異的な視点からみれば、「この自然のなかに、われわれのあらゆる病いを癒す治療法が存在する」のである。**

この章のはじめに、ホメオパシー医学とアロパシー医学の対立についてのべたが、それに関連するおもしろい話題がある。「アロパシー」「ホメオパシー」ということばを最初につくったのは、じつはハーネマンである(11)。ギリシャ語で「その病気に似たもの」を意味するホメオパシーは、いままでみてきたとおり、「類似の法則」にもとづく医学である。その治療は、健康人にその病気と「おなじ」症状をおこすくすりをのむことである。アロパシーとは、ギリシャ語で「反対の」（アロス）治療法という意味であり、ホメオパシー原理にしたがわないくすりをもちいる。ハーネマンのいうアロパシーのじっさいの意味は「ホメオパシー以外の治療体系」という意味であるが、現在では薬物中心の「通常医学」「現代医学」の同義語になっている。

感冒（かぜ）の治療の例をここでとりあげて、アロパシーとホメオパシーにおける治療法のちがいを検討してみよう。感冒はしばしば発熱、咳、鼻水をともなうので、アロパシー医は（アスピリンのような）解熱剤、（アクチフェッドのような）うっ血除去薬、（コデイン含有シロップのような）鎮咳剤を処方する。もちろん現代医学の治療は個々の薬剤をまとめて処方する。これにたいして、ホメオパシー医はたった一種類の物質だけを処方する。感冒にたいする最適な治療薬は、アリウム・セパ（「赤タマネギ」をあらわすラテン語）である。アリウム・セパの証《しょう》によれば、健康人が服用すると乾いた咳、涙の分泌亢進、くしゃみ、鼻水、などの感冒に似た症状を呈する。しかし、アリウム・セパがすでに感冒症状を呈している患者に使用されると、かぜはすみやかになおってしまう。

多剤併用アプローチ、あるいは「薬づけ」の現代アロパシー医学と、簡潔な単剤によるホメオパシーのちがいはこれで一目瞭然である。**ホメオパシーは患者の全身状態にぴったりあった、ただひとつのくすりをみつけだす**。ただしその「全身」には肉体的のみならず、**感情的、心理的な症状**も含まれている。そのことによって、病気と治療の「波動的一致」がおこりやすくなる。ホメオパシーは肉体と精神の両方の障害をあつかうので、医学における真のホリスティックなアプローチだとかんがえることができる。この感冒の例は、細胞レベルに作用する多剤併用療法と、微細エネルギーのレベルに作用する単一の波動的薬剤というかんがえかたのちがいを浮き彫りにしている。

物質的身体とエーテル体というレベルにかんしては、ホメオパシー薬がおもにどのレベルに作用しているのかはよくわかっていない。ある情報によると、ホメオパシー薬はからだの分子構造に直接エネルギー効果をおよぼすらしく、その点では、ホメオパシーは「物質的」であるといえる。ホメオパシー治療がエーテル体および物質的身体にあたえる効果をしらべるためには、キルリアン写真をはじめとする他の電磁気学的技術が有用であることがいずれわかってくるだろう。

ホメオパシー治療は、薬草治療の応用法という点で、これからべつの方向に進化していきそうである。薬理学者が薬草から単一の活性物質を抽出しようとするのにたいして、ホメオパシー医は薬草全体の波動医学的特性をあつかおうとする。ホメオパシー薬を調合する段階で、薬草から微細エネルギー特性を分離して水のなかにたくわえる。そこから、個々の処方薬のもつエネルギーが乳糖の錠剤にうつされる。そのようにホメオパシー薬は、エーテル体に作用する医学であるという点で、通常の薬理学的な作用物質とは異なるものである。水を中間的なエネルギー貯蔵媒体としてつかう過程で、分子レベルの粗大な性質が、微細エネルギー的特性から切りはなされていく。ホメオパシー薬が希釈されるにつれて強力になることの理由はそこにある。ホメオパシー薬として強力になるほど、分子の含有量はすくなくなり、くすりはますますエーテル的性質をましていく。

もうひとつの波動医学的アプローチは、エッセンスを処方する方法である。ホメオパシー薬のように、エッセンスの調合は水のもつエネルギー貯蔵の特性にたよっている。フラワー・エッセンス療法も、日光という微細な特性を利用して、花の微細エネルギーを水という媒体に刻印する。フラワー・エッセンスはホメオパシー薬とはすこしちがった作用をし、これまでにのべてきたものよりずっと高いレベルにはたらきかける（フラワー・エッセンス療法とその効果については、第7章のはじめで説明する）。フラワー・エッセンス療法の治療家は、ホメオパシー医の判断の基準である「類似の法則」にはしたがわず、べつの法則にしたがって処方をおこなう。フラワー・エッセンスはひじょうに高いエネルギーレベルに作用するらしく、おなじ植物でも、葉からつくられたホメオパシー薬にくらべてかなり異なった治療効果がみられる。そのことから、おなじ植物でも異なった部位ではエネルギーの質が異なるという仮説が正しいという印象をあたえる。

ホメオパシーやフラワー・エッセンス療法について議論するときに重要な点は、自然の多様性のなかには、まだじゅうぶんに理解されていない数多くの治療媒介物がかくされている可能性があるということである。現在の薬物治療はニュートン力学的な分子相互作用の理論にのっとっているため、生薬医学の一分派としてはもっとも現代科学的であり、受けいれやすいものとなっている。ホメオパシーのエネルギー機構を評価するうえで問題になるのは、その効果が微細エネルギーによるものであるために、現代の技術では治療効果の測定がかなりむずかしいという点にある。またホメオパシー医学の治療効果を理解するには、病気と健康についての微細エネルギー的概念を受けいれなければならないということもある。いわゆる通常医学は客観的な検査結果と従来の病態生理学しかうけつけないので、たとえどんなくすりであっても、現代医学の処方薬の投与量がすくないほうが治療効果が増強するなどということを理解させるのは、至難のわざである。

有機物であれ無機物であれ、ほとんどの物質は希釈をつづけて強力にしていけば、ホメオパシー薬になりうる。水は微細エネルギーを吸収する性質をもっているので、患者の内服用に用意した乳糖剤の表面を薬液でコーティングすることによって、波動的特性をとりだすことが可能になっている。ホメオパシー医がふだんもちいるくすりの多くは、無機物からとられたものである。どのくすりも、強化された状態でももとの物質の波動的性質を保持している。患者の訴えと処方薬をマッチングさせるためには、類似の法則がもちいられる。このようにしてホメオパシー医は、経験的に患者と治療薬との最良の波動医学的一致をみいだすことができるのである。ホメオパシーでは、ぴったりあった周波数のくすりだけが治療効果を示す。適切な周波数の微細エネルギーをあたえることによって、からだのエネルギー系は適切な周波数モードで共鳴しはじめる。そのようにからだが活性化されると、病気による毒素の排除が促進される。

フラワー・エッセンスが濃厚に生命力を含有しているのにたいして、ホメオパシーはふつう、密度の高い無機物を原料にする。ホメオパシー薬はしばしば、身体的疾患と重複した波動をもち、バランスのみだれを体外へおしだしてしまう作用をもっている。ホメオパシーは「微細な(エネルギーの)身体」に集中的に作用するが、分子構造の波動レベルにも影響をあたえる。ホメオパシーは通常医学と波動医学との橋渡しであるといえる(12)。

考察を進めるうえで重要なのは、「代替」医療を理解するためのモデルも進歩しているということである。霊的な鋭さをもちあわせている科学者は、微細エネルギー身体の解剖学的構造の理解を基礎として、代替療法の作用機序を理解している。エーテル体は、微細なエネルギー系のもつ多くのレベルのひとつであり、それらの微細な成分は物質的身体とつよくむすびついており、高いエネルギーレベルに作用する治療は最終的にはからだの細胞構造に影響をあたえることになる。

医学のニュートン的モデルでは、ここでのべているような、他のエネルギー系について説明することは不可能だし、その存在すらみとめていない。代替医療は科学の合理性にはあてはまらないので、その効果を否定することはたやすい。それとは反対に、高次のエネルギー現象が理解できるように旧式モデルを拡張することもひじょうにむずかしい。しかし、アインシュタインの「エネルギー場としての物質」というモデルは、微細エネルギー系を理解し、実在視するための枠組みを用意してくれている。手かざし療法のような現象やホメオパシー医学が、科学的に再現可能な観察結果を提供しているので、否定的な科学者ももはや無責任ないいのがれはできなくなっている。それらの証拠は、従来の科学を盲信する批評家たちが切りすててきたような、たんなるいかさまや、まぼろしではないのだ。

非科学的とされるあらゆる治療法の効果をプラシーボ効果だけで説明することは、もはやできないところまできている。プラシーボ効果は、(信念にもとづく)「心」の秘められた治癒力の存在を示している。医師たちはそれを極端に過小評価しているが、プラシーボ効果が重要であることはいうまでもない。しかし、グラッド医師の研究では、治療家と患者とのあいだでじっさいにおこっている微細エネルギー的現象の効果から、信念の力による影響は切りはなされている。あまり知られてはいないが、グラッドの研究はしかるべき筋にも認知されており、チバ科学財団からも表彰を受けている。このチバ科学財団が世界有数の製薬会社によって創設された財団であるという事実はたいへん皮肉な話である。

グラッドがはじめたように、高い意識をもつ科学者が微細エネルギー系の測定や評価をおこなえるようになったのは、ほんのここ二、三〇年のことである。長い年月をかけて努力していけば、波動医学の治療家の周囲にただよう「あやしげな」雰囲気はしだいにとりはらわれていくようになるだろう。本書の第3章以降の目標は、ホメオパシーをはじめとする「奇妙な」治療法を理解するための枠組みを提供し、多次元的存在としての人間をよりふかく理解する助けになるようなことがらを読者につたえていくことである。

【キーポイント】

1　アロパシー医学(通常医学)の薬物動態学的なアプローチでは、からだの細胞系に作用する一定量の薬物がつかわれる。薬物動態学モデルは、細胞膜における用量依存性の薬物—レセプター結合率に代表されるような、分子レベルのニュートン力学的相互作用にもとづいている。

2　ホメオパシーでは、微細なエネルギー場の相互作用をつうじて、治療による生理学的変化をもたらす微量の薬物がもちいられる。

3　ホメオパシーでは、薬物のエネルギー的特質はまず水のような溶媒にうつされ、それから中性の乳糖の錠剤にうつされる。治療目的で利用されるのはその薬物の分子の特性ではなく、波動的特性である。

4　ホメオパシーでは、薬物の分子の濃度を希釈するほどその効力は増強する。これは、薬物濃度が高いほど効力が増強するとされる、通常医学の薬物動態学的モデルとは正反対である。

5　ホメオパシーは「類似の法則」にもとづいている。その法則にもとづき、健康人が使用したときに病人とおなじ症状をひきおこす薬物が治療にもちいられる。患者の症状を、すでにあきらかになっている薬物の「ドラッグ・ピクチャー」（薬像）とマッチングさせることによって、患者と薬物との波動医学的な一致がえられる。

6　ホメオパシーでは、必要な周波数の微細エネルギーを患者のからだに供給し、からだを刺激して、バランスを回復させるような薬物が選択される。薬物の周波数が患者の病状にあえば、共鳴によるエネルギーの移動がおこって、患者の生体エネルギー系があたえられたエネルギーを効果的に同化し、毒性を除去して、あらたな健康の平衡状態へと移行する。

第3章

波動医学の誕生
——初期のエネルギー医学

通常医学におけるいくつかの分野ではすでに、ニュートンの薬物動態学的アプローチからアインシュタイン的エネルギー治療への移行をうながすようなできごとが進んでいる。従来の薬物および外科的治療から電磁気学的な治療への世代交代が進行中であるということは、すなわち、医学上の意識革命がすでにはじまっていることを示しているのである。すでにはじまっているあたらしい時代において、ヒーラー／ドクターたちは、人間というものが相互に作用する多次元的エネルギー場のつらなりであるという事実を理解しはじめている。

生体をエネルギーという視点からみなおすことが契機となって、人間の健康と病気についての高次元での理解が急速に進んでいくだろう。また、あたらしい早期診断法も普及することだろう。今後、現在の薬物治療や外科的治療よりも効果的でかつ有害性のすくないエネルギー治療のシステムが専門分野別に開発されるものとおもわれる。医師たちはゆっくりと慎重にではあるが、ニュートンの機械的モデルから電磁気学的理解への進歩に追随してきている。

医学思想におけるニュートン的理解からアインシュタイン的理解への転換をじゅうぶんに把握するためには、医学における電磁気学の応用と発達の歴史をたどってみる必要がある。

X線の発見とその発展――エネルギーをもちいた初期の診断・治療

人体内部の観察のさきがけとなり、現代医学をささえているのがX線診断機器である。これをつかって、かつてはみることができなかった人体内部にかんするはっきりした画像がえられるようになった。X線診断の発達とともに、電磁気にかんする生物物理学も発達してきた。電磁場にかんする初期の実験結果を知るにつれて、細胞内部の物理化学的反応の研究からはなれて、放射線が利用できる環境における生体の反応へと関心領域をうつした研究者もいた。診断にX線がとりいれられた結果、医学で電磁場をつかうのはごくふつうのことになった。X線はわれわれの視覚をあたらしい周波数帯へと拡張してくれ、通常の知覚の限界をこえた世界にまで感受性を高めてくれた。

しかし人体の構造をのぞくことができるという多大な恩恵とはうらはらに存在するのが、放射線の破壊的な副作用である。皮肉にも、ラジウムをはじめて世界にもたらしたキュリー夫人は放射線障害で亡くなっている。しかしやがて、X線は治療にもちいられるようにもなり、がんのような病気にたいする強力な治療法のひとつとなった。放射線治療学（またはその一分野である放射線腫瘍学）はこのようにしてはじまったのである。放射線治療学は、電磁放射線が生きている細胞にいかに傷害をあたえるかを研究する。そのような治療法では、細胞傷害の程度を問うことがたいへん重要になる。悪性腫瘍にたいして一定の治療的照射をおこなった医師は、がん細胞にたいする効果だけでなく、その周囲の正常細胞の放射線にたいする耐久力についても把握していなければならない。

エネルギーを異常細胞だけに特異的に照射する方法の研究が進み、さらに変わった治療法が考案された。単純なコバルト照射器から加速器まで、人体にエネルギーをおくりとどけるためのあたらしい方法が開発されていった。しかし、X線は医学の治療のなかでエネルギーがもちいられているほんの一例にすぎない。電気治療についてしらべることによって、エネルギーという観点からの、人間についての理解と、治療にかんするモデルとを発展させることができる。

電気治療――痛みから骨折の治療まで

治療に電気をつかうのはけっしてあたらしいことではない。電気は古くから治療につかわれていた。たとえば、古い医学書には電気ウナギなどの魚類をつかった治療法が一般的な治療として記載されている。治療法のなかには、電気ウナギを直接患者のからだに接触させるというものもあった。この少々あらっぽいが確実に電気を人体におくる方法は、さまざまな状況下で有効とされていた。電気が現在のようにあつかいやすくなり、応用的治療法が検討されるようになったのは、二十世紀にはいってからのことである。

　電気治療のひとつの応用例は、最近ではおなじみの「疼痛の緩和」である。初期にはウィスコンシン大学の神経外科医ノーマン・シーリー（1）（395ページ参照）が開発した「後索刺激装置」がある。その装置は、手におえないほどの疼痛をうったえる患者の脊髄のなかにうめこんで使用された。これをニュートン的（外科的）治療、アインシュタイン的（エネルギー的）治療の両方の性質をもったものとかんがえる人もいるかもしれない。後索は脊髄内をはしるひじょうに長い神経線維の束で、からだから脳に痛みなどの知覚情報をおくる。

　こうした脊髄への電気刺激が有効であることの説明として一般に受けいれられている説のひとつに、鍼治療でもちいられている理論に関係するものがある。いわゆる「ゲートコントロール理論」は、R・メルザックとP・ウォール（2）によって提唱され、痛みのインパルスが脊髄に入力されるよりも上位のレベルの末梢神経に鍼刺激をおこなえば、痛みをつたえるゲートが閉ざされると説明している。痛みのインパルスはこの「ゲート」

を通過して痛みと知覚の情報を上位にある脳へとつたえるので、ゲートが閉じていれば、痛みのインパルスが中枢神経におくられなくなる。後索刺激装置は、痛みの入力部より上位の脊髄に装着し、電気刺激によって、痛みのインパルスがそれより上方へつたわるのを阻止する装置である。

脊髄への電気刺激療法は「TNS装置」、すなわち「経皮的神経刺激装置」といわれる装置の発明でさらに一歩前進した。これはゲートコントロール理論とおなじ原理で、脊髄を経由して脳へと信号をおくっている皮下の末梢神経を、微弱な電位変化をおこして刺激する。TNS装置は、脊髄内の装置によってゲート機構と相互作用する方法よりも確実に、不快な痛みのインパルスがはいってくるレベルよりも上位にある皮下の末梢神経をブロックすることで、痛みのゲートを閉じることができる。体表から電気刺激をあたえることにより、外科的処置にくらべて安全かつ単純な方法で痛みがコントロールできるようになった。TNS装置は従来のくすりや手術による方法よりすぐれた、完全にエネルギー的といえる痛みの治療法である。

TNSによる疼痛コントロールの研究からおもしろい発見がなされている。皮膚の特定の部位に電極をあてると、よわい電流が流れて鎮痛効果がますという報告がある。その特殊な領域は、古来から鍼灸師が鎮痛の目的で鍼刺激をおこなっていた部位とおなじであることがわかった。それ以来、鍼麻酔が効くのは少なくとも部分的には、内因性鎮痛物質のエンドルフィンが神経系で分泌されているためではないかとかんがえられるようになった(3)。

内因性モルヒネのエンドルフィンは、脳自身が分泌するモルヒネ様鎮痛物質である。一九七〇年代なかばに発見されたそれらの化学物質群は、強力な鎮痛作用をもっていることがあきらかになった。モルヒネやヘロインが鎮痛作用をもっている理由は、それらが脳内の特殊な「オピエート」(アヘン様物質)受容体に結合するからだということもわかっている。オピエート受容体は、脳内をはしる痛みの伝導路にそってたくさん発見されている。内因性のエンドルフィンが分泌されても、外因性の麻薬が投与されても、オピエート受容体が活性化され、痛みの信号の中枢神経系への伝達阻止をつうじて鎮痛効果がもたらされる。ナロキソンのような鎮痛剤の拮抗剤をもちいると、こんどは、その阻害作用でエンドルフィンが受容体と結合できなくなり、鎮痛効果が消えてしまう。実験により、ナロキソンのような阻害物質の影響下では、皮膚の鍼灸点（経穴）を鍼や低周波で刺激しても鎮痛効果が減弱していることがたしかめられた。このことは、古来の鍼治療による鎮痛効果に神経系内でのエンドルフィンの放出がかかわっていることを示唆している。しかし、エンドルフィンだけですべてが説明できるわけではない。たとえば興味ぶかいことに、高周波電流を皮膚の鍼灸点に流したときの鎮痛効果は、**ナロキソンによる阻害作用の影響を比較的受けにくい**が、べつの神経伝達物質であるセロトニンの拮抗剤を投与すると確実に阻害されるのである。

脊髄のゲート機構の発見や、エンドルフィンやセロトニンのような神経伝達物質の操作によって、電気治療の鎮痛効果の謎を解明するうえでのあらたな要素がくわわった。そのような電気的アプローチは、からだにそなわった治癒と鎮痛のメカニズムを活性化させることをめざしている。説明の妥当性はともかく、TNSで電気的調節をすることによって、医師が利用できる電磁気エネルギーの周波数の幅がさらにひろくなってきていることはあきらかである。

電気治療のもっとも革命的な応用は、おそらく組織再生機能の活性化であろう。ニューヨークの整形外科医ロバート・O・ベッカー医師による研究は、神経系内の電流がいかに生体の組織修復と再生機構に影響をあたえているかをあきらかにした。この研究のもっとも一般化した応用法のひとつに、外部から電流をくわえることによって骨折の治癒速度をはやめるという方法がある。

ベッカーがもともととりくんでいたのは「損傷電流」の研究であった。損傷電流の例としては、実験動物の切断された四肢の断端で測定される電位があげられる。ベッカーは実験動物の四肢を切断したのち、治癒と修復が進む過程で電位の変化が測定できることに気づいた。組織の再生という複雑な過程をしらべるうちにベッカーは、サンショウウオとカエルでは修復機構が異なることを発見した。サンショウウオとカエルでは進化の系統上でもへだたりがあるため、サンショウウオは切断された肢《あし》の全体を再生できるのにたいして、カエルは再生することができない。カエルは進化のとちゅうで、両生類の系統樹のどこかにその能力をおいてきてしまったらしい。ベッカーは、再生できるサンショウウオと再生できないカエルの肢の切断面の電位がわずかにちがうことにつよい興味をおぼえ、サンショウウオとカエルの前肢を切断し、創傷治癒がおこっている部位の電位を測定した。カエルのばあいはまずプラスの電位が測定され、それが治癒とともに減弱していき、治癒が完了したときにはゼロになった。しかし、サンショウウオのばあいは最初はプラスの電位が測定されたが、それはじきにマイナスに変化した。この電位は再生の過程とともに減弱していき、完全に前肢が再生したところでゼロになった（図8参照）。

この二種類の損傷電流のあきらかなちがいは、前肢が再生するサンショウウオでは電位がプラスからマイナスへと変化するということだけである。ベッカーはカエルの前肢の断端に人為的にマイナスの電位をおこしたらどうなるかをためしてみた。結果はおどろくべきものになった。カエルにあたらしい肢が生えてきたのである！(4)

四肢や臓器の再生をうながすために電気刺激をあたえる方法は革命的なものだった。現在のところ、電気刺激がおもに細胞の修復機構に作用するのか、それともエーテル体のホログラフィー的な潜在能力を発現させるのかどうかについては不明である。ベッカーは、キルリアン写真の技術をつかって肢の断端を撮影し、ファントム・リーフ効果の実験動物版を再現しようとしたが、残念ながらその試みは成功していない。その原因については、のちにキルリアン写真のかくれた意味について議論するときにのべることにする。

ベッカーの研究の成果には、治癒のフィードバックシステムの一部である神経系内の情報伝達系を発見したという業績も含まれる。これは、全身の神経線維をつつむグリア細胞とシュワン細胞の情報伝達ネットワーク

図8　損傷電流の変化(実験的切除)

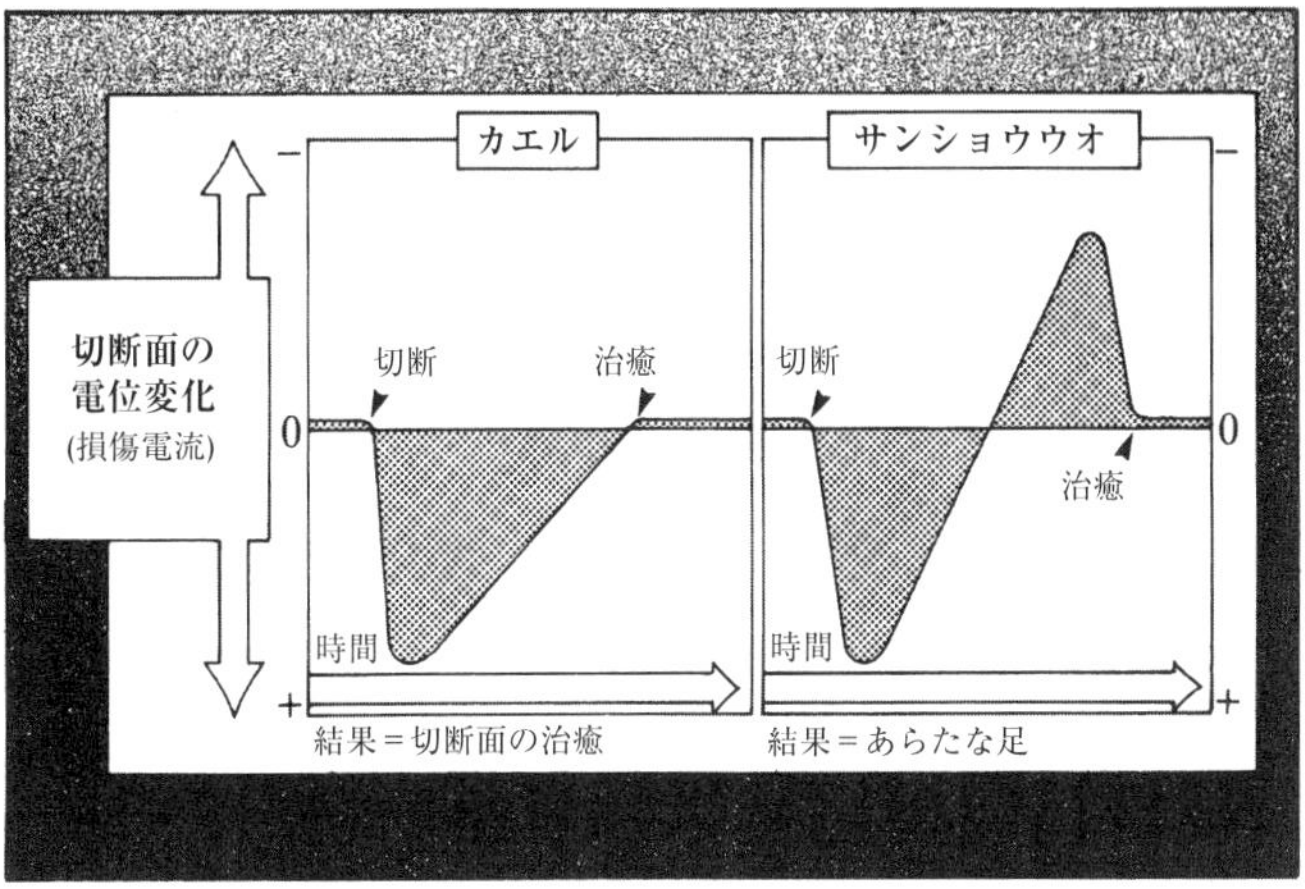

であるらしい。シュワン細胞は神経線維をつつむ絶縁体の鞘をつくる。シュワン細胞の細胞体はランヴィエ絞輪《こうりん》という間隙で規則正しく仕切られており、それにそって活動電位が伝達される（活動電位は、「アクソン」〈軸索〉という神経線維にそって情報をはこぶための神経インパルスの発生をあらわしている）。グリア細胞とシュワン細胞は、当初、ちかくの神経細胞に栄養を供給するための細胞であるとかんがえられていた。しかし、ベッカーの研究によると、どちらの細胞もそれ自体、情報の担い手であるという。ベッカーによれば、グリア細胞とシュワン細胞による情報伝達では、通常の神経伝達にみられるような急速に変化するデジタル信号というより、ゆるやかなアナログ的な変化がみられるという（4、5）。（233ページ参照）

ベッカーの重要な発見とアンドルー・バセット（6）による最近の研究の結果、骨折の治癒をはやめるための機器がひろく応用されるようになった。初期の動物実験では、骨折した馬の脚に電極がうめこまれた。この電極は特殊な電源に接続され、骨折部位に微弱なパルス電流を流した。治療困難とおもわれた骨折もきれいに治癒し、やがてその方法が人体にも応用されることになった。とくに、骨片が癒合せず、切断するしかなかったような症例で有効だった。後索刺激装置については、のちに体内にうめこむ必要はないことが証明された。そのばあいでも、体外で発生したギプスごしの微弱な電磁場でじゅうぶんな治療効果がえられたのである。患者はX線写真上で完治が確認されるまで、特殊な電極が装着されたギプスをしたまま、就寝中も含めて数週間か数か月、治癒を待つのである。

組織再生の一連の研究から生まれた成果によって、治癒と修復というプロセスの「エネルギー的機構」にスポットライトがあてられるようになった。ベッカーは「バイオエレクトロニクス」というあらたな分野を切りひらいた。かれは、細胞のしくみをエレクトロニクスとサイバネティクスの観点から検討しなおした。そして単細胞レベルでは、微細な結晶と他の細胞成分がちょうど半導体素子のように細胞内の電流を調節していることをみいだした。細胞膜のような細胞器官はコンデンサーとして機能している。ミトコンドリアと電子伝達系はちいさな電力源だとかんがえられる。どうやら細胞内や細胞間で、電流の切りかえや伝達がおこなわれているらしい。J・ハータックによれば、

現在の生物学では、生体の発生初期は、生きたピエゾ電気基質としてふるまう単細胞がもつ、半導体のような性質にしたがって進行していくことが判明している。原始的な基質組織（グリア細胞や衛星細胞、シュワン細胞）は、おもに電気によって活動をいとなむ神経細胞を支持している。このことは、とくに機械的ストレスにたいする骨にあきらかにあらわれている。また骨折時の骨の生長反応では、電気をもちいた制御システムの存在が示されている。磁気によって軟骨の生長をうながしたり、微弱な直流電流で四肢の再生力を維持したり、電場によって骨の生長をうながしたり、移植した腫瘍細胞の生長を電流で阻止したりする方法があるが、それらはすべて電気医学の一部である。電気医学とは、適当な電磁場をもちいて、

細胞の電気生理学的性質をひきだすための医学なのである[7]。

細胞の複製のコントロールも、おそらく電流の切りかえ機構によるものであろう。がんは細胞の複製機構が破綻したおもな例である。がんでは異常な細胞が大量に複製される。マウント・サイナイ大学医学部でおこなわれた、マウスに腫瘍細胞（メラノーマB—16細胞）を移植して電気的変化を観察した研究では、電気刺激によって化学療法のがん細胞殺傷作用が増強することを示している。化学療法にくわえて特殊な電気刺激を受けたマウスは、化学療法だけのマウスにくらべて二倍も長生きしている[8]。ビタミンCの発見者であるアルベルト・セント・ジェルジは、がんを理解するためのバイオエレクトロニクス的な仮説をたてようとしていた。セント・ジェルジは、複製という過程が自然な過程である以上、がんの問題点は自己複製そのものにはないだろうとかんがえた。がん細胞の問題は、電流の切りかえ機構が故障しているために複製の過程が止まらなくなっている点にあるのではないかとかんがえたのである。先のマウスへのメラノーマ移植の実験結果は、がん治療のエネルギー的アプローチという方針にそって、電流や電磁場が細胞の電流切りかえ機構の異常を調整できるかもしれないことを示唆している。

がんの電気治療を研究しているもうひとりの科学者にビョルン・ノルデンストレムがいる。かれはストックホルムにあるカロリンスカ研究所の放射線診断部部長である。何十年にもわたって、ノルデンストレムはがん治療のための特殊な電流を研究してきた。そして、数はかぎられているが、数種類の転移性肺がん患者を完全寛解へとみちびいている[9、10]。また、ノルデンストレムはX線ガイド下での肺生検の世界的な先駆者のひとりである。かれは孤立性の肺腫瘍内にプラチナ電極をうめこむために、おなじX線技術を利用した。さまざまな時間にわたって一〇ボルトの電流が流された。ノルデンストレムは、この電気療法をもちいて、他の方法では治療不可能と判断された多くの症例を、腫瘍の退縮・完全寛解にみちびくことができたのである。

ノルデンストレムは、電気治療でがんがなおる理由を説明するいくつかのメカニズムをかんがえている。かれはまず、白血球が負の電荷をおびていることを発見した。そして、がん細胞とたたかうリンパ球は転移巣の中心におかれた電極にたまった、正の電荷にひきよせられるのではないかとかんがえている。もうひとつの負の電極は、がんの転移巣付近の正常組織内におかれる。そこで生じた電場は組織をイオン化し、がん細胞にとっては有害な酸性物質を集積させる。これは自動車のバッテリーの電極に酸がたまるのとおなじ原理である。酸性度が高くなると、その部位の赤血球が破壊され、ヘモグロビンが変性をおこす。するとがん細胞は酸素をじゅうぶんに受けとることができなくなるというのである。ノルデンストレムはまた、正の電場は腫瘍から水分をうばい、縮小させ、周囲の組織を腫脹させるとかんがえている。そして、腫脹した組織はその局所の血管を圧迫し、腫瘍への血流をさまたげる。

ノルデンストレムは、まだ発見されていない循環系のひとつとして「生体電気回路」の存在を仮定している。この電気回路は、外傷や感染、腫瘍、または正常な臓器の活動によって活性化される。電流は動脈、静脈にそって、また血管壁をよこぎって流れ、白血球や代謝産物を血管外にひきだしたりもどしたりしている。ノルデンストレムは損傷電流をつぶさに観察して、みずからの理論をたてた。損傷電流はベッカーらも関心をもった現象である。ノルデンストレムは他の研究者とおなじく、生体電気ネットワークのみだれが、がんやその他の病気の原因になるというかんがえに賛同している。

この生体電気モデルのようなあたらしい疾患モデルは、細胞レベルにおける根本的かつ原因療法的な独特の治療法を提供してくれる。それはややもすればアロパシー医学における薬物／レセプター相互作用の重視にも似ているが、生体電気モデルは、細胞レベルでの純粋なエネルギー的治療法をもたらしてくれる。骨折やがんの治療、組織の再生で成功をみたように、電磁場によって、細胞にもともとそなわっている生体電気的な防御や修復の機構を誘導することは可能であろうか？　少なくとも、組織のレベルでは可能であるようにおもわれる。

興味ぶかいのは、あたえられるエネルギーの周波数が治療効果を改善するためのたいせつな要素であるという点だ。骨折の治癒にかんしていえば、骨が受ける電磁場パルスの周波数が鍵であることがわかっている。骨細胞は周波数がほんのすこし変わるだけで、カルシウム基質をあらたに沈着させたり、骨を吸収・除去したりする。このように、周波数のわずかな変化によって骨組織が強化されたりもろくなったりするのである。

鎮痛や腫瘍の縮小、骨折の治癒をはやめるために電磁場がつかわれるばかりでなく、純粋に磁場をもちいた治療法も存在する。一九八七年、ポーランドの研究者が、リウマチをはじめとする変性性の関節炎を治療するために高周波磁場が利用できることを発表している(11)。ヴウォシュチョーヴァのシニャデツキ病院でおこなわれた研究では、磁気治療が関節炎の理学療法のあらたな治療法として重要であることが示された。ほとんどの症例において、磁気治療によって関節痛と腫脹を軽減させ、関節の可動性を改善することができたという。

リウマチ学者とリハビリテーションの専門家が、ポーランド製のテラプルスGS—二〇〇という高周波磁場発生装置をもちいて、一八九人の慢性関節リウマチ（RA）と変性性関節疾患（DJD）の患者を二年以上にわたって治療した。関節の大きさ、脂肪組織の厚さ、またそれぞれの患者の経過におうじて照射量がかえられた。患者が受ける治療は、二〇分から二五分の治療を一日一回から二回、それを一〇日から一五日間おこなうのが一クールであった。その結果、RAの七三パーセントとDJDの六七パーセントがおおきく改善し、いっぽう赤外線温熱療法のみの患者では四四・六パーセントしか改善しなかった。ヨーロッパの他の地域、インド、アメリカにも、さまざまな疾患にたいしてさまざまな様式の磁気療法が有効であることを報告している研究者がいる。あとの章でみるように、磁場の治療効果はあたらしいエネルギー治療と特別な関係をもっているのである。

電子医学と磁気治療の到来で、痛みや病気はいままでとは異なったあつかいを受けはじめているが、それによって細胞レベルでの治癒のメカニズムにたいしてもあたらしい考察がなされるようになってきた。全体的な流れは、通常の薬物（あるいは手術）治療のもとになるアロパシー医学的なモデルから、よりエネルギー医学的なアプローチへとゆっくり変化してきている。まえにのべたような電磁気エネルギーによる治療のおかげで、既存の医学の目がエネルギー治療の可能性にむきはじめていることはたしかである。

現在知られている以上に広範囲のスペクトルをもつエネルギーにたいする理解が進むにつれて、いわゆる「周辺領域」とよばれていた多くの医学的分野が、それぞれ微妙に異なった「エネルギー医学」の原理を適用する対象であることがわかってくるだろう。**しかしながらそこでつかわれる「エネルギー」とは、生命力そのもののもつ微細エネルギーと、その個々のエネルギーがまとまってできた一オクターブの「音階」のことであり、さらにその「倍音」のことでもある。**

微細エネルギーを視覚化することは科学者の研究や診断を助け、かれらが微細エネルギーの存在と応用の可能性を確信するための鍵になる。キルリアン写真はその点で診断的意義をもっているとかんがえられるが、現時点で医学の主流に受けいれられるとはかんがえられない。しかし既成の医学の範囲内でも、ここでのべてきた最終ゴールを念頭においた、あたらしい診断機器の改良も進んでいる。そのゴールがどのように達成されるかを知るためには、X線の発見と応用にかんする、この章の最初にもどる必要がある。

ふたたびX線へ——CTスキャンの開発

X線を利用して組織内の骨を視覚化するもっとも初期の方法は、単純なX線管をからだのうえにおき、からだの下方に蛍光板や写真乾板をおいて撮影する方法であった。それ以後の機器の発達とX線源の微妙な調節で、それをつかう医師のX線照射量調節の操作性は飛躍的に改善した。また、初期にはあまりつよくなかった蛍光スクリーンも、電子画像増幅装置によってずいぶん明るくなった。その結果、リアルタイムの運動の観察に蛍光カメラがつかわれるようになった。しかし、ほとんど透明な軟部組織をバックにした骨の像は、血管や消化管のような軟部組織を強調するための特別な造影剤をもちいたとき以外はいつもおなじにみえた。

おそらく、画像診断でもっとも革命的だったのはコンピュータ技術とX線源の合体であった。「ＣＡＴスキャン」はコンピュータ軸位断層写真撮影法の略で、検査対象に細いビームをあてて検査をおこなう。ビームは検体のまわりを三六〇度回転して、あらゆる角度で断片的な「写真」をとる。スキャナー内のコンピュータはそれぞれの「写真」を光学的に解析し、処理する。そして、人体の横断面そっくりの像をつくりだす。より進歩したＣＴ（コンピュータ断層撮影法）スキャンは、スキャンされた範囲の人体の連続した薄切り像をつくりだすことができる。つくられる像には、かつてのX線写真の目ではみることのできなかった軟部組織もうつしだされている。ＣＴスキャンは神経学の分野では革命的な診断能力を発揮している。以前は間接的に脳を視覚化する方法しかなかったため、検査目的の開頭手術がさけられないことがあった。ＣＴスキャンは脳や身体内部の組織をみることができるため、さまざまな腫瘍や組織の形態的な異常を迅速かつ容易に発見できるようになった。

ＣＴスキャンの開発以来、急速に進歩してきている数学とコンピュータによる手法は、ＣＴスキャンそのものよりもっと重要であるようにおもわれる。現在では、異なる種類のスキャン装置からの分析データを再構成して、頭部などの身体部分の立体像をつくることも可能である。

X線ＣＴスキャンは骨や軟部組織の構造を魔法のようにくわしく表示してくれるが、いっぽうで、生理学的な、つまり細胞の機能をあきらかにしてくれるようなあたらしいスキャン装置もすでに存在する。こうしたあたらしい技術で開発されたもののうち、最初に脳細胞の機能探求に参加したのが「ＰＥＴ《ペット》スキャン」である。ＰＥＴスキャンとは、「陽電子放出断層撮影法」の略である。ＰＥＴスキャンは、もともと独立していたふたつの分野、すなわち核医学とコンピュータ断層写真技術を合体させることによって生まれた。核医学では、半減期が短く、特定の人体臓器（甲状腺や肝臓）に集積する性質をもった放射性物質を被験者に静脈注射する。つぎに被験者は、問題となる臓器に集積した標識物質から放出される放射性粒子を測定するために、検出器のそばに横たえられる。検出器は、臓器の輪郭や形状を二次元的平面に示し、大きさ、局在部位、局所的な集積の欠損などをあきらかにする。

ＰＥＴスキャンははじめ脳機能の研究につかわれていた。放射性元素で標識化されたブドウ糖（脳の主要な燃料である）は、被験者に静脈注射されて脳にとりこまれる。この標識ブドウ糖は、ＰＥＴスキャンにおける陽電子の放出源となる。一列の検出器が被験者の頭のまわりに設置される。ＣＴでもちいられたコンピュータプログラムを応用することによって、ＰＥＴスキャンも脳の横断面を再現することができる。その画像は、脳細胞に積極的にとりこまれる放射性ブドウ糖から放出される陽電子が消滅するときに発生する、高エネルギーの光子をもとにして再現されている。脳内のそれぞれの部分における活動性の高低によって、それぞれの部位で消費されるブドウ糖燃料の量の変化がとらえられる。**ＣＴスキャンに似てはいるが、ＰＥＴスキャンが表示するのは脳の異なった部分における細胞の活動量にもとづいた画像である。**科学者はＰＥＴスキャンをつかうことによって、健常者あるいは分裂症や躁うつ病の患者の脳における局所的な活動をしらべることができる。なかには、ＰＥＴスキャンの結果、臨床的改善がみとめられたとして、以前には無効と判定されていたくすりが改めて使用されるようになったケースもある。科学者たちは、文章を「読む」、話や音楽を「聞く」などといった作業や、利き腕が右か左かによって使用される脳の領域がどのように異なるかなどについても研究している。ＣＴスキャンが構造的欠陥を発見するのに便利であるのにたいして、ＰＥＴスキャンのほうは、人間の意識そのもののダイナミックで機能的な性質をしらべることが可能である。

ＰＥＴスキャンのおおきな価値はすでに初期の結果で示されていたが、放射性ブドウ糖をひとつつくるにも加速器が必要であるといったような、コスト面での限界があるために、精神医学の研究に必須の診断装置として普及することはないようにおもわれる。しかし、ある種の薬物やその他の治療法の効果を確認するような、純粋な研究はこの種の装置をもちいておこなわれている。

ＰＥＴによる研究が最初におこなわれてから、あらたな放射性物質も開発されてきた。たとえば、現在ではドーパミン・レセプター（受容体）に結合するトレーサー（標識物質）がある。ドーパミン・レセプターのような細胞成分が医学の歴史上はじめて、じっさいに活動している脳で視覚化されることになった。ドーパミン・レセプターは、分裂症やパーキンソン氏病のような運動障害で問題になっている細胞成分である。以前の細胞成分の研究というのは、特定の病気で亡くなった人の遺体から採取された脳組織に特殊な処理をほどこして顕微鏡下で分析することによって進められていた。ＰＥＴは、われわれが脳を理解していくうえでおどろくほどあたらしい情報を提供してくれる。しかし、人体についてのさらに独特な洞察を確実にあたえてくれそうな装置もあらわれかけている。

ＣＴスキャンをこえて――ＭＲＩがみた人体

さきにのべたとおり、Ｘ線ＣＴスキャンによってはじめて人体の横断面が撮影可能になった。しかし近年、病院の放射線部にさらにあたらしい装置がはいってきている。それは「ＭＲＩ」すなわち「核磁気共鳴画像」とよばれる装置である。一時はＣＴスキャンにとってかわるかのようにおもわれたが、ＣＴスキャンよりはるかに高価なので、米国ではＦＤＡ（食品医薬品局）の認可がなかなかおりなかった。文献でＭＲＩの診断能力についての予備的な研究が報告されたとき、医学界にははげしい興奮と好奇心のうずがまきおこった。あふれんばかりの興奮をひきおこした原因は、ＭＲＩがつくりだすその身体画像の特長にある。まず純粋に身体的な見地にたつと、MRIはCTスキャンでは検索不可能であったような腫瘍をも描出できるのである。

MRIは、これまであつかってきた装置とはまったく異なり、X線も放射性物質もつかわない。核磁気共鳴画像は、強力な磁場にたいする組織の反応を、いまではあたりまえになったCTと同様のコンピュータプログラムをもちいて画像化する装置である。興味ぶかいのは、MRIは人体内の水の分布と構造的特性を反映しているという点である。MRIがいかにしてそのような芸当をやってのけるかについては、多少の説明が必要とおもわれる。MRIは「核磁気共鳴」という現象を利用して画像をつくる。これは一九六〇年代以降、有機化学者のあいだで知られていた分析技術である。一九七〇年代にはじめて、医学の画像診断装置に応用された。

生きた組織を視覚化するために、MRIは水分子を構成する水素原子の原子核あるいはプロトン(陽子)の磁気特性を利用している。プロトンは回転するちいさな地球のようにうごく。プロトンにも回転の軸があり、地球のように南極と北極も生じている。MRI装置がつくる強い静磁場にさらされると、バラバラだった「N」と「S」極の回転軸の向きが変化してくる。すべてのプロトンの軸が、そとからかけられた磁場の方向をむく。つぎの刺激として、ラジオや無線に使用されるのとおなじ周波数(高周波)のビームがあたえられる。このビームはプロトン固有の周波数に同調されているので、音叉のような共鳴現象がおこる。ビームのスイッチがはいると、磁気的に一様になっているプロトンは軸を中心にゆっくりとまわりだすが、ビームがオフになってもしばらくは回転をつづける。ビームで刺激されていたプロトンから、吸収されていた電波のエネルギーがすこしずつ放出される。そのエネルギーは、患者のまわりにセットされたMRIスキャナー内の検出器にひろわれる。受けとられたデータは、CTと同様のプログラムで数学的に解析され、再構成される。

MRIは人体の輪切りすなわち横断面や縦切りの像をつくることが可能であり、それ以前の検査器とはくらべようがないほどの精密な画像が再現できる。MRIの断層写真であきらかにされた情報には、遺体からとりだされた臓器の切断面をみるのとほぼ同等の特質がある。MRIを利用すると、以前の外科医や病理医がみたのとおなじような臓器のくわしいようすについての情報を、生きた人体内で「非侵襲的に」入手することができる。

現在のMRIは放射線源として刺激されたプロトンを利用している。それらはからだを構成する水（プロトンの最大の供給源）に依存している。人体を構成する約九九パーセントの分子は水からできていることはごぞんじであろう。また、細胞の代謝機構のなかで反応が進むにつれて生成されてくる水もある（＊訳註1）。**核磁気共鳴画像の基本原理は、現在観察している水素原子に特定の共鳴周波数をもったエネルギーをおくって刺激するところにある。**MRIのばあい、そのエネルギーはラジオや無線に使われる周波数帯の電磁波であたえられる（＊訳註2）。その周波数が特定の共鳴周波数であるばあい、エネルギーは原子に吸収されるだけである。ここでふたたび、101ページでのべた原子をつくる電子軌道、すなわちエネルギーの殻のたとえをつかおう。低い軌道から高い軌道に電子を移動させるばあいも、やはり特定の周波数特性のエネルギーだけが受けいれられる。電子が高い軌道から低い軌道にうつるときは、電子をつぎの軌道にうつすのに必要な周波数とおなじ周波数の光子が放出される。このばあいの共鳴周波数とは、電子を移動させるのに必要なエネルギー特性のことである。ここでは、MRIは陽子にのみ共鳴をおこす周波数エネルギーの電磁波をあたえることによって、電子ではなく水素原子（プロトン）を刺激しているのだ（＊訳註3）。

その「共鳴特性」の原理をつかって、研究者はMRIのもつ電子工学の窓を、ナトリウムやリンを含むほかの原子の研究に利用しようとしている。リンはATP（アデノシン三リン酸）の構成成分である。ATPは細胞がつかうエネルギーの貨幣だといえる。リンは筋肉に特異的にみられるCPK（クレアチン・ホスホキナーゼ）という酵素の成分でもある。MRI研究者が期待しているのは、リンの原子と共鳴するエネルギー源をもちいて、細胞レベルの化学的エネルギー交換が視覚化できるのではないかということだ。それにくわえて、医師たちは直接筋肉の生検をおこなわずに（筋ジストロフィーなどの）筋肉の異常を診断できるようになるかもしれない。核磁気共鳴システムは、非侵襲的に細胞の代謝を測定する方法でもあるからだ。

MRIは水の細胞分布と構造的特性をみるために磁場を利用しているので、MRIの診断的可能性について考察を進めるのはわれわれにとって興味ぶかいことである。現在では水の「特殊なエネルギー特性」についてあるていどわかっているので、MRIをもちいて人体内の微細エネルギーの変化を観察することが可能かもしれない。93ページでのべたバーナード・グラッドのサイキック・ヒーリングについての研究では、ヒーラーは水分子のエネルギー特性を変化させて、不利な環境におかれた植物にたいする生長促進効果をおよぼすことができた。もし水分子の特性がヒーラーのつくりだすエーテル場によって変化するとすれば、MRIはヒーラーが人体にあたえる微細な磁気効果と、生体内の水に本来そなわっている構造をしらべることにつかえるだろう。サイキック・ヒーラーがひきおこすエネルギー的変化については第8章（357ページ）でさらにくわしくのべたい。

MRIは確実に、人体についてのさらにあたらしい診断的情報をもたらしてくれそうだ。MRIでのぞくことのできるもうひとつの窓はすでにひらいている。それはさらに詳細な細胞の機能・構造についての画像をえることである。しかし、われわれは物質としての分子を画像化するレベル、すなわち洗練されたニュートン的分析をおこなうことにまだこだわっている。その手法でえられる情報は重要かつ有用であるが、人間という枠組みを純粋に微細エネルギー的見地からみるにはほど遠い。キルリアン写真からえられる所見とMRIから学ぶべき原理が一体化することによって、人間の微細エネルギー的構造の画像診断に、最大の飛躍が生まれるかもしれないのである。

EMRスキャンと高電圧写真をこえて――エーテル界への入口

画像診断機器のつぎのおおきな飛躍は、まえにのべたあらゆるシステムに共通な基本原理を導入、応用することによって生まれる。前述したように、断層写真の歴史における最大の飛躍はＣＴの数学的プログラムであった。コンピュータのおかげで山ほどのデータを瞬時に処理することが可能になった。コンピュータは膨大な量の情報を、人間の目や脳で解釈できる図形や文字情報に変換する。意味のあるパターンの認識においては、人間の知力はいまでももっとも重要な役割をはたしている。最終的な診断をつけるのはコンピュータではなくて医師であり、コンピュータがおこなうのは洗練された画像をつくりだすことだけである。しかし、退屈な数学的計算についやされた何時間もの時間を圧縮して有用な画像をつくりあげ、画像診断機器の発展をたいへん価値あるものにしたのはコンピュータの力である。

科学者は、ＣＴやＭＲＩの開発者が築きあげた基盤を各方面に応用することになるだろう。そしていずれは、医師がコンピュータ化された電子画像システムをつかってエーテル体の詳細を研究するようになるにちがいない。生物学的な共鳴現象は、直接みることのできない生命現象の世界への扉をあける鍵となる。磁気共鳴画像システムの開発者にとってももっともたいせつな原理が「共鳴現象」なのだ。ＭＲＩシステムは特定の共鳴周波数のエネルギーを放出する。そのエネルギーが選択的に細胞成分を活性化し、エネルギーを放出させる。そのエネルギーを利用して細胞の構造を画像化するというわけである。そうしたエネルギー的プロセスをつうじて発光している種々の分子、細胞、あるいはからだの臓器をしらべることによって、人間を「透明な存在」とみなす人もでてくるだろう。ただひとつの分子系を活性化することによって、しらべたい化学反応のみを選択することもできる。すでにのべたように、リン原子の共鳴エネルギーによる刺激から、筋肉の異常を研究している神経学者にとってはたいへんに興味ぶかいことがわかる。同様に、水素を共鳴エネルギーで刺激する試みは、(そして組織の構造と水の分布をしらべるのは）正常組織と悪性の腫瘍性増殖のちがいを研究している腫瘍学者にとってはさらに興味ぶかいことになるだろう。

ＭＲＩは共鳴原理の革命的な応用法であるが、医師はいまのところ、人間の細胞構造の物理的、生化学的成分をしらべているだけである。ＭＲＩは基本的には人体の分子構造の分布と生化学的機能をしらべるための道具である。いま必要なのは、じっさいにあらわれた病気にともなう生化学的な異常を知ることだけでなく、病気のエネルギー医学的な原因の探索を可能にする画像システムである。確実にあらわれるであろう現行の画像診断機器の後続機種を活用して、医師はいずれ、破壊的な病気のあとを追いかけるのではなく、じっさいには健康と病気という変化に先だってなにがおこっているのかをあきらかにするようになる。真の予防医学は、画像診断機器の進歩を待ちのぞんでいる。それによって、医師は人間には血肉、細胞膜やレセプター以上のなにかがあるということを認識するようになるはずだ。

キルリアン写真は、それまでにみたこともない「生命エネルギー」のパターンを提示することによって、新時代の科学者たちに、「真に病気に先立つものはなにか」をあきらかにするための手がかりをあたえてくれるかもしれない。生命エネルギーは、人間の心とからだに秩序もしくは無秩序をもたらす。キルリアン写真の現在の水準でも、高電圧写真によるキルリアン・フィンガープリントの検討でがんや囊胞性線維症などの病気の徴候をみつけることはできる。しかし、キルリアン・フィンガープリントだけのキルリアン写真では、発病に先行しておこるエネルギーの変化を医師に納得させるだけの説得力もないし、病気の発生を予測するにじゅうぶんな正確性もない。必要なのはキルリアン・フィンガープリントだけでなく、キルリアン写真の技術にもとづいた全身の画像撮影システムをつくることである。そのさきがけとしては、ロシアやルーマニアの科学者が先頭をはしっている。人間の微細な生命エネルギー場の変化を視覚化するための鍵は共鳴現象である。ＭＲＩは病気の状態における臓器の画像化に、共鳴原理を利用している。ＭＲＩとＣＴとキルリアン写真の技術が合体すれば、現在の共鳴技術をこえて人間のエネルギー的組成についてのさらにふかい理解をえることができるかもしれない。

キルリアン・システムがなぜエーテル質などの微細エネルギー系を画像化する鍵になるのかを理解するため

図9　典型的なコロナ放電

(キルリアン・フィンガープリント)

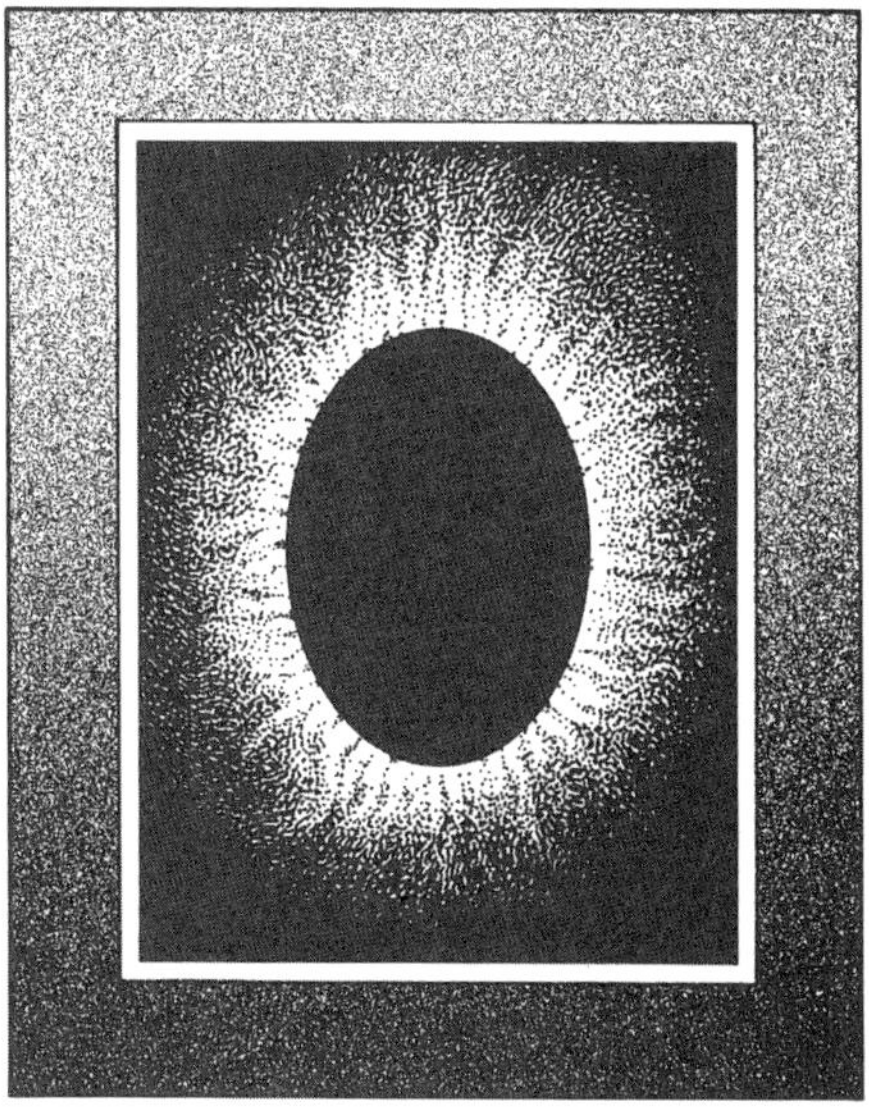

には、高電圧写真技術をさらに詳細にしらべる必要がある。微細エネルギー場について議論するためには、キルリアン・システムが示すもっとも重要な現象に注目することが必要であるが、それがまえにものべた「ファントム・リーフ効果」である。これはキルリアン写真でみられる現象だが、生命系のホログラフィックなエネルギー成分をくりかえし提示してくれる。キルリアン写真にあらわれる葉の欠損部位は、もとの物質的な葉とおなじかたちをしている。その幻影は葉のエーテル体（生長パターンをつくる鋳型あるいは波動的ガイド）の一部であり、植物の遺伝的ポテンシャルにしたがって生命力の発現を助ける。われわれは、キルリアン写真がいかにしてエーテル体の幻影をあきらかにするのかを、しばらく吟味してみる必要がある。それは文字どおり「みえない」ものを「みる」作業であり、さらに、キルリアン写真がこうした現象をとらえるメカニズムを解釈する作業がそのあとにつづく。

キルリアン写真は「コロナ放電」という基本原理によってフィルム上に像をむすぶことができる。キルリアン写真を研究したほとんどの科学者はその事実に納得しているはずだ。単純な高電圧写真装置の内部にある高周波電源のうえに、一枚のフィルムがおかれる。フィルムの下方にある電極に高周波電流が流され、フィルムはそれによって生じた電場につつまれる。フィルムの表面は高電圧に荷電する。指などのアースされた物体がフィルム上におかれると、（フィルム上の）高電位から低電位の場所（地面すなわち、究極の電子の貯留場所である地球）にむかって電子の流れが生じる（図9）。

エネルギーはつねに、ポテンシャルの高いところから低いところへ流れていく。電子がフィルム上からアースされた物体に飛びうつるときにできる軌跡は、美しいコロナ放電となり、（完全な暗闇のなかで）フィルムにとらえられる。このような方法でつくられた画像をキルリアン写真という。物体のまわりに生じる電子の流れのパターンは、フィルム上にとらえられた色彩とともに、被写体の診断にかんするさまざまな情報を含んでいる。

何人かの研究者がキルリアン写真の診断的意義を示そうとして、さまざまな段階で成功をおさめている。研究者によって成功率が異なる理由をかんがえることは、キルリアン写真がなぜ生物学的に重要な情報をもたらすのかを理解する手がかりにもなる。多くのアマチュア研究家は、スパーク放電（つまり「キルリアン」写真）をおこす電子装置であればなんでも、報告されているエネルギー現象が再現できるとおもいこんでいる。しかしそのかんがえは、あまりに単純化しすぎであって、この複雑な分野においておおきな混乱とあやまった結論をみちびきだす原因ともなりかねない。

たとえば、がんの診断が可能であるとされるキルリアン・フィンガープリント画像を記録する機器があることは知られている。多くの研究者がその効果を再現しようとしてきたが、成果はまちまちであった。その統一性のない結果だけをみて、キルリアン写真は湿度をはかる以外には役にたたないと断定する者もいる。魅力的ではあっても結局はあまり意味のないキルリアン・フィンガープリントしか撮れない装置もあるだろうし、執念ぶかい研究者のなかにはべつのキルリアン写真システムへと転向してゆき、その後、病気の存在を示す有用な情報を提示する画像をみつけて驚嘆する研究者もいるだろう。しかしなぜがんの診断が可能なキルリアン写真がとれる装置があるいっぽうで、べつの装置では有用な写真が一枚もとれないのだろうか？

キルリアン写真の成功率がさまざまである原因は、電源の周波数特性に関係がある。ひとつのキルリアン装置でとられたキルリアン・フィンガープリントについても、被写体と機器とのあいだにはさまざまな段階の共鳴がおこる。高周波の電源の大半がスパーク放電をおこすが、**重要な診断的意義のある像をつくりだすのは、自然の生物学的周波数と共鳴をおこす周波数をだす装置だけである**。その状況は、ＭＲＩ画像において構造を視覚化するために必要なエネルギーの共鳴現象に似ている。そのような細胞に内在する周波数を定量化する試みは、その存在が知られていなかったためもあって、じゅうぶんおこなわれたことがないので、キルリアン写真における周波数のマッチングは、大部分が単純な試行錯誤にたよってきたのである。

ほとんどのキルリアン写真研究家は、自分たちのつかっている電源と被写体とのあいだに共鳴が必要だということに気づいていなかった。多くの研究家は、キルリアン写真と同等の診断能力をもつ、異なった周波数のスパーク放電発生装置をひとまとめにしてしまい、この複雑なテーマを単純化しすぎていた。キルリアン写真研究家はさまざまな周波数を発する装置からえられた診断結果をそのまま比較してしまう傾向があるので、おなじ所見の反復性をえるのがむずかしかった。この領域においては、標準化作業が極端に欠落していたのである。電源の周波数特性のちがいが原因となって、病気の発見やファントム・リーフのような高電圧効果を再現しようとする研究者によって結果がまちまちになったのであろう。

被写体の生物学的現象と共鳴する周波数をつくりだすキルリアン・システムなら、病気の兆候をうまく画像化することができるだろう。MRI撮影がうまくいくのもそれとおなじ原理である。そのばあい、人体内の水素原子と共鳴する周波数をだす機器のみが生物学的に意味をもつ。同様に、水素でなくナトリウム原子と共鳴するほかのシステムは、水素のときとはべつの意味をもった細胞学的情報をあたえてくれるだろう。機器から放出される周波数が共鳴周波数の範囲であるかぎり、異なった周波数のエネルギーをもちいて探索することによって、科学者は特定の生化学的現象を観察するための選択的な「窓」がつくれるようになった。MRIの周波数は、それが人体の細胞の必要成分と共鳴するような範囲にないときは、生物学的に重要な画像がえられない。おなじ共鳴原理がキルリアン写真診断法にもあてはまる。キルリアン・システムでも、MRIとおなじように、特定の周波数をもちいて特定の生物エネルギー学的現象を観察することが可能である。

ファントム・リーフ効果を画像化しようとする試みで、われわれは、やや異なる同種の生物学的共鳴原理を利用している。キルリアン写真技術者は、葉を構成している物質的な原子ではなく、葉のエーテル体の鋳型を構成するエーテル質の原子を共鳴によって刺激しようとする。エーテル質の構造は、物理的な物質より高い周波数帯に属するが、エーテル場は電子のような物理的物質の素粒子の運動に影響をあたえる。キルリアン写真の最初の画像化はコロナ放電によるものであり、アースされた物体の周囲に生じる電子の流れとして観察された。被写体の周囲に生じる電子の流れのパターンを変化させることによって、**キルリアン写真では、葉のエーテル体に生じている繊細な輪郭をとらえるために、エーテル場に賦活された電子が利用されているのである。**

　きれいに撮影されたファントム・リーフの像をみると、共鳴によって賦活されたエーテル場からの力を受けて電子が偏向していることがわかる。それは、透明人間にむかってスプレーで吹きつけられたペンキの粒子とおなじようなものだ。ファントム・リーフは、エーテル体の鋳型がもつ空間のパターンを、刺激された電子をつうじて具現化したものである。その現象を一定したかたちのままで再現するためには、共鳴をつうじてエーテル体を賦活する特異的な周波数エネルギーを放出する動力源が必要となる。**キルリアン写真でもちいられるエネルギーは、エーテル体の周波数とまったくおなじものだというわけではない。それらは波動エネルギーのオクターブのうち低いほうに属する。**それが、「ＥＭＲ（電磁気共鳴）画像システム」とよばれるこの装置とＭＲＩとのおもな相違点のひとつである。

　エーテル界の微細エネルギーは、物理的物質の周波数よりもやや高いオクターブに属するエネルギーにすぎない。たとえば、ピアノの鍵盤をつかってそのちがいを比較してみよう。ピアノの左はしにある最初の鍵盤は楽譜のかなり下のほうの音階の音をだし、そのとなりの鍵盤はそれよりやや高い音階の音をだす。となりどうしのそれらの鍵盤は、物理的領域とエーテル質領域のふたつの周波数帯をあらわしている。ピアノの鍵盤のずっと右がわには、ひじょうに高い音階をだす鍵盤もある。われわれのからだをつくっているさらに高い周波数の微細エネルギーについても同様である。そこには、アストラル質やメンタル質が含まれる。微細エネルギー解剖学においては、そのような数多くのエネルギー身体が一体となって機能しているとかんがえられる。それらは多次元的なシンフォニーを構成する高低の周波数エネルギーのオーケストラであり、ひとりひとりの個性をもった人間を表現している（エーテル体より高い周波数のエネルギー身体については、つぎの章でくわしく

論じる)。R・ライクトマンによれば、

この世界には、あらゆる創造物をつらぬくハーモニーとリズムが存在する。そうしたかんがえかたは電磁気学の基本ではあるが、一般の数学においても同様に基本的なことである。エネルギーにはオクターブがあり、波やリズムといったものの周波数や振幅などは測定することができる。そして、単純な要素から、ほとんど無限のバリエーションがつくられている。(……)そこには、とても希薄なものからとても濃密なものまで(……)また純粋なエネルギーのみならず、濃密な物質の形態をとるバリエーションがある。創造のエネルギーにはさまざまなオクターブがあるために、物質的オクターブのなかに存在するあらゆる「もの」には、それに対応した、微細で希薄な「対になるもの」が存在しているのである。

比較的閉じている系にそとからひとかたまりのエネルギーをあたえると、特定のオクターブのエネルギーだけを選択的に賦活することができる。(……)これが共鳴の基本原理である。その原理を利用して、特定の振動を選択的にあたえれば、エネルギーの微細な周波数帯のひとつに共鳴をおこさせることができる。そして、その共鳴現象がさらに低いオクターブを刺激し、もっと低いオクターブが刺激されて、高いオクターブの微細エネルギーへの刺激——通常、人間の目にはみえない——が目にみえるようになっていく〔訳註・低い周波数(物質界)になるまでつづいていく〕。**キルリアン写真でじっさいにおこっているのは、そのような現象なのだ。**もっともこのばあいは、エネルギーレベルが一段階さがるだけなのだが。ある種のエネルギーがエーテル界エネルギーのひとつの相にあたえられ(……)そのエネルギーがエーテルエネルギーを刺激し、写真撮影が可能になるのである(12)。(強調引用者)

もう一度ピアノの比喩をもちいることによって、異なるオクターブのエネルギー間に発生する「共鳴現象」

という過程を理解していただきたい。だれかがひとつの鍵盤をたたくと、なかのピアノ線が特定の周波数で振動する。音波のエネルギーは同時に、となりのオクターブに属しているおなじ音階のピアノ線を振動させる。いいかえれば、低い「ミ」をたたくと高い「ミ」も共鳴によって刺激されるということである。

この種の共鳴現象が、ファントム・リーフ効果の基本的なプロセスなのである。電磁気的エネルギーは物理的物質のオクターブのなかで振動しているが、それは同時に、より高いエーテル界のオクターブでも共鳴する音階を奏でていることになる。ＭＲＩもおなじ共鳴という過程をへてはいるが、刺激する対象が物質的身体の原子だけであるという点で、キルリアン写真とは異なっている。キルリアン写真は、エーテル体の原子を共鳴刺激し、キルリアンカメラによってつくりだされた電場と相互作用させて画像化するという点で一歩先をいくものである。同様の共鳴原理をもちいて、エーテル界のさらに上位にある物質／エネルギーの「音階」を画像化することが可能になるかもしれない。

キルリアン技術はかならずしも安定したものではないが、そうしたエーテル界のエネルギーはしばしばフィルム上にとらえられている。現在の理解におけるキルリアン写真の問題点は、あまりにも多くの物理的因子が最終的なキルリアン写真の像と相互作用をしていて、エーテル界の効果だけを切りはなしてかんがえるのがむずかしいというところにある。キルリアン・フィンガープリントも含めて、どのキルリアン写真も多様な物理的または非物理的要素の総和になっている。

現在のシステムでは、いったいどれが物理的因子でどれが非物理的因子（エーテル的）なのかをみきわめるかんたんな方法は存在しない。現在できる唯一のはっきりした方法は、物理的身体をできるだけ除去することによって物質的効果をとりのぞくことである（ファントムをみるために葉の上半分を切りはなすように）。物質的干渉はたまに（がんの発見など）意味のある結果をもたらすこともあるが、予測できないという欠点もある。そのような物質的干渉を回避するべつの方法もあるが、それを理解するためには、まず、現在、すこしだけわかっているキルリアン技術の応用についてしらべる必要がある。

ハリー・オールドフィールドはイギリスのキルリアン写真研究家で、がんの診断にかんするキルリアン・フィンガープリントの研究で成果をあげていた。キルリアン写真の装置を研究していたかれは、フィルム下においた電極におくられる電磁気的パルスが、指を写真乾板上においた被験者のからだにも流れていることに気づいた。キルリアン写真の電源から被験者の皮膚に伝達されたエネルギーの周波数パターンは、被験者のからだから数センチはなれた場所でも、電磁気検出器によってラジオや超音波の周波数帯で検出することができた。その検出器は「キルリアン銃」として知られるようになり、さらに改良されて、オシロスコープに接続して患者のからだのまわりのエネルギーを観察するために使用された。

オールドフィールドはキルリアン発生器を低電圧でも使用できるように改良し、電極を患者の手首につけた。そしてかれはキルリアン銃を患者のからだの数センチうえで動かし、患者が電源につながれているときのエネルギーの放出状況を測定した。正常組織のうえで銃を動かしているときは、オシロスコープ上にあらわれる周波数や信号の極性はつねに、キルリアン発生器の信号と完全に同調していた。

オールドフィールドが発見したのは、検出器が腫瘍部位の真上にくると周波数や信号の極性がおおきく歪むということだった。その現象の反復性をじゅうぶんたしかめたうえで、ロンドンにあるチャリング・クロス病院のがん患者を対象として、その診断法の信頼度を評価するための試験がおこなわれた。予備試験の結果は、キルリアン銃は人体内の悪性腫瘍の位置を特定するのにたいへん効果的であるという評価がえられた。オールドフィールドは、人体にたいしていくつかの検出器を異なる角度でもちい、さらに三角関数をもちいて算出することで、腫瘍の深さと正確な三次元的位置がわかることを発見したのである。

オールドフィールドの発見は重要である。かれは人体からややはなれた場所からの部位診断を可能にするためにキルリアン周波数の電源をもちいる方法を発見した。その結果は湿度や気圧の影響を受けることもない。

オールドフィールドの研究が成功したのは、いくつかの細胞がもとからもっていた周波数と、かれのもちいた電源の周波数とが共鳴していたからであろうとおもわれる（その周波数という要素こそ、おそらくはキルリアン写真の実験結果の明暗をわけるおもな要因であろう。残念なことに、実験に成功した発生器はたまたま運まかせでつかわれたものであり、研究者自身も成功の理由をじゅうぶんに理解していないことが多い）。

オールドフィールドの研究は、キルリアン技術を単純なキルリアン・フィンガープリント撮影の段階をこえ、疾患の検査に有効であるかもしれないという段階にまで進歩させるための原動力となった。オールドフィールドの提案の応用範囲はきわめておおきい。もっともわかりやすい応用法はがんの診断にかんするものであったが、その発見をさらに一歩進めてみよう。オールドフィールドは人体周囲の多変数的測定をおこなって、腫瘍の深さと部位を数学的に算出した。では、その種の検出器をCTの数学的コンピュータプログラム技術と結合させれば、いったいどういうことになるだろうか？

オールドフィールドの研究の原理にはMRIの原理と似ている点がある。オールドフィールドは特定の周波数の電磁気的エネルギーをもちいてからだの組織を興奮させ、二次的にラジオ電波や超音波領域の信号を放出させた。そのようにからだを刺激したあとに生じるエネルギー信号は、正常組織と腫瘍組織とではひじょうにおおきなちがいがみられる。オールドフィールドは、手にもった検出器（キルリアン銃）とオシロスコープをもちいて、放出されるエネルギーを分析してみた。異なった角度から多変数的測定をおこなったところ、体内の腫瘍のおおまかな位置が算出できた。キルリアン技術をコンピュータシステムに応用すれば、多くのかたちでの診断が別個に可能になるだけでなく、異なった角度からの放出信号の歪みを瞬時に計算できるようになるだろう。CT型の検査器用に開発されたソフトウェアをつかえば、からだの断層写真をつくることが可能であり、情報を一枚の画像に視覚的に表示することもできる。MRIとCTは画像作成上、おなじ原理をもちいている。

ＭＲＩが共鳴周波数によってナトリウムや水素を画像化するのとまったく同様に、ＥＭＲ（電磁気共鳴）原理をもちいた検査器も異なった組成を選択的に画像化することができる。では、物理的な分子構造を核磁気共鳴のような方法でしらべるのではなく、ＥＭＲをもちいてエーテル分子の構造を画像化することは可能だろうか？　ファントム・リーフの実験からえられたデータによれば、キルリアン発生器の種類によってはエーテルの画像をとらえることも可能なようだ。それらは電磁気共鳴（ＥＭＲ）効果をおこし、エーテル質を刺激することができる。**こうしたキルリアン・システムの電気的周波数が、エーテルの周波数のうちの低いほうと倍音的に共鳴するらしい。**もしオールドフィールドの実験でつくられたのとおなじタイプのＥＭＲ検査器でおなじ周波数をつかえば、エーテル体の断層写真をつくることも可能になるかもしれないではないか？

ＣＴデータ処理における最近のコンピュータ画像化技術の進歩で、医師はたくさんの断層写真を合成して、内臓や骨格の立体画像がつくれるようになっている。あたらしいコンピュータ技術をＥＭＲと結合させることで、エーテル体の立体画像をつくれるようになるはずである。そうなればエーテル体は全身的に研究され、細部にわたって検討され、病気に関係した変化とそうでないものの差異が観察されるだろう。

エーテル体はホログラフィックなエネルギーの鋳型であり、物質的身体の生長と発達をみちびいていく。健康人の微細エネルギーパターンが歪むと、細胞の生長に異常をきたす。エーテル体についての既知の知見にもとづくかぎり、物質的身体に病気が出現する数週間から数か月まえにはエーテル体に病気の徴候があらわれているとかんがえられる。

真の予防医学の可能性は、病気が物質的身体に出現するまえに、エーテル体レベルの病気を探知できるような検査機器のなかにある。（東洋医学でいうところの）「未病」の段階に属するエーテル体の像をしらべることによって、機能不全の状態へとむかう動きを事前に察知し、多様なエネルギー療法をつかってそれを是正することが可能になるだろう。物質的に顕在化するまえの病気を治すことによって、高価で攻撃的なアロパシー療法の必要性をすくなくすることができる。ホメオパシー療法のような代替療法における微細エネルギーの動向は、理想的な身体エネルギー検知器でエーテル体を直接観察することによって評価することができる。医師は患者のエーテル体をしらべ、ビタミンや栄養、光や色、そして多くの波動医学的治療法のエネルギー効果について研究することができる。波動医学的治療法も、その科学的効果を評価するためにはそのような技術を必要としている。べつの応用法としては、従来の薬物療法による物質的身体およびエーテル体にたいする長期的影響の研究にも役立つかもしれない。

ＥＭＲ検査器は、いま現在でもつくられる可能性はある。しかしそのためには、エーテルエネルギーの検出器を開発するための知識をもっている研究者が共同作業する必要がある。ＥＭＲは微細な身体エネルギー的枠組みの世界（の一部であるエーテル界のエネルギー）にむかってひらかれた、はじめての窓になるだろう。微細エネルギーがよりかんたんに反復性をもって視覚化されるようになることによって、「微細エネルギーの科学」も体制的な科学の世界に受けいれられはじめるだろう。われわれは単純なニュートン的な発想をこえた、未来の診断・治療にかんする拡大した医学をもつことになるだろう。それをわれわれに提供するのが波動医学の仕事であるべきなのだ。

【キーポイント】

1　通常医学はすでに、病気の治療にエネルギーを利用する方法をさぐりはじめている。がん治療のための放射線療法、鎮痛や腫瘍縮小のための電気治療、骨折の治癒を促進するための電磁気の利用、関節炎の痛みや炎症をおさえるための磁気治療などがそれに含まれる。

2　物質的身体は、ある種の自己治癒作用をもつ電気的フィードバック系をそなえている。「損傷電流」がそれで、この電流は損傷後の細胞の修復や再組織化をうながす作用がある。細胞内および細胞間には、正常な生長や細胞の複製にかかわる半導体タイプのエレクトロニクス・システムが存在するとおもわれる。

3　科学はつぎつぎにあたらしい画像化技術を開発している。CTスキャン、PETスキャン、MRIなどがそれで、医師に脳やからだの構造や機能をしらべるためのあたらしい窓を提供している。

4　いくつかのキルリアン写真システムによって、ファントム・リーフ効果として知られる現象が何度も提示されてきた。ファントム・リーフ効果は、生体のエーテル体の写真としてはおそらく最良の資料であろう。

5　キルリアン・システムもMRIシステムもともに、細胞レベルでの、および生体エネルギー的な重要な現象を視覚化することができる。その視覚化は、自然に存在するからだの細胞成分やエネルギー成分と共鳴する周波数を生みだすことによって可能になる。

6　いずれCT画像のような全身像として、エーテル体を画像化できる日がくるだろう。そうなれば横断面のスライス写真を多数くみあわせてコンピュータ処理し、エーテル体の立体像をつくることもできる。そのようなシステムの基本は、共鳴周波数をもつエネルギーによってエーテル体を刺激できるような周波数源である。そのようなエネルギーはエーテル体を興奮させて、電磁気学的共鳴をひきおこす。こうしたエーテル体検出器によって、病気が物質的身体のなかで重要な細胞学的変化をきたすまえにエーテル体の障害を発見することが可能になる。

＊訳註1——ただし、これは脂肪組織をのぞいた場合。ヒトでは男性で全体重の三〇〜四〇パーセント、女性で全体重の三五〜四五パーセントが脂肪組織であるといわれる。
＊訳註2——この電磁波は高周波とよばれ、たとえば水素原子に共鳴をおこす周波数は、四二・六メガヘルツである。
＊訳註3——ただし、電子の移動をおこす「電子スピン共鳴」と、通常のＭＲＩで利用されている「核磁気共鳴」はまったく異なる現象であるが、ここでは理解しやすくするための例として紹介されている。

第4章
物質の周波数帯と微細エネルギーレベル
——人間の多次元的解剖学

ニュートン医学とアインシュタイン医学のおもな相違点のひとつは、人体をどのようにみるかという点にあらわれる。ニュートン的機械論者は分子生物学的アプローチを得意とし、人体を、神経・筋肉・骨といったハードウェアをうごかす一連の複雑な化学反応系とみなしている。物質的身体は精妙きわまりないメカニズム、すなわちひとつひとつの細胞の構造にいたるまでの精密な分子機械だとかんがえられているのだ。

われわれは第1章で、素粒子レベルでは物質からいわゆる「物質らしさ」が失われていくことを示す数多くの証拠について検討した。物質の「固い」という性質はわれわれの感覚がつくりだした幻影以外のなにものでもない。あたらしい物理学において物質は、それ自体凍結した光の粒子で構成されている存在として記述されている。物質の波動／粒子の二重性という特性は、これまでだれもかんがえつかなかったあたらしい人体の構造特性を示唆しているのである。人体のあたらしいモデルは、その特性にもとづいてかたちづくられることになろう。

この章では、われわれの身体システムとさらに高次のエネルギー系とのあいだにみられる連続性についてさぐっていきたい。そのような微細エネルギー系は、人間存在の機能全体において不可欠の役割をになっている。

物質的な身体システムはダイナミックな平衡状態にある複数の系のひとつにすぎず、閉鎖系からはほど遠い系である。それら複数の系はすべて、物理的に幾層もかさねあわされた状態で同一空間内に存在しているのだが、通常の人体観からはおおきくかけはなれており、理解しがたい。ここでいう、より高次なエネルギー系とは「微細身体」(サトルボディ)とよばれるものをさすが、それもじつは物質的身体とは異なる周波数特性をもつ一種の「物質」(基質)からできているのである。

第2章で論じたとおり、物質も凍結した光の一種である以上、特定の周波数特性をもっているはずである。物質的物体とエーテル体とのちがいはたんなる周波数の差にすぎない。周波数が異なる複数のエネルギーは、あ同一空間内に共存しうるものであり、たがいに破壊的に作用しあうことはない。これは物理学では周知の原理である。われわれが日々生活し、仕事をしているこのいわば「人工の電磁気学的スープ」ともいうべき日常空間のなかでも、同様の原理が容易に観察される。たとえば、われわれはつねにラジオやテレビ電波の侵襲を受けており、電波はたえずわれわれのからだや家屋を透過している。その電磁エネルギーは、目や耳でキャッチすることができない。なぜならそれらのエネルギー閾値はわれわれの感覚器官の感受性をはるかにこえているからである。しかし、その知覚できないエネルギーも、ひとたびテレビのスイッチをいれればわれわれの知覚の範囲内にある光や音に変換される。テレビをみるとき、第二チャンネルの番組と第七チャンネルの番組の映像がまじってしまうことはない。その理由は、それぞれの電波のエネルギーが若干異なる周波数をもっているため、たがいに干渉することなく同一空間内に存在しうるためである。空間内にそうしたエネルギーが存在することが確認できるのは、われわれの知覚の延長であるテレビジョンという機器が介在するからにほかならない。

同一空間にあって異なる周波数をもつエネルギーにかんするそうした原理は、理論上、異なった周波数をもつ物質にも応用することができる。いわゆる物質とエーテル質も、たがいに周波数が異なっているために、テレビやラジオの電波のように、干渉せずに同一空間内に存在することができる。エーテル体のエネルギーマトリクス、すなわちホログラフィックなエネルギー場の鋳型は、人体の物質的構造のうえにかさねあわされている。ファントム・リーフがつねに葉の物質的部分でしめられていた空間に出現するのはそのためである。周波数が異なる物質にかんする原理は、エーテル体よりもさらに高い周波数をもつエネルギー基質にもあてはまる。より高い周波数をもつエネルギー身体はたがいに結合していて、物質的身体とはダイナミックな平衡状態にある。本章の目的は、高次の微細身体の性質と原理をあきらかにし、さらにそれらのエネルギー身体と物質的身体との連続的関係をあきらかにしていくことにある。それらは有機的にむすびつき、われわれのエネルギー的構造の大部分を形成している。

肉体／エーテル体接触面——波動医学における第二の発見

第1章でふれたように、物質的身体に関連してホログラフィックなエネルギーの鋳型のようなものが存在するということを示す証拠はかなりたくさんある。その鋳型として機能する「エーテル体」は物質的身体にかさなって存在していて、物質的身体にひじょうによく似ている。エーテルエネルギーの鋳型あるいはマップのなかには、細胞の生長パターンを誘導してからだの物質的構造をつくるための情報がおさめられている。そこには発達途上の胎児が子宮内でどのように発育していくかを示した、三次元的情報も含まれている。また出生後の生長や、病気やけががおこったときの成人の臓器における修復プログラムに必要な構造学的情報もおさめられている。サンショウウオの脚を切断したあとで、それを正確に再生するためには、サンショウウオの脚の鋳型が必要である。そのエネルギー的構造は、ここ数十年にわたって研究されてきた分子生物学がもたらした「細胞の遺伝機構」の概念と相矛盾するものではない。エネルギー論的には、物質的身体は細胞の生長をみちびくという点でエネルギー身体であるエーテル体と強固に結合し、かつ依存しており、エーテル体なしではおそらく存在できないものだとかんがえられる。したがって、エーテル場に「歪み」が生じたばあい、やがて身体レベルにも疾患が生じる可能性がでてくる。多くの病気の発症は、まずエーテル体レベルで発生し、からだの臓器における病理学的変化はそれにつづいて出現してくるのである。

さきにのべたように、エーテル体もれっきとした物質の一種である。その構成要素は「エーテル質」あるいは「微細質」とよばれているエネルギー基質であり、われわれの高次のエネルギー身体を形成するための物質である。「微細質」(サトルマター)という用語は、一般に物質的身体に対応する、目にみえない高次のエネルギー的実在を表現するときにもちいられる。エーテル体とさらに高次のエネルギー身体とのあいだになんらかのちがいがあるとすれば、それは周波数特性の差があるだけにすぎない(後述)。目にみえないエネルギーを肉眼で認知できるようにしてくれる科学技術も、まだまだ発展途上であるため、より高次のエネルギー身体を認知するレベルにはいたっていない。かつては観察不能であった宇宙の領域も、ラジオ電波やX線などをもちいてわれわれの感覚を拡張する技術が開発されて以来、天文学的な観察の対象になっているという経緯は注目すべきであろう。微細エネルギー的構造にたいしても、不可視を可視にするための研究的努力がおおいに必要とされるのである。

エーテル体は物質的身体システムから完全に切りはなされることはなく、相互に作用しつづけている。両者のあいだには、エネルギー情報をべつのシステムに流してエネルギー交換を可能にしている、特殊なチャンネルがそなわっている。そのチャンネルの存在は、東洋の秘教的文献のなかでは詳細にふれられているが、西洋科学の世界ではごく最近まで知られておらず、議論されたこともなかった。

鍼灸学の基盤をなす経絡系は、最近になってやっと西洋医学のメスがいれられた系のひとつである。古代中国医学の理論では、人体深部の組織内をはしる「経絡」という目にみえないシステムが存在し、人体表面には経絡にそって存在する「経穴」という特異点が存在するとされている。中国の人々がよく口にする「気」とは、生長促進作用をもつ特殊なエネルギーのことであり、経絡にそって流れているとされる。気のエネルギーは経穴をとおって体内にはいり、さらに深部の臓器にむかって流れていく。そして気のエネルギーは、生命をはぐくむ微細エネルギー的な特性をその臓器におくりとどける役割をはたす。中国の人々は、人体内には一二対の経絡が存在し、それぞれが特定の臓器系とむすびついているとかんがえている。そして、ある臓器系の機能障害が発生してくると、その臓器にむかうエネルギーの流れがとだえたり変調をきたしたりしているのだとかんがえるのである。

最近は西洋でも疼痛緩和のために鍼灸が利用されるようになってきている。しかし西洋医学の医師のほとんどは、鍼灸でさまざまな痛みが緩和でき、外科手術の麻酔にも利用できることを知りはじめたばかりである。鍼灸のエネルギー理論は西洋世界にはよく知られていないため、その鎮痛効果を説明するための西洋側の理論として、ウォールとメルザックによる「ゲートコントロール理論」(11、215ページ参照)のように神経刺激の生理学に還元した解釈や、中枢神経系内のエンドルフィン放出モデルに説明をもとめた仮説がだされている。そのようにほとんどの西洋医学の医師は、気エネルギーの流通路とされる「経絡系」という概念を無視して、従来の解剖学・生理学モデルをもちいて説明しようとしている。とはいうものの、西洋の医学的文献のなかには経絡の存在を示すような解剖学的証拠はどこにも記述されていないので、それもやむをえまい。

朝鮮民主主義人民共和国のキム・ボンハン教授を筆頭とする研究グループによって一九六〇年代におこなわれた、経絡の解剖学的性質にかんする一連の動物実験がある(1、2)。キムはウサギやその他の動物の経絡にかんする実験をおこなっていた。かれはウサギの経穴に、放射性のP^{32}(リンの放射性同位元素)を注入して、周囲の組織にとりこまれるようすを観察した。マイクロオートラジオグラフィーという技術をもちいた結果、かれは、P^{32}が細い管状の構造(直径はおよそ〇・五ないし一・五ミクロン)にそって積極的にとりこまれていくことを発見した。注入された放射性物質は、経絡のみちすじとして旧来から説かれているコースにそって流れていた。それにくらべて、経絡や経穴が存在するとされる部位からすこしはなれた周囲の組織では、P^{32}濃度は無視できるほどに低かった。P^{32}を付近の静脈にゆっくりと注入したばあいには、P^{32}が経絡内で検出されることはなかった。このことから、経絡系は血管網から独立した系であるという可能性が示唆された。

フランスの研究者、ピエール・ド・ヴェルヌユールらによるその後の研究の結果、キム教授の発見が正しかったことが証明された(3)。かれらの実験では放射性テクネシウム99mが患者の経穴に注入され、ガンマカメラをもちいて放射性同位元素のとりこみ状態が観察された。ド・ヴェルヌユール博士は、注射した放射性テクネシウム99mがわずか四分から六分のあいだに経絡にそって三〇センチもはなれた場所まで分布することを発見した。静脈やリンパ管内にゆっくり注入する対照実験も含めて、テクネシウム99mを皮膚のさまざまな部位に無作為に注入してみたところ、おなじ結果をえることはできなかった。このことは、やはり経絡が他の系から独立した経路であることを示しているらしいとおもわれた。

キム博士の調査によれば、ウサギのこうした微小管系は組織学的に「表在微小管系」と「深在微小管系」にわかれているらしい。深在系はさらにいくつかの亜系にわけられるということである。

第一の深在系経絡は、「内管系」とよばれる。それらの微小管系は血管やリンパ管の内部を自由に浮遊しており、その入口と出口では血管を貫通していることがわかった。内管内部の液体はふつう、血液やリンパ液の流れとおなじ方向に流れている。しかし、特別なばあいには逆の方向に流れていることもありうる。それらの内管系内の液体が「輸送血管」の流れと逆方向に流れるばあいも含めて、内管の走行が血管壁を貫通して出たりはいったりするということは、微小管系の起源が血管やリンパ管とは異なっていることを示唆している(もしかすると血管より古い起源かもしれない)。いいかえれば、経絡は胎児の発生初期において、動脈、静脈やリンパ管よりも先に形成されているのかもしれないということである。経絡は、その後あたらしく形成される血液／リンパ循環ネットワークの生長と発達において、臓器の空間的位置決定のガイドとして機能しているのかもしれない。血管が経絡のまわりに発達していったからこそ、結果的に経絡が血管を出たりはいったりしているかのようにみえているともかんがえられる。

深在系経絡の第二の微小管系は、その特徴から「内側外管系」とよばれている。これらの微小管は内臓の表面にそってはしり、血管系、リンパ系、神経系とは完全に独立したネットワークを形成している。そして三つ目は、「外管系」とよばれ、血管やリンパ管の表面を走行しているものである。

微小管は皮膚の内部からも発見され、それらは「表在微小管系」とよばれており、これが古来より鍼灸師にもっともよく知られてきた経絡系であるらしい。四番目のシステムは「神経管系」であり、これは中枢神経系と末梢神経系に分布している。

最終的には（表在系から深在系にいたるまでの）すべての微小管がつながり、それぞれの系の連絡性も保たれていることがわかった。さまざまな管系がそれぞれの終末微小管をつうじてむすばれている。その連結のしかたは、組織の毛細血管床における動脈／静脈の連結とおなじようなものである。興味ぶかいことに、キムらによると、**終末微小管は細胞の核内にまで到達している**という。また経絡からややはなれて存在する特殊な「微小体」が経絡にそって散在するということもあきらかにされた。**表在微小管系にそって存在する微小体は、古典的な経穴や経絡の位置に対応し、経穴の下方に存在するものとされている。**

それらの微小管から抽出される液体には、血液中にくらべてはるかに高濃度のDNA、RNA、アミノ酸、ヒアルロン酸、一六種類の核酸、アドレナリン、コルチコステロイド、エストロゲンなどのホルモンが含まれている。経絡中の液体から検出されるアドレナリンの濃度は血中の二倍であった。経穴においては、血中の一〇倍以上にあたる濃度のアドレナリンが検出された。微小管内にホルモンやアドレナリンが存在することは、あきらかに経絡系と内分泌系がなんらかのつながりをもっていることを示唆している。キム博士はまた、深在系の終末微小管が細胞の遺伝情報の中枢である核の内部にまで到達していることをみいだした。経絡中の液体成分に核酸やコルチコステロイド、エストロゲンのようなホルモンも存在していることからみて、経絡と内分泌系による人体機能調節のあいだには相互関係があるとかんがえられる。

　キム博士は数多くの実験をおこない、深在系をとおる経絡の流れが停滞することなく臓器に流れこんでいるという事実の重要性を確認した。かれはカエルの肝臓につながる経絡を切断して肝臓の組織学的な変化をしらべた。すると、経絡を切断した直後、肝細胞は腫大して内部の細胞質ににごりが生じてきた。つづく三日間のうちに、肝臓全体の血管の変性が進行してきた。何度くりかえして実験をおこなっても、えられる結果はおなじだった。キム博士は、神経の周囲をとおる経絡を切断したときの反射の変化についてもしらべた。結果は、経絡切断後三〇秒以内に反射反応時間がもとの五倍にのび、その変化はほぼ一定して四八時間以上つづいた。それらの研究は、古代中国における「経絡は五臓六腑のそれぞれにあった滋養を供給する」という鍼灸の理論を裏づける立場に位置している。

　そのような膨大な実験データにもとづいて、キム博士は経絡が相互につながっているだけでなく、組織内に存在するすべての細胞の核をむすびつけていると結論している。発生過程においてその核／細胞間の結合がかたちづくられる時点をつきとめるために、キムはさまざまな種類の生物をもちいて経絡がどの時点で形成されるのかを研究しはじめた。バー博士の研究を連想させるかのようなその発生学的実験によって、キムはニワトリの胎児においては、**受精後一五時間以内に経絡系が形成される**ことをあきらかにした。発生学では、その時点ではもっとも基本的な器官（器官原基）すらもまだ形成されていないとされているので、キムの発見はたいへんに興味ぶかいものである。経絡系の三次元的形態形成の完了が器官の形成よりもはやい時期に訪れるということからすると、**鍼灸における経絡系の作用が、体内臓器を形成するさいの細胞の遊走や臓器の三次元的位置の決定に影響をあたえている可能性もかんがえられる。**経絡系が個々の細胞における遺伝情報の中枢をむすびつけているとすれば、細胞の複製や分化（特殊化）にも重要な役割をはたしているかもしれない。

ここでハロルド・バー博士(4)の研究とあわせてキム博士の研究をまとめてみよう。バー博士がサンショウウオの幼生の周囲に発生した電場を視覚化する実験をおこなったことは読者もおぼえておられるだろう（60ページ参照）。その研究をつうじてバー博士は、サンショウウオの未受精卵における将来の脳、すなわち中枢神経系に相当する部分に電場が発生していることを発見した。未受精卵にそのような電場（あるいは波動的ガイド）が生じているということは、胎児のからだがあらたに形成されていく過程で、急速に分裂し、遊走している細胞たちに三次元的な方向づけをおこなうための、何種類かのエネルギー場の共同作業がその体内においておこなわれていることを示唆するものである。さらにバーは苗の実験において、新芽の周囲に生じた電場の輪郭がすでに生長した植物の形態をもっていることを発見していたが、この現象、つまりキルリアン写真によるファントム・リーフ撮影を可能にする現象をさきほどの研究結果とむすびつけると、**胎児から成人への生長における三次元空間の秩序は、エーテル体というホログラフィックなエネルギーの鋳型にみちびかれているらしい**という結論に達する。

キム博士は経絡の形成が、発生過程における器官原基の発達と定着に先んじるということを発見したが、同時に、経絡と細胞核がむすびつけられていることも発見していた。その結果から、ある種の情報が経絡をへてDNAという細胞のコントロールセンターに流れこむことによって、胎児の発達に必要な追加修正作業がおこなわれるということが推測される。経絡が、細胞や器官が胎児体内で最終的な位置をみいだす以前から、すでに三次元的に組織化されているということが事実だとすれば、経絡系は細胞や器官を配列・形成するための、一種の中間的な道路地図もしくは情報ガイドシステムのような役割をはたしているのではないだろうか。バー博士やキム博士による発生学的研究の結果を総合すると、**経絡系はエーテル体と物質的身体とのあいだの仲だちの役目をはたしているようにおもわれる。経絡系は、発生とちゅうの物質的身体とエーテル体とのあいだに最**

初につくられる物理的なつながりであると仮定することができる。エーテル体のエネルギー構造の組織化は物質的身体の発達に先行し、物質的身体の発達をみちびく。エーテル体における変化は、それがからだに有利な変化であろうと病的なものであろうと、細胞の物質的変化に翻訳される。その仮説は透視診断にかんするシャフィカ・カラグラ博士の研究(5)をはじめとする、その他おおぜいの研究者のデータとも一致する。それらの研究によれば、ある人のからだにあきらかな病気が発症するまえに、その人のエーテル体がすでに機能不全状態になっているというのである。

経絡系は「肉体/エーテル体接触面」とよぶことができるかもしれない。生体エネルギーの情報と気という生命エネルギーは、特殊な経絡ネットワークをつうじてエーテル体から物質的身体の細胞レベルにまで到達するとかんがえられるのだ。ではつぎに、ある超心理学的な文献から引用してみよう。

> 神経系、循環器系、経絡系は直接にむすびついている。その理由のひとつは、物質的身体をつくっている神経系と循環器系を生みだすために、発生段階の初期に経絡が利用されているからである。その結果として、それらの系のいずれかひとつに影響をあたえる因子は、他のふたつの系にも直接の影響をあたえるようになった。経絡は物質的身体に生命エネルギーを供給するために神経系と循環器系のあいだの連絡通路を利用しており、その通路は分子レベルにまで達している。**経絡系は物質的身体からエーテル成分へとつうじる接点または扉なのである**(6)。(強調引用者)

経絡系はホルモンや核酸を細胞核にはこぶための微小管からなるたんなる物理的システムではなく、ある種の微細エネルギー(気)を外界から体内の臓器へとつたえる特殊な電解質液システムの一種でもある。

体表の経絡系に存在する経穴をつうじてある種のエネルギーがやりとりされているという仮説は、体表の経絡上あるいはその周囲の皮膚電気抵抗を測定した研究の結果によって支持されている。数多くの研究者による定量的な測定によって、経穴とされる部位では電気抵抗が他の部位より二〇分の一に減少していることがあきらかにされている(7)。エネルギーがより抵抗のちいさいところに流れる傾向があることは、よく知られているとおりである。水は人体の大部分をしめているが、(93ページで紹介したグラッドの研究で発見されたように)人体は電流だけでなく微細エネルギーの良導体でもある。さらに重要なのは、キルリアン写真の研究でも、経穴がはっきりとした電気的特性をもっていることが確認されている。疾患が身体レベルに出現する数時間ないしは数日、あるいは数週間まえから経穴部位の輝度が変化しているという事実である(8)。(231ページ参照)

エーテル体が物質的身体の病的変化の発生に先行して変化するらしいという仮説は、一部の研究者たちに受けいれられつつある。このことは、「経絡系内部のエネルギーバランスがみだれると、臓器への気エネルギーの供給が減少して病気が発生する」という中国医学の理論の支持につながる。経絡系の変化は、いち早くエーテルレベルに発生した変化を反映しているのである。そうした変化は経絡のレベルをへて、物質的身体のレベルにまで浸透していく。経絡の変化が物質的臓器の変化に先行するさいの原理の説明は、キム博士がおこなった肝経の経絡の研究にみいだすことができる。キム博士が肝臓に栄養をおくっているとおもわれる経絡の接続を断ち切る実験をおこなったとき、肝細胞の変性がじっさいにおこったのは切断してから三日後のことであった。

経絡系の統合性とエネルギーバランスは、臓器の健康維持にきわめて重要である。経絡系は、経穴に鍼を刺入するいう病気治療法のひとつとしてだけでなく、病気の早期発見の鍵をもにぎるものである。キルリアン写真や鍼灸に関連したさまざまな電気機器は、経絡系の微細エネルギーの変化を記録することができるので、未来の診断機器としてのおおきな可能性をもっている。そのような手段をもちいれば、病気にかかわるからだの微細エネルギーバランスのみだれを、既存のどんな診断機器よりもはやく測定することが可能になるかもしれない。
経絡系の詳細についてはべつの章でさらに検討をくわえるつもりだが、そのまえに、われわれの物質的身体と高次のエネルギー系とをつなぐ接点は、経絡系だけではないということをのべておかなければならない。

チャクラとナーディ——インド医学と微細エネルギー解剖学

古代インドのさまざまなヨーガ系文献には、人間をかたちづくる微細身体の内部における特殊なエネルギー中枢の存在が記述されている。それらのエネルギー系についてしらべ、現代科学のなかにその存在を支持するような証拠がみつかるかどうかを検討してみよう。

ヨーガ系医学のエネルギー中枢は「チャクラ」とよばれ、サンスクリット語で「車輪」を意味している。微細エネルギーが渦巻いて動くありさまが車輪に似ていることからそのように表現されているのであろう(9)。チャクラは、高次のエネルギーをとりいれて体内で利用可能なかたちに変換する作業にかかわっている。最近では西洋の科学者も、これまで認知されないまま放置されていた体内の構造物の理解と評価に注意をむけはじめた。過去の時代には、「チャクラ」や「経絡」は東洋の非科学的、幼稚な思想家が魔術的にでっちあげたものだとかんがえられ、西洋の科学者にはほとんど無視されていた。しかし、微細エネルギーの存在と機能を測定する技術が進歩するにつれて、経絡とともにチャクラも認知されるようになってきたのである。

チャクラは生理学の立場からいうと、特殊な微細エネルギーチャンネルをつうじて物質的身体の細胞内に流入している、高次エネルギーの流れのなかに存在しているとおもわれる。それらは、ある段階では、エネルギー変換器として機能している可能性がある。つまり、一定の形態と周波数をもったエネルギーをより低いレベルへとかかえ、伝達する器官としてかんがえられるのである。その変換されたエネルギーは、ホルモンの変化を

図10　七大チャクラおよび自律神経節

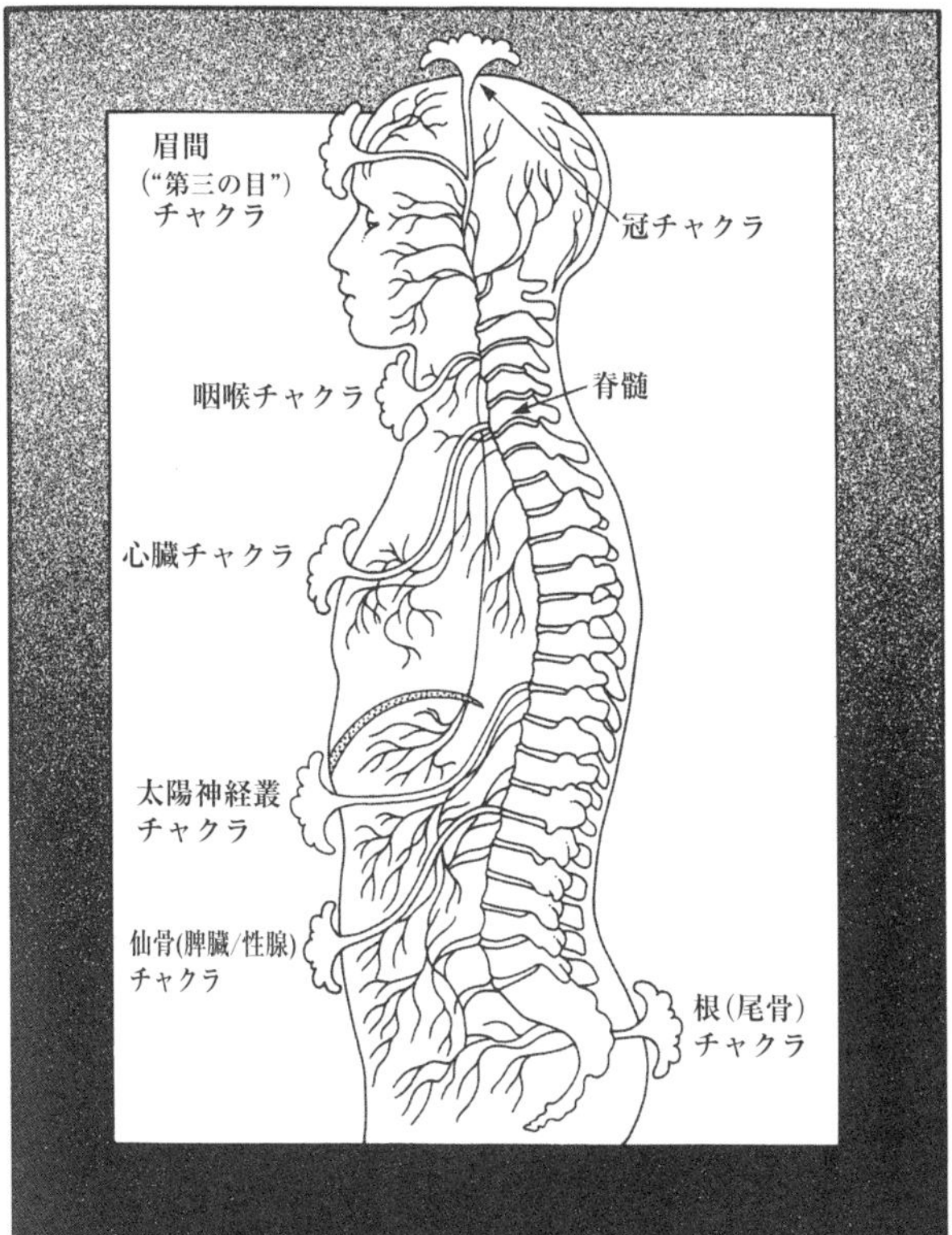

はじめとするさまざまな生理学的変化、さらに最終的には細胞の変化へと翻訳されていく。

物質的身体にかかわるおもなチャクラは、少なくとも七つあるといわれている。主要チャクラは、解剖学的にはそれぞれ重要な神経叢や内分泌腺とほぼ一致している。おもなチャクラは背骨の底部から頭部へむかって垂直に上昇していく線上にある。もっとも下位のものは「根チャクラ」といわれ、尾骨のそばにある。二番目は「仙骨チャクラ」あるいは「脾臓チャクラ」「性腺チャクラ」などともよばれる。これはへその直下、脾臓のそばに存在する。これらはじっさいにはふたつの異なるチャクラであるが、学派によって異なった名前で紹介されている。三番目の「太陽神経叢チャクラ」は上腹部正中、すなわち胸骨剣状突起の下部に存在する。四番目は「心臓チャクラ」ともよばれ、胸骨中央部周辺で心臓と胸腺をおおいかくすように存在している。五番目、すなわち「咽喉チャクラ」は「のどぼとけ」のそばにあり、甲状腺と喉頭をおおうように位置している。六番目の「眉間チャクラ」(〝第三の目〟チャクラ)はヨーガの文献では「アージュナ・チャクラ」といわれ、前頭部の中央、鼻橋のすこし上部にある。七番目の「冠チャクラ」は頭頂部にある(図10参照)。

秘教的文献のなかには、おもなチャクラは一二種類あるとのべているものもある。そのばあいは、さきにのべた七種類にくわえて、手のひらにふたつ、足のうらにふたつ、そして中脳と協働している延髄にもうひとつ(「アルタ大チャクラ」とよばれることもある)存在するとされている。ほかにも膝、足首、肘といった大関節に関連して存在する、たくさんの小チャクラがある。大小含めたすべてのチャクラをあわせると、人体内には三六〇個以上のチャクラが存在することになる(10)。

七つの主要チャクラのいずれもが、サイキックな知覚機能にかかわるものであるといわれている。すなわち、チャクラはサイキックな知覚にかんする微細エネルギー器官の一種とかんがえられているのだ。たとえば、アージュナ・チャクラ、すなわち眉間チャクラはときに「第三の目」ともよばれ、透視能力に深くかかわるものだとされている。

図11　チャクラの神経生理学的および内分泌的な関係

チャクラ	神経叢	臓器系	内分泌腺
1. **根**（尾骨）	仙骨尾骨神経節	生殖器系	性腺
2. **仙骨**（脾臓/性腺）	仙骨神経叢	泌尿生殖器系	ライディヒ細胞
3. **太陽神経叢**	太陽神経叢	消化器	副腎
4. **心臓**	心臓神経叢	循環器系	胸腺
5. **咽喉**	胸髄神経節、延髄	呼吸器系	甲状腺
6. **眉間**（"第三の目"）	視床下部、下垂体	自律神経節	下垂体
7. **冠**	大脳皮質、松果体	中枢神経系、中枢コントロール	松果体

すでにのべたように、主要チャクラはそれぞれ個々の神経叢および内分泌腺と関係をもっている。ここに紹介する図11は西洋医学と東洋医学の両方の系統にもとづいてつくられたものである。なかには下位のチャクラの内分泌腺との関連性について、西洋の研究と東洋の研究では一致しないデータもある。それはじつは、二種類のチャクラ系が存在するからである。それらのふたつのチャクラ系が混合して、あたらしいチャクラ系が概念化されるばあいもあるのだ。東洋人は尾骨と性腺がそれぞれ第一と第二チャクラに相当するとかんがえている。そして甲状腺と第四のチャクラが関係あるとしている。西洋人は第一、第二チャクラは性腺と脾臓に対応し、第四チャクラは心臓と関係があるとかんがえている。また、第一チャクラを性腺に、第二チャクラを性腺のホルモン産生ライディヒ細胞や副腎とむすびつけている文献もある(11)。さらにこまかい知識の紹介のために、巻末に参考文献をあげておく。

チャクラには、高次エネルギーを変換し、物質的身体内の内分泌腺によるホルモン産生をうながす作用もある。秘教的文献によると、チャクラはエーテル体のなかでいくつもの中枢としてはたらくとされている。それらは、より高い周波数の「アストラル体」に対応するエネルギー中枢である。主要なチャクラはエーテル体レベルに起源をもっている。チャクラはたがいに、また細胞のレベルにまでつながっているが、その仲だちをしているのは「ナーディ」（ナディ）とよばれる微細エネルギー管である。

ナーディは微細エネルギー物質による細い管でできている。経絡は微小管というじっさいの物質的対応物をもっていたが、ナーディのばあいはそうではない。ナーディは流動するエネルギーの拡張されたネットワークを形成し、多くは物質的身体の神経に並行して走行している。東洋のヨーガ文献では、チャクラは花に、ナーディは花弁および細い根にたとえられることが多い。それぞれのチャクラから発せられた生命力やエネルギーが、ナーディをつたわって物質的身体に供給されるのである。

さまざまな文献によると、人間の微細構造のなかには七万二〇〇〇本ものナーディが存在しているらしい。それらのユニークなチャンネルは物質的身体の神経系におりこまれている[12]。ナーディは神経系とも複雑な相互関係をもっているので、脳、脊髄、末梢神経系における神経伝達にも影響をあたえている。チャクラやナーディのレベルで機能障害が生じると、神経系にもなんらかの病理学的変化が生じるとかんがえることができる。その機能不全は、神経系に流れこむ微細エネルギーの絶対量という観点からみれば「量的」な異常だが、チャクラ／ナーディ／神経系の共同作業という点からみると「質的」な異常でもある。主要チャクラ、内分泌腺、神経叢は、人体が最適な状態で機能するために必要な特別な配置をとって存在しているのである。

また、微細エネルギー系のアンバランスが全身の細胞異常をひきおこすメカニズムにかんしては、ホルモンを介したチャクラと内分泌腺との連結がみられることが、さらに複雑な機構の存在を示唆している。あるチャクラにおいて微細エネルギーの流れが異常をおこすと、重要な内分泌腺の機能が低下する可能性がある。たとえば、咽喉チャクラのエネルギー流量が低下すると甲状腺機能低下症になるかもしれないということだ。

さて、チャクラ／ナーディ系という人体のもっとも基本的な側面を紹介してきたが、ここでわれわれは微細エネルギー・ネットワークの存在を実証するたしかな証拠があるのかどうかを問わなくてはならない。日本の本山博《ひろし》博士は、人体におけるチャクラ系の存在が確認できるような実験結果を紹介している(13)。すでにのべたように、チャクラはエネルギーの変換器として機能するとかんがえられている。そして、チャクラを流れるエネルギーの流れは二種類ある。すなわち、ひとつは微細エネルギー的環境から物質的身体へとむかう方向あるいはその逆向きの方向、もうひとつは体内から外界へと放散する方向と外からとりいれる方向である。後者の可能性は、チャクラの活性化したレベル特有の性質であるようにもおもわれる。チャクラをつうじてエネルギーを活性化し、伝達する能力は、高度な意識の発達や集中を反映するものなのである。

本山博士は、霊的に覚醒している被験者がチャクラのエネルギーを随意的に活性化、もしくは方向づけできるとすれば、それらのチャクラからでるある種の生体エネルギー／生体電磁場が外部から測定可能であるはずだとかんがえている。

チャクラからつたえられた根源的なエネルギーがいかに微細な性質のものだとしても、二次的な共振で生じた静電場のような「低いオクターブの現象」は測定可能なのではないだろうか。キルリアン写真において、高次元のエーテル的現象であるはずのファントム・リーフ効果が低いオクターブの現象である電子を利用して画像化できることの理由も、おなじ仮説で説明することができる。**静電場は高次元のエーテルエネルギーによって生じた二次的な効果にすぎないが、従来の電気的な記録装置でかんたんに測定できるのだ。**

本山博士は鉛を裏打ちにつかって電磁遮蔽した特殊な小部屋を用意した。そのなかにいる被験者のチャクラにあたる部位には、可動性の銅電極が対置されている。その電極をつうじて、被験者の体表からすこしはなれたところから人体の生体電場を測定するのである。本山博士は、数多くの被験者でくりかえし測定をおこない、大量のデータを記録した。被験者の多くは習熟した瞑想家か超常体験の持ちぬしであった。被験者が（長年の瞑想によって）開発したと主張するチャクラの部位に電極を対置すると、意識を集中しているときの電場のつよさと周波数は、対照群の人々のチャクラにくらべてひじょうに高かった。この実験で本山博士は、チャクラをつうじて意識的にエネルギーが放出できる人もいるらしいというみずからの仮説を裏づけたのである。かれらが意識を集中しているとき、チャクラからたしかに強力な電場のみだれが検出された。本山博士の研究室では、何年もにわたる実験のくりかえしでこの現象の再現性が確認された。瞑想中の人の生理学的変化を研究しているイツァク・ベントフも、同様の測定装置をもちいてチャクラからの静電場エネルギーの放出にかんする本山博士の知見を確認している(14)。

ＵＣＬＡのヴァレリー・ハント博士による研究も興味ぶかい(15)。博士はより単純な機器をもちいて、チャクラと人体エネルギー場の研究をおこなっている。ハントは被験者の体表でチャクラに相当する部位に筋電図用の電極をあてて、生体電場エネルギーの測定をおこなった。さまざまな生理検査装置をからだのチャクラにあたる部位にセットして、電極からのデータが遠隔測定装置をつうじて測定室に転送され、エネルギーの強弱として記録された。ハント博士は、規則的で高い周波数をもち、サインカーブを描いて変化する、それまでに記録も報告もされたことのないあらたな振動を発見した。脳波の周波数の正常値は〇から一〇〇ヘルツである。ほとんどの波形は〇から三〇で出現する。筋電図のばあい、およそ二二五ヘルツまで上昇し、心臓のばあいは二五〇まで上昇しうる。ところが、チャクラからの信号はいつも一〇〇から一六〇〇のあいだで変化したが、これは人体から放射されるものの従来の値をはるかにこえるものである。

博士のこの研究は、じつは「ロルフィング」として知られている手技の効果をさぐるためにおこなわれたものであった。ハント博士は電気的記録法にくわえて、手をつくして遠隔視能力者の協力をもとめ、ロザリン・ブルイヤーという人体オーラ場の変化を判読する、有能な遠隔視能力者の協力をえた。ブルイヤーの役目は被験者の微細エネルギー場を観察することにあり、被験者のチャクラは電気的にもモニターされていた。オーラを観察しているあいだ、被験者のからだの筋電図電極からのデータがなんらかの電気的変化を示してもブルイヤーには知らせないことになっていた。

　研究結果はハント博士自身、予期せぬものとなった。ブルイヤーのオーラ観察は被験者のエネルギー場の変化を色の変化として観察するものであったが、ハントはブルイヤーの観察結果が筋電図電極で記録された変化と完全に相関していることに気づいた。ハントはそれぞれの色のオーラが、被験者のチャクラに相当するそれぞれの部位の皮膚で記録される波形に対応していることを発見したのである。波形は関連するオーラの色にちなんで命名されていった。ブルイヤーが被験者のオーラの色を「赤」というときは、記録計はいつも同一の波形を示していた。ほかの色にかんしても同様だった。いちばん興味ぶかかったのは、オーラに「オレンジ色」のような中間色がみられるとき、同時に記録計では異なるチャクラからそれぞれ「黄色」と「赤色」の波形が検出されていたことである。黄色と赤色の原色は混ぜあわせればオレンジ色になる。「白色光」のような色がオーラにみられたときは、周波数は一〇〇〇ヘルツをこえていた。ハントは、**その高い周波数レベルは、じつは何千、何万ヘルツもの領域に属している本来の周波数信号の低調波なのではないかという仮説をたてた。つまり、チャクラ本来の微細エネルギーの低調波にあたるものなのではないかということである**[16]。

　本山博士やハント博士の実験からえられたデータは、チャクラ系の存在を証明しているようにおもわれる。それぞれの実験で、チャクラにおいて測定されている放射エネルギーは、高い周波数の微細エネルギーの低調波で構成されている。それらのエネルギーはすべて、いわば電磁波スペクトルの音階にすぎない。どうやら微細エネルギーは、これまでの西洋の科学者たちが言及することのなかった、広範囲の周波数帯にわたっているようなのである。

　ともあれ重要なのは、経絡系やチャクラ／ナーディ系のような複雑な系が何種類も存在しており、それらが物質的身体とともにエーテル体をも統合しているということである。それらの系についての詳細は、インドや極東で長い年月にわたって治療および瞑想にかんする実践的文献のなかでのべられてきていたのだが、科学的に支持する決定的な証拠がみつからないという理由で西洋の医師や研究者からは無視されていたものである。以下は超心理学的な文献からの抜粋である。

中枢《センター》（チャクラ）から放出されている力は、物質的身体でいえば神経系にあたる、ひじょうに複雑なエーテル体のネットワークに作用している。そのネットワークに相当するものは、ヒンドゥー思想では「ナーディ」とよばれており、複雑でもっとも広範囲にわたる、流動するエネルギーのネットワークを構成している。そうしたネットワークは、内的かつ非物質的であり、物質的身体の神経走行と並行している。そして神経系とは、じつはエネルギーの内的パターンが表在化したものなのである。しかし、それでも英語、あるいは他のヨーロッパ言語には、古代語の「ナーディ」にあたる単語は存在しない。なぜなら、西洋ではこの主観的システムの存在はまだ知られておらず、手でふれられる物質的な環境に反応してつくられたシステムとしての「神経系」という物質的概念のみがひろがっていたからである。内なる敏感な反応系から生じた濃密な物質的顕現としての神経という概念すらも、いまだに西洋科学によってはじゅうぶんには認識されておらず、完全な定義づけもおこなわれていない。物質的な神経の背後を流れる（エネルギーの糸からなる）この微細エネルギー物質が認知されれば、われわれの健康と病気にかんするあらゆる問題の研究法が一歩前進するだろう。そして諸問題の原因はもっと身近にあらわれることになるとおもわれる(17)。

いまやテクノロジーはじゅうぶんな水準に達し、これまでのべてきたような微細エネルギーと物質的身体のつながりの意義づけが確認され、さらに念入りな検討がなされようとする段階にまできている。秘教的文献に記されているような古代人のいう微細エネルギー系についての内容の確認がはじまれば、人体の微細エネルギー的構造のうちでも、エーテル体より外がわにある領域にかんする微細解剖学的な議論がおこってくるだろう。

アストラル体――感情の座と体外離脱意識のメカニズム

われわれはこれまでのところ、物質的身体と結合してエネルギーを供給し、それを安定化させ、また細胞の生長と修復をもつかさどっている第一のレベルの系についてふれただけであった。われわれはが論じてきたのは、アインシュタイン的アプローチ、もしくはエネルギー学的アプローチをつうじてえられる、医学における理解と探求の新天地についてである。「肉体／エーテル体接触面」として表現されてきたものが理解され、受容されるようになれば、人間のあたらしい生理学的システムが発見される可能性がでてくる。人間の構造のあたらしい面を認識することによって、医学的見地から、微細エネルギーをつかったユニークで効果的な治療法が理解され、応用されるようになるかもしれないのだ。肉体／エーテル体接触面でもある経絡系にくわえ、われわれは本来エーテル体レベルに起源をもっている他の系もみてきた。チャクラ／ナーディ系は、健康と病気のはざまで生理学的および内分泌学的な適度のバランスを維持している経絡系におとらず、ひじょうに重要である。

総合的に表現すると、エーテル体は物質的身体のあらゆる側面を背後から補強しているエネルギーの一形態である。**エーテル体が「病気」という表現形とどのような関係にあり、それにいかなる影響をあたえているかが詳細に理解できるようになれば、新時代の医師たちにはたいへん有益な情報となるだろう。かれらは伝統的な医学のドグマを超克し、医学のさらなる進歩をめざしながら、病気を癒すためのあたらしい効果的なアプローチを考案していくだろう。**また真の健康をつくっているものがなんであるのかを学ぶことは、医学界自体にとっても利益になるだろう。そのようなあたらしい情報は、じょじょに受けいれられていき、最後には「予防医学」

のエネルギー学的アプローチ確立の土台になるのではないだろうか。

われわれは、ほとんどの西洋科学者の頭のなかで「あいまいな部分」として無視されてきた、広大な領域について議論の歩みを進めていかなければならない。特定の次元における微細エネルギー構造という概念が受けいれられない理由は、おもに西洋と東洋の思考体系のあいだの摩擦と、何千年もむかしにさかのぼる、西洋における宗教と科学の分離によるものだとおもわれる。

人間の微細エネルギー的構造をしらべていけば、いわゆる秘教的文献のなかで「アストラル体」とよばれているものに直面せざるをえなくなる。アストラル体とはアストラル質で構成される不可視の身体だが、アストラル質とはエーテル質よりも周波数が高い微細基質のことである。

ピアノの鍵盤の比喩にもどろう。何オクターブもある音階は、周波数が階層構造をもつ電磁エネルギーと同様のものだとみなすことができる。左がわのいちばん低いキーはいわゆる「物質／肉体」の周波数領域にたとえられる。その右隣の一連のキーは「エーテル質」領域の音階をつくっている。エーテル体領域のさらに右のほうには「アストラル体」のエネルギー領域にあたる、高い音階が存在する（図12参照）。この比喩は、七つの音階という媒体のすべてを含むように拡げていくこともできるが、ここでちょっと立ちどまって、アストラル体とアストラル質の領域についてしらべてみよう。

いわゆる秘教的文献には、「アストラル体」あるいは「感情体」についての知識がおびただしい量で記述されている。微細エネルギーレベルにおける人体構造の知識は初期のエジプト王朝の時代から知られており、教えられてもいたようである。アストラル体は、多次元的な人間像全体の一部分を構成しており、エーテル体とおなじように、物質的身体にかさなって存在している。各オクターブどうしのちがいはあきらかだとはいえ、それらはわれわれのなかで分離して存在しているものではない。アストラル体は、われわれの知覚の範囲をこえた周波数帯のエネルギーからなる基質で構成されているが、すぐれた透視者ならアストラル体を観察すること

図12　ピアノの鍵盤にたとえた人間の周波数スペクトル

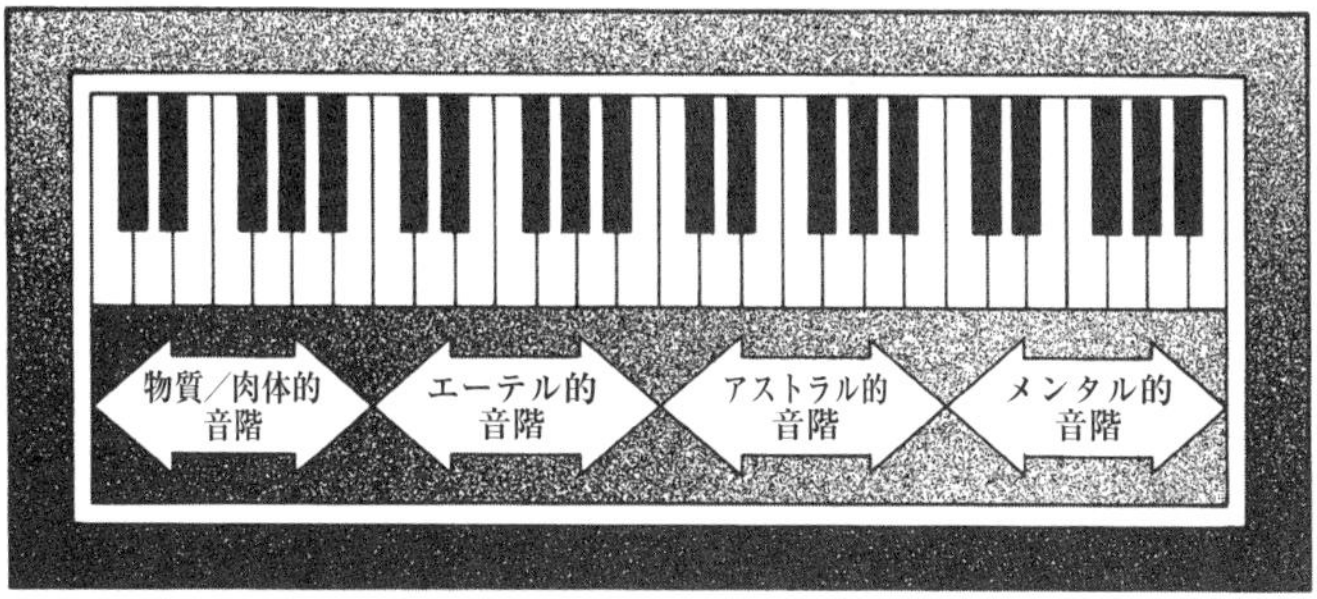

ができる（のちにのべるが、訓練された透視者はアストラル体にそなわったアージュナ・チャクラ、すなわち〝第三の目〟チャクラを使用している。このチャクラはそのとき、その特有の周波数領域のエネルギーを変換し、伝達すべく、アストラル質の波長に同調している）。

拡張された感覚器としてのチャクラの機能についてはすでにのべたが、アストラル体は物質やエーテル体の周波数をはるかにこえる周波数帯に属しているために、物質やエーテル体と同一空間を共有することができる。そのことは、「非侵襲的共存の原理」ともいうべき原理が存在することを示している。これは「周波数が異なった物質は、同時に同一の空間をたがいに破壊しあうことなく共存できる」という現象をあらわす原理である。

アストラル体が〝通常は〟物質的身体とかさなって存在していることは、これまでにもたびたび強調されてきた。では、もしそれが物質的身体とかさなって存在していないばあい、なにがおこっているとかんがえられるだろうか？　その質問に答えるのはむずかしいことだが、不可能ではない。しかし、そうした難問に答えようとするまえに、もうすこしアストラル体の生理的機能について知っていただかなければならない。

秘教的文献によると、アストラル体にも、エーテル体とおなじように、七つの主要チャクラがある。それらはアストラルレベルにおけるチャクラである。それらもエーテル体のチャクラのようにエネルギー変換器として機能しており、拡張された微細エネルギー系の不可欠の部分として存在している。アストラル体の各中枢は、アストラルエネルギーを伝達・受信し、さらにそのエネルギーをエーテルチャクラのレベルに変換・移送する。エーテルチャクラでは、そのエネルギーがナーディを介して神経系や内分泌機能の情報に翻訳される。アストラル体は感情の表出にかかわっている。アストラルチャクラはその微細エネルギー的連関をつうじて、人の感情的な変化によって健康を害したり、増進したりする可能性をもっているのである。

秘教的文献では、内分泌腺およびホルモンの影響は細胞レベルで発現し、ホルモンはパーソナリティの感情表現においても不可欠のはたらきをしていることをみとめている。アストラルレベルの健康にたいする影響は、現代医学の範囲でも観察できる。たとえば、甲状腺機能亢進による活動性の高いパーソナリティや、それとは対照的な副腎機能低下による無気力なパーソナリティが存在することは医師たちの常識である。内分泌学者の報告によれば、特定の感情表現は特定の内分泌腺の機能と関係があるらしい。しかしほとんどの内分泌学者は、**主要な内分泌腺の活動がそれらに対応するチャクラのエネルギー供給に依存している**ことを見落としてきたのである。

アストラル体は、「感情体」とよばれることもあるように、人間の感情の座であるともかんがえられてきた。われわれの感情は、現代科学であつかわれている以上にふかく微細エネルギーに起源をもつともかんがえられる。この数十年間、医学は感情的ストレスと身体的疾患との関係をあきらかにしてきた。アストラル体はわれわれの感情につよく関係しているため、身体的・感情的な病気の双方において、「心」と「物質的身体」と「アストラル体」とのあいだには未知の強力なつながりがあることが推測される。不安定な感情は、脳内の神経化学的障害であると同時に、アストラル体およびアストラルチャクラのエネルギーの流れのパターンが異常にな

ったことにも由来しているとおもわれる。アリス・ベイリーによれば、

基本的には各中枢（チャクラ）**と内分泌腺が**（……）**人間の健康状態や心理状態の良否を決定している。**内分泌腺の主要な作用は心理的なものである。（……）人間は物質界に生きているが、内分泌系の活動にしたがって変化する感情的・精神的存在であり、たまたま内分泌腺の活動のままに物質化しているものである。なぜなら、人間の内分泌系はしばしば思考と感情による心理状態によって決定されているからである(18)。（強調引用者）

アストラル体はまた「欲望体」とよばれることもある。秘教的文献では、アストラル体を性欲・渇望・気分・感覚・食欲・恐怖の座であると表現している。意外なことに現代では、われわれに影響をあたえている代表的なアストラルエネルギーのひとつは恐怖である。**個人が渇望や恐怖からいかに影響を受けるかによって、その人の物質界におけるパーソナリティの発現範囲がきまるのである**(19)。西洋のほとんどの医師や科学者は、人間の感情表現は大脳辺縁系に特徴的な神経活動の所産だとかんがえてきたが(20)、じつはそれは、より高次のレベルから神経系に入力されているエネルギーにたいする補助的な系にすぎないのである。ニュートン的機械論者は物質としての脳を複雑な神経化学的「生体コンピュータ」だとみなしてきた。機械論者は脳を洗練された自動制御装置の類似物とみなしているのだ。だが生きている脳は、じつは魂の物質界における活動的表現を助けるインターフェイスである。病気で神経系が障害を受けたとき、外部への合図をすることができず、まるで当人のパーソナリティが乗り物に閉じこめられてしまったような状態になることもある（閉じこめ症候群）。たとえば、脳局所に単発性の脳梗塞巣がある患者で、認知障害はないが重症の運動麻痺があるばあい、周囲のだれかに気づいていても会話をかわすことができない。

脳という生体コンピュータシステムは、はばひろいレベルからの入力を受けている。だが、現在の西洋科学者は、物質レベルの入力しか認識していない。アストラルエネルギーは物質的な脳神経系に影響をあたえているが、それはエーテル体への微細エネルギー的な接続、さらにエーテル体の物質的身体への接続を介して影響をあたえているのである。エーテル体は物質的身体をささえながらエネルギーを供給しているが、アストラル体は物質的身体につながってはいるが独立した意識の座としても機能している。自由にうごける個人の意識は、物質的身体が不活発であるとき、眠っているときに、アストラル体をつうじて外界と相互に作用することができる。このアストラル体の機能は一見すると奇怪ではあるが、最近では科学者にもみとめられるようになったNDE、すなわち「臨死体験」(Near Death Experience)(21)という現象を説明するために重要な意味あいをもっている。

医学的に死亡していると診断された人の体験は、レイモンド・ムーディ博士(22)あるいはもっと最近ではケネス・リング博士(23)らによる何冊もの著書の主要テーマである。一度医学的に死亡と診断されたことのある何百人もの体験者にインタビューをおこなった結果、その奇妙な体験についての報告内容は、ほとんど同一のものであった。そうした体験者が共通して報告している体験は、物質的身体から上方へぬけだして、下をみおろしたというものである。体験者は生還後に、医療スタッフによる救命処置の一部始終を、スタッフの服装から会話の内容、投与された薬物にいたるまで正確に描写することが多い。現代の医師たちはこれを理論的に説明することができず、鮮明な幻覚を脳虚血(脳の酸素不足)にともなう生化学的メカニズムとして説明しようとしている。多くの体験者が、病室の空間を浮遊して自分の肉体をみおろしながら、トンネルの奥にみえる光にむかってひっぱられるのをかんじたとのべている。

臨死体験は、OOBEすなわち「体外離脱体験」(Out-of-Body-Experience)として知られるようになった状態の代表的なものである。臨死体験がおこっているあいだ、当人の意識はからだの外がわにいるので、体外離脱体験はおそらく個人におこっていることがらを通常より正確に表現したものになるだろう。もしその体験者が体外にいたとすると、その人はどのような立場から世界をみていることになるのだろうか？　その答えはこうである。かれらはアストラル体の目で世界をみているのである。

体外離脱体験の別称に「アストラル投影《プロジェクション》」という呼称があるが、むしろこのほうが正確な表現かもしれない。アストラル投影とは、当人の意識がアストラル領域の媒体に乗って物質的身体という殻のそとに投射される状態をいう。生きているあいだは、アストラル体は「銀色のひも《シルバーコード》」にたとえられる「魂《たま》の緒」のようなもので、物質的身体につながっている。おそらく物質的身体の死の瞬間に、魂の緒は切断されるのだろう。そしてアストラル体は、腐敗していく物質的およびエーテル的身体をのこして飛び去るのである。秘教的文献には、睡眠中にはだれしも物質的身体からはなれ、空中旅行をして、アストラル領域の構成要素や住人たちとやりとりをすると記述されている。もちろん眠っているあいだになにがおこったかを記憶している人はほとんどいないために、かりにアストラル投影がおこっていたとしても、それを証明するのはひじょうにむずかしい。ほとんどのばあい、人々はそれらの体験が「夢」であったと判断してしまう傾向がある（夢それ自体も、まだあまりよく理解されていない意識状態のひとつである）。したがってアストラル投影が記憶にのこるのは、たいがいは暴力的な事故や臨死体験において、トラウマ的なかたちで意識が物質的身体からぬけでたときなのである。

その状況からみると、物質的身体からアストラル体が離脱するのは、意識をトラウマから保護するための一種の原始的なエネルギー的反射のあらわれではないかともおもわれる。しかし、体外離脱体験を自己誘導することができ、アストラル体の自己を物質的身体から遠くはなれた場所に移動させることができる特殊な能力をもった人物が数人みつかっている。意識が回復したあとで、かれらは独自の見識をもつにいたり、アストラル体による「旅」についての価値ある情報をもたらした[24、25]。

過去から現在にいたるまで、そのような研究の試みは何度もなされており、アストラル体の実在と、アストラル領域（アストラル体を形成している基質の領域）におけるアストラル体の体験を確認しようとする努力がつづいてきた。ノース・カロライナ州のダーハムにある「心霊研究財団」の初期の実験は、ロバート・モリス医師によっておこなわれた。かれは、肉体とは遠くはなれた地点にアストラル体が存在しうることを立証するような証拠をあつめようとしていた(26)。モリスはキース・ハラリーという人物と共同で研究を進めたが、ハラリーは心理学の大学院生で、みずからの意識を物質的身体からぬけださせてアストラル体に投影できると主張する人物であった。

モリスはハラリーのアストラル体、あるいは「第二の身体」とよばれるものを測定するために、奇抜な方法を考案した。最初の試みでは、生きた検出器として、ハラリーがかわいがっているペットの子猫がつかわれた。その結果、ふだんは落ちつきなくうろついていた子猫が、ハラリーのアストラル体が部屋にいるあいだは、一か所にとどまり、静かにしていることがあきらかになった。

子猫の行動を定量化するために、1から24までの番号をふった三〇センチ四方ほどの正方形の枡目のある特殊な部屋が用意され、一定時間にわたって、子猫が通過した枡目の数が行動の測定にもちいられた。子猫の行動は、ハラリーが自分の意識をその特殊な小部屋のなかに投射したときと、なにもしていない時期の双方において撮影され、記録された。体外離脱体験がおこっていないときには、子猫はたいへん活発でひんぱんに鳴き声をあげていた。小部屋のそとにでようと何度もいったりきたりして、結果的に数多くの枡目をよこぎることになった。しかしその逆に、ハラリーの「第二の身体」が小部屋にいるとおもわれるときには、子猫はひじょうにおとなしく、じっとしていた。この結果は四回の実験で反復された。

とるに足りないデータであるようにもおもえるが、その結果が示唆しているのは、みえないはずのハラリーのアストラル体を子猫が識別しているのではないかという可能性である。生きた検出器として蛇をつかったべつの実験では、ハラリーが体外離脱しているときに同様の有意な結果がえられた。だが、残念なことにこの動物は急速に実験の環境に適応してしまう傾向があり、実験の後半は信頼性に欠けるものになった。

ニューヨークにある「アメリカ心霊研究協会」のカーリス・オシス博士のアプローチも興味ぶかい。こちらは体外離脱にかんするずばぬけた才能をもった心理学者のアレックス・タナウスの協力をえておこなったものである。体外離脱とは異なる過程である遠隔視あるいは透視によって遠隔地の情報をえることも理論上可能であるので、オシスはみる方向によってちがった像がみえる特殊な標的《ターゲット》をつくった。これは、側面ののぞき穴からのぞくと特定の幻像しかみえない箱のなかにさまざまな図像がいれられたものである。もし箱の上方や内部からみれば、のぞき穴からみたものとは異なる幾何学的な図柄がみえるしくみになっていた。追加測定としてオシスは、アストラル体が存在しているときに箱のなかに測定可能なエネルギー的変化があるかどうかを確認するために、電気的ひずみ計を箱のなかに設置した。タナウスは、首尾よく体外離脱をはたしたときに、自分がみた像の情報を正確に報告してきた。そのような体外離脱のあいだ、ひずみ計からはおおきなエネルギー出力の変化が検出された。このことは、アストラル体の存在に関係するある種のエネルギーのみだれが発生したことを意味する。

またスタンフォード研究所（ＳＲＩ）では、超伝導体でシールドされた磁場計をもちいた物理学者のラッセル・ターグとハロルド・パトフによって、さらに手の込んだ手法による同様の結果が報告されている(27)。シールド状態が良好なこの装置はクォーク検出器としても有名なもので、スタンフォード大学でおこなわれていた一連の物理学実験の一環として使用されていた。

インゴ・スワン（74ページ参照）は、ターグとパトフの体外離脱体験研究の有能な被験者のひとりであったが、意識の波長を同調させて自分の意識をシールドされた磁場計内部の空間に投射するように指示された。磁場計そのものは物理学棟の地下室にうめられ、アルミ、銅、ミュー合金の層でおおわれ、超伝導体でシールドされているために、物理的にちかづくことはできなかった。実験開始前にあらかじめ、減衰しつつある磁場が磁場計内に設けられた。このことによって、安定した振動をつづけるサインカーブのような輝線として登録される、背景較正信号をえることができる。

インゴ・スワン自身が体外にでて磁場計をのぞきこんでいると自覚していた時刻に、記録計のサインカーブの周波数はおよそ三〇秒間にわたり二倍になっていた。スワンが磁場計に意識を集中しているとき、磁場計にはそのほかの変動も記録された。さらに、スワンは体外離脱中の観察にもとづいて、磁場計の内がわのようすも詳細に報告した。SRIの物理学者の多くが、この実験結果を、対照群のとりかたの綿密さが不十分ではあるもののきわめて重要な観察であると評価している。

それらの実験結果を総合してかんがえれば、体外離脱の実在性を信じたくなってくるのは確実だろう。また、実験によって提供された証拠から推測すると、アストラル体は低い周波数のエネルギーにたいする電磁気学的な妨害波動を発生させるため、高感度の装置をつかえばアストラル体も測定できる可能性があることが示唆されている。アストラル体を写真におさめるような研究はまだどこにもないが、その実現は前述のEMRスキャナーのような、将来の画像技術の発達に負うところがおおきいはずである。

エーテル体撮影技術において、エネルギー周波数を調節してエーテルエネルギーに共鳴させるテクニックがかかわっている以上、おなじ撮影技術がアストラル体の像をとらえるために応用できるかもしれない。エーテル体スキャナーとアストラル体スキャナーのちがいは、おそらくアストラル体を賦活させるための共鳴周波数が異なることだけなのである。

周波数領域の科学モデル――正と負の時空のティラー／アインシュタイン・モデル

もしエーテル体とおなじようにアストラル体が実在するならば、その存在や高次元レベルの現象にはいかな

図13　アインシュタイン―ローレンツ変換

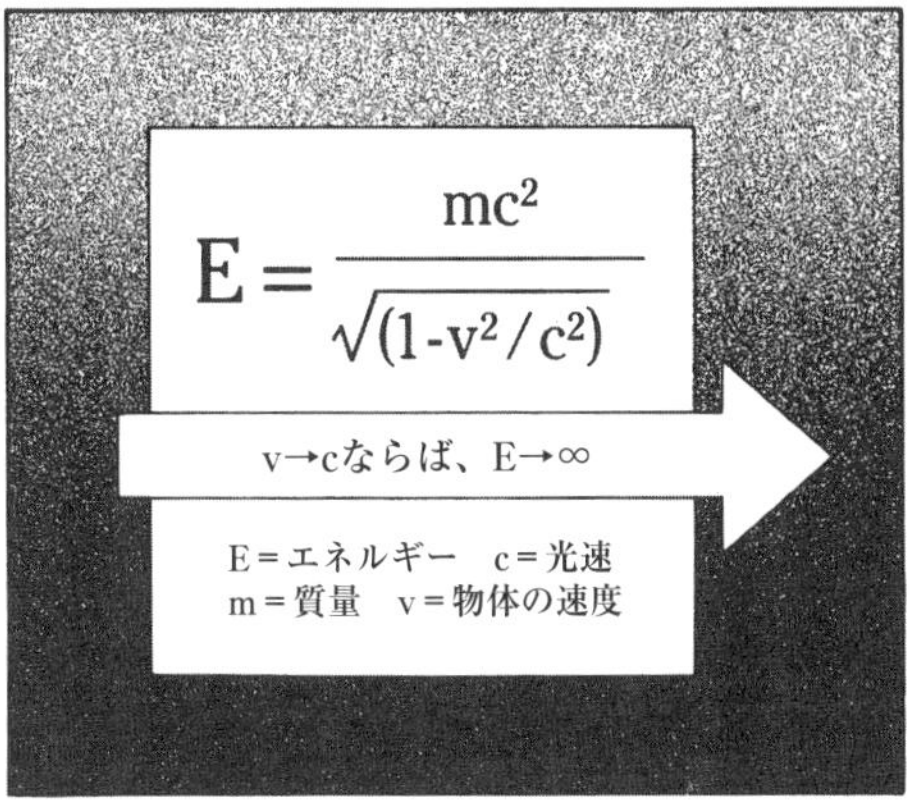

図14　速度とエネルギーの関係

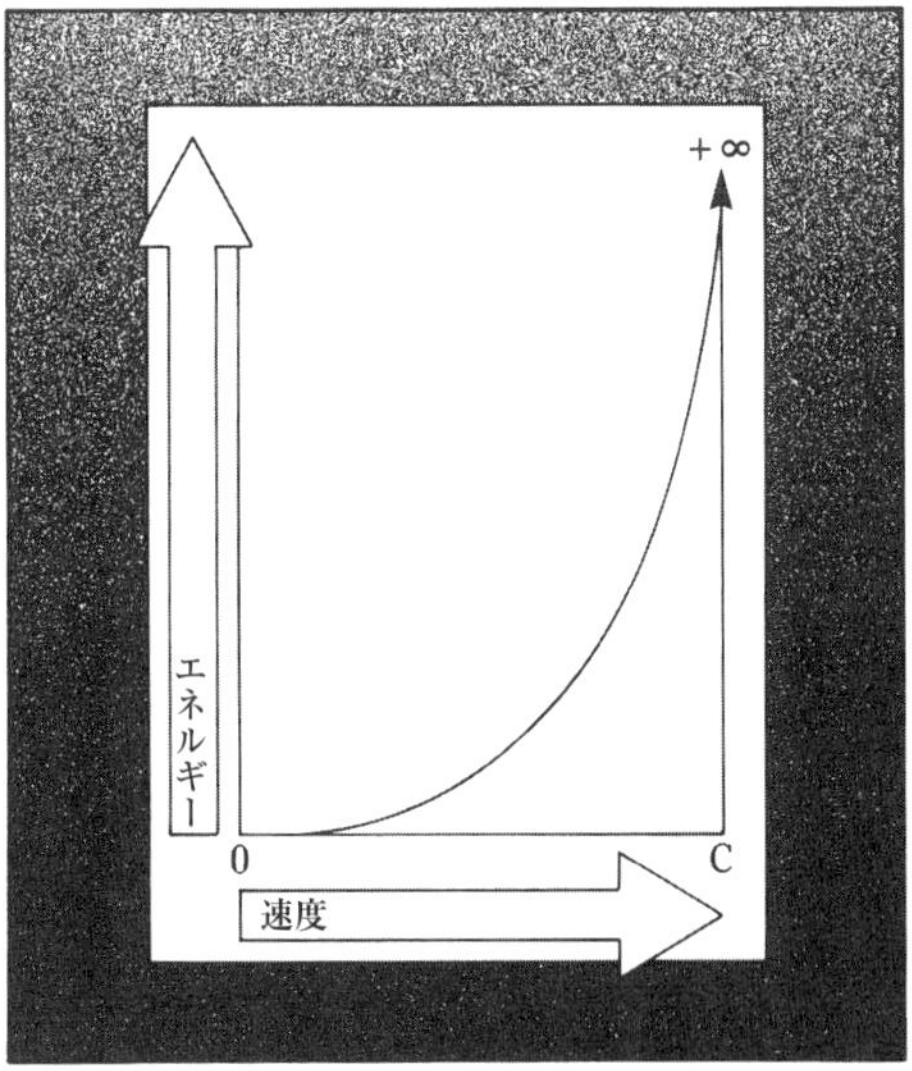

る説明が可能なのだろうか。西洋の科学者は、エーテル体やアストラル体の存在を説明するような数学的モデルが現在の電磁気学理論のなかから生みだされることはありえないとかんがえている。しかし、その問題を綿密にしらべた一群の研究者がいる。そのような研究者のひとりがウィリアム・ティラー博士である。博士はスタンフォード大学の教授であり、同大学の材料科学研究所の前所長でもあった。ティラー博士は科学の枠組みをこわさないようにしながら現在の科学理論を適用することによって、ある種の微細エネルギー的現象を説明しようとしてきた。

著者がそのモデルを「ティラー／アインシュタイン・モデル」とよんでいるのは、その視点がアインシュタインの方程式に基礎をおいているからだ。アインシュタインの方程式はエネルギーと物質を関連づけており、物質からエネルギーが生じることを示している。方程式のもっともよく知られたかたちは$E=mc^2$であるが、これは完全なかたちではない。この方程式は、正式には「アインシュタイン／ローレンツ変換」といわれる比例定数によって変形されている。その変形の定数は、測定の変数（すなわち時間の歪みや物体の長さ、幅、質量）が、表現されている系の速度によってどのように変化するかをあらわす相対性の要素である。正式なアインシュタインの方程式は図13に紹介されている。

アインシュタイン方程式の古典的な解釈では、粒子にたくわえられているエネルギーは、その物体の質量に光速の二乗をかけあわせたものであるとされる。これは、ちいさな粒子のなかに信じられないほどの大量のエネルギーがたくわえられていることを意味している。そのおどろくべき方程式にひめられた革命的な情報を利用する方法を最初に知ったのは、アメリカの核物理学者たちだった。そのポテンシャルエネルギーを解放するためのかれらの最初の試みは、けっきょく第二次世界大戦末期の原子爆弾の炸裂という結果におわった。スプーン一杯ほどのウランにたくわえられているポテンシャルエネルギーは、広島と長崎の二都市を破壊しつくすのにじゅうぶんな量であった。

アインシュタインの方程式をさらに複雑に解釈する方法も進んできており、現在では科学者が宇宙の多次元的性質を理解するためにも利用できるようになっている。**アインシュタインの方程式は、物質とエネルギーが相互変換可能なかたちでつながりあっているということを意味している。**素粒子は粒子のなかに凝縮されたエネルギーの一形態であり、凍結した微小エネルギー場である。原子爆弾は、物質がいかにエネルギーに変換されるかを示すほんの一例である。先の方程式をみれば、物質の粗大な次元や微細な次元に目をむけることの意味を理解することができる。もし粒子をどんどん加速しつづけた結果、光速に達したとすると、粒子の運動エネルギーは物体の速度をvとする方程式$E=1/2mv^2$として示されるように、指数関数的に増大する。これを視覚的にあらわすと図14のグラフのようになる。

このグラフは、光速における物質とエネルギーの指数関数的な関係を表現している。その関係を解釈しようとするとき、ほとんどの人が物体を光速以上に加速することなど不可能だとおもうだろう。右上がりの曲線は光速（c）にちかづくが、交差することはなく、無限大に拡散する。たとえば、高エネルギー粒子物理学の研究者は、素粒子をどんどん加速していって光速にちかづけるにはひじょうに大量のエネルギーが必要になることを知っている。そのふしぎな現象の理由は、相対性理論では物体が光速にちかづくと、質量が指数関数的に増大するからである。その結果、物質粒子を加速するために必要なエネルギーもとうぜん増大していき、物体を光速まで加速するには莫大な量のエネルギーが必要となる。

いままではほとんどの物理学者が、物体を光速以上に加速することは不可能であるという限界を受けいれていた。その憶測は、部分的には、光速よりおおきな数をアインシュタイン／ローレンツ変換に代入したときに虚数のマイナス一の平方根がでてきてしまうことに関係していた。ほとんどの物理学者は虚数の存在を信用していなかったから、物体の運動速度の限界は光速だと仮定していたのである。

チャールズ・ミューゼスのような先進的な数学者は、マイナス一の平方根が「超数」（hypernumber）といわれる数学上のカテゴリーにはいるとかんがえた(28)。かれは(この本でのべられてきた生体における微細エネルギー的相互作用のような)高次元現象の変化を記述するには超数が必要だと確信していた。さすがに一目でみぬくことは不可能であったようだが、ミューゼスは電磁気学や量子力学の方程式の解をみつけるには、マイナス一の平方根のような虚数も必要であることを指摘した。もしかすると、保守的な科学者が長く想像の世界だとおもっていた高次元世界の現象を記述するには、虚数が重要であるというその指摘は真実かもしれない。

もし高次元世界の現象を記述するのにマイナス一の平方根が役立つと仮定してみると、われわれは変形されたアインシュタイン方程式に含まれる予見的な可能性を理解することができる。図15は、理論的な静止状態から光速(c)、さらにそれ以上にはばひろく変化する粒子のエネルギーをあらわしたものである(このグラフがどのように作成されたかについてのさらに複雑で長い数学的な説明は、巻末の付録にある)。

図15は一見、図14のものとおなじものであるようにみえるが、物体の速度が光速までちかづくことにくわえて、グラフ上で光速をあらわす軸(c)の反対がわにもうひとつの反転した鏡像のような曲線があることがわかる。ティラー博士は光速の左がわに位置する領域を「正の時空」とよんだ。これは「物質時空の宇宙」として知られるものである。正の時空の物質は光速以下の速度で存在することができる。cの右がわのひっくりかえった曲線は光速をこえた速度にあたり、〝負の時空〟をあらわしている。この負の時空、そして超光速で運動する粒子の世界は、現代の物理学者にはなじみのない世界である。ところが、おおぜいの物理学者たちは、「タキオン」という理論的に超光速でしか存在しえない粒子の存在を提唱している(29)。

超光速で運動するそのような奇妙な粒子の性質はまことに興味ぶかいものである。**正の時空の物質が電気力や電磁気放射にかかわっているいっぽう、負の時空の物質は、ティラー博士が「磁電気放射」とよぶ力や磁力に関係している。**たとえば、物質の原子を構成する粒子は電気的に正あるいは負に荷電するか、中立の状態にある。電磁気学の理論は、N極かS極のどちらかしかもたない粒子である「モノポール」が自然界に存在するは

図15　正と負の時空間モデル

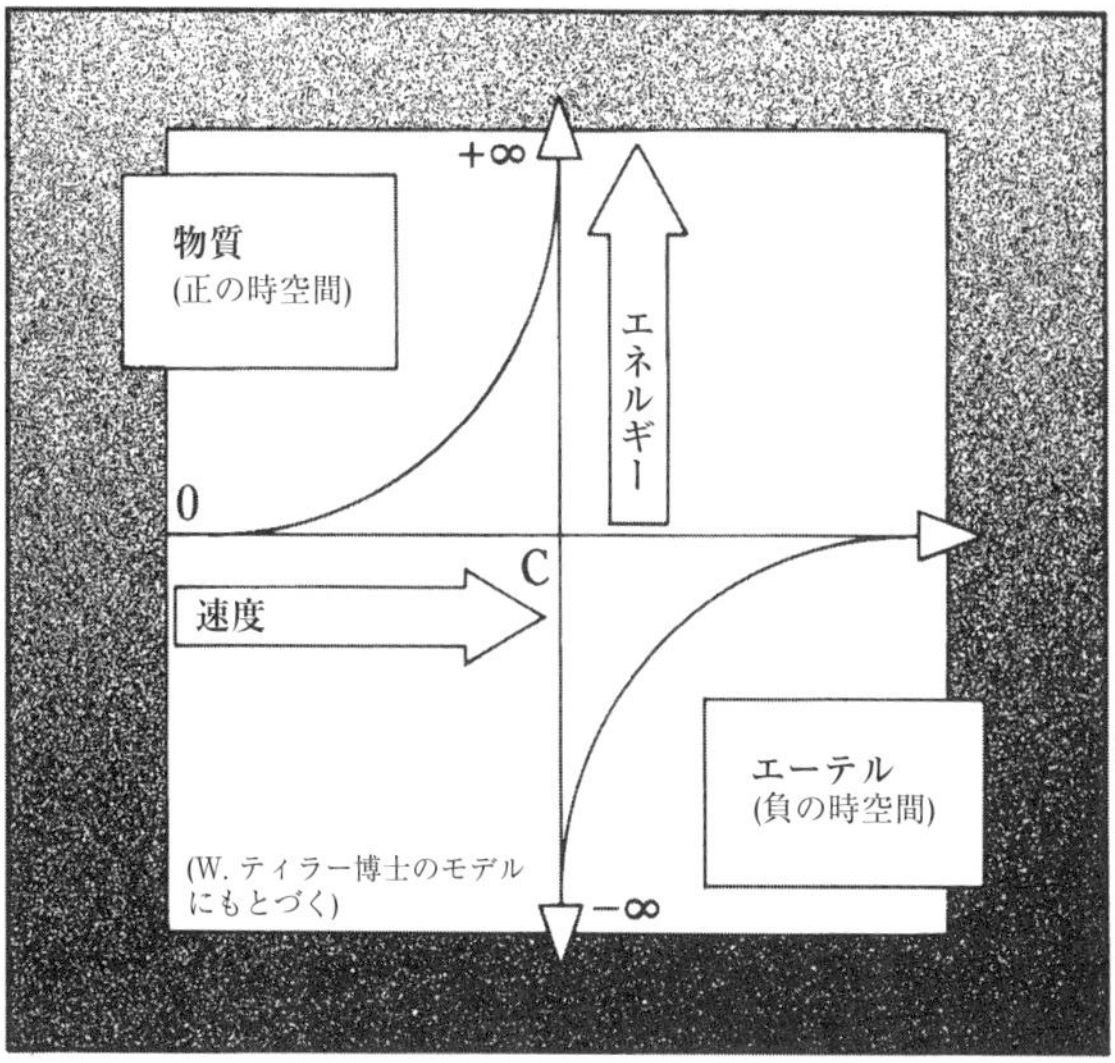

ずであると予測している。それはまだ、だれもキャッチすることに成功しておらず、少なくとも再現性をもって検出することに成功してはいない粒子である。その粒子の属する領域がティラーのいう「負の時空」であるとすれば、われわれの使用している測定機器そのものが不適当であるということもありうる。

負の時空の物質にはほかにもおもしろい性質があり、それはわれわれが論じている微細エネルギーの性質に関係がある。超光速ではアインシュタイン／ローレンツ変換の解はすべて負の数になってしまうので、負の時空の粒子は負の質量をもっていることになる。さらにいえば、**負の時空の物質は負のエントロピーの性質を示すはずだ。**「エントロピー」というのは、ある系が無秩序な状態にむかう傾向をもっていることを意味する。よって、エントロピーがおおきいほど、無秩序さがましていく。概して、物質宇宙に属するほとんどの系は正のエントロピーが増大する方向にむかい、時間がたつほど無秩序さがましていき、物体はバラバラになっていく。

物質宇宙に存在するもののうちエントロピーの法則に反するもっともきわだったものは、生命体である。生物学的な系は無機の物質をとりいれて複雑な巨大分子構造（タンパク質、ＤＮＡ、コラーゲンなど）をつくりあげる。**生体は負のエントロピーの性質を示している。すなわち、組織の無秩序さをへらす方向に進んでいく性質である。**それらは元素に分解された単純な物質をとりいれて、より組織化した状態の系をつくりあげる。生物は原料とエネルギーをとりいれて、自分でそれらを複雑な構造学的あるいは生理学的部分へと転換する。そのため、生命力は負のエントロピーに関係をもっているという人たちがいる（肉体が死滅して生命力がそこからはなれると、のこされた「殻」は正のエントロピーの様式にしたがい、地中の微生物の力によって原料にもどされる）。**エーテル体は自己組織化したホログラフィックなエネルギーの鋳型であるが、これもまた負のエントロピーの性質をもつとかんがえられる。**エーテル体は物質的身体の細胞系に作用して空間的な秩序の形成をうながす。微細な生命エネルギーが示している負のエントロピー的性質とエーテル体の鋳型は、少なくともティラーが提唱する「負の時空」に属する物質の必要条件をみたしているようにおもわれる。

さらに、**負の時空の物質はもともと磁気的なものである**。すでに紹介したバーナード・グラッドの手かざし療法の効果についての実験（93ページ参照）では、植物の生長率は磁気で処理された水によっても、ヒーラーによって処理された水と同様に上昇することが発見された。磁気で処理された水とヒーラーによって処理された水とのあいだの共通点は、ほかにもみつかっている。実験化学者のロバート・ミラーは、ふつうの蒸留水に溶解した硫酸銅を析出させると青緑色の単斜晶が形成されるという現象を利用した。硫酸銅溶液がヒーラーの手や強力な磁場のエネルギーにさらされると、特徴的な青緑色のような構造物ではなく、つねにきめの粗いトルコ石のような空色の結晶が形成される(30)。(366ページ参照) これは水素結合の性質が変化して、その結果、化学的組成にかなりの変化がおこるためであろう。

ジャスタ・スミス博士(31)の研究では、**ヒーラーは酵素の活性を強力な磁場と同様のかたちで加速することができる**という事実が示されている(368ページ以降参照)。スミス博士は、ヒーラーから放出されたエネルギーがトリプシンという酵素にあたえる効果を測定した。

スミスはヒーラーに、手にもっている試験管を患者にみたててエネルギーをおくるように指示した。実験の対照群はふつうの人に試験管をもってもらうことで導入された。その目的は、手の温かみによる活性化作用をシミュレートするためである。スミスは標準的なスペクトル分析計をもちいることによって、ヒーラーのエネルギー作用を受けた試験管と対照群の試験管からそれぞれ少量の酵素をとりだし、それらの活性の変化を何度も測定した（それ以前の仕事では、強力な磁場が酵素反応を加速しているということがあきらかにされている）。その結果ヒーラーのエネルギーだけが、対照群に比較して酵素の反応速度を加速していることが何度も確認された。実験は酵素の種類をかえて何度もおこなわれた。

ある酵素のばあい、ヒーラーは酵素活性を低下させ、三分の一では変化がみられなかった。細胞の代謝という視点から検討すると、その酵素（NAD〔ニコチンアミド・アデニン・ジヌクレオチド〕合成酵素）のばあいは、酵素活性の低下はより多くのエネルギーが細胞内にたくわえられたことを意味していた（370ページ参照）。**ヒーラーが処理した酵素の活性は、全身的な健康の維持と各臓器のバランスのとれた代謝活動を達成する方向にむけられているのかもしれない。**

スミス博士はすこし条件をかえて似たような実験をつづけた。酵素のトリプシンを紫外線に暴露させたのだ。これはタンパク質を変性（鎖構造がとけるために）させることによって酵素活性を低下させることが知られている条件である。強力な磁場にさらされると酵素活性が上昇することは以前から示されていたが、ヒーラーが破壊された酵素を手にもったばあいにも、酵素は構造学的な統合性をとりもどして、ふたたび活性化した。そして活性化のあとも、ヒーラーがその酵素入りの試験管を手にもっていた時間の長さに比例して活性は上昇していった。このように、ヒーラーの手に生じるエネルギー場は磁場と同様に、紫外線で破壊された酵素を修復する作用があったのである。**ヒーラーの手に生じるエネルギー場は、磁場とある種の類似性をもっており、酵素としての機能が低下した分子を再整列させるような負のエントロピー的な性質ももつという点で、ティラー博士が提唱する負の時空の物質、すなわち「磁電エネルギー」の枠組みにあてはまるといえる。**

これまでにのべた実験が示す証拠によれば、ヒーラーのエネルギーは磁気的なもののようにおもわれる。しかし、ヒーラーのもつエネルギー場は従来の磁場とはまったく異なるもののようである。ヒーラーの手と磁石はともに植物の生長をはやめたり硫酸銅水溶液中に青い結晶を析出させることができる。それにくわえて、両者とも酵素の反応速度を増加させることもできる。しかし興味ぶかいのは、磁気検出器での初期の研究ではヒーラーの手のまわりになんの磁場も検出できなかったということだ。

にもかかわらず、コロラド大学医学校のジョン・ツィマーマン博士による一九八〇年代前半の研究では、ヒーリング・エネルギーが磁気的なものであることを示唆する証拠が追加されている。ＳＱＵＩＤ（超伝導量子干渉計）とよばれる超高感度の磁場検出器をもちいて、ツィマーマン博士はヒーラーの手から相当な値の磁場が放出されていることをじっさいに示した[32]。
ヒーラーの手から放出される磁気信号の増加は、バックグラウンドノイズの数百倍におよんだ。しかし、そのていどの強度では実験室で酵素に効果をおよぼすにはとうていおよばない数値であった。ジャスタ・スミス博士の酵素の実験では一万三〇〇〇ガウスの磁場がもちいられている。これは少なくとも地磁気の二万六〇〇〇倍である。だれかが実験結果をごまかすために手に磁石でももっていないかぎり、ヒーラーの手のまわりにそれだけの強力な磁場を発生させることなどできまい。

ヒーラーのエネルギーによる酵素反応速度の変化は、酵素の種類によってまちまちであった。いっぽう磁石による反応速度の変化のばあい、酵素による差はみられない。**それぞれの酵素活性の変化は、つねに自然の細胞の知性を反映した、意味のあるもののようにみえた。**またヒーラーは、強力な磁場においたときとおなじように変性した酵素を修復することもできる。やはりここでも、ヒーラーのもつ微細な生命エネルギーは磁場の性質をもっているのではないかという説が示唆される。これはきわめておどろくべき事実ということになろう。というのは、十八世紀のフランスで、フランツ・アントン・メスメルが治療の実験をおこなっていたころ、かれの実験は「磁気治療」とよばれていたからである（354ページ参照）。もちろんその時代に現代のような磁場が検出されていたわけではないのだが（現代でもツィマーマン博士のＳＱＵＩＤの実験結果が唯一の事例である）。ヒーラーのもつエネルギーの効果は、従来の磁場とは質的に異なるだけでなく、ひじょうに微弱でも強力な生化学的作用をおこすという点で、量的にも異なっている。この微細エネルギーの例外的な磁気的性質は、ティラーのいう負の時空の物質としてのおもな条件をみたしている。

ティラー博士は、負の時空はエーテル領域に属するという説を提唱している。その仮説では、エーテル体の世界と物質の世界とをむすびつけるエネルギー結合として、「デルトロン」という第三の物質の存在が仮定されている。ティラーがデルトロンという仲介物を想定する必要性をかんじている理由は、正の時空と負の時空のあいだに周波数のオーバーラップ部分がないとすると、エーテル体と物質エネルギーとのあいだに共鳴周波数モードが存在しないことになるからである（ファントム・リーフ効果が写真に記録できるように、おそらく「共鳴ハーモニー作用」によって、高さの異なるオクターブのエネルギー間にも相互作用が成立することが知られているので、じっさいにはかれのかんがえがあてはまらない部分もあるかもしれない）。

重要なのは、この物質宇宙の事象や物質とエーテル質との相互作用について、またエーテル基質の世界について研究するための数学的な足がかりとなる、物質とエネルギーの関係についてのあらたな理論モデルをわれわれが手にしたということである。**正と負の時空の図でもっともおもしろい点は、このモデルがアインシュタインの相対論方程式からみちびきだせるということである！** ここから、アストラル体の微細な世界もまた負の時空のなかに存在して光よりもはやいスピードで振動し、エーテル体と同様のある種の磁気的な性質をもつとかんがえられる。ティラー博士は最近の研究で、アストラルエネルギーは光速の一〇の一〇乗から二〇乗のあいだの高速度で運動するのではないかとかんがえている。ティラー／アインシュタイン・モデルは、エーテル体やアストラル体のふるまいを解釈するには重要なおもしろい特性をもっているのである。

アストラル領域における独特の性質のひとつは、アストラル的、すなわち感情的にエネルギーをあたえられた「思考」はそれ自体が生命をもちうるというものである。アストラルエネルギーのレベルでは、ある「思考」は、意識しようと無意識であろうと、独立したエネルギー場すなわち「想念形式」（thought form）として存在することができ、それぞれ独特のかたち、色、性質をもっているらしい(33)。ある思考、とりわけつよく感情的にエネルギーがあたえられている思考は、その発生源となる人物から分離独立して独自のアイデンティティをもちうる。思考はじっさいに微細エネルギー基質で荷電され、その発生源となる当人のエネルギー場のなかに（無意識的に）存在しうる。それらの想念形式は、しばしば高次エネルギー現象にするどい感受性をもつ透視家の目にうつることもある。意識がわれわれの微細エネルギー構造のエネルギー場に影響をあたえるという可能性は、医学や心理学にとってたいへん重要な意味あいをもっている。

微細質、とりわけアストラル体は、つよい磁気的性質をおびている。このレベルでの運動は濃密な物質のレベルからみると相対的に流体的である。かたちはあるが、水銀のように無定形である。それらは脈動する傾向があり、運動は同時にひとつ以上の方向にむかって発生しうる。とにかくそれは存在のべつの次元であり、それ自体の用語で理解される必要がある(……)。

ところで**非鉄物質でも鉄と同様に磁性をもっている**ことは、将来、心理学や医学の研究者たちが確認するであろう事項のひとつである。**ここでいう物質には、人の思考や感覚を形成している「基質」も含まれる**。そこでの磁性の種類は、もちろん鉄粉をひきつけるような性質のものではない。しかし、それはある意味で磁気の一種である。その磁性とは、自己と調和関係にあるものをひきよせ、調和のとれていないものを遠ざけるという性質である。実験科学者たちはいずれ、感情というものを物質的ではないにしてもきわめて磁気的なものとしてあつかい、同時に意識の一面としてとらえるようになるだろう。**情動に関係した多くの病気の治療がむずかしい理由のひとつは、アストラル体の一種が感覚および、自己と同種の他のアストラル体との双方にニカワのようにくっつきやすく、そうした病気をおこした感情が、それらにたいして磁気的に反応してしまう傾向をもっているからである**。われわれの感情の磁気的なふるまいの結果、「わるい」アストラル体をとりのぞくことがむずかしくなり、感情の問題の解決を困難にしているのだ。

医学は、〔原註・生薬やホメオパシーのような〕非伝統的手法からえられた(……)おどろくべき結果の一部をじっくりとみすえる必要のある段階にまできている。医師たちは、生命のかくれた側面、すなわち物質の不可視の領域、微細エネルギーレベルや種々の段階にある物質について学ぶ必要がある。少量の野菜やミネラル、フラワー・エッセンスやホメオパシーなどが病気にたいして強力な効果をもっている例のように、そうしたテーマのなかには科学的に観察しうる題材がたくさんある。

　ある種の微細基質すなわちエーテル体は、特定の病気を物質的身体にまねきよせてしまうらしい。**適切な種類の磁気が生薬やホメオパシーの治療として投与されると、その「わるい」ものがとりのぞかれ、治癒にいたる。**（……）まさにそれは磁気の科学であり、心身の健康に役立てるべく、その全貌があきらかにされることを待ちつづけているのである(34)。（強調引用者）

この主張は、エーテル体もアストラル体もひじょうに高い次元のものであり、非物質的な磁気的特性をもっているということを暗示している。もしエーテル体やアストラル体が磁気をもつ微粒子からなっているとすると、線状のみちすじにそった規則正しい微細粒子の流れは磁気流を生みだすであろう（ティラーもそのような流れのことを「磁電流」とよんでいる）。電流が磁場の発生をともなうことはすでにわかっているが、逆に、磁気流も電場を生みだすはずである。**たとえば、体内のチャクラを流れるアストラル体やエーテル体の磁気的なエネルギーが、それに関連した電場の効果を生みだすことはありうるのだ。**そしてその理論は、本山博士がチャクラ測定器をつかって測定した、チャクラ上の電場という先の実験結果を説明してくれるのではないだろうか。おそらくＵＣＬＡのハント博士がチャクラに該当する皮膚で記録した変動電流もしかりであろう。こうした異なるエネルギー感知システムで測定された電場は、本山博士やハント博士が直観していたように、〝本質的な微細エネルギー現象〟ではなく〝二次的〟現象であった。

　さきほどの引用からえられるもうひとつの示唆は、ホメオパシーなどのさまざまな微細エネルギー療法は、異常なエーテル体やアストラル体のエネルギーパターンを中和するために必要な一定量の磁電エネルギー、いいかえれば微細な磁気エネルギーを患者にあたえることによって作用しているのではないかということだ。たとえば、エドワード・バッチ博士のフラワーレメディ（花療法）（294ページ参照）はイギリスやアメリカでさまざまな感情障害の患者にたいして、すでに何十年もまえから使用されている。ホメオパシーやフラワー・エッセンス療法など、微細エネルギー的なくすりを活用した波動医学的治療法は、患者の感情的苦痛の緩和にじっさいに効果をあげている。しかし、そのような治療法のエネルギー効果は、負の時空という枠組みのなかで、いいかえればエーテル体やアストラル体レベルで発生しているので、その即時的な生理学的効果を従来の医学の検査法で直接測定することはむずかしい。

正と負の時空のモデルは、ここでのべてきたような微細エネルギー的現象の理解に役立つ数学的道具を、すでに現代物理学が手中にしていることを示すのに効果的だとおもわれる。多次元エネルギーの理論をもちいてアインシュタイン的医学が理解されるようになれば、われわれの自己にたいする見かたがかわり、将来の癒しの技法についての発想もかわってくるだろう。

メンタル体とコーザル体——さらに高次な霊的身体

これまでわれわれは、その存在を支持するいくつかの実験結果をまじえながら、エーテル体とアストラル体という微細エネルギー基質についてのべてきた。そしてアインシュタインの相対性理論にもとづいて、こうした微細エネルギー的現象を既存の物理学の体系にとりこむきっかけとなりうるようなモデルについて検討してきた。しかし、アストラル体よりもさらに周波数の高い世界にふみこむとき、そうした現象の探索につかえる道具がまだ発明されていないことが原因となって、残念ながらわれわれは、科学的測定の世界からはなれて進んでいかざるをえなくなる。つまり見知らぬはるか彼方の世界についての情報を手にいれるために、敏感な透視家の目や神智学や秘教的文献にたよることになるわけである。ハードサイエンスの世界とはちがって、それらの文献では、この種の現象にかんする議論は日常茶飯事なのである。

アストラル体の周波数をこえて存在する最初の微細エネルギー身体は「メンタル体」として知られている。メンタル体はアストラル体に似ており、物質的身体よりもはるかに高い周波数をもった基質からなっている。ピアノの鍵盤にたとえるならば、アストラル体のオクターブのすぐ右がわに位置するのがメンタル体である。

アストラル体はときに人間の感情的側面の発現の媒体になるが、メンタル体のばあいは自己表現や具体的な知力を発現する媒体である。アストラル体とおなじで、メンタル体もそれに対応するチャクラ群をともなっており、最終的にはそのチャクラは物質的身体につながっている。メンタル体のチャクラも、低い周波数の微細エネルギー身体同様、主要な内分泌腺や神経系の中枢に関与している。またアストラル体やエーテル体をかこみ、それらをつつみこんでもいる。

メンタル体が物質的身体に影響をあたえるためには、まず一種のカスケード効果(下層への段階的伝達)がおこる必要がある。メンタルエネルギーはまず、すぐ下層のアストラル体をつくっている基質に作用する。アストラル体はメンタル体からおくられる特定のエネルギー刺激にたいして反応しやすい。つぎに、アストラル体におけるエネルギー変化がエーテル体に変換・転送され、最後にまえにのべたエーテル体との接触面をつうじて物質的身体まで転送されるのである。

「想念形式」として知られる微細な基質が存在することは、すでにご紹介した。アストラル体レベルでは、それらの思考は「感情的思考」の形態をとるが、メンタルレベルでは、それらの想念形式は、個人の純粋に精神的・知的な思考をあらわしているようだ。たとえば、人々のオーラをメンタル体レベルまで観察することができる透視家がいたとすると、観察したオーラのなかにその人の想念、概念、長年苦心して練りあげてきた発明などのイメージが、泡のようにただよっているのがみえるだろう。

メンタル体が正常に機能していれば、人間はより明確な思考をし、はっきりとしたあふれんばかりのパワーで、その精神エネルギーをのぞましい方向へとふりむけることができるだろう。メンタル体はアストラル(感情）体にエネルギーを供給しており、そのエネルギーは下層のエーテル体や物質的身体へと転送されていくため、人をメンタル体レベルで治療すれば、アストラル体やエーテル体レベルで治療するよりも強力かつ長期的な治療効果がえられることになる。

鍵盤のさらに右がわのオクターブに属する微細エネルギー物質の領域には、「コーザル（元因）体」が存在する。多くの点で、われわれが「ハイアーセルフ」（高次の自己）とよんでいる存在にもっともちかいものが、このコーザル体である。コーザル体はメンタル体よりもさらに高い周波数をもったエネルギー基質でできている。メンタル体が具体的な思考や観念をつくりだし、脳に転送することに関係があるいっぽうで、コーザル体は抽象的な観念や概念が物質レベルへと発現されることに関係している。

メンタル体が問題の詳細を把握するのにたいして、コーザル体意識は問題の本質を瞬時にとらえる。コーザル体よりも低い周波数をもったメンタル体は、感覚からえられた心的イメージの具体的な分析に拘泥《こうでい》する傾向がある。コーザル体は物質の本質を理解し、「みかけ」という幻影の背後にひそむ真の原因をあつかう。コーザル体のレベルは真のリアリティの世界を反映している。このレベルでは、われわれはもはや感情や観念、概念をあつかうことなく、問題の本質やその根底に流れる特性をあつかうことになる。**コーザル体は、エーテル体、アストラル体、メンタル体とは異なり、個人にかかわるエネルギー身体の枠をこえているのである。**したがって、コーザル体についてみていくときには、物質的身体をつうじて自己表現している一個人のパーソナリティを個別にとりあげてあつかうようなことはしない。ちょうどメンタル体のエネルギーがまずアストラル体に作用し、さらにアストラル体からエーテル体へと段階的に下位のレベルへと転送されているように、コーザル体もメンタル体にむかう第一の入力系をもっている。そしてエネルギーは、エネルギー的音階にしたがって順次下方にわたされていく。このように、コーザル体レベルからの治癒効果は、メンタル体やさらに下層のエネルギーレベルを統合したり、パーソナリティを統合したりする方法よりもずっと強力な治療法となる。

コーザル体のむこうがわには、さらに高い周波数をもつ微細エネルギー身体の次元が存在し、人体のエネルギー系に影響をあたえているだろうとかんがえられている。それらはさらに高いレベルの霊的エネルギーと、人間のより本質的な存在とに関係している。だがそれらの性質についての検討は、本書の範囲をこえている。ここでは、コーザル体よりも高い周波数特性をもった微細エネルギー効果のレベルはまだほかにもあり、それは物質世界のレベルの仮設住宅でいとなまれている物質的なパーソナリティの表現に影響をあたえうるということにだけふれておこう。

「拡張微細エネルギー解剖学」の周波数モデル——多次元的人間像を理解するための枠組み

人間を形成している高周波のエネルギー身体の機能にはまだすこししかふれていないが、ここで微細エネルギー系がどのようにして一個の人間として統合されているのかを示す作業モデルを検討することはたいへん意味のあることだとおもわれる。微細エネルギー系については世界的な第一人者のひとりであるウィリアム・ティラー博士の理論モデルをふたたび借用して説明したい。図16は、人間のエネルギースペクトルの全貌をあらわしたものである。

図には、それぞれの微細身体がつり鐘型のエネルギー分布曲線であらわされている。ティラー博士のモデルでは、心（M）の異なるレベル（M_1／M_2）間の境界は、メンタル体のなかの本能的な（低い）部分と知的な（高い）部分との境界をさしている。いっぽう、霊的な心（ここではM_3）とはコーザル体のことである。それをこえたエネルギーレベルは、（話をかんたんにするために）S＝霊（スピリット）と表現されている。それぞれのつり鐘型のカーブは、個人のそれぞれの微細エネルギー身体を形成している実質のもつ、周波数の分布を表現している。

図16　人間の微細身体にかんする周波数モデル

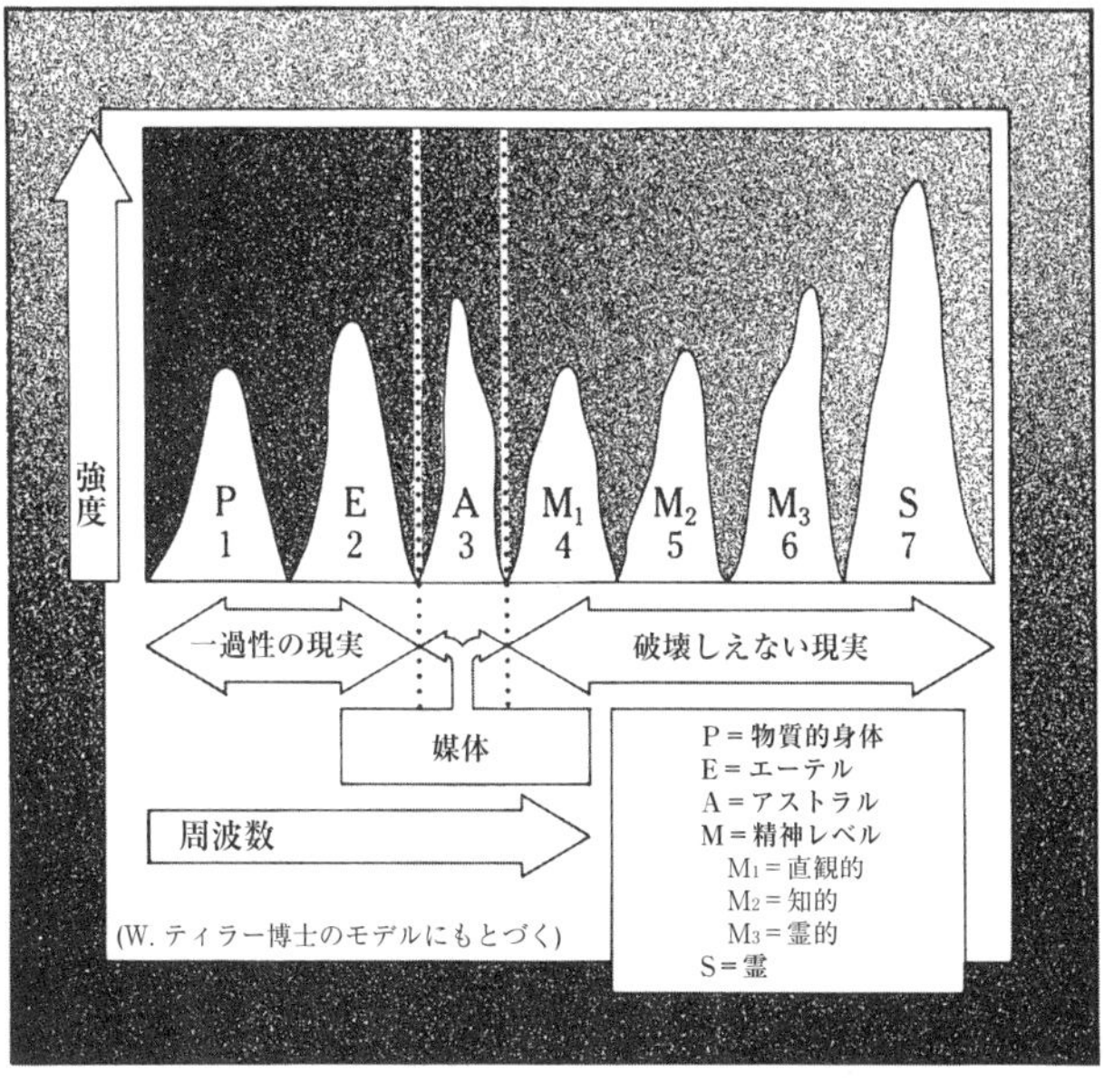

図の左がわの物質的身体（P）における周波数のうちで、もっとも強力な周波数はカーブのピーク直下の周波数である（カーブの正確なかたちについては、いまのところあいまいで仮説の段階にある。とくに、各エネルギーの特定の強度についてはそれがいえる。これは暫定的なモデルでしかない）。いいかえれば、物質的身体をつくる物質の周波数はおもに一種類の周波数からなっているが、その周波数よりすこしだけ高い、もしくは低い周波数帯もそのエネルギー全体の構成に寄与しているということだ。物質的身体と同様に、アストラル体のレベルにも周波数の高低がある。この概念は、人間集団全体の進化の流れという観点からみると、アストラル体の領域にもふかくかかわっている。

物質的身体（P）をあらわすカーブのすぐ右がわに、エーテル体を構成する周波数の分布カーブ（E）があるのにお気づきだろう。さらに右につづくそれぞれのカーブは、物質領域のある周波数分布にたいして同様の意味をもっている。すなわち、それぞれの微細身体のなかでもっともつよいエネルギー周波数は、やはりピーク直下の周波数である。

物質体とエーテル体は相互に浸透し、依存しあっているので、それらはティラー博士のいう「人間の暫定的リアリティ」を形成する。物質的身体はエーテル体からエネルギーの供給と、空間的誘導を受けないかぎり、存在することはできない。物質的身体が死をむかえると、エーテル体もつづいて死をむかえ、崩壊して宇宙の自由エネルギーに帰する。これらのふたつのエネルギー体は融合して、（正の時空における物質的レベルのなかに）人間の最終的な表現形をつくりだしている。われわれがさらに高いエネルギー的結合によって影響を受けるときは、この肉体／エーテル体接触面を介しているのである。

物質としての脳がもつ認知能力の限界によって、意識は通常、固定された時空のなかに閉じこめられている（だからこそ、暫定的リアリティとよんでいる）。暫定的リアリティとは地球の時間という参照枠のことで、その視点はわれわれの物質的リアリティへの見方に固定している。エーテル体よりも高い周波数の微細エネルギー身体は、物質的でもなく、あるいは空間的でも時間的でもない存在であると表現することができる。そうした高いエネルギー身体から物質的身体と意識にむかって持続的なエネルギーが流れつづけているのは、チャクラ系と一対になった「肉体／エーテル体接触面」を介する独特のつながりが存在することによっている。

微細エネルギー身体は、変化する意識のための多面的な媒体としても機能している。体外離脱現象は、ニューロン（神経細胞）の配線からなるハードウェアである物質としての脳にもとづく現実にともなって生じる固定された時間枠から、意識がぬけだしてアストラル体という媒体に移行する現象である。睡眠は夢をみる時間だと信じている人が多いが、じっさいはわれわれの意識は毎晩のようにアストラル体に移行して、散歩しながらアストラル体レベルで学べることを学習しているのである。そのとき物質的身体は、進化の過程で発達してきた自律神経系という一種のユニークな自動操縦装置のおかげで、意識の命令がなくてもスムーズに機能することができるのだ。

もしアストラルレベルの意識状態のままで覚醒したとしたら、現実は物質世界でなれ親しんだ印象とはだいぶちがったものにみえるだろう。たとえば、時間の流れかたひとつをとっても、物質世界とアストラル界では異なっている。ティラー博士による正負の時空のモデルでは、負の時空で特徴づけられる領域は負の時間の流れをもっているとかんがえられている（物理学者たちはタキオン粒子が時間とは逆方向に流れているとかんがえている）。負の時空が負のエントロピーを表現するのであれば、負の時間をもっていることが予測されてもいいだろう。アストラル界というのは、われわれがなれ親しんできた従来の物質レベルの時空からかけはなれた視点（空間も時間も存在しない）にたつ世界である。したがって時間の流れが逆方向であるか、あるいは少なくとも時間の流れが異なるかどうかは、現段階で負の時空モデルをかんがえるうえでは、あまりおおきな障害とはならないだろう。

特定の物質の構造的な周波数特性にくわえて、時間にかんしても「波動／周波数関係」が存在する。周波数ということばは、このふたつの文脈のなかでは若干異なる意味あいをもっている。「永遠の現在」（または空間的な現在）と表現しうる時間の概念が存在し、そこでは、過去・現在・未来が同時に存在しているが、それぞれは異なる波動の時間フレームのなかに存在している。したがって意識の周波数の焦点を変化させれば、現在以外の時間フレームへぬけでることは不可能ではないであろう。じっさいに、周波数の焦点を変化させることによって意識レベルを物質的な視点からアストラル体、メンタル体、コーザル体へと上昇させ、さらに高いエネルギーレベルにむかってというふうに、あらゆるエネルギー的パターンの表現形のあいだを移動することができる人物もいるのである。

もし宇宙ホログラムというものが存在するとすれば、それは「宇宙隠しカメラ」で撮られた宇宙ビデオテープに記録されている磁気パターンにたとえることができよう。過去・現在・未来のビデオテープはすでに撮影されており、それは宇宙の磁気記録媒体に特定のエネルギーレベルで記録されているとかんがえられる。こうしたホログラフィック・ビデオテープの仮説では、それぞれの個人はどの断片にも全体が含まれているような、宇宙映画の自分専用のコピーをもっていることになる。これは基本的には、第1章で検討した宇宙ホログラムの概念を拡張したものである。ひとつだけちがうところは、ダイナミックに変化している写真をビデオテープに拡張したという点だけである。意識の基本的なハードウェアには、意識という高性能なメカニズムを正しく使用できる人ならだれにでも、テープを鑑賞するための自分専用のビデオ装置がそなわっている。この比喩でいけば、宇宙が今後どのように変化していくのかがあらかじめ録画されたテープもあることになるが、かといって、未来がさだめられてしまい、運命はもはや変えようがないといおうとしているわけではない。「存在しうる宇宙」「自由選択意志」の原理や、多面的な角度から観察されるホログラムにかんするほかの原理も存在する以上、そうはならないのである。

意識が「現在」とみなしているものは、脳の宇宙的ビデオレコーダーの磁気ヘッドを通過したテープの一部分でしかない。物質としての脳の神経学的配線は比較的固定されているので、脳は磁気ヘッドからの情報を認識することしかできない。比喩的にいえば、過去や未来にチューニングする能力とは、すでにビデオテープに保存されているホログラフィー干渉パターンのなかに心的エネルギーを利用してはいりこむ能力であるということになる。いくつかの秘教的文献では、「アカシックレコード」としてそれらの「記録書」についてふれられている。ビデオテープに保存されてはいるが、現在磁気ヘッドからはなれている部分にアクセスするには、自己の意識の周波数を変化させて、べつの時空に同調させる力が必要であろう（いまの時点ではその詳細は理解されていない）。**宇宙をべつの視点から観察する能力は、アストラル、メンタル、コーザルといった微細エネルギー媒体のそれぞれの表現形にもとづくべつの知覚システムによる視点があることの反映なのであろう。**

アストラル体は、時間の視点のちがいにくわえて、前述したように、人間の感情や欲望という側面にも関係している。そのため、アストラル界を移動しているときに個人の意識が感情的な方向性をとる傾向があることにしばしば気づかされる。その現象は周波数の高いほうのアストラル領域を通過するか、あるいは低いほうを通過するかによっても左右される。そのような複数の領域を移動する存在があるということは、アストラル界の住人と同様、両タイプの訪問者（旅行者）がいるということでもある。

ティラー博士のモデルの興味ある側面は、かれが「のこぎり歯車効果」とよんだものである。まえにものべたように、メンタル体のような高い微細エネルギーレベルに起源をもつ相互作用は、まずそのすぐ下層のアストラル体の媒体に影響をあたえる。アストラル体の変化は同様にエーテル体の媒体につたえられ、そしてそこから肉体／エーテル体接触面をつうじて最終的な表現形である物質的身体に伝達される。同様に、より上層のコーザル体レベルからのエネルギー入力はまずメンタル体レベルにおろされて、さらに低いほうへとむかっていく。前出の図16の右はしからはじまって物質的身体までの下（左）向きの不可逆的に降りていく効果が、ティラー博士のいう「のこぎり歯車効果」である〔訳註・のこぎり歯の歯車はツメによって、逆の方向にまわらないようにつくられている」。

もちろん、われわれは種々のレベルのエネルギー基質をあつかってはいるが、それぞれのエネルギー基質がじっさいには物質的形態に空間的にかさねあわされていることをおもいだす必要がある。他人のオーラ場をみることができる超能力者がいるが、これは、その人が意識を同調させうる最高レベルがわかるということでもある。たとえば肉体のまわりの希薄なオーラだけをみることができる超能力者は、エーテルレベルにだけ同調することができるとかんがえられる。エーテル体だけでなく、そのまわりの卵形のものや色、映像(想念形式)がみえる超能力者は、自分の意識をアストラル界、メンタル界、そしてさらに高いレベルへと同調させることができるのだろう。高いレベルの意識および形体の状態では、各チャクラに対応した微細エネルギー身体は、それぞれのレベルに関係をもつエネルギーだけを感知し、処理している。

図17に示したものが、多次元的な人間のエネルギー表現形の全体像である。それらすべての高次微細エネルギー身体を写真におさめることはできないが、エーテル体、そしてもしかするとアストラル体が、EMRスキャナ(133ページ参照)のような精密な画像機器によって写真にとらえられ、測定されることはありうるかもしれない。

この章の目的は、さまざまな経路からえられた情報のうち、拡張された微細エネルギーの枠組みに焦点をあわせることだった。物質的なものだけしか感覚の対象にならない人は、「どうかんがえても物質的身体しかないのに、なぜエネルギー身体がいくつもなくてはならないのか」という疑問をもつかもしれない。

少なくともエーテル体についていえば、それは物質的身体の機能や構造の補完作業をおこなうという範囲内で、一定の生理学的な原理をもっているとおもわれる。アストラル体などの高次のエネルギー身体のなかにはいりこみはじめると、われわれはさらに知覚しにくく、理解しにくい意識の領域にはいっていく。それらの相互に連関したエネルギー身体の意義を説き、なぜそれらがわれわれのパーソナリティや物質的顕現の一部分と

図17　人間の微細エネルギー場

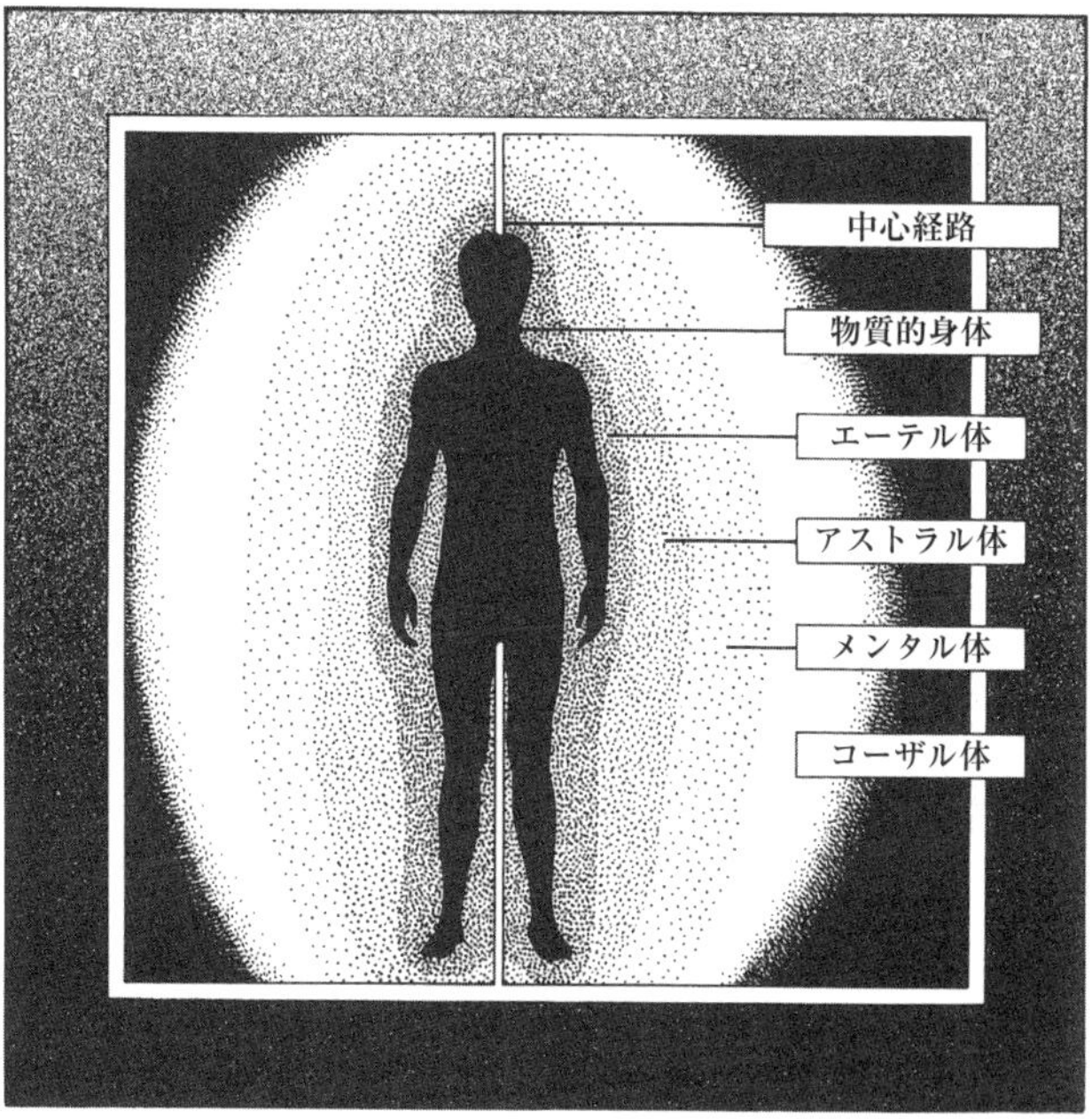

して発達してきたのかを説明する精密なモデルについてつぎにのべたい。

転生と人間の変容――意識の進化の多次元的モデル

大部分の人にとって、転生（生まれかわり）はかなり奇妙な概念のように感じられる。それはヒンドゥー教や仏教を信じる人だけがもつ信仰体系であるとかんがえている人がすくなくない。しかし、おどろいたことに、一九八二年のギャラップ調査によると、二三パーセントのアメリカ人が転生を信じているという(35)。転生は、われわれを構成する複数のエネルギー身体の機能を説明し、物質界のなかで自己をどう表現すべきかを示してくれる体系である。この物質世界は経験の世界である。秘教的文献のなかでは、それはしばしば「人生の実験室」と表現される。そこではパーソナリティ形成のためのいろいろな物質的実験をしていかねばならない。物質的形態をとっているわれわれにかかわる法則を探求するためのこの物質的実験は、物質界という舞台でテストされるのである。

転生という観点からみれば、ひとりひとりの人生は、内なる真の本性の次元を探求する機会である。物質界での実験をつうじて、われわれは（さいわいにも）生まれかわるたびに、それぞれの人生で直面するあたらしい状況に対処する手段を身につけ、内面的にも知識の面でも生長していく。ティラー博士は、科学的見地から転生の目的を整理し、こうしたテーマにふさわしい洞察をおこなっている。

人間の原初的な存在形態は、宇宙の非空間的・非時間的レベルにある。そして意識の時空という乗り物に身をおいて、「真実の自己」への気づきや、「真実の自己」との調和を模索する旅にのりだすのである。時空という乗り物のなかでは、われわれの知覚のメカニズムは、狭い現実と「自己」の制限のなかに閉じこめられている。**自我によってひきおこされる自己のよりふかいレベルでの調和のみだれは本質的レベルのエラーであり、時空という媒体のなかで失敗や病気として具体化し、示される。**

自己治癒も、他者の助力をえた治癒も、さまざまなレベルにおけるエネルギーの協調であって、時空という媒体の感覚器官は「みかけの世界」しか知覚しておらず、真の実在世界についてなんの知識ももちあわせていないということを教えるものである。**このことは私たちに、時空の媒体が「生命そのもの」ではなく、たんなる教材としての「生命のシミュレーション装置」にすぎないことを教えてくれる。**思考と行為によって、われわれは多次元的宇宙の「心」のレベルから、そのシミュレーション装置を再プログラミングしつづけていく。そうした行動によって、われわれ個人個人の未来と集団全体としての未来が生みだされていくのだ[36]。（強調引用者）

ティラー博士のこの深遠な記述は、さまざまなレベルにおいて多くの含蓄をもっている。われわれがいちばんなじみぶかい世界は、われわれの制限された感覚情報のまわりに築きあげられてきた構図である。本書の第1章で、物体を素粒子レベルや量子レベルで観察するとき、物質宇宙が凍結した光の秩序正しいパターンからできていることが実感できるはずだとのべた。われわれの五感で感知できる世界と、実在世界の真の性質とはまったくべつものなのである。物質的身体にねざした感覚と意識のメカニズムというふたつの制限によって、われわれは「みかけの世界」に閉じこめられている。われわれがある物体をみるとき、その表面にみえるものは、かならずしも内部のみえないプロセスや相互作用のレベルでの物体の真実のふるまいを反映しているとはかぎらない。無数の秘教的文献のなかでも、物質界での世界はわれわれの感覚系の限界によって生じる一連の幻影の連続であると言及されてきた。実在世界のほんとうの性質は、われわれ自身やまわりの世界の情報をあつめるためのふつうの感覚チャンネルがおよばないところにあるのである。

物質的身体および脳と協働するたくさんの微細エネルギー系にかんする考察にもとづけば、現在の科学思想家たちに、われわれ人間の真の（微細エネルギー的な）性質がいかに知られていないか、あるいは誤解されているかがわかるだろう。われわれのさまざまな微細エネルギー身体は、物質的身体の生理機能を維持すること以外の、いくつかの目的のために進化してきたとかんがえられる。われわれは物質的身体にともなうエネルギー場としての微細身体にせまってきたが、物質的身体がそれらのエネルギー場の発生源であるというわけではない。**それは、物質を生みだしているエネルギー場であって、その逆は真でないのだ。**多くの点で、このかんがえを受けいれるのはむずかしいだろう。しかし、転生の本質について議論するとき、構図はできるかぎり正確にしておかねばならない。正しい構図とは、微細なエネルギー場がまず先だって存在し、のちに、より高い意識エネルギーを表現するための媒体としての「物質的形態」が形成されるというものである。

物質的身体の発現のまえに微細エネルギー場があらわれて、その発現をささえているという概念を支持しているのは、たとえば147ページでも紹介したキム・ボンハンの経絡の研究によるデータである。キムは、臓器が形成されるまえに、経絡の微小管系が発達してくることを発見したという。経絡系は肉体／エーテル体接触面とむすびついているらしいので、エーテル体レベルからの入力は、物質的身体の構造的組織化に必要な空間的ガイドとして機能しているはずである。

エーテル体が物質的身体よりはやく発生しているという証拠のさらなる追加として、ジェフリー・ハドソンという有名なイギリス人透視家による観察結果がある。ハドソンは、生涯にわたって科学者とともに仕事をしてきたという点で、ユニークな透視家であった。その仕事のうちでもっとも変わっているもののひとつに、受精の瞬間から出産までの胎児の発達過程を追跡したものがある。以下はその報告からの引用である。

透視観察によれば、**受精直後にあらわれる胎児期のエーテル体の原型は、エーテル質でできていて、そ**

のかたちは赤ん坊の肉体に似ている。そして、ぼんやりと自然発光しており、若干振動しているようにもみえる。それは生きた存在であり、〃カルマに修正された〃原型がエーテル体に投射されたものである。

エーテル体の鋳型の内がわでは、流れるエネルギーまたは力線によって、それぞれの波長におうじて全身の青写真をみることができる。そこには個々の将来の組織が表現されており、それぞれ他のタイプのものとは異なっている。それは最終的産物であるエネルギー自体が、べつべつの周波数をもっているからである。**そのようにして、骨の構造や筋肉・血管組織・神経・脳や他のあらゆる物質が、エーテル体の型のなかに特殊な周波数のエネルギーとして表現されている**。

周囲の自由物質にたいする、そとへ放出された振動の作用が要因となって、原子がさまざまな分子のくみあわせに移行し、さまざまな組織を生みだすのかもしれない。**それらの分子は、力線の方向にむかってひっぱられ、生長とちゅうの身体内の正しい場所へと「定住」する。それをおこなうのは、親和的波動あるいは、相互の共鳴である**。このように、物質的身体のそれぞれの部位は、物質的にも形態のうえでも、転生しつつある自我にぴったりあてはまっている(37)。(強調引用者)

ティラー博士は、人間は根源的には時間も空間もない世界の存在であるとのべている。たとえば、心の根源的なレベルはメンタル体レベルに起源をもっており、物質的形態をつつみこみ、それをつらぬいているさまざまな微細エネルギーの殻をとおして、物質的形態にいたる。高いエネルギーをもったそれらの媒体は、従来の(正の)時空に属する周波数領域(あるいは存在のレベル)の外がわに存在している。これは、多くの人が信じている内容にあきらかに反するものである。

各人の人生経験は、まずアストラル体とメンタル体レベルで処理されるが、その経緯はコーザル体やそれ以上の周波数の霊的なレベルでさらに統合される。それ以下のレベルでは学習が一時的なものであるのにたいして、コーザル体以上のレベルでは永続的である。それが、コーザル体がときに「真の自己」とよばれることの理由である。ティラー博士は、正の時空の媒体について、「シミュレーション装置」あるいは学習のための教材としての物質的身体といういいかたをしている。経験にもとづいて自我が物質的なシミュレーションのレベルで学習したことは、コーザル体以上のレベルで吸収され、処理される。そこにはいくつもの過去世での経験による知識がたくわえられている。このように、コーザル体レベルからみた現実世界には、物質的知覚のメカニズムのレベルにくらべて、よりひろい視野でみられる余地があるのだ。

輪廻転生のシステムの本来的な意義は、魂がひろい範囲の経験をつむことができ、その経験をつうじて発展途上の意識が霊的に成熟していくことにある。これはティラー博士が、「『真の自己』におけるよりおおきな一貫性を生むこと」とよんでいるものとおなじである。学習経験が多ければ多いほど、対処法も多岐にわたり巧みになって、各人の魂は物質的レベルだけでなく、もっと高い存在の見地にたって対処できるようになる。

霊的な一貫性の度合と、高次エネルギー系の内部でつくられている秩序正しいパターンは、究極的には細胞の構成や、個人の転生における一回一回の生において選ばれる物質的／メンタル的／アストラル的な媒体の特質に反映される。胎児から成人までの物質的身体の発達と生長は、親から受けついだ分子レベルの遺伝子パターンだけではなく、転生をつんでいく魂からの高次の振動パターンによっても影響される。コーザル体レベルのエネルギーパターンは、それ以下の媒体にすりこまれる。そしてそれは、細胞レベルの発現パターンに影響する。

輪廻転生のシステムはランダムなものではない。魂は、つぎの肉体がおかれる状況を自由に選択することができる。特定の物質的媒体を選択するときには、身体的状況にくわえて社会的・文化的状況も考慮される。

本人が希望するどんなからだでも選択することができるなどといわれると、「なぜ身体的な病気や貧困のようなきびしい状況をわざわざ選択する人がいるのだろうか」という疑問がわいてくるだろう。転生は、おそらくこの種の疑問に筋のとおった答えかたができる思想のひとつであろう。もし魂がそれぞれの人生をこえて、つぎの人生を経験するために何度も生きつづけるのであれば、魂は永遠不滅な性質をもったものであるということになる。だとすれば物質レベルでの経験は、円環的にくりかえされる転生の全体からみれば、ほんの一時のものである。

病気や貧困のような特定の障害をもって生まれた人の人生は、内面的な霊性の進化のために選ばれたのだとかんがえている人たちもいる。自分の人生をふりかえって、困難だとおもわれたことが首尾よくのりこえられたときのことをおもいだしていただきたい。困難をのりこえるという過程は、あきらかにその時点ではおおきなストレスになっている。しかし、その障害をのりこえるあいだに身についた経験と内面的なつよさによって、あなたは以前よりもつよく賢い人間になっている。もし、またつぎに似たような状況におかれたときにも、以前にストレスをうまくのりこえてきているのでつよくなっており、その状況をじょうずに処理することができるだろう。われわれは、学習経験をつめばつむほど、未知の状況に対処する能力が強化されていくようにできているのだ。

目がみえないとか、耳がきこえないといった障害をもって生まれてくることは残酷な罰であるようにもおもわれる。しかし、ヘレン・ケラーのような人物の一生をかいまみれば、そのような障壁を克服することによってこそ、ひじょうにユニークで傑出した人物が生まれるということも理解できる。ストレスのない人生などは存在しない。ストレスは人生に不可欠なものである。もしストレスがまったくない人生というものが存在するとすれば、そこにはなんの生長もないだろう。からだをささえる骨も、かたちと強度を維持するためにはあるていどのストレスが必要である。ねたきりの人は骨が再吸収されてよわくなっており、ひじょうに単純な動作をするときでさえ苦痛をともなうようになるだろう。世のなかには「ユーストレス」（良性ストレス。その反対語は、「ディストレス」＝苦痛、災厄である）（547ページ参照）とよばれる、あるていどの機能的なストレスが存在する。転生という観点からみれば、たとえ苦しみの期間があったとしても、それは長い目でみれば肯定的な学習効果となってあらわれてくるのである。

がんのような病気をおなじようにみるとどうなるだろうか。がんはおそらく、現代においてもっともおそれられている病気である。心の力を利用するユニークな治療法もあるが、それは目下、議論の的になっている段階である。これは、瞑想やイメージ法をおこなうことによって免疫系をコントロールする力を身につけ、体内のがん細胞を積極的にとりのぞこうとする治療法である。

放射線腫瘍医のカール・サイモントン(38)によって開発されたこの手法は、主治医にみはなされた多くのがん患者に希望をあたえ、じっさいに治癒した人もいた。この方法によってがんを克服した人のなかには、たいへんめざましい変化をとげた人がいる。ライフスタイルやかんがえかたががらりと変わり、そしてしばしば病気になるまえにくらべてはるかに高いクオリティ・オブ・ライフを身につける。なかには、みずからがん患者のカウンセラーになる人もいて、あらたに身につけた人間的なつよさと洞察力を、おなじ病気におかされている人々とともにわかちあおうとしている。

それらの人々においては、破局的な病気が転換点となり、あたらしい意識状態とライフスタイルに移行することが可能になったとかんがえられる。深刻な病気をも贈り物として感じ、人生のよりふかい問題にたいする洞察力をふかめることによってはじめて、かれらは治癒という成功をかちとったのである。それはまさに生死をかけた大問題であり、それまでに身にしみこんでいた自己や他者への思いこみの変更を余儀なくされることがすくなくない。死という現象は多くの理由から、たんに生から死への移行という意味以上に、一種の「変容のプロセス」であることが知られている。そうした人々は、自分の存在の本質的な部分をおびやかし、その変更をせまるようなできごとがなければ、「自分にとっていちばん大切なことはなにか」「自分の生涯の使命はなんであったのか」について立ちどまってかんがえなおす機会はなかっただろうという気づきにいたり、あらゆる事象を肯定的にとらえることができるようになるのである。

アストラル体についてのべた節のなかで、臨死体験（ＮＤＥ）という現象についてふれた（168ページ参照）。この現象は、転生の問題に直接関係がある。臨死体験をした人の大部分は、独特の体外離脱体験の描写とともに、死の恐怖がなくなったと報告している。多くの人が、会ったこともない先祖や幼いころに死別した親族などに会ったと報告している。どうやら臨死体験は、われわれがアストラル投射（体外離脱体験）とよんできた現象そのもののようである。しかし、じっさいに死がおこるときは、臨死体験の体験者のように、亡くなった個人が物質的身体にもどってくることはありえない。意識は腐敗のはじまった物質的身体からぬけだし、アストラル体やさらに高いレベルにとどまるのである。

アストラル体は、肉体の死を経験したパーソナリティがおちつく場所である。死後の個我意識やパーソナリティは、体外離脱現象のときのように、アストラル体の媒体に転送される。その時点でもメンタル体やコーザル体は、アストラル体とむすびついている。**コーザル体の貯蔵庫には、過去世から連続してきたひとつひとつの人生経験のすべてがおさめられている。**コーザル体はもとのパーソナリティ保有者の姿をとらず、どちらかといえば「魂」の集合体というかたちにちかい。**「ハイアーセルフ」**（高次の自己）**とは、コーザル体をつうじてあらわれており、物質レベルにおける数々の人生のなかで学習・経験されたすべてのものを含む、全体でひとまとまりの意識集合体をさしているのだ。**コーザル体は、多くの枝をもつ樫の大木の幹にみたてることができるかもしれない。それぞれの枝は、魂が経験してきた異なるパーソナリティと人生における経験をあらわしている。大洪水がおこってその木がてっぺんの部分だけのこして水没してしまったときの情景をおもいうかべていただきたい。通常の意識状態でその大木をながめれば、水面上にでている個々の枝はべつべつの植物にみえるだろう。しかし表面しかみえない観察者よりもふかい洞察をもってその木をみれば、それぞれの枝が共通の幹から生えていて根の発達をうながしていることがよくみえるだろう。

われわれのように直線的な時間の流れに閉じこめられている者が正の時空を観察するとき、個々のパーソナリティや「魂」の生命としてのあらわれは、おおまかに区分された歴史の一コマで生活しているようにみえる。しかしコーザル体レベルにおける真の「魂の意識」は、時間を「永遠の現在」として感じており、現在・過去・未来は同時に存在するようにみえる。そこでは、枝わかれした木の枝の先端どうしは密接に結合しあっている。そしてとうぜんのことであるが、時間という認識はわきに追いやられる。

また、時間を球状のものとしてかんがえた者もいる。球状の時間のなかでは、われわれの個々の人生は、ボールの表面上にあるばらばらの点のようにみえて、ちょうど地球儀の表面の各都市とおなじようなものである。点と点のあいだの距離は、ひとつの生からつぎの生のあいだに相当する。転生のサイクルにおいてひとつひとつの人生を経験するとき、われわれは地球儀上の点で表現された各都市にうつり住んでいくかのようである。しかしもしわれわれがより宇宙的なコーザル体意識に到達すれば、視点を上昇させることができ、こうした時間の地球儀をひとつの全体としてみられるようになるだろう。するとべつべつにみえていた区分された現在、過去、未来の人生を同時に経験することができる。

コーザル体の「経験貯蔵庫」には、これまで経験してきたすべての人生の記録が存在の高次のエネルギーレベルで保存されている。ひとりの人間が死をむかえ、肉体/エーテル体でできた一時的な媒体がなくなっても、そのパーソナリティと意識は保存されて生きつづける。われわれを構成するさらに高い微細エネルギー身体は、多くの人生における膨大な知識を保存しており、われわれ自身が意識状態を適度に同調させることができれば、その経験データバンクの情報にアクセスすることもできる。

本節のはじめで引用したティラー博士のことばのように、物質的身体は人生のシミュレーション装置であり、教材でもある。この物質的形態は物理化学的性質をもった仮の衣服であり、物質世界の平面上で、経験をつんだりほかの生命と相互作用するために身にまとうものである。われわれ人間が発達させていくべき内面的な資

図18　意識の量とクオリティ

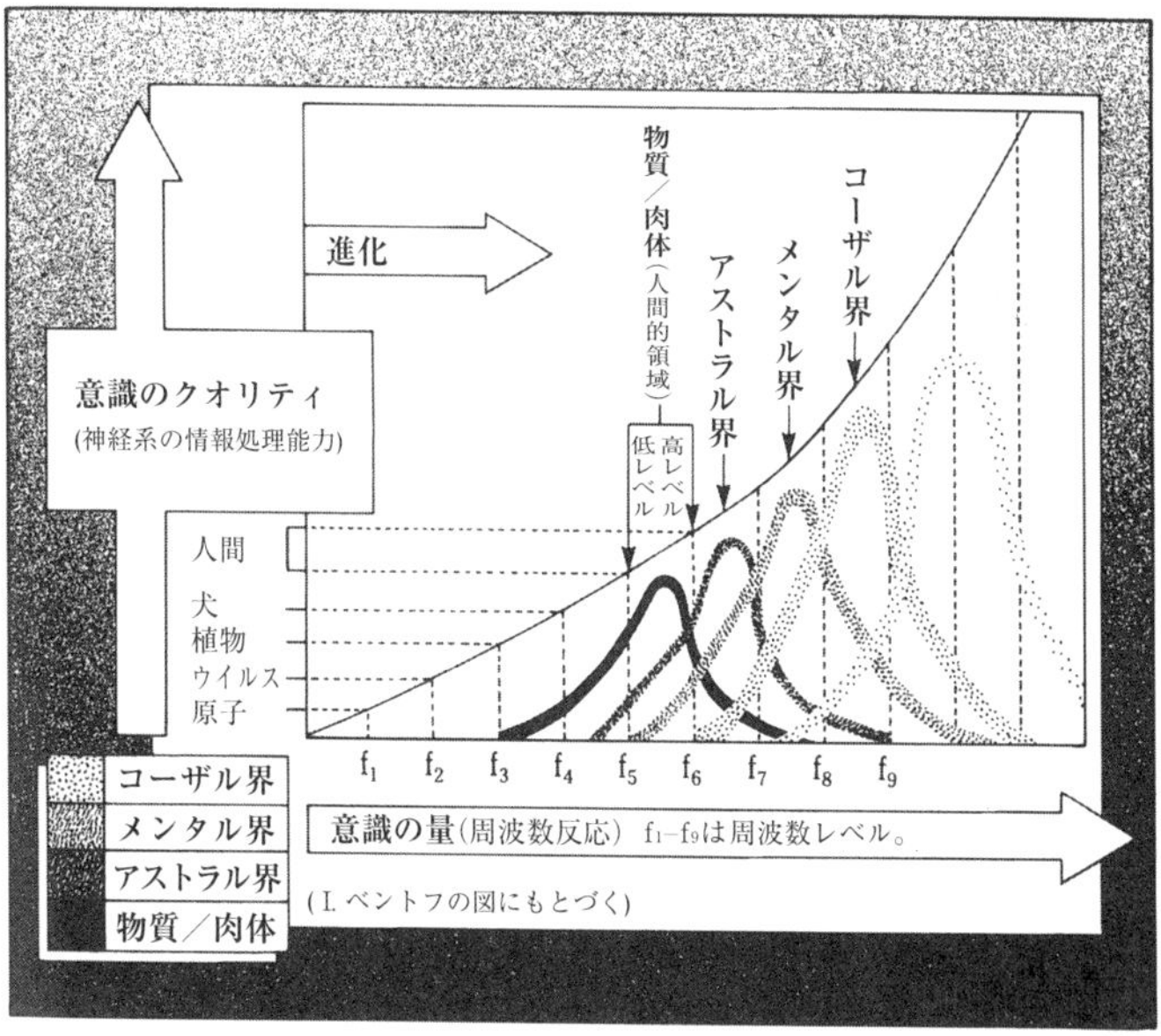

質は、一回だけの人生で発達させるにはあまりにも多すぎるものではあるが、物質的平面でのさまざまな出会いをつうじて、物質面、知識面において、人生の目的にそってすこしずつ生長していく。また、あらたな異例の状況に適応するための魂の能力を自分でテストできるように、たくさんの困難な目標や困難を選択して経験していく。

魂があたらしい物質的身体にはいりこむたびに、内蔵された忘却システムによって、前世の記憶はすべて消し去られる。もし前世の知識やパーソナリティを保持しているならば、われわれは捨ててきたはずの先入観や偏向をそのままもつことになってしまうだろう。それぞれの人生は、過去すなわち過去世における数々のあやまちを清算して、あらたなスタートをきるには絶好の機会である。過去のあやまちはわすれられてしまうが、じっさいに消えてしまうわけではない。われわれの過去のおこないは、「カルマ」(業)というメカニズムをつうじて、きたるべき来世における生活環境に影響をあたえる。これが、「自業自得」「善因善果」といった表現のほんとうの意味である。男性や女性として、あるいは白人や黒人として生きてみたり、インド人、中国人、メキシコ人として生きてみたりと、可能なかぎりのあらゆる視点から人生を生きてみることによって、輪廻転生のしくみはわれわれに、世界を可能なかぎりの多くの視点から観察することができるようにしてくれている。つぎの人生では、われわれは魂の全意識の総和として、進化の上り坂をのぼるときに積極的に学習してきた経験を生かすことができる。最初はまったく無知な状態からのぼりはじめても、意識の周波数はだんだん高いレベルになっていく。意識の周波数は、作用する対象になるものの複雑さに比例するのである。

図18にあるように、進化の矢印は右へと進み、より高い霊的なレベルへとむかう。それぞれのつり鐘型のカーブは、ひとりの人間の周波数特性を表現した多くのエネルギー身体を示した先の図16とは異なる。左はしの黒いカーブは人間の意識のスペクトルをあらわしている。とても聡明な人もいればなにも知らない人もいるように、カーブは、人間という種の意識全体のクォリティが幅をもって分布するようすをあらわしている。平均

的な人はちょうど、カーブのピークの真下にくる。より知的な人はそれより右にくる。

さらに右につづくカーブでは、カーブのまさに右はしにいる人たちは相当に高次な意識を体現しており、さらに高次の周波数帯に突入していく進化の途上にあることを示している。人類は全体としてさらに高い波動の領域にむかって進化のスケールをたどっていき、それとともに人間の多次元的なリアリティにたいする洞察をふかめていくのだろう。魂が最高レベルの洞察に到達して輪廻転生のサイクルから脱出するためには、物質的身体を媒体とした人生を順番にくりかえしていくしかない。しかし、われわれが輪廻のサイクルを超越するまでに進化したばあいになにがおこるのかというテーマは、この本があつかう範囲をこえている。さらに霊的なことがらについては、章末の参考文献リストを利用して自己学習してほしい。

深い境地にいる多くの人にとっては、意識もエネルギーの一形態としてみえる。意識のエネルギーは、高い周波数や洞察、宇宙的視野の獲得をめざして進化しながら、さまざまな形態をとっていく。意識がまわりの事物と相互作用しながら経験をふやしていくにつれて、そのエネルギー周波数の次元も上昇していき、創造的な表現の幅もひろがっていく。図18のモデルでは、もっとも基本的な物質の構成要素である原子でさえも（あるいは電子でさえも）一定レベルの意識をもっていて、さらに高次の経験的アウトプットと行動のレパートリーにむかって進化していくことが示唆されている。意識エネルギーが高い周波数にむかって進んでいくにつれて、意識はさまざまな生命の形態をとる。それぞれのあたらしいレベルにおいて、その高さに比例した反応の複雑性と表現の完全性が存在し、そこで生活する意識は拡張し、創造し、進化し、生長するのである。

本章では、同時に存在する多くのレベルの微細エネルギー身体とダイナミックな平衡状態にある多次元的な人間の概観を、その形態と意識の点から示してきた。高次元の世界は肉体／エーテル体接触面とチャクラ／ナーディ系とよばれるものをつうじて、人間の物質的表現形にたいする入力をおこなっている。われわれの物質的な道具の知覚能力には限界があるので、厳格に物質的レベルから研究をおこなっている科学者は、人間というシステムにたいしてさらに高いエネルギーの入力があることを無視する傾向がある。それらのエネルギー入力についてあらためて説明されることがなければ、伝統的な医師たちには、この本の後半で紹介するような波動医学の多岐にわたる微細エネルギー的治療法を理解することはできないだろう。それらのエネルギーが人間のかたちをした物理的な場にあたえる影響を理解するにつれて、ホメオパシーをはじめとするエネルギー医学が人体にたいする究極的な治療効果をもっていることの、正当な理由がわかるようになるだろう。

ここで紹介されている情報のほとんどは、科学的にはまだ証明されておらず、ひとつひとつが議論の的になるような内容である。なにを信じ、なにを信じないかは個々の読者の判断にまかされるべきであろう。しかしここで提供される情報は、立証するにせよ否定するにせよ、黒白をつけるために、人類がいま以上に意識をオープンにして研究を進めることができれば、ひじょうにおおきな価値をもたらす可能性をもつものである。時代の常識をこえたアイデアはつねに夢物語としかおもわれなかったことを忘れてはならない。しかし、われわれ人間存在の平均的周波数が高くなれば、夢物語は科学的な真実となっていくのである。

われわれは、アルバート・アインシュタインやウィリアム・ティラー博士のような先見の明をもつ思想家の成果がきっかけではじまった「意識と治癒の革命」への入口の時代に生きている。ここでもちいられているモデルや調査研究からえられた知見、アイデアはいずれも過渡的なものである。そのようなモデルをさらに完成にみちびくことで、多次元的存在としての人間の理解をふかめることができ、健康や病気をへて進化していく意識についての理解が進むことが期待される。そうした知の道具をつかって、あたらしい心とからだの癒しの科学を発展させていくのがこれからのわれわれの仕事である。そしてもし、人間のもつ可能性についての視野がひろがれば、それはすばらしいことである。そうした人類の真の本性についてのあたらしい科学的洞察をつうじて、われわれはみずからにあたえられた真の霊的な進化の遺産を認識することへと進んでいくだろう。

【キーポイント】

1　物質的であろうと微細エネルギー的であろうと、すべての存在は周波数をもっている。周波数が異なる物質はおなじ空間に共存することができる。それは（ラジオやテレビのように）周波数の異なるエネルギーがたがいを破壊することなく共存できることとおなじである。

2　エーテル体と物質体は周波数が異なるので、おなじ空間にかさなりあって共存することができる。

3　鍼灸の経絡系は、微小管が個々に組織化してできたネットワークであり、物質的身体をエーテル体にむすびつけ、いわゆる「肉体／エーテル体接触面」を形成している。

4　経絡系は、「気」として知られ、活力をあたえる微細エネルギーを、周囲の環境から神経、血管、深部の臓器へとはこんでいる。

5　エーテル体や鍼灸の経絡系におけるエネルギーの障害は、物質／細胞レベルでの病気の発現に先行している。

6　チャクラは微細エネルギー身体の特殊なエネルギー中枢である。それぞれのチャクラは、物質的身体のおもな神経および内分泌腺の中枢と連関している。チャクラは、微細エネルギーを物質レベルに変換し、物質的身体でのホルモン、神経、細胞の活動に翻訳するための変換器として機能している。

7　冠チャクラ、眉間チャクラ、咽喉チャクラといった大チャクラは、微細エネルギーの感覚器でもあり、高度な直観や遠隔視、遠隔聴覚（超聴覚）などのそれぞれのサイキック能力に関係がある。

8　チャクラどうしはたがいにむすびついており、またナーディとして知られるエネルギーの糸をつうじて物質的身体のさまざまな側面と結合している。チャクラとナーディは、「チャクラ／ナーディ系」を形成している。

9　アストラル体はエーテル体より上位の微細エネルギー身体であり、エーテル体よりも高い周波数の基質からできている。このエネルギー身体も、肉体／エーテル体構造のうえにかさねあわされている。アストラル体は、感情的変化の体験、表現、または抑制に関係している。

10　感情のアンバランスによっておこるアストラル体の機能障害は、チャクラをとおるエネルギーの流れを妨害し、最終的には内分泌機能の不均衡をひきおこして、物理的身体の病気の原因になる。

11　意識はアストラル体のなかにはいることができ、肉体的／エーテル的媒体から分離される。この現象が自然におこるとアストラル投射、幽体離脱─体外離脱体験（OOBE）とよばれる現象となる。この意識の分離が外傷によってひきおこされるケースは、しばしば臨死体験（NDE）とよばれる。

12　アインシュタイン博士の方程式には光より速く進むエネルギーの存在が予言されており、ウィリアム・ティラー博士によって「磁電（ME）エネルギー」と名づけられている。MEエネルギーは、エーテルや、ときによってはアストラルレベルのエネルギーまたは基質に相当している。MEエネルギーは独特の負のエントロピーと磁気的な性質を示し、従来の電磁場の検出器では測定はむずかしい。

13　ヒーラーの実験では、かれらがMEエネルギーのふるまいとして予言されていた内容と一致する性質のエネルギー場をもっていることが示されている。すなわちそのエネルギーは磁気的であり、かつ負のエントロピーの性質をあらわしている。

14　さらに高い周波数の媒体もある。メンタル体とコーザル体である。どちらも物質的身体にエネルギーを供給している。

15　輪廻転生は、意識がくりかえし物質的身体のなかに投射されることを示すモデルになる。その目的は、経験や知識をふやし、霊的な成熟をうながすことである。

16　何度もの人生をつうじてえられる経験や知識は、コーザル体のレベルにたくわえられる。コーザル体はときに「ハイアーセルフ」（高次の自己）とよばれる。

17　輪廻転生説は、身体的・感情的・社会経済的なハンディキャップや病気が、学習体験あるいは魂の生長の機会であるとみなしうることを説明するひとつのモデルである。

18　微細エネルギーのレベルからみると、意識はエネルギーの一形態であり、より高いレベルの複雑さや理解にむかって進化しつづけている。

第5章

微細エネルギー系と古代の癒しの技法

本書では最初の四つの章をつうじて、さまざまな面から人間の心とからだについて検討してきた。人間には物質的な身体以上のなにかがあるらしいということは、すでにおわかりいただけたとおもう。われわれは、現代量子力学をつうじて、物質的身体がたいへんユニークな粒子の集合体であることを知っている。その粒子そのものは、凍結した光の点の集まりである。そしてその光からなる物質的身体と接触しているのが、肉体の目の感度でははるかにおよばない高周波数帯の微細エネルギー身体から構成される、いくつかの光の身体である。物質的身体と高次エネルギー系が接触している場のしくみは、微細エネルギー構造のユニークな側面のひとつであり、「肉体／エーテル体接触面」とよばれている。この境界面をつくる要素のうちでもっともよく知られているのは経絡系である。

したがって、エネルギー医学的な癒しの技法の分析にとりかかるまえに、鍼灸医学のメカニズムについてしらべてみることにしよう。

鍼灸と中国の癒しの思想——古代の診断・治療法の現代的考察

鍼はもっとも古くからつたわる原始的な治療法のひとつで、最近になって西洋世界でもちいられるようになるまでは謎につつまれていた治療法であった。『黄帝内経《こうていだいけい》』(1)は鍼医学の最古のテキストであるが、その原型は紀元前二七〇〇年頃に成立している。十七世紀になり、東洋にキリスト教の思想を布教する目的でイエズス会の宣教師が中国にも派遣された。中国人を改宗させようとするかれらの試みは予期したほど順調には進まなかったが、はからずも宣教師たちは鍼を刺入するだけで病気を治すという、中国医師の想像を絶する活動についての報告をもちかえることとなった。

十九世紀中頃、清朝の皇帝であった道光帝は城宮内の王族が鍼灸治療を受けることを禁じた。その結果、鍼灸は平民にたいしてのみおこなわれるようになり、鍼灸治療はいわゆる「裸足の医者」の手にゆだねられることになった。鍼灸はその後も長いあいだ冷遇されつづけたが、やがて毛沢東の目にとまるにいたり、鍼灸の有効性が再認識されるようになった。おかげで、一九三四年にはじまった「長征」の期間中、毛沢東ひきいる八路軍は、広域での戦闘にあけくれるつらい時期にあっても兵士たちが大病や伝染病にかかることがなく、鍼灸は大規模な軍隊の健康維持におおきく役立てられた。毛沢東が「鍼灸は新中国が生まれかわるには欠かすことのできない治療法である」と結論してからは、この古代の技法もすこしずつ中国医学の本流へともどっていった。

鍼は西洋の初期の医学書でも、坐骨神経痛の治療法としてわずかにふれられているが、アメリカにおいては、一九七二年のニクソン大統領の訪中まで、鍼は興味の対象外だった。ニクソンに同行したジャーナリストのジェームズ・レストンが、鍼麻酔下でおこなわれる外科手術の実態を「ニューヨーク・タイムズ」紙で報じた。西洋の医師たちによるつよい関心と懐疑的態度が渾然一体となった初期の段階をへて、鍼灸の研究はしだいに、疼痛をともなう症候群にたいする治療法として科学的医学の世界における場を確立していった。

鍼による鎮痛が中枢神経におけるエンドルフィンの放出をひきおこすという直接の研究成果とともに、鍼灸は科学界にひろく受けいれられるようになった。そのエンドルフィンモデルは、脳脊髄内を走行する、すでに知られている痛みの伝達路と、鍼灸の経絡とのつながりがあることを結論づける、はじめての実験結果であった。

鍼灸の疼痛緩和効果にかんする治効理論はたくさん存在する。ほとんどの西洋医師は、鍼灸の鎮痛効果は神経系内部のある種の痛覚経路を刺激することによって生じると仮定していた。その最初の仮説はメルザックとウォールによって提案され、第3章でも紹介したが（11ページ）、その説によれば、鍼が末梢神経を刺激して脊髄のゲートを閉鎖することにより、脳への痛み刺激の伝達が阻止されて鎮痛効果が生まれるという。この「ゲートコントロール理論」(2)は鍼灸による鎮痛効果を正確に説明しているわけではないが、鍼灸の真のメカニズムを理解するための第一歩ではあった。そのモデルをさらに改良し、電気的TNS装置（経皮的神経刺激装置）で操作できるような神経系の他の痛覚経路をこまかくしらべることによって、神経研究のあたらしい方向が生まれた。

エンドルフィンモデルでは一部の鍼麻酔（低周波の電気鍼麻酔）効果のメカニズムは説明できるが、その他の鍼麻酔アプローチについてはうまく説明できないことが以前から指摘されていた。たとえば、高周波の電気鍼麻酔はセロトニン拮抗薬で阻止されてしまうが（セロトニンは中枢神経系で産生される多くの神経伝達物質のひとつである）、ナロキソンのようなエンドルフィン拮抗薬の影響は受けないということはわかっていた(3)。現在では、鍼麻酔は少なくともひとつ以上の神経伝達物質の介入を受けており、その麻酔効果は経穴（鍼灸点）におよぼされる刺激の性質にも左右されるということがわかりつつある。したがって、鍼麻酔をの効果をすべてエンドルフィン放出によるものとする従来の仮説は否定されるようになった。またセロトニンの関与をも示すデータは、鍼麻酔が初期の神経化学的モデルよりもずっと複雑であることを示唆している。

鍼灸の鎮痛効果を説明するための初期の理論は、このユニークな治療体系に科学のメスをいれた結果、多くの貢献をすることになった。最近急速に発展している神経内分泌学は、古代中国で生まれたその特殊な治療法におおきな信憑性をあたえるようになった。しかしじっさいのところ、現在の「鍼麻酔モデル」は、鍼灸が本来もっている多次元的な治療様式（痛みの治療以外の応用法）やユニークな診断法としての真の可能性について説明しつくしているわけではない。さらに鍼灸の理解を進め、その真価を認識するためには、中国の伝統思想についても検討する必要がある。

陰陽五行説と中国の自然観

鍼灸治療の背景となる古代中国思想は、「宇宙と人間との照応関係」という視点から、中国医学の他の側面とともに発展してきた思想である。中国人は、人間を宇宙というマクロコスモスのなかのミクロコスモスとしてとらえ、人体のしくみにみられる原理は、大宇宙のエネルギーの流れの反映であるとかんがえていた。

エネルギーの流れにかんする基本概念のひとつは、外界から体内に流れこむ「気」というユニークなエネルギー基質である。中国人は、**気は、飲食物や空気から摂取するエネルギーであるとともに、人体を養い、細胞を組織化する作用をもつエネルギーである**とかんがえていた。気はわれわれの環境に浸透している一種の微細エネルギーである。これは、古代ヒンドゥー教の文献ではしばしば「プラーナ」という名で言及されてきたものである。この微細エネルギーは、人間には感知できない可視光の波長外の太陽放射にも由来しているとされる。われわれはラジオ電波、テレビ電波をはじめとし、さらに太陽エネルギー放射に含まれる微細エネルギーなど、多様な波動的環境からの電磁放射に継続的にひたされ、宇宙から地球にくる無数の異なる周波数エネルギーと共鳴し、また同時に影響を受けている。多くの古代文明が太陽およびその「癒しの力をもつ光」を崇拝していたが、そのような文明が気やプラーナのような微細エネルギー的影響についての知識をもっていたとしても、それはさほどふしぎなことではない。

中国思想のモデルでは、気のエネルギーは皮膚の輸送路（経絡）をつうじて外界から体内に吸収されるとしている。そのような気の入り口が経穴（鍼灸点）である。経穴は皮下の深部をはしる特殊な経絡系にそって存在し、深部の臓器へとつうじている。中国人は、十二対の経絡をつうじて気が体内の臓器へ流れこむことによって、生命をはぐくむエネルギーがあたえられるとかんがえている。対をなすそれぞれの経絡は、対応する臓器系の機能とむすびついている。

中国思想のもうひとつの特徴は、陰と陽であらわされる「エネルギー極性」のかんがえかたである。ある意味で古代中国における陰／陽の概念は、現代でいう「相補性」の概念のさきがけである。物質における波動と粒子の二重性は、現代物理学における陰／陽のようなものである。

『黄帝内経』には、全宇宙は陰と陽の力が振動しているものであるという意味のことがしるされている。「陽」は男性原理とみなされている。すなわち、積極的、生産的で、太陽や光に関係があり、生命の創造的原理とかんがえられているのだ。いっぽう、「陰」は女性的要素とみなされており、受動的、破壊的であり、月、暗黒、死に関係があるとされている。陰／陽のこの二元性の原理は、生命のサイクルや宇宙におけるあらゆるプロセスに敷衍《ふえん》された。その一見たがいに対立するふたつの側面は、対立する両極のあいだを振動しつづけるエネルギーのうごきを反映している。バランスのとれた安定状態を保つためにはその両方が必要である。ここでいう安定状態とは、つねに変化している宇宙におけるダイナミックな平衡状態のことである。生まれるためには、死ななければならない。輪廻転生や星の進化をみればわかるように、再生に先行して死がおこることは不可欠な条件なのだ。

陰／陽が表現している、たがいに相補的な異なる次元の世界は、正／負の意識エネルギーの極性を反映したものである。大脳半球の右側と左側から発現するそれぞれの意識状態をとってみてもそれは相反する性質をもち、たがいに相補的である。これは、陰陽の相補的原理を示す興味ぶかい事例のひとつだといえる。左脳は理論的思考の座とされ、言語をあつかい、分析的、数学的、線的である。右脳は感情的な部分をあつかい、芸術的、美的、空間的な要素を処理し、非線形的な直観をつかさどる。われわれをとりまく宇宙にたいしてバランスのとれた全体的なとらえかたをするためには、左脳・右脳のどちらの思考法も必要なのである。

中国思想では、健康なからだは陰陽の力のバランスがうまくとれている状態であるとされている。陰と陽の完全なバランスの維持こそが、精神と身体と霊性の完璧な健康をもたらす条件であると中国人はかんがえてきた。陰陽のエネルギーのバランスがくずれると、各臓器における平衡状態がくずれ、最終的には身体的疾患や、身体レベルにおける不調和なパターンとしてあらわれてくる。**物質レベルにおけるエネルギーの異常は、体内に生じた一対の経絡のバランスのみだれが反映したものである。**どの臓器についても、経絡を流れる一対のエネルギー循環が存在する。陰陽のバランスという概念の基本は、気のエネルギーが左右の経絡に均等に流れることにある。この原理では、陰陽の極性をもつエネルギーが個々の臓器系にバランスよく分配される必要性が強調される。経絡エネルギーのアンバランスな流れは、やがて臓器に病的変化をひきおこす。

まえに論じたエーテル体、アストラル体、メンタル体などのように物質レベル以上のからだのさまざまなエネルギーレベルにおいて、調和のみだれが発生することがある。メンタル体レベルにおけるエネルギーバランスのみだれは、アストラル、エーテルという「低い音階」につたえられ、最後には肉体／エーテル体接触面をつうじて物質的身体に発現してくる。そのさい、エーテルエネルギーの転送をおこなうのが経絡系であるとかんがえられる。**経絡系は、微細で磁気的な「気」エネルギーを全身に供給しており、その気エネルギーがそれぞれの臓器系の物質——細胞構造を維持・組織化しているのである。**

第4章（147ページ）で紹介したキム・ボンハンの微小管（古典的な経絡系に相当する）にかんする研究[4]の結果によれば、肝臓にむかう経絡を切断すると、やがて肝細胞の変性がおこってきた。この実験結果は、微細エネルギーの流れにアンバランスが生じるとき、（人工的につくられたエネルギー不足のために）物質—細胞レベルの病的変化がどのように発生してくるのかを説明している。中国人が「気」とよぶ微細エネルギーを直接測定するのはまだ困難であるが、経絡と経穴を含むなんらかの電磁エネルギー回路が存在することを示唆する、間接的な証拠はすでに提出されている。

体表の経絡にそって存在する経穴は、その周囲の表皮組織とはちがった独特の電気的性質を示している。経穴に相当する部位の皮膚電気抵抗は、その周囲の皮膚にくらべて約一〇分の一に低くなっている。そして、特殊な直流電流増幅器をもちいて経穴部位の皮膚の電位変化を測定すると、被験者におこる生理学的・感情的変化にしたがってその電気的パラメータも変動していることがあきらかにされた。睡眠中や催眠中などの変性意識状態においては、経穴における皮膚電気抵抗がいちじるしく変化していることが、ロシアの科学者によって報告されている。さらに、病的状態では、特定の経絡にそった経穴の電位がみだされていることもわかった。個々の病気に関連する経穴の電気的変化は重要な診断的意義をもっている。経絡におけるエネルギーの変化を測定するそのような装置をつかえば、病気をごく早期に発見することが可能かもしれないからである。

経絡は、体表の経穴と深部の臓器とをつなぐ電気的回路であるとみなすことができる。生体の健康状態を維持するためには、それらの回路にじゅうぶんなエネルギーが流れ、それぞれの臓器系をになう回路どうしのバランスもとれていることが必要である。内臓にエネルギーを供給する十二対の経絡に気のエネルギーが流れるときは、特徴的なリズムをもつエネルギー流が観察される。この回路を流れるエネルギー流は、生物に内在するリズムや微細エネルギー的性質のサイクルを反映するものである。体内エネルギーの流れをあらわすそのようなサイクルは古代中国思想にすでにはっきりと定義されており、この世界を形成する五つの要素のあいだにおこる微細エネルギーレベルの相互作用として定義されている。この「五行説」は中国の自然哲学大系のもっとも基本的な思想のひとつであり、あらゆるエネルギーと物質を、「木」「火」「土」「金」「水」の五要素のいずれかに配当するものである。

それらの相互作用を説明する基本的なサイクルには二種類ある。そのひとつは、「相生循環」であり、それぞれの要素がつぎにつづく要素を生みだす関係にある。これは「母子の法則」とよばれることもある。ひとつの要素がつぎにくる要素を生みだし、エネルギーの流れによってそれを育てるのである。東洋的な観点によれば、「火」は木を燃やして「土」を生じさせ、灰は「土」に還る。「土」は「金」を生じる。金属の鉱石は地中にみいだされる。「金」は「水」を生じる。流水の水源はしばしば鉱床のちかくにみいだされる。「水」は「木」を生じる。木は根から水をすいあげて生長する。「木」は「火」を生じ、「火」は「土」を生じる。そしてサイクルは最初にもどる。この相生循環のなかでは、火は木の子どもであり、地の母親であるとかんがえられている(ここでのつながりは、字義にこだわるというよりもむしろ比喩的なものであるが、この先おわかりいただけるとおり、これが中国の厳密なエネルギー原理を説明しているのである)。

ふたつめのサイクルは「相克循環」とよばれるもので、それぞれの要素はつぎのつぎにくる要素を破壊ないし吸収してしまうという関係にある。それはまた、要素どうしがたがいをチェックし、バランスをとりあっているという点で、調節サイクルでもある。もしひとつの要素だけがつよくなりすぎたり、よわくなりすぎたりすると、他を攻撃し、または破壊される可能性がある。「木」は「土」を破壊することがある(木の根は土をつらぬく)。また「土」は「水」をせきとめ、調節している(堤によって)。「水」は「火」を打ち負かす(水は火を消す)。「火」は「金」に打ち勝つ(金属はつよい火によって熔かされる)。「金」は「木」を破壊する(斧が木を切りたおす)。そしてまたサイクルはもとにもどる。これらのふたつの相生と相克のサイクルの重要性は、じっさいに鍼灸治療をおこなうときの合理的な基礎理論を構成している(図19参照)。

図19　臓器間の微細エネルギー流

臓＝実質器官、腑＝中空器官をあらわす。

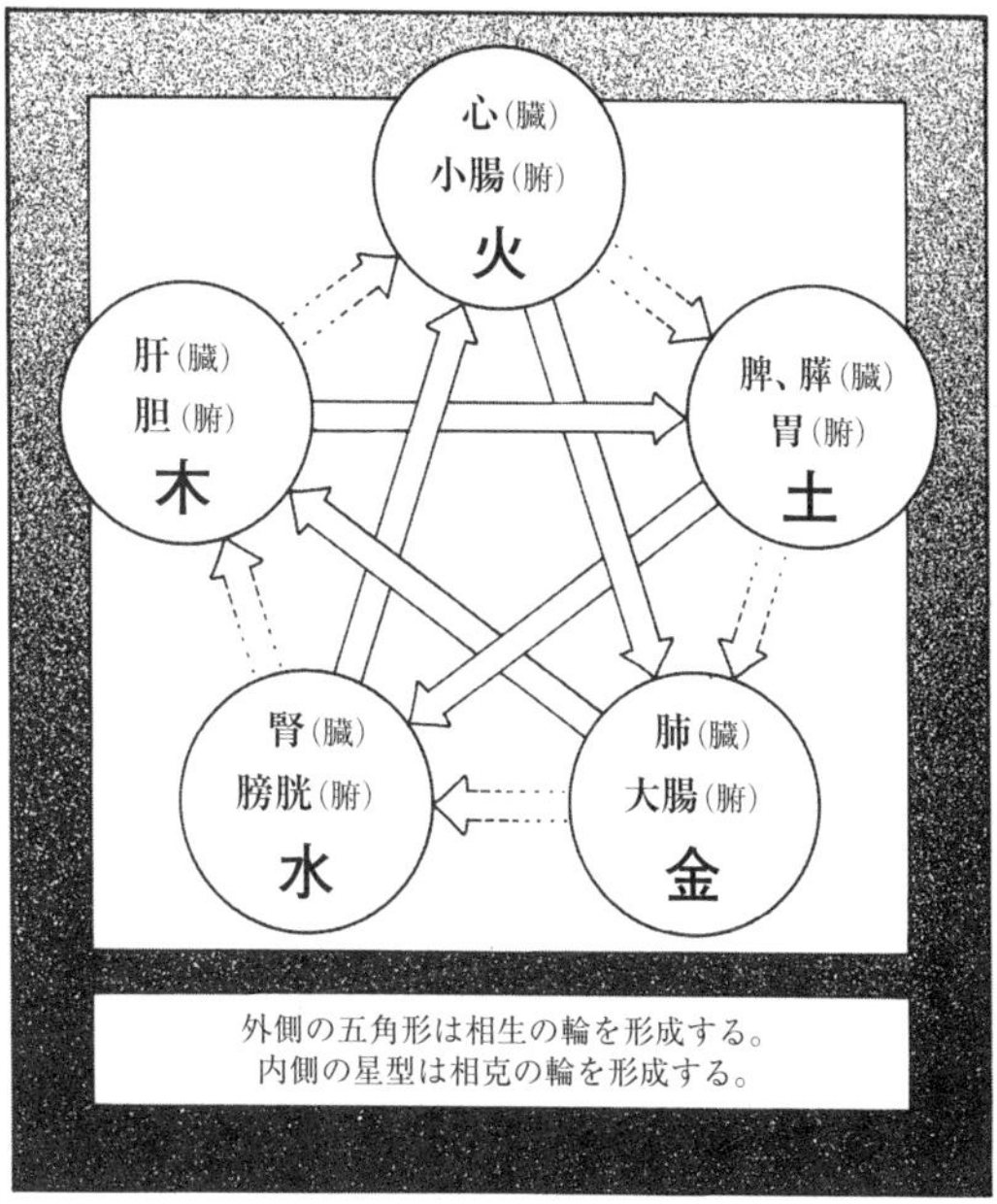

図20　実質臓器(臓)と中空器官(腑)

元素	木	火	土	金	水
実質臓器(臓)	肝	心	脾、膵	肺	腎
中空器官(腑)	胆	小腸	胃	大腸	膀胱

中国人は、人間は小宇宙であり、人間にも地球をとりまく大宇宙のいとなみが反映しているとかんがえてきた。われわれの体内機能の相互作用も、五つの要素のあいだのエネルギー的関係を説明している相生と相克のサイクルに似ていると、かれらはかんがえているのだ。中国医学では、それぞれの臓器を五つの要素のひとつに対応させて認識している。中国人は、腸や胆嚢のような中空器官も、実質器官とともに、五要素とのくみあわせにくわえている（図20参照）。

図19と図20に記されているように、相生のサイクルのなかでは、心《しん》（火）は脾（土）をサポートしている。脾（土）の気エネルギーはつぎに、肺と大腸（金）にまわることになる。肺と大腸（金）から、気の流れは腎と膀胱（水）にむかう。腎（水）からのエネルギーの流れは経絡をとおって肝と胆（木）にむかう。肝からの微細エネルギーは、心《しん》へむかう経絡をつうじて再循環する。

ある臓器の気エネルギーのバランスがくずれていると、その臓器は、自然の経絡の回路を完成することができずに、経絡の流れの順番がちかい臓器にわるい影響をおよぼすおそれがある。この破壊的なパターンは、図19の内部の矢印がつくる星形の、いわゆる相克の関係を反映している。たとえば、もし心（火）のエネルギーがアンバランスになると、経絡系への障害は肺（金）に悪影響をあたえる。じっさいに臨床の場でも、うっ血性心不全などが発症したときには、たしかにそのような経過をたどることが多い。うっ血性心不全のばあい、心拍出量が低下し、肺うっ血というかたちで肺に悪影響をあたえる。悪影響を受けた肺（金）は、こんどは肝（木）にエネルギーの障害と細胞学的な障害をもたらす。たしかに、うっ血性心不全においては、機能不全におちいった右心室がうっ血肺に無理して血液をおくりつづける結果、静脈系に異常な圧力がかかり、肝臓のうっ血もひきおこされる。そして不全状態の肝（木）が、経絡のみだれによって、つぎに脾（土）のバランス失調をまねく。

慢性うっ血性右心不全では、肝臓のうっ血がつづいた結果、「うっ血性（心臓性）肝硬変」といわれる状態にいたる。この肝硬変は、さらに静脈の門脈への通過障害をひきおこし、門脈圧亢進症、静脈うっ滞、脾臓の腫大をひきおこす。現代の病態生理学が、相克循環のような古代中国のエネルギー原理とみごとに一致しているのは興味ぶかいことである。そうした何千年もの歴史をもつ原理が、現代の病因論に補完的な洞察をもたらす可能性もあるだろう。

実質臓器（臓）と中空器官（腑）のあいだの相互関係も、中国式にみれば、五つの要素間の相互作用で説明できる。これは、「上なるものは下なるものの如し」という原理が古代の法則にもあらわれていたことを示す例のひとつである。人間という小宇宙には、地球という大宇宙のいとなみが反映している。それらのエネルギー原理は、古代中国人が病気の鍼灸治療にかんする（かれらなりの）理論的基盤を形成するさいにおおいに役立った。たとえば、エネルギーが時計まわりに回転することは、相生循環に示されている。気のエネルギーは、心《しん》から出発して脾にむかい、そこから肺へ、そして腎へ到達し、腎から肝へ、そして肝から心へともどるようにして循環しつづけるのである。

肺に疾患があると、肺機能を正常に保つために、エネルギーの大半が肺でつかいはたされてしまう。肺はサイクルにそってとどこおりなくエネルギーをおくることができなくなり、（相生循環のつぎの臓器にあたる）腎は、肺からのエネルギー供給がえられなくなることによってあらたな障害をおこしはじめる。

西洋医学の観点でも、腎臓の生理機能を肺の機能にむすびつけるホメオスタシス機構が実在することは確認されている。たとえば、肺気腫の患者では、肺から酸素をとりいれる能力がさまたげられている。腎臓がエリスロポイエチンというホルモンを分泌していることは最近になって発見されたが、このホルモンは血中の酸素濃度がひくくなると産生される。エリスロポイエチンが放出されると、結果的には体内を循環する赤血球がふえて血中へモグロビンが増加することになる。へモグロビンが増加すると、肺と腎臓のあいだのフィードバックループをつうじてすくない酸素を効率よく輸送する能力が飛躍的にアップしてくる（ここでも現代の生理学が古代中国のエネルギー理論としっかりと補完しあっているのは興味ぶかいことである)。

われわれの症例にもどろう。腎の障害は肺におけるエネルギーバランスのみだれにつづいて発生する。その原因は、体内エネルギーの循環が障害されたからにほかならない。腎を復活させるためには、肺につながる経穴にバランス回復のための処置をほどこすことが必要になる。そうすれば、肺による腎のサポートは以前よりも改善する。

古典的な鍼灸治療の原理には、エネルギー循環の視点がひんぱんに登場してくる。微細エネルギー的治療をおこなうときは、エネルギー循環という原理によって、期待される治療効果をうるために治療戦略上もっとも重要なポイントがどこかをイメージすることができる。エネルギーバランスのみだれは、鍼灸理論にみられるように、経絡系の特定の回路を流れるエネルギーの過剰や不足によって発生してくる。経穴刺激による鍼灸療法は、エネルギーが不足している経絡回路に、あたらしいエネルギーを導入する。また逆に、経穴刺激は、経絡回路の負担になるような過剰エネルギーを放出するために安全弁を開放するような効果ももっている。

時間生物学と経絡系

中国の鍼灸理論では、各臓器を循環する気エネルギーのサイクルは、時間によって変動するとかんがえられている。つまり、それぞれの経絡と、それにつながる臓器を流れるエネルギーには、日内変動があるといわれているのだ。すなわち、おもな経絡では、エネルギー流量が最大になる時間帯と最小になる時間帯が二時間おきに交代していくのである(図21参照)。

それぞれの臓器系の治療をするための最適な時間帯は、その臓器でエネルギーが最大になる時間帯である。たとえば図21をみると、肺とつながる経絡におけるエネルギー流量が最大になる時間帯は午前三時から五時の

図21　経絡のバイオリズム・サイクル

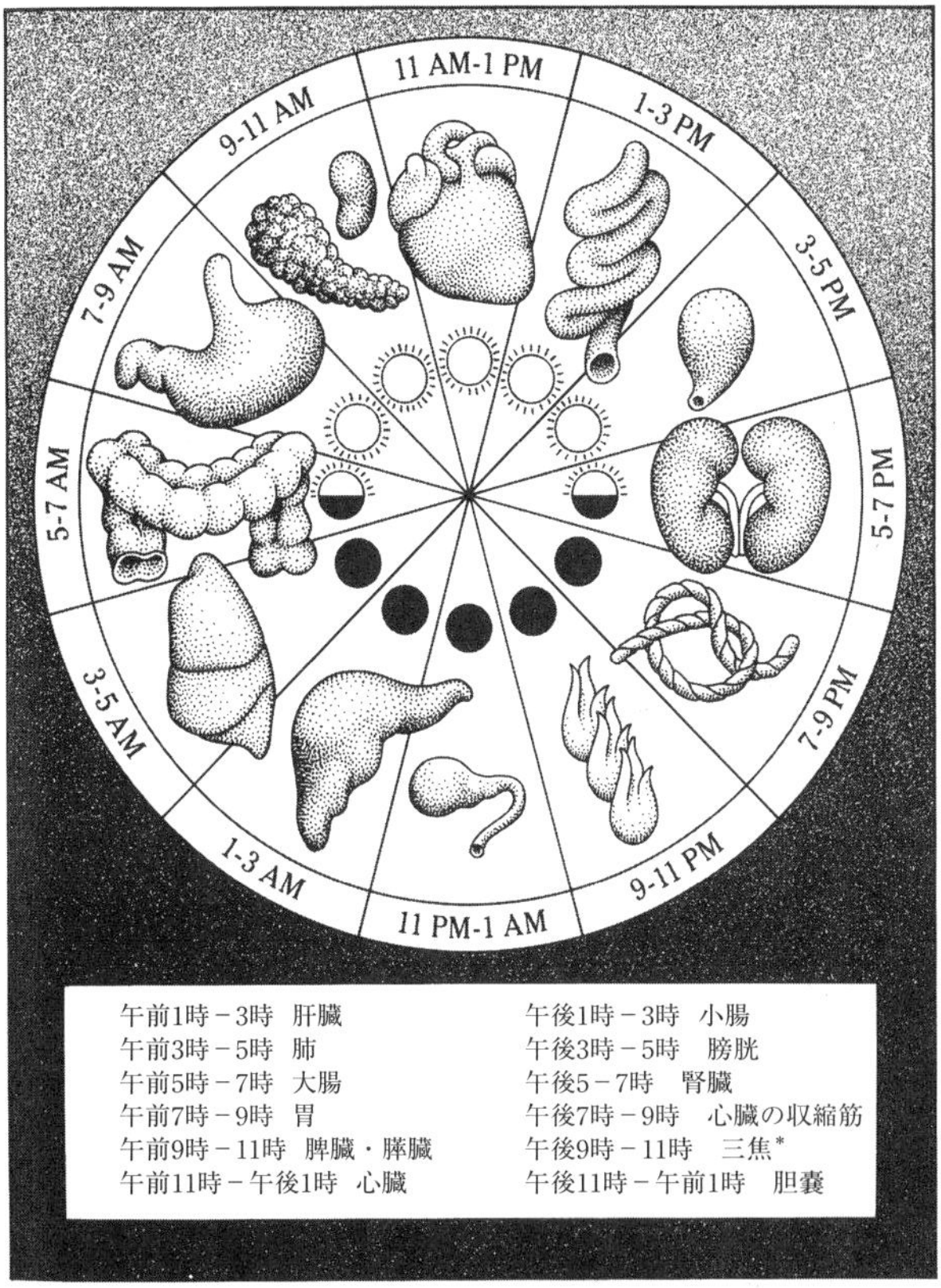

＊三焦：対応する臓器はなく、エネルギー燃焼の中枢とかんがえられている。

あいだである。気管支喘息の発作もこの時間帯がもっとも治療効果がえやすいとかんがえられているが、それは肺の経絡の活動性が最大になるからである。熱心な鍼灸師はこのバイオリズム理論を治療に採用しているが、じっさいには現実的な限界がともなうこともたしかである。

時間を考慮にいれて最適な治療をするというアイデアは、最近、西洋医学でも追求されている分野である。この「時間生物学」というあたらしい分野は、人体内の生物学的リズムのもつ性質をさまざまな角度からしらべようとしている。いまでは各種の研究結果が提出されて「体内時計」という概念も支持されている。多くの身体機能をつかさどっている体内時計には脳内の酵素活性を周期的に変化させる機能も含まれていて、どうやら薬物の中毒症状の発現にも影響をあたえているらしい。

がん研究者のなかには、シスプラチンなどの化学療法剤の副作用を最小限におさえるために最適な投与時間をさがすという研究をおこなっている人もいる。動物実験では、早朝に薬物を投与したときに副作用が最小限になったという。鍼灸療法とおなじく、薬物療法にも治療効果が最適になる時間帯があるらしいのだ。いまの時点では、経絡のエネルギー循環が薬物副作用の経時的変化の原因となっているのかどうかは不明である。もし時間生物学が微細エネルギーレベルで追求されていくことになれば、いずれ問題になる点であろう。

われわれのからだにそなわった生物学的リズムは、より高い周波数をもつ微細エネルギーのリズムの反映であるという可能性もある。それらの微細エネルギーのリズムは、宇宙のリズムと共鳴をおこし、同調しているのかもしれない。経穴と経絡のつながりは、われわれが天体のエネルギーに同調するためのルートのひとつとして作用している可能性もかんがえられる。多くの生物学的現象が太陽の活動の強弱にあわせて変動していることは、よく知られている事実である(5)。経絡系が、太陽の活動を細胞内の変化や生理学的効果に変換するためのエネルギー機構であるという可能性もある。時間によって変動する宇宙エネルギーが経絡系を通過していくことを考慮すれば、時間生物学者が研究しているある種の生物学的現象の循環的変動が、西洋の科学者にももっと理解できるようになるかもしれない。

病的な臓器のエネルギーバランスの回復を目標にしている鍼灸師にしてみれば、経絡系におけるエネルギーの周期的変動はひじょうに重要な問題である。鍼灸師は、経絡の機能不全がその経絡につながる臓器疾患の前駆状態をあらわしているとかんがえている。経絡の循環障害は、陰と陽の極性をもつエネルギーのアンバランス状態を反映しており、どちらかいっぽうだけが存在するということはありえず、生体が必要とするエネルギーの全体が問題になる。鍼灸療法によって体内のエネルギーバランスが維持されれば、細胞の機能不全や無秩序状態に先立つエネルギーパターンのみだれが修正されたことになり、病気の症状も改善していくのである。

中国の鍼灸師はこの種のエネルギー理論をもちいて、たんなる疼痛症候群のほかにも、さまざまな臓器の病気に対処してきた。しかし残念なことに、西洋では鍼灸という治療法のほんの一部にしか注意がむけられてこなかった。つい最近まで、鍼灸のなかでも鍼麻酔以外の療法は科学的にはナンセンスとされていたからである。そうした見かたの背後には、経絡系を神経系と同様のものとみなし、独自なエネルギー系として考察しようとはしなかったという態度がある。西洋の科学者にとっては、「臓器のもつエネルギーが陰・陽や五つの要素として循環している」という隠喩的な哲学が、とうてい許容しがたい代物だったのであろう。

西洋の大多数の科学者にとって、経絡は想像上の構造物でしかない。なぜなら現代医学の文献のどこをみても経絡の存在を実証する解剖図など存在しないからである。かれらは、鍼灸療法のメカニズムは神経伝達路によるものだと信じたがっている。西洋の科学者が経絡を概念化する場があるとすれば、それは医学の世界ではなく、あたらしい物理学の分野においてであるかもしれない。というのは、あたらしい物理学の領域では、すでにエネルギーはまさに経絡エネルギーのような概念として理解されつつあるからである。

経絡系と神経系は相補的に機能している。それぞれのシステムは協調しあって、高次のレベルからくるエネルギーを生理学的な細胞パターンに変換している。物質的身体全体の枠組みを横断する微小管系が存在すると主張しているキム・ボンハン博士のその後の研究では、もっぱらからだの神経ネットワークにエネルギーをおくることを役割とする特殊な微小管様の経絡が独立して存在することがあきらかになった。キム博士は、神経にむかう経絡を切断してしまうと、神経伝達速度がひじょうにおそくなってしまうことに気づいたのだ。

ここまでくると、キム博士の研究以外にも経絡系の実在を示す証拠があるのではないかという疑問がわいてくるだろう。各臓器にむかう経絡系の実在を示す研究はほかにもあるのだろうか？　その問いの答えは「イエス」である。経絡と臓器とのつながりを証明する研究が、経絡の電気的変化の系統的測定によっておこなわれている。それらの電気的パラメータの測定は、たんに経絡の存在を証明するばかりか、病的な臓器の早期診断に利用できる可能性を示すものである。

診断装置としての経絡系

経穴はユニークな電気的性質をもっており、その周囲の皮膚の部分と区別することができる。経穴は（電導性の増大によって）周囲の皮膚よりも電気抵抗が低いので、皮膚表面の経絡系にそって存在する経穴を電気的に特定することができる。東洋の研究者による数多くの研究によれば、経穴は治療に役立つだけでなく病状の診断にも利用できるということである。

チャクラの研究に関連して、第4章（159ページ）で紹介した日本の本山博《ひろし》博士は、さまざまな経絡の電気的特性を測定し、生理学的情報を手にいれるためのシステムの開発もおこなっている。かれはその機器を「経絡臓器機能測定器」、略して「AMI」（Apparatus for Measuring the Condition of the Meridians and their Corresponding Internal Organs）(6) とよんでいるが、それはほんの数分で人体内の生理学的バランスのみだれを診断するコンピュータ装置である。AMIには合計二八個の電極がついており、手の指先や足先にみられるそれぞれの経絡の終末点（井穴《せいけつ》）にとりつける。電気的な情報をとりだすために、井穴に鍼や特別なクリップが装着されるのだ。経穴からのデータは専用のコンピュータにおくられて処理、解釈される。

ＡＭＩで計測される点は、対になっている経絡の井穴である。肺経は気のエネルギーを肺におくる一対の経路である。その経絡のうち一方はからだの右がわをとおり、もうひとつは左がわをとおっている。エネルギーバランスのとれている（健康な）経絡では、そこにつながる対になったふたつの経絡の電気的な値がひとしいとかんがえられる。すでに病気が存在する臓器、またはちかい将来に顕在化する病気がひそんでいる臓器では、そのふたつの経絡のあいだに電気的におおきな差がみられる。ＡＭＩは、経絡の井穴にあたる、その局所の皮膚電流を測定するのである（7）。

本山博士は生理学的あるいは電気的観点からみた正常と異常の参照値をえるために、ＡＭＩをつかって五〇〇〇人以上もの被験者で調査をおこなった。左右の経絡の電気的値において、基準値からのズレが標準偏差の二倍以上を示すときには、臓器のバランスのくずれを強調して表示するために、ＡＭＩによって赤字でプリントアウトされる。経絡のペア値が（基準にたいして）ひとしいときは黒字でプリントされる。

本山博士らはＡＭＩによって、経絡系の電気的バランスのくずれは、その経絡系につながる臓器にかくれた病気が発見されることと、つよい相関関係があることをみいだした。フロリダにある「ボブ・ホープ・パーキンソン病研究所」では、パーキンソン病（運動の調節が障害される神経系の変性疾患）患者のエネルギー的異常や生理的アンバランスをしらべるためにＡＭＩをつかった研究がおこなわれた。初期のデータでは、パーキンソン病患者のばあい、（経絡のバランスのみだれから予測できるように）心臓にくわえて大腸、小腸にも異常がみとめられた。この消化管の異常は、（ドーパミンなどの）神経伝達物質の合成に関係する栄養素の吸収障害が反映されている可能性もある。パーキンソン病の患者では、大脳基底核といわれる神経核にドーパミンが欠如していることが知られている。この研究所の研究者たちは、パーキンソン病の病型と進行度を判定し、患者と医師が病気を初期の段階でコントロールできるような情報の収集を期待している。

日本のある地方自治体では、年一回の定期健康診断において、全職員を対象にＡＭＩによるスクリーニング検査をおこなった。そして、経絡検査の値が異常を示した者だけに精密検査が義務づけられた。アメリカでも多くの医療従事者がＡＭＩをつかっており、良好な結果をえている。

ＡＭＩ技術の成功は、たんに鍼灸治療の有効性を示す以上の結果をもたらした。ＡＭＩからえられた情報が体内深部の臓器の状態に関係しているという事実は、特定の経絡をそれぞれの臓器系にむすびつけてかんがえる古代中国の理論の妥当性を確認することになったのである。そしてまた、われわれはいま、鍼灸理論の診断への応用を検討する段階にはいっている。鍼灸理論は治療にとどまらず、診断にも利用されようとしているのである。

西洋的な理論では、鍼灸のしくみは脊髄のゲート機構や脳内エンドルフィンの放出など、神経伝達路に焦点をあてて論じられることが多い。鍼麻酔の効果を説明するときは、たしかに神経刺激で説明したほうが科学者には受けいれやすいが、それだけでは指先や足先の末梢神経が肝臓や肺の状態にかんする意味のある情報をつたえていることの説明にはならない。

ＡＭＩからえられるデータによって、経絡系の実在と内臓との関係を示す証拠を追加することも可能である。ＡＭＩのような装置をもちいることによって、経絡系も科学技術によって証明がなされようとしており、人体生理機能のモデルとしての価値もみいだされつつある。また、経絡の電気的変化をそとからモニターすることによって非侵襲的に病気の早期発見をする能力は、公衆衛生におけるスクリーニング検査法としてもあきらかに意義があるものである。

中国の鍼灸理論を裏づける装置にはほかに、キルリアン写真技術（62ページ参照）、およびそこから生まれた新技術がある。キルリアン写真についての最初の報告は旧ソビエトからのもので、高周波の放電装置をもちいて経穴の写真撮影の可能性を暗示した。J・ピゾ(8)らを含む、アメリカの多数のキルリアン研究家もその主張にもとづいて反復実験をおこない、そのとおりの結果をえていた。しかし、経穴の高電圧写真による画像化にかんしてもっとも洗練された手法をとったのは、「エレクトロノグラフィー」の名で知られる身体スキャン法を開発したルーマニアの医師、イオン・ドゥミトレスクだろう(66ページ参照)。

ドゥミトレスクのエレクトロノグラフィーにかんする研究は、ほとんどのキルリアン法研究者がもちいている原始的なフィンガープリント作成装置を、さらなるレベルに発展させるために開発された。エレクトロノグラフィーは、コンピュータと特別なスキャン用電極をもちいた結果、胸部や腹部のようにおおきな体表面をスキャンすることが可能になった。ドゥミトレスクはその初期の研究で、からだの特定の区域に電気的な放射点があらわれる部位があることを記載している。かれはその点を「皮膚電気点」(electrodermal points)と名づけたが、それらの多くは全身に存在する古典的な経穴と関連するものであった。何千人もの被検者にエレクトロノグラフィーの手法を応用したドゥミトレスクは、それらの皮膚電気点(あるいは経穴)についてさまざまな結論に到達した。

エレクトログラフィーのスキャンをおこなった結果、まず、特定の臓器系に病理学的変化が存在する(あるいはあらわれつつある)ばあいにのみ、皮膚電気点が出現することがわかった。その明るい輝点の位置は、病的な臓器につながる経絡にそった経穴に一致していた。その輝度と大きさは、電気的活動と病気の急性期変化のはげしさとに関係していることがのちにわかった。皮膚電気点がおおきければおおきいほど、その病気の急性変化がはげしいということである。体内に活動性の病変がなければ、スキャンをしても皮膚電気点があらわれることはない。つまり経穴は、臓器の病変を反映した経絡系のバランスのみだれが存在しているときにのみ電気的に観察できるということである。経絡自体をこの方法で撮影することはできなかったが、皮膚電気点はしばしば、古典的な経絡と一致した線上にあらわれたのだった。

ドゥミトレスクは、皮膚電気点はからだと周囲の電気的媒体とのエネルギー交換にかかわる「電気的な穴」(9)であると結論づけた。それらは生物体とその周囲のエネルギー場とのコミュニケーションの場なのである。皮膚電気点の作用についてのドゥミトレスクの発見は、本山博士のＡＭＩからえられた電気的データをおぎなうものである。いずれの研究者も、経絡のエネルギーバランスと臓器の病変との関係を独立に確立している。ドゥミトレスクの研究は、電気的環境と経絡が経穴をへてエネルギー交換をしているありさまをより画像的に説明している。ドゥミトレスクのエレクトロノグラフィー法によるスキャンではエネルギー障害をおこしている部位に対応する経穴が自然に画面にあらわれ、いっぽう本山博士の方法は病気に対応する特定の鍼灸点をモニターしたものだった。

経絡系は、物質的身体とそれをつつむエネルギー場とのあいだの、エネルギー交換の接点である。それらの電磁気的エネルギーには、局所的そして宇宙的な要素だけでなく、エーテル体、アストラル体、そしてさらに高度な媒体からのエネルギー入力も含まれているのであろう。

ＡＭＩやエレクトロノグラフィック・スキャナーのようなあたらしい技術によって計測された現象は、より高い周波数のエネルギー・プロセスを反映している。第4章(172ページ)で正と負の時空エネルギーについてみたように、それらの高い周波数のエネルギーは、おもに磁気的な性質をもっている。この分野での研究結果は、**エーテル体はある種のホログラフィックな磁界の「格子」を形成し、その格子は経絡系を介して、物質的身体内の電気的ベースをもつ物質や細胞とコミュニケートしていることを示唆している。**

経穴で測定された電位は、全身の経絡系を流れる微細な体内循環を反映している。こうした内的循環は、生命を賦活し組織化する微細な磁気エネルギーを臓器におくる、特別な経絡回路を流れている。経穴は一連のエネルギー変換をへて神経系と相互作用しているとおもわれるが、その変換をつうじて、最終的には高次エネルギー的現象が細胞の電気的生理状態にも影響をあたえることになるのである。

経絡——グリア・ネットワーク——神経系の電気的接触面

西洋の科学者が鍼灸の治効理論を神経系および神経内分泌系と関連づけた理由は、経絡すなわち神経そのものであるとかんがえたからではない。**それは、経絡系の一部分が中枢神経、末梢神経系と密接に関連しながら機能し、神経系全体に影響をあたえているからである。**神経系は特別なデジタル周波数言語によって書かれたメッセージを伝達することによってコミュニケーションをおこない、メッセージは活動電位（神経の電気信号）によってつたえられる。つたえられた情報は、活動電位の興奮頻度の周波数変動をつうじて伝達される。脳は入力される活動電位の興奮頻度の変化をすばやく分析することによって周波数情報を解読することができるのである。いいかえれば、神経系は一秒あたりの神経細胞（ニューロン）の電気的興奮回数をデジタル式にコード化したメッセージをとおして、情報をやりとりしている。おなじ数量の信号が脳にとどいても、それを伝達する個々の神経は、触覚や嗅覚、味覚など脳内のさまざまな感覚中枢とむすびついているので、どの領域とコミュニケートしているかによって個々の神経情報のもつ意味はちがってくる。

第3章でもふれたが（115ページ）、従来は、シュワン細胞をはじめとするグリア細胞系は、つつみこんでいる神経細胞に栄養をあたえる役目しかもっていないとかんがえられていたが、最近になって、電気的にも補足的なはたらきをしているらしいことがわかってきた。その方面の研究によれば、グリア細胞のネットワークは直流電位のゆるやかな変化によって情報を伝達することができるようである。この種の情報伝達は、神経細胞間の活動電位のデジタル的なパルスコードにたいして、アナログ的であるとかんがえられている。その情報伝達のアナログ的システムは、細胞膜の直流電位を変化させることによってはたらいている。このシステムでは、グリア細胞の膜電位が上向きまたは下向きに変化したとき、グリア細胞の回路にそって伝達される情報（の種類や性質）に翻訳される。一般に、アナログ伝達はデジタル伝達よりもかなり時間がかかることが知られているが、もちろんこれも効果的なデータのやりとりの一方法である。

グリア細胞による直流電流システムは、第3章のベッカー博士のところで議論した、損傷電流のような現象や自己治癒のための電気的フィードバックループに関係しているようにおもわれる（113ページ参照）。鍼治療によって脳内エンドルフィンの放出がうながされることからも示されるように、経絡系は神経系にたいするなんらかの入力系をもっているはずである。あるひとつのレベルにおいて、神経路にそって形成されているグリア細胞ネットワーク内の直流電位に影響をあたえることで、入力が可能になるのかもしれない。経絡系に電流が流れるということは、経絡系が、すでに確認されているほかの生理学的経路と関連をもった、独自のエネルギー回路系を形成していることのあらわれなのかもしれない。**経絡系やグリア細胞のネットワークを流れる直流電流が神経の活動電位の生成と伝達に影響をあたえるということもありうるだろう。**超物理学の世界では、その仮説も確認されてきている。J・ハータックによれば、

直流電流は生命体の無傷の体表面で測定することが可能であり、神経系の解剖学的構成に空間的影響を受けている、複雑な場のパターンを表現している。体表面の電位はさまざまな回路の要素に直接関係している。

「第五番目の回路」は、経絡にそって作用する体内エネルギー流のひとつである。それは持続的にはたらいていて、みずからの活動電位システムを形成することが可能であり、神経ネットワークに利用されることもある。この活動電位システムは、データ転送をおこなう活動電位のメカニズムに先行する直流電流のしくみのうえに存在している。この先行する直流電位は、生物学的プロセスをつかさどるという本来の役割をもっており、生体の基本的特性を調節しているものである。

人体の形態は磁気的な格子であり、上位の自己（エーテルレベル以上の高レベルに存在する光の身体）の原初的な青写真と、臓器パターンのアングル（たとえば軸方向の関係）とのあいだを行き来している。それらの磁気的領域をむすびつけている線は「軸線」として知られているものである。（交差する軸線からできた）軸格子は、生体の生命活動との接点となっている。物質界における細胞は、その格子によって、それ以上または以下の周波数帯と相互に作用することができるのである。

人間と高周波エネルギーとの生物学的結合は、軸線および格子系に接点をもつ経絡系をつうじて生じている。経絡と軸線は五次元に属する回路の一部であり、上位の自己の身体から導入され、物質的細胞の形態を更新するためにつかわれる基本的なエネルギーなのである(10)。（強調引用者）

超物理学による右のような知見から生まれるのは、経絡系、経穴における電流の変化、そして経絡系からの高次のエネルギー領域（まとめて「上位の自己」とよばれている）への接続点が、神経においてリンクしているというかんがえかたである。ここで示唆されているのは、**経絡系からのエネルギーの入力は、神経細胞が機能する電気的環境の一部である**〔グリア細胞などの〕**直流電流を変化させることによって、神経系の活動電位の出力に影響をあたえている**ということである。神経系にたいするこの間接的なエネルギー的なむすびつきの存在によって、鍼灸の刺激に反応しておこる神経学的現象が測定できることの理由が説明できる。

ブルース・ポメランツ博士は、鍼麻酔をおこなったときに患者の脊髄をはしる痛覚神経伝達路の活動電位の研究をおこなってきた(11)。ポメランツは、マウスのしっぽに痛み刺激をくわえたとき、脊髄の痛覚伝達路にはげしい活動電位の増加がともなうことを発見した。痛みにたいするしっぽの感受性を失わせるために鍼麻酔がおこなわれたが、その結果、痛み刺激にたいしても、神経の興奮の頻度は安静時以上の増加をみなかった。ただしそれは施術後およそ三〇分後でないと効果があらわれなかった。いっぽう下垂体を摘出したマウスでは、鍼刺激をしても痛みの抑制反応をおこすことができない。またエンドルフィンの拮抗薬であるナロキソンも、鍼灸による鎮痛現象を抑制する。ポメランツはこうした研究の結果から、鍼麻酔をひきおこすのはエンドルフィンであると結論づけた。

経絡のおよぼす作用のうち、エンドルフィンの放出は測定可能な現象であるが、経穴への刺激が下垂体にたどりつくまでには三〇分の時間差があり、ポメランツの実験データではこの理由が説明できない。この時間差が意味するものは、ゆっくりとした信号伝達をおこなう系が存在するのではないかということである。この伝達のメカニズムは、ロバート・ベッカー医師が損傷電流の研究で発見したような、グリア細胞ネットワークにおけるゆっくりとしたアナログ的な直流電流の変化によるものなのかもしれない。グリア細胞ネットワークにおける直流電流の変化は、もしかすると経穴が刺激されたあとに発生する経絡内のエネルギー変化からも影響を受けているのかもしれない。グリア細胞ネットワークの直流電流の変化は、結果的に中枢神経系へと枝をのばしている神経細胞の活動に影響をあたえる。**したがって、グリア細胞のネットワークが経絡系と神経系のあいだの接点として機能しているという可能性もかんがえられる。**直流電位の変化がどのように神経細胞の興奮に影響をあたえているかを正確につかむのは、たいへん複雑な問題である。それを理解するためには、まず神経生理学の基礎事項をいくつか理解しなければならない。

最近の神経化学の研究をつうじて、科学者たちは以前にもましてすぐれた神経細胞の活動モデルをつくるにいたった。いまでは、信号をつたえるさいに、神経細胞が情報単位のオン／オフをくりかえしているわけではないことは知られている。神経細胞は、刺激にたいしてミリ秒単位で反応することが可能であり、つねに待機状態か活動状態のいずれかをとっている。神経細胞は常時、となりの神経細胞とのあいだのシナプス間隙にむかって微量の神経伝達物質を放出している。シナプス（神経細胞間の結合部位）では、微量の神経伝達物質の持続的な放出が、ちょうど自動車のエンジンを低速ギアでアイドリングしているときとおなじように、システム全体を待機状態に保っている。エンジンのスピードをあげたければ、アクセルをふめばいい。

皮膚表面にある圧受容器の感覚情報が末梢神経をつうじて伝達されるときのように、神経細胞に活動電位が発生すると、電気的インパルスは脳にメッセージをとどけるための一連の作業を開始させる。たとえば皮膚感覚受容器への刺激があれば、活動電位がいっせいに発生することによってこの一連の反応がはじまる。活動電位はそれから感覚神経の線維のなかをはしりぬけて、神経終末に到達する。神経終末どうしの中継地点にはきわめて狭い間隙《かんげき》（シナプス間隙）があり、〔デジタル的な〕電気的インパルスはこのシナプス間隙でエネルギー変換されて、神経伝達物質の放出というかたちにおきかえられる。一回一回の活動電位はシナプス間隙の手前の神経を刺激し、シナプス間隙にむけて神経伝達物質を放出させる。それを受けたむこうがわの神経細胞の膜には電気的変化が誘発される。それらの電気的変化がふたたびデジタル式の活動電位のパルスコードに変換され、その神経細胞の終末にあるつぎのシナプス間隙へと走っていく。最後のシナプスは、脊髄の神経細胞がデジタル化されたメッセージを脳にむけておくりだしていったその終着点に存在する。

神経伝達物質放出のこうしたプロセスは、それぞれの膜の特性にくわえて、シナプス前の膜にとどく活動電位の数や速度にも影響を受ける。それらの局所的因子は、神経細胞の膜の電位に影響をあたえ、そして**その神経細胞膜の電位が、適切なタイミングで放出される神経伝達物質にたいするそれぞれの神経細胞の反応性を決定している**。神経細胞膜の電気的状態は、たくさんの因子に影響を受けている。最近ようやく理解されるようになったが、そのうちもっとも重要な因子は、おなじ神経細胞に連絡するほかの神経化学物質の影響であるらしい。それぞれの神経細胞は孤立しているのではなく、ネットワークを形成する無数の他の神経細胞ととなりあわせに存在している。多数の異なる神経細胞のシナプスでおきた反応は、いかなる単一の神経細胞にも影響をあたえる。そうした反応には、さまざまな種類の神経化学物質がかかわっており、シナプスをへて連絡のあった神経細胞膜に種々の影響をおよぼす。

神経化学物質には多くの種類があるが、ほとんどの神経伝達物質の作用にはおおきくわけて二種類あることがわかっている。ひとつは興奮性の神経伝達物質として知られ、電気的刺激にたいする個々の神経細胞の反応性を高める方向にはたらく。もうひとつは抑制性の神経伝達物質である。これは、神経細胞の膜電位を逆転して、神経細胞の反応性をおさえる。多くの神経細胞膜では、無数の神経化学物質の影響が合計されて最終的な電気的方向性がさだめられる。神経細胞の膜電位は、そのように刻々と変化している。**それぞれの神経細胞の電気的反応性は、つねにその瞬間においてシナプスちかくの細胞膜に影響をあたえる抑制性の神経伝達物質と、興奮性の神経伝達物質とのバランスに比例して変化するのである。**

あらたに発見された神経伝達物質のうちでも、エンドルフィンはとくに現代医学の話題の対象になっている。しかしそれはつぎつぎと発見されている脳内化学物質のひとつにすぎず、まだ発達途上の神経内分泌学という分野で研究されているものである。研究の対象になっている多くの神経化学物質のうち、エンドルフィンは伝統的な鍼麻酔の治効理論にかんしてはもっとも目立った存在である。エンドルフィンは「神経調節物質」(「ニューロメディエーター」あるいは「ニューロレギュレーター」)とよばれる神経化学物質に分類される(12)。それらの化学物質は、神経細胞膜にあたえる影響を利用してほかの伝達系を調節している。エンドルフィンはさらにペプチド系ホルモンのなかまに分類され、神経ペプチドとよばれることもある(13)。そのほかの神経化学物質の分類としては、アドレナリン系、コリン系、ドーパミン系が知られているが、まだその作用がよくわかっていない神経伝達物質がほかにたくさん存在することも事実である。神経細胞に影響をあたえる化学物質は多数存在するが、伝達物質そのものの問題以外に、神経インパルスを調節している細胞膜のほうの問題もつけくわえるべきだろう。とくに、**シナプスの微小環境における電場の変化は神経伝達に影響をあたえているものとおもわれる。**

ではここで、そうした膜のエネルギー因子がどのように鍼灸の神経学的効果に影響をあたえているのかを理解するために、さきに紹介したポメランツ博士の画期的な研究にもどってみよう。

ポメランツ博士は、鍼麻酔が下垂体からのエンドルフィンの放出をうながしていることを発見した。エンドルフィンの放出は、痛みのインパルスの脳への伝達が抑制されると同時におこっている。ポメランツは、痛みの刺激がつよいときでも、鍼麻酔によって脊髄神経細胞の興奮頻度が安静時よりも増加しないことを発見した。ただし、そうした効果がみられるのは施術三〇分後ということであった。またエンドルフィン拮抗薬をもちいると、鍼灸によって生じるはずのこうした神経系の変化が阻止された。前述した、経穴を最初に刺激してからエンドルフィンが放出されるまでに三〇分間かかった理由としては、経穴からでた最初の信号はゆっくりと下垂体にとどき、それからエンドルフィンが放出されるからではないかとかんがえられた。博士は、**エンドルフィンの放出は最終ゴールではなく、複雑な伝達経路のとちゅうの一過程にすぎない**ことを示唆している。

鍼灸による施術から生理学的結果が発現するまでの最終過程は、エネルギー変換の各段階にひきつづいておこる過程という観点からみなおす必要があろう。一種の段階的伝達効果によって、あるレベルからつぎのレベルにエネルギーがステップダウンしていくという原理は、生物機能のさまざまなレベルで観察されるものである。しかし、その原因が微細エネルギーレベルにあるとすると、その発現経路を追いかけるには、西洋科学だけでは技術的な限界をともなう。すなわち、(鍼灸が神経ホルモンにおよぼす効果のようなばあいには)真の因果関係をみきわめようとしても、その生物学的システムをモニタリングするための測定機器の感度に制限されてしまうのである。

物質レベルにおいては、鍼灸刺激の結果としておこりうる脳脊髄液中のエンドルフィン濃度変化のような神経内分泌学的な変化を、かんたんに測定することができる。**こうした神経内部の化学的変化は、経絡系と神経系とのリンクをとおしたエネルギー変換によって発生する二次的な副産物である。エネルギー信号はホルモンの信号におきかえられる。**つまりこのばあい、刺激から反応までの経路は、通常の神経伝達の回路にくらべてかなり遠まわりをする。神経は一連の連鎖反応的なリンクの一部でしかないのだ。鍼灸療法の神経学モデルは、いまのところ、信号伝達が三〇分おくれる理由を部分的にしか説明できていない。鍼灸の主要なメカニズムが神経によるものであるとすれば、鍼の刺入から鎮痛効果があらわれるまでの時間がもっとはやくてもよいはずである。神経の反応はふつう、分単位ではなく千分の一秒単位でおこるものだからだ。「鍼の刺入から鎮痛効果の発現までの時間差は、下垂体のエンドルフィン分泌に時間がかかるからであり、そのために脊髄の痛覚線維にたいする効果がゆっくりと発現するのだ」と主張する科学者もいる。しかし筆者が提唱しようとしているべつの理論をもちいれば、その三〇分のおくれはもちろん、経絡系と神経系の複雑なリンクの性質もじゅうぶんに理解することができるはずだ。

信号伝達がおくれる部分的な原因として、経絡のエネルギー変換にグリア細胞ネットワークが関与している可能性があげられる。前述のようにグリア細胞は、直流電位の段階的変化を利用した、神経細胞間の通常のデジタル的伝達よりもおそいアナログ式情報伝達をおこなっている可能性がある(14)。そのような神経細胞以外の情報伝達系をになうものとしてはシュワン細胞、グリア細胞、衛星細胞などがあり、神経系と電気的相互作用をするための接点をもっている。こうした神経周囲細胞ネットワークは一連の信号変換の中間的ステップにかかわっており、最初に生じた経絡エネルギーが、最終的に神経系に影響をあたえているとかんがえられる。

経穴への最初の刺激によって、経絡から神経系にむかう自然なエネルギー流は段階ごとに変化していく。**経絡を流れる最初のエネルギー流は、負のエントロピーをもつ磁気的な性質をおびている（負の時空間に属するエネルギー）**(15)。**そのような磁気的な流れは、経絡系をとおり、物質的な組織のレベルで二次的な電場を生みだす。**本山博士のAMIや、先に紹介したドゥミトレスク博士のエレクトロノグラフィック・スキャナーなどが測定していたものは、この経穴や経絡とむすびついた二次的な電場効果なのである。

誘発されたそれらの電場は、経絡とグリア細胞の直流電流による相互作用に変換される。経絡系は軸格子系

図22　鍼灸の微細エネルギー学および神経内分泌調節

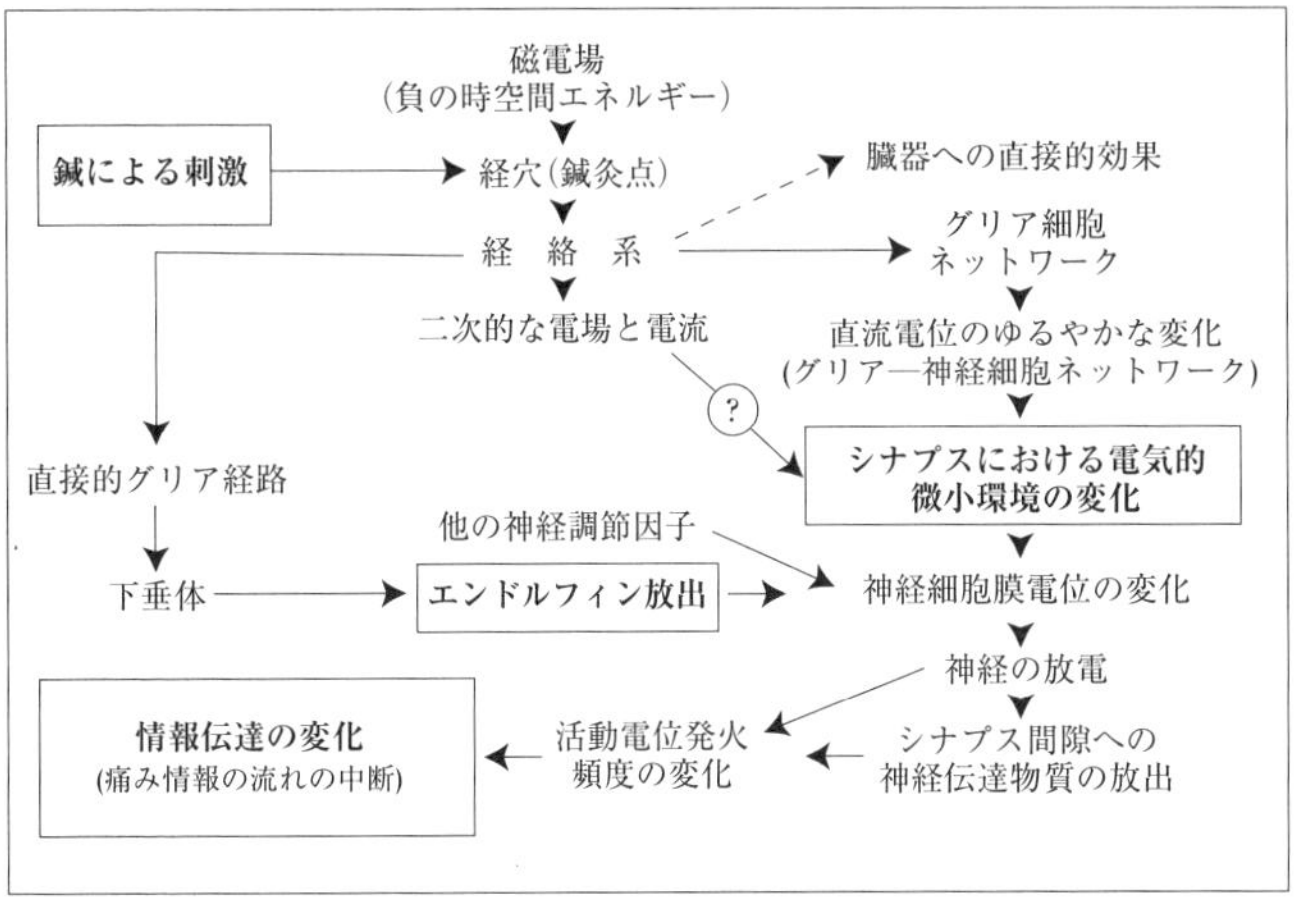

と相互作用している。軸格子系とはエーテルエネルギーのレベルにおける構造体であり、物質的身体により高い振動数のエネルギーを導入している。その高次エネルギーの入り口のひとつはエーテル界の軸格子系を経由して、経絡ネットワークにつうじている。この格子系は生命エネルギーを組織化するためのアクセスルートになっており、物質的な細胞構造との位相を一致させるためにはたらいている。そこから生じる微細な磁気流は、物質的細胞の基質に測定可能な変化を生みだす。部分的には二次的電場の生成も、その変化をおこす要因となる。その電場は、細胞レベルでおこる最初の生体電気的プロセスに影響をあたえる。

　グリア細胞ネットワークは直流電流によるアナログ式情報伝達系の一部であり、損傷電流に代表されるような、細胞修復の生体電気的プロセスにかかわっている。経絡系はグリア細胞のエネルギー場環境を調節することによって、生長と修復にかかわる生体電気システムに直接に影響をあたえる。経絡―グリア細胞ネットワークはまた、直流電流効果を利用して、全身の神経のまわりに電磁的な微小環境をつくる。**グリア細胞**

やシュワン細胞がつたえる直流電位は、神経細胞のシナプス前域（送り手がわ）に特殊な微小エネルギー的影響をあたえる。それらの電場現象は、神経細胞膜の電位を変化させることによって、刺激にたいする神経の反応性や伝導性を調節している。この直流電場効果は化学的な神経調節物質とあわせ、協働して、神経細胞のシナプス前域の膜電位に影響をあたえている。

化学的な神経調節物質の効果は、直流電流のもつ効果とむすびついて、活動電位によるデジタル式の情報伝達を調整している。このように、エネルギー的因子も化学的因子もともに神経の痛覚伝達に影響をあたえうるのである（図22参照）。

経絡ネットワークをつうじて、気エネルギーは直流電流の変化におきかえられる。そして神経周囲の伝達経路を形成するグリア細胞ネットワークの全体にわたって、ゆっくりと伝達されていく。脳のレベルでは、直流電位はまた（エンドルフィンの放出などの）神経化学的なメカニズムにも関連している。このメカニズムは個々の神経細胞における通常の活動電位の変化に先行するか、もしくは同期している。エンドルフィンのような神経化学物質の放出が全身で活発におこなわれていることは知られているが、このことは鍼灸によって神経興奮の頻度が変化するだけでなく、全身のホルモンに数多くの影響をあたえうることを示唆している。エンドルフィンのような下垂体ペプチドホルモンは血流にのって輸送され、全身にはこばれる。強力な作用をもつこれらのホルモンは、そこでさまざまな細胞系に効果をおよぼすのである。

エンドルフィンは終点の標的器官だけで作用するのではなく、からだの複雑なエネルギー系における中間的な担い手としてもはたらいている。その中間的な反応のなかには、たとえば鍼灸刺激による間接的効果をしらべるために微小電極をつかって脊髄神経細胞の興奮頻度を計測するといった、従来の薬物評価法によっても追跡できる段階が存在するはずだ。**神経系で発生する化学的・電気的変化は本質的な変化ではなく、二次的な効果である。**それらは目にみえないエネルギー的過程の存在を示唆する物的証拠であるが、まだ鍼灸の効果を説明できる最終的解答にはなっていない。**鍼灸刺激はまず微細エネルギー系で処理され、それから物質的身体の神経ネットワークが影響を受けるのである。**現在の医学的技術では検出が困難ではあるが、鍼灸は神経にたいする効果にくわえて、ほかの細胞成分にたいしても多くの治療効果をもっている。

エネルギー医学としての鍼灸の治療効果

鍼麻酔にかんする従来の研究はすべて、期待される治療効果をひきおこすために経穴に鍼刺激をほどこすという古典的な方法だった。それは鍼灸のもっとも古い方法であり、こんにちでも中国全土でおこなわれている方法である。鍼とくみあわせて使用される灸は、治療効果を増大させる付加的な方法論である。古代中国人は「もぐさ」（ヨモギの葉）を直接経穴の部位で燃焼させたり、刺入した鍼の頭の部分で燃焼させるなどの方法で、鍼の治療効果が増強できることを発見していた。

この古代の方法を現代の技術によって改良し、効果をあげているのは、鍼に微弱電流を流す方法である。治療効果はパルス電流の調節によってさまざまに変化することがわかっているが、その変化はもちいられたパルス電流の周波数・振幅・脈動的性質などに左右されるのである。

従来の鍼治療の方法以外にも、さまざまなエネルギー刺激が、鍼灸と似たような経絡系の変化をひきおこすこともわかってきた。すでに紹介したように、皮膚に接触した電極を介して高周波あるいは低周波のパルス電流を経穴部位に流す方法もそのひとつだ（これは「電気鍼」ともいわれている）。指だけで経穴を押圧する指圧も効果がみとめられているが、じっさいの鍼刺激ほどの効果は期待できないかもしれない。

そのほかにもさまざまなエネルギー的手法が試みられ、その治療効果がさまざまに確認されている。カリフォルニアの医師アーヴィング・オイルは、「超音波鍼《ソノパンクチャー》」とよばれる方法でいろいろな病気の治療に成功している

(16)。これは、伝統的な経穴に超音波刺激をほどこす方法である。オイル博士は、ソニケーターという特殊なクリスタルを介した変換装置をつかって、経穴にあたるちいさな領域に高周波の音波をあてて治療をおこなう。博士によれば、不安神経症やアレルギー性皮膚炎、月経不順、腰痛など、多岐にわたる症状や障害が、このソニケーターで治療可能だということだ。ほかの治療家も、この方法で同様の効果がえられたと発表している。この方法は、鍼の刺入にくらべてはるかに侵襲性が低い。

経穴の刺激にかんするもっとも未来的な方法はおそらく、ロシアで研究されてきた「レーザー鍼」の技術である。レーザー鍼は、低エネルギーのレーザービームを経穴にあてる方法である。その名前から危惧する人もいるかもしれないが、皮膚に穴があいたりする心配はない。ロシアの研究者は高血圧症や炎症性腸疾患、関節や代謝の疾患を実験的に治療するためにこの技術をもちいている(17)。ほかの報告として、上唇に存在する経穴にレーザーを照射して、患者のてんかん発作をとめたというものもある。

レーザー鍼による興味ぶかい効果を紹介する例として、子どもの顔面神経麻痺の治療がある。まず患者の顔面をみて左右の経穴の電位を比較したところ、顔面神経麻痺の患者では左右の電位バランスがくずれていた。これは本山博士がAMIで測定した結果と一致している。バランスのみだれている経絡の経穴にたいしてレーザー治療をほどこしたところ麻痺がなおったが、それは顔面左右の経絡のバランスが正常化したことによるものだという(18)。

もっと洗練された方法もある。ヴィクトール・イニューシン医師をはじめとするロシアの科学者は、経穴における治療前後のエネルギー状態の変化を評価する目的で、ヘリウム―ネオンレーザーによる刺激のあと、キルリアン・ボディスキャナーをつかった測定をおこなった。この研究はドゥミトレスクによるエレクトロノグラフィーの研究を彷彿《ほうふつ》させるものであるが、治療と診断にキルリアン技術をもちいているという点で一歩前進したものである。

レーザー鍼は、治療の結果にかんしては、旧来の鍼や電気刺激によるものにくらべてより効果的であった。アメリカやイタリアでは数多くの研究者がこの方法による治療効果を研究しはじめている。**レーザー鍼や超音波鍼は、治療のために純粋な光や音エネルギーの周波数を利用している点で、真にユニークな治療法であるといえる。**これらの方法で経穴にあたえられたエネルギーは、経絡をとおる微細エネルギーの流れを変化させて、それが最終的に生理学的作用をおよぼすのであろう。

経穴が刺激を受けてから最終的な生理学的効果が発現するまでの過程では、エネルギー経路にそって信号のおおきな変換がおこなわれている。経穴における直流電流の変化がおこってからホルモン放出にいたるまでの信号変換がもたらす中間的副産物は、臓器の生理学および病理学的側面をモニタリングするための方法を提供してくれる。

われわれは、エンドルフィンのような下垂体ホルモンの放出によらずとも、鍼灸刺激によっても神経の興奮頻度が変化することをみてきた。それらの効果を従来の医療技術で測定することはかんたんである。経絡に関連して二次的に発生する電場や電流の変化を計測する方法は、感受性が高く、利用価値も高いものである。**AMIやキルリアン・スキャナーを利用して経穴における電気的パラメータを測定する方法が、未来の診断法における主流になる日がくるだろう。**あとの章で、異なる治療法をモニターするときに利用できるガイドラインとともにあつかうことになるが、それらの技術は人体臓器の生理学的状態について、たいへん感度の高い情報を提供してくれるのである。

経絡をとおる原初的エネルギーは微細エネルギー的な性質をもっているので、経穴における電気的パラメータは、間接的とはいえ、現在の技術水準ではもっとも真実にちかいデータを提供してくれる。これらのあたらしい診断システムを利用して、われわれは多くの異なる微細エネルギー的治療法のメカニズムと利点をさらにふかく理解することができるだろう。それらは、経絡系の測定につかわれたような方法によって、肉体／エーテル体接触面からの情報をもちいることで可能になるだろう。そして医学はゆっくりと微細エネルギーを利用した診断法・治療法へと進んでいくだろう。

【キーポイント】

1　中国医学では、人間は大宇宙のなかの小宇宙であり、したがって、宇宙に遍満するエネルギーの流れを決定する法則は、人間のエネルギー系にも適用可能であるとかんがえられている。

2　中国人は宇宙を、自然界における対極物のあいだに形成される、つねに変化してやまないダイナミックな平衡状態としてとらえている。そして、その本質を陰と陽というかたちに特徴づけている。健康状態を保つためには、人間という小宇宙のなかで陰と陽というふたつの力のバランスが正しく保たれていなければならない。

3　経穴は、周囲のエネルギー場からエーテル体と物質的身体とにエネルギーが流入するためのアクセスポイントである。経穴は皮膚電気抵抗が低いという現象を利用して、その位置をみつけることができる。その高い伝導性は、経穴がからだへのエネルギー輸送路としての役割をもつことを示している。

4　生命を養う微細エネルギーである「気」は、周囲の環境から経穴・経絡系をつうじて体内に吸収される。経絡系は、からだのおもな臓器にエネルギーを供給する主要な十二対の経絡系に分類される。

5　中国の伝統思想によれば、十二対の主要な経絡系をとおって流れる気エネルギーは、自然界の法則を反映した、厳密に定義されたサイクルにしたがう。「相生」と「相克」の二面をもつこれらのサイクルは、病気のときも健康なときも気エネルギーが経絡をとおって一定の順番にしたがって循環し、臓器にとどけられていることを示している。

6　経絡をつうじる気エネルギーの流れは、バイオリズムにしたがって変化する。ある特定の経絡をとおる気の流れは、一日のある時間帯にもっともつよくなる。この時間的変化について知ることは、臨床家が鍼灸療法でどの時間帯にどの経絡を治療したらよいかを知るのに役立つ。また、時間によって生命エネルギーの流量が変化することから、どの時間にどの臓器がもっとも生理学的影響を受けやすいかを決定する要因にもなっている。

7　経絡は各一対のルートによって、からだの左右の臓器に気を配分する。ある臓器に病変が生じたとき、あるいは病変が生じようとしているとき、その臓器にエネルギーをおくる一対の経絡は、からだの左右のエネルギーバランスの不均衡を示す。

8　病気にともなうそのような不均衡は、ＡＭＩのような診断機器をもちいて検出することができる。この装置は、コンピュータをもちいて各一対の主要な経絡のそれぞれの終末点を電気的に測定するものである。

9　エレクトロノグラフィーによるからだのスキャン写真は、経絡系に生じたアンバランスを、その経絡に関連した経穴の輝度の増大として示す。したがって、病気を検出するためのあたらしい方法もかんがえられる。

10　経穴への刺激は（エンドルフィンの放出や痛みの緩和といった）神経系の変化をひきおこす。その理由は、経絡系が間接的に神経伝達路に影響をあたえているからである。鍼灸によるそのような神経の変化はおそらく、神経とそれをつつんでいるグリア細胞の周辺でおこるエネルギー場の変動によっているとおもわれる。

11　経絡系は診断にも治療にも応用できる。経絡系でおこるエネルギー変化は経穴をつうじて測定することができ、病気の発見に役立てることが可能である。また逆に、さまざまな方法で経絡系にエネルギーを導入し、治癒効果を増強することも可能であろう。それには、経穴を指や鍼、電流、音波、そしてレーザーなどで刺激する方法が含まれる。

第6章

みえない世界をみる窓

――微細エネルギー技術の進歩

前章までの説明でおわかりのように、人間は多次元的存在をなす生命体である。べつの見かたをすれば、ひとりの人間のなかには意識の多様な周波数帯が共存しているということでもある。人間は、目にみえる物質的身体と目にみえない高次エネルギー身体が複雑に結合したものなのである。

特殊な才能にめぐまれた透視家たちの観察眼は、霊的な世界を探求する多くの科学者たちの、目にみえない微細エネルギー構造への理解を助けてきた。しかしそのようにしてえられたデータは、懐疑的な科学者の集団に無視されるのがつねである。現在の主流である機械論的視点が変わるかどうかは、将来、人間の感覚を拡張して不可視の微細エネルギー領域を可視化するあたらしい装置が開発されるかどうかにかかっている。じつはそのような手段は、すでにこの世に存在している。しかしそうした装置の存在も、それが使用されている現状も、微細エネルギーを無視するおおかたの科学者には知られていない。

微細エネルギー診断システムの研究を世に知らしめるために、まず人体の経絡系をつぶさにしらべることからはじめよう。

経絡にもとづく診断システム――現代のハーネマン的テクノロジー

前章でのべたように、肉体とエーテル体との接触面は高次エネルギーからなる世界との重要なリンクのひとつである。その肉体／エーテル体接触面は、われわれの物質的身体と微細エネルギー身体とのあいだの微妙なバランスを維持しているエネルギー系なのである。そして経絡系は、その微細エネルギー・ネットワークをつくっているエネルギーの流れをみちびく導管である。肉体／エーテル体接触面のうち、もっとも物質側からアクセスしやすいのが「経穴」である。経穴をつうじておこなわれた測定結果によると、経絡系の電気的特性は、からだの状態を反映する重要な情報を含んでいることが示されている。

経絡系をとおる微細エネルギー自体は電気的性質をもつものではないが、磁性をもっているため、二次的に電場や電流を発生させることがある。そのエネルギーは、中国では「気」として知られているものだが、それはじっさいに生命体に活力をあたえている「生命力」そのもののことである。気エネルギーは負のエントロピーをもっている。負のエントロピーは生命体をより組織化の進んだ方向に誘導し、細胞のエネルギーバランスがとれた状態へとみちびいていく。特定の臓器に供給される生命エネルギーが枯渇するかアンバランスになると、その臓器の内部で細胞の破壊が生じる。したがって、**経絡系内の電磁場障害を測定して気の流れのアンバランスを感知することができれば、体内で進行中の細胞の病的変化を検出して、将来おこりうる臓器障害を予測することができる。**

近年では、経絡系からえられるエネルギー的情報を利用した数多くの診断システムが開発されている。経穴からえられた電気的情報を利用するユニークなシステムのひとつが、本山博士のＡＭＩ（本山式経絡臓器機能測定器）であるが(1)、これについては前章（228ページ）でふれた。その原理は、主要な一四対の経絡の終末である井穴《せいけつ》にとりつけられた電極をつうじて、からだの左右の電気的バランスを比較するというものである。ＡＭ

Iのコンピュータは、おなじ臓器にエネルギーを供給している左右の経絡間の電気的な差を解析する。そして左右の電気的なバランスのみだれの程度を比較することにより、物質的身体におけるエネルギーバランスのみだれにかんする詳細なデータを算出するという理論である。**ある経穴の値が異常に小さく、AMIによって電気的におおきなアンバランスであると判定されたばあい、その経絡に関係する臓器にはすでに病気が存在しているか、あるいは発症しかけていることが示されるようである。**

　AMIがあたえてくれる窓をとおして、われわれは細胞の生長・修復といった、物質的生体システムの組織化と養育をおこなう微細エネルギーの流れを見、測定することができる。その微細エネルギーは、エーテル体からの情報を供給している。エーテル質に起源をもつそれらのエネルギーはさらに、さまざまな高次の微細エネルギー身体から低次の物質的細胞レベルにむかう情報の流れにおける中間的なリンクとなっている。このことは、キルリアン写真で撮影されるファントム・リーフ効果の研究や、エーテル体の実在を証拠だてたハロルド・バー博士による動植物周囲の電場についての研究[2]をつうじて示された（エーテル体はホログラフィックなエネルギーの鋳型であり、物質的身体の細胞系の構造にかんする情報を内包している）。体内の個々の細胞は、自己維持と自己複製のための独特な酵素調節システムをもっているが、それらの活動も高次周波数のエネルギーパターンのガイドを受けているとみられる。

　微細なエーテルエネルギー（あるいはそれ以外のあらゆるエネルギー身体）は、物質的な細胞ネットワークに影響をあたえているが、現在の技術ではそれらのエネルギーを直接測定することはむずかしい。ただそのエネルギーは磁性をもっているので（172ページ以降の「負の時空間エネルギー」についての記述を参照）[3]、二次的な電場と電流の発生をともなう。したがって、根源的な微細エネルギーを直接測定することは困難であるとしても、それに付随する二次的な電気的現象をモニターすることは比較的容易である。経穴における直流電流を測定することで、生物の電気的性質にかんする重要な情報をえることができるのだ。**経穴と経絡系を電気**

的にモニターすることにより、エーテルエネルギー場と物質的エネルギー場をつなぐ生物体内の特殊な生体エネルギー回路にせまることができるのである。

透視実験によって示唆されたのは、病気というものがまず、エーテルエネルギーやさらに高次の周波数をもつ媒質からはじまるということであった。もしそれが真実であるなら、病気の徴候は物質的身体に発現するよりまえに、エーテル体にあらわれているはずである。そうであれば、細胞レベルに発現する以前のじゅうぶんにはやい段階で病気を発見し、医師による予防的措置によって、疾患の発症を確実に予防することができてもおかしくない。経絡がエーテル的な生命情報の輸送システムであることはすでにのべた。エーテル体における変化が身体的疾患の発現につながりうるとすれば、**電気鍼の技術によって、病気の前兆である経絡の電気的アンバランスを測定することができる。さらにその技術をもちいれば、すでに物質的身体に発現してはいても従来の検査法では測定できないほどの微弱な変化をもあきらかにすることができる。**

いいかえれば、心臓・肺・腎臓など、体内深部の臓器の健康状態をしらべるためには、ＡＭＩのようなシステムによって、それらの臓器にむかう生命エネルギーの流れを間接的に測定すればいいということになる。ＡＭＩは左右の経絡の電気的な対称性をしらべるものであり、そこから臓器系のアンバランスにかんする非特異的な情報がえられる。

経絡に焦点をあてた技術はほかにも存在する。それによって、物質的身体が丈夫か虚弱か、あるいはどのような疾患が発生しているのかといった、より詳細な生理学的情報を入手することもできるのである。医師や歯科医師のあいだにひろがりつつある装置にダーマトロン（Dermatron）、あるいはフォル装置（Voll Machine）とよばれるものがある。この装置の原型はラインハルト・フォルというドイツ人医師によって開発された[4]。この技術は「フォル式電気鍼」（ＥＡＶ、Electroacupuncture According to Voll）という名でも知られている。フォルの装置はＡＭＩと同様、コンピュータでの遠隔測定によって経絡の終末点をモニターするだけではなく、どの経穴においてもその電気的パラメータを測定することができる。この装置にはプラス極の測定具（プローブ）がつながっており、測定者はそれを患者の経穴に押しあてる。いっぽう患者は真鍮製の筒（マイナス極の電極）を片手ににぎり、その筒もまたＥＡＶに接続されている。患者がその電極をにぎっていれば、プローブの先端からからだに流れる電流の回路ができる。プローブが経穴にふれると、低電圧の電気的情報が経穴からＥＡＶに転送され、データは一種の電圧計に表示される。

経穴の電気的変化の基準は、フォルのそれまでの研究にもとづいてさだめられている。ＥＡＶは個々の経穴の電気的パラメータを検討するためにもちいられるものであり、ＡＭＩのように対になった経穴の電気的対称性を比較するものではない。特定の経穴の電圧レベルは、その経絡につながった臓器のエネルギーレベルを反映している。

正常値からの電気的な偏りの向きは、特定の経絡がもつ問題の性質を示している。たとえば、経穴の電圧が正常よりも低い状態は、臓器に変性疾患が存在するときや、臓器の活動性が全体的に低下しているときに発生する。逆に、電圧が高いときは炎症性疾患が生じていることを示唆している。ＥＡＶで電気的に刺激したときの経穴の反応性をみることによって、病理変化が急性のものか慢性のものかについての情報をえることもできるだろう。また、装置を「治療モード」に切りかえることによって、機能が低下している経穴に放電エネルギーをあたえることもできる。経絡が一度受けとった放電エネルギーを維持できないときには、からだに病的変化がおこりつつあることを示している。軽度の疾患の人や、なんとなく元気がない人は、低い測定値を示している経穴を刺激すれば「充電」することができる。しかし重篤で慢性化した病気をもっている人のばあいは、短時間で「充電」することがむずかしくなってくる。

ＥＡＶはどの臓器が病変をおこしているかをあきらかにするだけでなく、その臓器の機能障害のタイプと程度まで判定することができる。ＥＡＶの研究者は、ある臓器の機能状態と、その臓器につながる経絡にそって存在している特定の経穴の状態とのつながりをみいだしたと主張している。たとえば、膵臓に気エネルギーをおくる経絡上に存在する経穴のなかには、個々人の膵酵素分泌の状態を反映しているものもあるらしい。膵臓の経絡上にある経穴のひとつは、プロテアーゼ（タンパク分解酵素）という膵酵素の分泌状況を反映している。おなじ経絡上でもべつの経穴は、リパーゼ（脂肪分解酵素）のようなべつの酵素の分泌機能を反映しているといわれる。経穴上の電圧を解析することによって、臓器の機能にかかわる多くのパラメータについてのくわしいデータをえることが可能なのである。

たとえば、消化吸収不良による体重減少という問題のかげにひそむ真の原因を非侵襲的に（心身に負担をかけないように）究明しようとするとき、右に紹介したふたつの経絡に関連した技術がいかに有用であり、また相補的な関係にあるかをみてみよう。従来のX線写真撮影や組織生検をおこなっても腸管粘膜に異常が発見されないばあいをかんがえてみる。本山博士のAMIは、左右の膵臓の経絡の電気的なバランスのみだれを検出することによって膵機能のアンバランスを記録する。しかし、AMIでは、たとえば膵臓のどこがどう悪いのかはわからない。さらに詳細な診断については、EAVをつかうことにより、消化と吸収に必要なリパーゼという酵素の産生が低下しているといった、特定の問題点を指摘することができるのである。

EAVがあれば、異なる臓器の機能にかんする、細部にわたるエネルギー収支表を作成することができる。そこでまずえられるエネルギーの情報は、経絡の電気的エネルギーが少なすぎるか多すぎるかのいずれかである。これは、問題となる臓器の変性の存在や炎症の有無についての手がかりをあたえてくれるだろう。おなじ経絡系にそったべつの経穴の測定によって、機能障害の性質と程度を観察することができる。EAVはAMIよりも検査に時間がかかるが、臓器の機能のより正確な内容を記録することができる。

AMIは簡便で時間を要さないので、おおきな集団のスクリーニングをするのには適当であろう。発症寸前かすでに発症している病気の有無をあきらかにするには、理想的な非侵襲的検査法である。そして、AMIでエネルギーのアンバランスが発見された特定の臓器にたいしては、ＥＡＶで精密検査をおこなうべきである。ＥＡＶをもちいてそれぞれの臓器にたいする一連の経穴検査をおこなうと、熟達した検者がおこなうばあいを除いて、かなり時間がかかってしまう。しかし、えられる情報からは、人間のエネルギー生理学にかんする貴重な洞察がもたらされることになるだろう。

ＥＡＶは、特定の臓器系におけるエネルギーバランスのみだれの程度を判定する以上のこともできる。すなわちエネルギー障害の真の〝原因〟を発見して、かんがえられる治療法をあげることができるのだ。ＥＡＶがその種の解析をおこなうことができるのは、生物学的な共鳴現象を利用しているためである。

共鳴現象は、自然界のありとあらゆる場所でおこっている。原子のレベルでは、電子が一定の軌道にそって原子核のまわりをまわっていることは知られている。電子を低い軌道から高い軌道にうつすためには、特殊な周波数特性をもった一定量のエネルギーが必要になる。第2章（101ページ）ですでにのべたが、電子があるレベルからべつのエネルギーレベルにうつるためには、きまった周波数のエネルギーしか受けとらない。また電子が、あるレベルからさらに低いレベルに落ちるときには、それとまったくおなじ周波数のエネルギーを放出する。この特定の周波数のことを共鳴周波数という。共鳴現象は、第3章（124ページ）であつかったＭＲＩやＥＭＲ画像システムの基本となる原理である。原子と分子はみずからの特異的な共鳴周波数をもっていて、きわめて特定的な波動的性質をもつエネルギーによってのみ賦活される。たとえば、歌手が発声する極端な高音でワイングラスがこなごなにこわれてしまうような現象は、正確にそのグラスの共鳴周波数の音程で歌うことによって可能になるものである。

共鳴のもうひとつの定義は、ふたつの音叉のあいだでおこるエネルギー交換に関係がある。完璧に調律されたふたつのストラディヴァリウスのヴァイオリンが小さな部屋の両隅におかれているという情景をかんがえてみよう。どちらか一方のヴァイオリンの弦をならして「ミ」の音をだすとき、もう一方のヴァイオリンを注意ぶかく観察していれば、こちらも「ミ」にあたる弦が小さく振動し、ハーモニーをかなではじめることに気がつくだろう。その理由は、ヴァイオリンの「ミ」の弦はていねいに調律された結果、きまった周波数にのみ反応するようになっているからである。ミの弦は、その共鳴周波数である「ミ」の周波数の音からしかエネルギーを受けとらない。ヴァイオリンの弦は電子と原子の関係に似ている。つまり、共鳴周波数にひとしいエネルギーにふれたときにだけ、あたらしいエネルギーレベルで振動するのである。

第2章では、エネルギー共鳴という観点からホメオパシーを検討した（101ページ参照）。そこでは、ホメオパシー薬は材料につかわれた植物などの物質がもっていたエネルギーのエッセンスを含んでいるという仮定をおこなった。ホメオパシー薬のもつエネルギーのエッセンスは、特定の周波数をもった一種の微細エネルギー的特性をつたえる。ホメオパシー薬の周波数を病人が必要としているエネルギーの周波数にうまくあわせるのが、ホメオパシー医の腕のみせどころである。ホメオパシーなどエネルギー医学の観点からみると、病気は「全体としての人間の内部に生じたエネルギーバランスのみだれ」と解釈できる。物質的身体の振動モードには、それがもつ主導的な周波数が反映している。人間のエネルギーレベルは刻々と変化しているが、物質的身体は特定の周波数で振動しようとする傾向がある。物質的身体（およびエーテル体）の最終的な周波数の決定に影響する因子はたくさん存在する。

人間を構成する心／身／霊／の複合体は、ひろい周波数帯にわたって相互に作用するエネルギー系のホリスティック（全的）な表現形である。それらのエネルギー的因子は、細胞という半導体を流れる生体エネルギー流や、根源的な経絡をとおる磁気的な流れをも含んでいる。経絡の流れは、数多くある高周波数のエネルギーの最終的な表現形でもある。

病気が物質レベルで最終的な表現形をとるためには、ふたつの中心的な要素がはたらく必要がある。それらの要素とは、**宿主の抵抗力と環境からの有害な刺激**である。否定的な環境要因には、ウイルス、細菌、真菌、原虫にとどまらず、目にみえない放射線や有害化学物質など、はばひろいものがある。放射線の有害な作用は、（X線やマイクロ波、紫外線、レーダービームなどの）ひろい周波数帯にわたる有害な量の電磁エネルギーによるものである。有害化学物質には、発がん物質・腐食剤・毒物や、一部の人に特異な過敏反応をひきおこす環境物質が含まれる。この最後のカテゴリーは、臨床環境学の集中的な研究テーマになっている。

しかし宿主の抵抗力は、病気の原因そのものよりも重要な役割を演じているようである。右にあげた有害刺激にたいする個人の自己防衛能力に影響をあたえる重要な因子は、エネルギーと生命力の全般的なレベルである。たとえ有害因子の数がすくなくても、衰弱した状態にある人は、ネガティブな環境因子にさらされると、いともかんたんに病気にかかってしまう。個人の全般的な生命力は免疫機能のレベルを反映している。免疫系は人間の自己防衛システムのなかでもっとも重要な要素のひとつである。免疫系は「自己」の標識をもつ分子を認識し、自己由来の膜成分と外部から侵入してきたタンパク質とを識別することができる。非自己の物質を認識し、排除するしくみによって、免疫系は潜在的脅威となるウイルス・細菌・真菌やがん細胞をみつけて破壊することができるのだ。しかし免疫系の機能が衰弱していると、からだは有害刺激にまけて病気にかかりやすくなってしまう。からだがストレス・抑うつ状態・飢餓・慢性疾患などによって衰弱していれば、免疫系の機能も低下し、機能に異常をきたしてくる。からだが健康でエネルギーにみちあふれていれば、多少のウイルスが侵入してもすぐに撃退されてしまう。しかし、エネルギー的アンバランスのために免疫力が低下している人がおなじようにウイルスにさらされたばあいは、重篤な全身ウイルス感染症を発症する可能性がある。感情的おちこみや身体的ストレス・有害化学物質・栄養障害が、免疫系の防衛力を低下させてしまうことはよく知られているところである。

平衡状態から逸脱したからだをエネルギーという観点からみると、健康状態とは異なる不調和な周波数で振動しているとかんがえられる。この異常な周波数は、体内の細胞全体のエネルギーのアンバランスな状態を反映している。衰弱したからだは（免疫系が正しく機能してからだを防衛するために）必要な周波数に移行することができず、微細エネルギーの補給を必要としている。そこに必要とされる周波数のエネルギーがあたえられれば、細胞の生体エネルギー系は適切な振動モードで共鳴しはじめ、有害な病的毒素を排出する。この特異的な周波数をもつ微細エネルギーの後押しのおかげで、物質的身体とそれに関連した生体エネルギー系はバランスのとれた状態にもどることができる。適切なホメオパシー薬を処方することによって必要な微細エネルギーを供給してやることは、ホメオパシー治療では重要な概念となっている。

ホメオパシーは、ザムエル・ハーネマンが経験をつうじて考案した「周波数マッチング」の手法を中心にして発展してきた。ハーネマンのホメオパシー的処方術は、さまざまな革新的なホメオパシー医の手で、長年の時間をかけてじっくりと練りあげられてきた。ホメオパシーの治療家は病歴を詳細にとり、患者のトータルな症状複合体と、正常人にその病気とおなじ症状をひきおこすようなくすりをマッチさせるべく努力をする。周波数マッチングが適切であり、必要なエネルギーが患者に供給されると、病気は治癒にむかいはじめる。病気が完治するまえには、「好転反応」とよばれる、症状の増悪期があらわれることがある。これは物質的身体が必要とするエネルギー周波数で共鳴している証拠であり、毒素の排出にともなうおもな有害症状が一時的につよくなることを示している。患者の心身とくすりの周波数が正確にマッチしたときだけに好転反応がおこるが、それは、生体システムがあらたなレベルのエネルギーの組織化と機能にむかうときには共鳴原理によって、特定の共鳴周波数だけを受けとるからである。

ホメオパシーの歴史は長いが、周波数マッチングのかんがえかたはあまり知られていなかった。病気やくすりにかんするエネルギー周波数をじっさいに測定しようという試みが、ホメオパシー医によってあまり重要視されてこなかったためである。しかし現在では、そのようなエネルギー的パラメータを測定する装置が開発されている。ＥＡＶなど、経絡に関連する技術で、エネルギー周波数マッチングによる病気とくすりの相互関係をしらべることができるのだ。マッチングは、共鳴原理をもちいたEAVによって可能になる。

EAVには、小さな円筒形の金属器具（「蜂の巣《ハニカム》」とよばれる）がとりつけられていて、そのなかには、ドリルであけられた円筒形の孔がいくつもあいている。どの孔にも少量の試験薬を入れることができる。この金属器具は、EAVに配線されている。EAVの研究者は、ハニカムのなかに入れられた物質はなんであれ、EAVの回路の一部になることを発見した。EAV検査の検者が測定具（プローブ）を経穴にあててエネルギー解析をするとき、まずはじめにベースとなる経絡系の状態をしらべるために、ハニカムにはなにも入れない状態で測定をおこなう。最初の電気的測定値がえられれば、メーターの微小電圧の絶対値によって、経穴とそれに関連した経絡の電気的なバランス状態が測定できる。

特定の経穴にアンバランスがあることがわかると、治療家は、ハニカムにさまざまなホメオパシー薬を入れて経穴上の電気的な表示がどう変化するかをみる。入れられた物質はなんであれエネルギー回路の一部になり、治療薬のもつ微細エネルギー的特性の一部が電気とともに導線をつたわって情報を伝達するとかんがえられている。たいがいの治療薬は、回路上にセットして経穴を刺激しても最初はさほど意味のある変化を示さない。しかし、患者のエネルギーバランスのみだれをあらわす周波数にマッチした薬物がセットされると、共鳴現象がおこって、経穴の電気的特性の値がおおきく変化する。

EAVをつかう患者は、必要とする周波数の微細エネルギーと、経絡をつうじてつながることができる。キルリアン写真の装置と被写体のあいだにみられる相互作用とおなじような共鳴効果が、患者と回路のあいだにおこるのだ。EAVでは、特定の微細エネルギー的周波数をもった少量の物質を回路内におくことで、ひとつひとつの固有の周波数をチェックしていくことができる。キルリアン写真では、エネルギー周波数は電気的な周波数発生器によって人工的につくりだされる。どちらのばあいも、患者は特定のエネルギー周波数にさらされる。診断をするうえで重要なエネルギー周波数は、テストされている有機体の生物学的周波数と共鳴する周波数である。いずれの方法も、電気的な出力の変異を測定しているだけなのである。キルリアン写真のばあいは、一枚のフィルム上にあらわれた、電子の流れによる放電のエネルギーパターンをとらえることが測定の一部となる。ＥＡＶのばあいは、測定は経穴からの電圧計の値というかたちでおこなわれる。どちらのシステムも共鳴現象を利用して、研究対象から意味のある生物学的情報をひきだすことを目標としている。

さきにＥＡＶによって病気の〝原因〟を知ることができるとのべた。その診断法の確立は、異なるタイプの生物検体からつくられたホメオパシー薬を、ＥＡＶのプラットフォームで検査することをつうじて可能になる。ふつうのホメオパシー薬では、植物・動物・無機物由来のあらゆる物質が調合されるが、生物検体をもちいた実験では病変臓器から採取されたごく少量の組織をすりつぶしたものが調剤として利用される。最終的に調合されたホメオパシー薬のなかには物質としての分子はひとつも含まれていないが、その組織が本来もっているエネルギーのエッセンスと局所の病変がもつエネルギーのエッセンスが含まれている。細菌やウイルスのような物質的な病原体はホメオパシー薬のなかにはのこらないので、処方される患者に直接病気を感染させるおそれはない（第2章〈96ページ〉の、ホメオパシー薬の調合の部分を読みかえしてほしい）。もし病気が特定の細菌やウイルスによってひきおこされたものであっても、生物検体のなかにはそのエネルギー的特徴がのこるだけなので、検査には危険はない。

ある経穴において、特定の生物検体がＥＡＶで検出できるような共鳴反応をひきおこせば、患者の病気の原因がその検体に関連するものであることがわかる。細菌感染によるさまざまな病気も、ＥＡＶをつかって診断することができる。生物検体は、培養コロニーをつかって、特定の種類の細菌を調製することができる。「ホメオパシー機器」ともいえるＥＡＶをつかう医師が、血液検査も培養もなしに食物のサルモネラ菌汚染の診断をする方法は、たとえば以下のとおりである。

医師はまず、小腸と大腸につながる経絡にそった経穴の検査をする。電気的なアンバランスが発見されると、つぎに病気の慢性度の判定にうつる。これは、エネルギー的障害を一時的に修正することによっておこなわれる。アンバランスがある経穴とその経絡に、ＥＡＶによって充電または放電をほどこすのである。急性のエネルギー的障害があるばあい、経絡は慢性のアンバランス状態よりも電気的刺激による影響を受けやすい（これは若干簡略にすぎる説明だが）。したがって、この技法によってあつめられた情報は治療家に、患者がうったえる腸の病変が慢性のものか急性のものかの手がかりをあたえる。

つぎに、さまざまな病原体からつくった生物検体をハニカムに入れ、順番に検査をしていく。ＥＡＶの研究者は、特定の経絡にエネルギーバランスのみだれをひきおこす最有力な原因を示唆する病原体のリストを作成している。その病原体がサルモネラ菌であったとすると、サルモネラ菌から調整された生物検体をハニカムにおいておけば、プローブがバランスを失調している腸の経穴にふれたときに、経絡の電気的表示に顕著な共鳴反応が発生する。この種の反応によって、大腸、小腸のなかで病理学的障害がおこっていることと、その病原体がサルモネラ菌であることが判明する。

つよい反応がおこったときには、特定の生物検体のホメオパシー的強度にたいする経穴の反応をみることによって、患者と治療薬とのあいだの完全な周波数マッチングの振幅が確認される。治療薬の正確な強度が判明すれば、錠剤や舌下用の液剤、筋肉注射剤などの、ホメオパシー薬のかたちで生物検体が患者にあたえられる。周波数が正確にマッチしているかどうかは、患者にそのホメオパシー薬があたえられるとすみやかに症状が消失することで確認される。

ＥＡＶをもちいてホメオパシー薬を患者とマッチングさせる技法は、古典的なホメオパシー医とニューエイジ的技術をもちいる医師たちとのあいだでの、かなりはげしい議論の対象になっている。古典的なホメオパシー医は、その種の技法が、（標準的な方法論の一部として）患者の主要な症状を『デ・マテリア・メディカ』（『薬草について』）（86ページ参照）に記載されている薬物とマッチさせる、古来のマッチング技術にとってかわるとはかんがえていない。こうしたかんがえかたの相違は、急性期や慢性期のホメオパシー処方の技術に影響をあたえる。伝統的なホメオパシーでは、急性処方は急性の疾患やけがのさいに処方される。慢性処方あるいは体質処方をおこなうには、患者が出生してからの生活全体にわたるパターンをしらべる必要がある。そのなかには特定の傾向、好き嫌い、弱点などが含まれる。体質処方ではこのように、患者の全生活史が抽出され、整理されて、特定の主要な症状に焦点があてられたうえで、適当なホメオパシー薬とのマッチングがおこなわれる。ホメオパシー医は、患者の精神的・感情的・身体的な症状の総体を反映したものとして、独特のパーソナリティ判別をおこなうのである。

フォルの方式があつかっているのは、じっさいには、生命体の表面レベルのエネルギー層である。したがって、病気のごく急性期の症状にもとづくホメオパシー薬を患者のニーズとマッチさせることが可能になる。数多くのフォル方式の治療家によって発見されたのは、あるくすりが経穴との共鳴効果をもたらすかとおもえば、べつのときには、おなじくすりでも共鳴効果を示さないということだった。その原因はつぎにのべるような、一種の「タマネギ効果」にあるらしい。

ＥＡＶで決定された薬剤で治療するとき、患者の急性期症状のあるものはすぐに軽快する。ところがその後、患者が一度消えていた症状が再発したとうったえることがある。そこでＥＡＶでもう一度検査をすると、以前にはみられなかった薬剤との共鳴反応があきらかになる。これは、ＥＡＶ治療家の検査によっていわば「タマネギの皮」が一枚はがれたからである。

人間は、生涯にわたって心身への小さなトラウマ（傷害）をからだに蓄積させていく傾向がある。それらのトラウマは完全に解消しないかぎり、当人のエネルギー構造のなかにとりこまれてしまう。そして、からだにはしだいにトラウマの層ができていく。その反応性をもった「よろい」のもっともふかい層は、当人の人生において最初のトラウマが発生した時期をあらわしている。ＥＡＶによって急性期の症状を癒す薬剤が判定され、投与されると、それがタマネギのいちばん表面の層をはがすことになる。急性期の症状が消えると、そのすぐ以前に形成されたエネルギーバランスの失調を反映する層が表面にあらわれ、それが以前の機能障害による症状を浮かびあがらせるのである。ＥＡＶの治療家はそのようにして、つぎつぎとトラウマの皮をむいていき、そのつどホメオパシー治療をおこないながら、より内がわの層にむかって接近していって、最終的には、もっとも深いエネルギー障害の源（タマネギの芯）をさぐりあてる。

ホメオパシー治療のくりかえしをつうじてバランスの失調した層をむいていくというこの治療法は、古典的なホメオパシー治療でもＥＡＶ療法でも達成することができる。直観にすぐれたホメオパシー医は、浮上してくる症状を何度となくとらえ、患者の体質を奥深くまで探索する。そうすることによって、ＥＡＶの能力をこえてより深いエネルギー障害の源へとちかづいていくのである。

ＥＡＶと環境病――環境医学へのあたらしい視点

ＥＡＶはホメオパシー薬を患者にマッチさせるときにおおきな価値をもつが、その価値はそれだけにとどまらない。経絡にもとづくテクノロジーは、個人のエネルギー的および生理学的状態を、多くの異なった視点からあきらかにすることができる。それらのシステムでは、個人における広範なエネルギー障害をみるために、経穴の共鳴効果を利用している。現在、ＥＡＶ技術を環境中の有害因子の調査にもちいる分野が注目をあびはじめている。その方向にそった研究は、環境医学とよばれる分野の一部分をなしている(5)。

発展途上のこの分野における先駆的な研究者は、ありふれた環境物質が目にみえない有害作用をおよぼしている可能性があることを示すために、多くの研究を手がけてきた。環境物質についてたずねられたら、ほとんどの人は、人間の健康に有害な廃棄物や産業化学物質をおもいうかべるだろう。ところが最近では、われわれに影響をあたえる物質のリストには、産業による副産物以外の多くの物質が含まれるようになってきた。文明がさまざまな部門で産業化され、技術が進歩するにつれて、人間は化学物質で充満した環境で生活することを受けいれるようになってきた。危険物質の有害作用にかんするほとんどの研究は、環境における化学物質への長期間の暴露による発がん性の問題に焦点をあてている。標準的な研究としては、原因物質とおぼしき物質を短期間のうちに大量に実験動物に投与して、人間が微量の化学物質に長期間にわたって暴露したばあいの作用をシミュレートするという方法がある。発がん物質の疑いがかかっている物質の発がん性を、細菌の染色体を変異させる作用にもとづいて測定する方法もある。その種のデータにもとづいた推定結果とじっさいの人間にたいする影響との関連性も、多くの研究グループによって検討されてきた。

化学物質の有害作用を研究するうえでの問題のひとつは、そもそも科学者が人体におこった微弱な異常を測定することができないということにあった。ある種の化学物質は人間の行動と意識状態に微妙な異常をひきおこす可能性がある。たとえば頭痛や疼痛など、発がん性を評価するようには測れない不定愁訴をひきおこす物質があるのだ。

環境医学の専門家による研究では、職場や家庭にみられる合成樹脂や天然ガスなど、ごくふつうに存在する因子にさらされることによって、たくさんの人々が悪影響を受けてきたことが示されている。さらに近年関心をもたれはじめたのが、食品添加物による有害作用である。着色料・添加物など、議論の対象になっている物質は、多くの人にもよく知られている。食品にたくさんの合成および天然の添加物が含まれていることはあきらかであり、それらがさまざまな生理学的異常をひきおこしていることも判明している。ところが、そうした有害作用のほとんどはひじょうに微細なものであるため、その分野を熟知していない医師はしばしば無視してしまうことが多いのである。

たとえば食物アレルギーについていえば、ほとんどの医師は、従来のＩｇＥ（免疫グロブリンＥ）を媒介とする経路を含んだ生理学的メカニズムのみを相手にしている。IgEは、特定の誘発物質の刺激を受けたときに、組織中の肥満細胞からのヒスタミン遊離やアレルギー物質の放出をうながす特殊な抗体である。IgEを媒介としたアレルギーのもっとも一般的な症状はよく知られるように、くしゃみ、かゆみ、発疹などである。それらの症状は、ヒスタミンをはじめとする免疫応答物質によってひきおこされる、ありふれた反応のひとつである。

しかし食物中の物質にたいする異常な生理学的反応という問題は、じつは従来の医師たちがみとめているものよりはるかに深刻である。これまで医師がその問題に注意をむけてこなかったのは、ひとつには理解不足のためである。ほとんどの医師は、免疫系のIgE経路以外の経路で食品中のさまざまな物質がからだに悪影響をあたえうるなどとは信じようともしない。食物アレルギーによる多彩な症状は、旧来のアレルギー症状および、IgEを介さない免疫応答経路をはじめとする微細な生理学的経路による過敏反応が複合したものである。そのような過敏反応の診断に必要な情報をえるのにじゅうぶんな感度をもっている装置のひとつが、EAVである。

EAVテクノロジーを環境医学にむすびつける分野のパイオニアのひとりは、アリゾナ州フェニックスに住むエイブラム・バー博士である(6)。バー博士はEAVの研究をしながら、食物アレルギーの早期診断と治療のために、ほかの環境医学者による発見の応用を研究している。バー博士の応用的研究のおもなヒントになっているのは、ユタ州にあるブリガム・ヤング大学のロバート・ガードナー医師の研究である(7)。ガードナーは、多くのアレルギー疾患が、あらゆる植物性食品や花粉に含まれる芳香族化合物にたいする過敏性によるものであることを発見した。その植物由来の化合物にはベンゼン環から生じる芳香族やフェノール系物質が含まれているが、のちにべつの研究者によって、それらの物質はあらゆる種類の食品に含まれていることがあきらかになった。

それらの化合物はアレルギーの原因となる抗原そのものではないが、抗体と結合する「ハプテン」（付着体）として作用していることがわかっている。ハプテンは体内に存在するほかの天然物質と結合して、それらの物質を免疫系に異物として認識させる作用をもっている。体内によくあるタンパク質や細胞膜構造物でも、古くなると、フェノール系のあたらしいハプテンと結合して、自己の一部とは認識されなくなる。そして、からだにとって都合のわるい免疫応答が誘発されることになる。この種の反応の一般的な例は、ペニシリンに誘発された溶血性貧血であろう。過敏症をもつ人の体内では、ペニシリンがハプテンとなり、赤血球の膜表面に結合して、免疫系に異物として認識させるようにはたらく。そのことによって赤血球が自己の構成成分とは認識されなくなってしまうのだ。ペニシリンと赤血球の複合体は抗原抗体反応を誘発し、免疫系の攻撃によって細胞膜が損傷する結果、多数の赤血球が破壊されてしまう。

フェノール系物質との接触によっておこる免疫系の変化は、T細胞、サプレッサーT細胞（T細胞分画の一種）の数を減少させるという結果をまねく(8)。T細胞数の減少は、T細胞とB細胞の比率の変化をまねく。T細胞は、がん細胞やウイルス、真菌類を攻撃して除去する機能をもった特殊なリンパ球である。サプレッサーT細胞はさらに特殊なタイプのT細胞であり、免疫系がからだ自身を攻撃するのを抑制する作用がある。B細胞はもう一種類のリンパ球で、抗体を産生するはたらきがある。通常はT細胞／B細胞の比は一定に保たれており、正常な免疫系の活動はその比率が反映されたものである。免疫活性とは、ひとつにはこれらのさまざまなリンパ球の特別なバランスの反映である。

いくつかのフェノール系化合物は、T細胞／B細胞比に変化をおよぼす。エイズをはじめとする免疫不全症候群に、T細胞とB細胞比におけるこうした免疫系の変化がみられる。またある種の自己免疫疾患でも、サプレッサーT細胞の減少がおこりうることが知られている。フェノール系物質がそれらの病気の原因であると断定することはできないが、フェノール系物質への暴露にひきつづいておこるある種の免疫機能の変容が病気の発症に関係していることは否定できない。

フェノール系化合物によっておこるそのほかの生理学的変化には、心臓を刺激して心拍数を増加させる作用も含まれる。これは、フェノール系化合物がカテコールアミン（アドレナリン系神経伝達物質の一群で、アドレナリンやドーパミンを含む）にたいするからだの反応性を増加させるためである。さらにフェノール系化合物によって、セロトニン濃度の低下、ヒスタミン、プロスタグランジン濃度の上昇、異常な免疫複合体の生成などがおこりうる。臨床医学の観点からみると、それらの研究は、食物由来のフェノール系化合物が、子どもたちに多動症候群などの行動異常をひきおこす可能性があることを示している(9)。

従来の環境医学の研究法では、フェノール系化合物にたいする感受性をしらべるために舌下への水溶液滴下による中和という技法をもちいることがある。この技法ではフェノール系化合物の一パーセント水溶液を数滴、患者の舌下に滴下する。そのようにしてフェノール刺激をおこなったあと、さまざまな生理的・心理的機能の検査がおこなわれる。陽性の所見がみられるばあいは、脈拍と血圧の変化、急性症状の発現、また精神状態の変化が観察される。

反応性のあるフェノール系物質が発見されると、症状を中和する濃度を確定するために、その化合物は多段階に希釈された溶液のかたちで患者に投与される。症状の軽快が観察される、いわゆる「中和希釈溶液」がみつかるまで、溶液はどんどん希釈され、検査されていく。そして患者はフェノール化合物の中和希釈溶液をわたされ、それを一日三回、二滴ずつ舌下投与するように指示を受ける。しかし、何度も使用するにつれて最初の効果が失われていくために、おなじ方法で再検査をおこなう必要がでてくる。こうして日をあらためておなじ検査がおこなわれ、患者におなじ効果があらわれるためにはフェノールの濃度を変化させなければならないことが判明する。患者は舌下に滴下する薬剤をあたらしい中和希釈溶液に切りかえることになり、おなじプロセスが何か月にもわたってくりかえされる。この手法は、患者が注射ではなく舌下液を投与されるという試験法のちがいをのぞけば、旧来のアレルギー脱感作療法と共通性をもつものである。

検査の最初のプロセスではすべてのフェノール化合物を検査する必要があるので、きわめて時間がかかり、何時間も、ときには何日間も要する。そこで、バー博士はＥＡＶをもちいて診断の効率を改善しようとかんがえた。そのプロセスはたいへんユニークなもので、さまざまな化合物をさまざまな希釈度において検査しても、ものの二〇分から三〇分で検査が終了する。

フェノール系化合物は、ホメオパシーの原理にしたがって一連の希釈度で用意される。そして最初の希釈は一対五、すなわちフェノールの原液が一にたいして蒸留水が五という配合である。二番目のチンキ剤は（希釈番号2とよばれる）、最初の溶液をさらに五倍に希釈したものである。三番目の希釈液は、二番目の希釈液をさらにまた一対五に希釈したものである。このプロセスは希釈番号四〇の溶液までつづき、その段階から希釈率は一対一〇となる（たいていは希釈番号六〇の溶液までおよぶ）。希釈回数がふえるにつれて、じっさいに溶液中に存在するフェノールの物質成分はしだいに減少していく。希釈番号四〇の溶液では、含まれるフェノール分子はもとの溶液の5^{-40}倍（つまり1.1×10^{-28}）になる。これはいわゆるアボガドロ数（6.022×10^{-23}で、一モル、すなわち一グラム分子中に含まれる化学物質の分子数をあらわす）をはるかに下まわる数である。ということは、希釈番号四〇の溶液中に含まれる分子数は一個にもみたないことになる。バー博士が用意したフェノール溶液は、フェノール化合物がもっていたエネルギーの痕跡しか含んでおらず、そのなかにはほとんど物質が含まれていないという点で、確実にホメオパシー薬であるということができる。

バー博士は特殊なＥＡＶ検査機器を開発したが、それは木製のスタンドに、金属板で裏うちした何段もの棚がついたものであった。それぞれの棚の裏にとりつけられた金属板は、導線で装置とつながっていた。この金属板の棚はＥＡＶのハニカムと同様のものであり、棚におかれた数多くの薬物の測定を同時におこなうことができた。その特別製の棚のうえには、おなじ希釈度で希釈された何種類もの薬物が用意された。ＥＡＶからでた導線でそれぞれの棚を順番につないでいくことによって、すべてのグループの薬剤の、経穴との共鳴現象を同時に測定することができる。もしいずれかの棚上の化合物と患者の経穴との共鳴反応がプラスとでたばあいは、さらに希釈がつづけられることになる。このプロセスでは、個々の物質を反応棚のうえにおいて、原因物質がはっきりするまで経穴上の共鳴効果の測定がくりかえされる。原因物質がはっきりすれば、経穴における共鳴現象を利用してさまざまな希釈濃度における検査がおこなわれ、正確な中和濃度が決定できるまで再検査がつづけられる。

バー博士が作成したフェノール族物質の分類の第一群には、没食子酸（七〇パーセントの食品にみとめられる）、アピオール、桂皮酸、クマリン、インドール、フェニルアラニン、アスコルビン酸（ビタミンC）などが含まれていた。第二群には、多くの神経伝達物質、あるいはその前駆物質であるコリン、ドーパミン、ヒスタミン、セロトニン、チラミン、ノルエピネフリン（ノルアドレナリン）などが含まれていた。ただ、第二群の物質にたいする反応性を考慮したばあい、はたして患者の感受性が食物中に含まれるフェノール系物質にたいするものなのか、あるいは特定の伝達物質系による体内の機能障害をEAVが検出したためなのかは、はっきりしない。おそらく後者の仮説がより真実にちかいものとおもわれる。しかしそれでも、それらのフェノール系物質への反応性に関係した症状は、中和剤を舌下に滴下するとともに消えてしまうのである。

バー博士がEAVをもちいて気づいたのは、従来の薬物では治療不可能であった何種類もの症状の原因が、ありふれたフェノール系化合物にたいする過敏反応であるらしいということだった。原因とおぼしき物質を中和する物質を舌下に投与するとその症状が軽快してしまうことから、その説の正しさがたしかめられている。たとえば、おそらく最大の攻撃物質のひとつである没食子酸にたいする反応は、腰痛・坐骨神経痛・慢性の胸壁痛・筋肉痛・慢性疲労などに関係がある。前述したとおり、没食子酸は全食品の約七〇パーセントから検出される。その物質は児童の多動や学習障害とむすびつけられているが、多くの食品着色料に含まれていることがわかっている。免疫学者のペン・F・ファインゴールド博士が多動の子どもたちのために考案した食事法にみられるように、食事から着色料や添加物をのぞいていくと、没食子酸の摂取が減少し、障害児の多動が減少していく。バー博士は、中和剤の舌下投与が多動を減少させるために有効であり、子どもにとっても実行しやすい方法であることに気づいた。

危険性をもつフェノール系物質が判別され、それにたいする適切な中和物質も発見されたならば、中和剤の舌下投与によって劇的な症状改善が期待できる。バー博士は、患者がEAV検査中に痛みなどの症状をうったえているばあいには、中和剤の舌下投与でしばしば症状の軽減がみられ、およそ一〇分以内にほとんど症状が消失してしまうことを発見した。

フェノール系物質にまつわるその他の問題として、クマリンにたいする反応の問題がある。この物質は少なくとも三〇種類の食品（とくに小麦・チーズ・牛肉・卵など）に含まれている。バー博士は、喘息患者の大多数がクマリンにたいして過敏性を示すことを発見した。この特殊なフェノール系物質にたいして中和剤を使用すると、患者の喘息発作の症状は消失し、その効果は気管支拡張剤の必要性が減少したことで確認された。またクマリンは、関節炎・肩こり・腰痛・消化不良・腹部膨満などの症状の発現にも関与していることがあきらかになった。クマリン過敏症による腹部膨満はひじょうに顕著であり、患者はクマリン含有食品を摂取した数分後にはふつうに着ていた服が窮屈になってしまうほどである（食後の腹部膨満は、しばしば患者が医師にうったえる症状である。最近の医師は、ガス吸収剤のシメチコンを処方するていどの処置しかしないことが多いが、そのような投薬だけでは患者の症状は改善しない。食後の腹部膨満の頻度が高いことからかんがえて、人口全般においてクマリン過敏症をもつ人がいかに多いかが推定できる）。

バー博士が「問題あり」と判定したその他のフェノール系物質には、アミノ酸のフェニルアラニンがある。バー博士は、フェニールケトン尿症（フェニルアラニンを処理することができない先天異常）の新生児にみられるように耐性が欠如しているわけではないにしても、じつはほとんどの患者が、通常の検査ではみつからないような性質の過敏症なのではないかとかんじていた。バー博士は、フェニルアラニン過敏症が高血圧・頭痛・呼吸器疾患・結合組織病に関連していることに気づいていた。また興味ぶかいことにかれは、フェニルアラニン過敏症のために血圧が上昇している患者が中和アミノ酸溶液を口にしたとき、いちじるしい血圧低下がみられることを記録していた。

博士による反応性物質のリストはどんどん拡大していった。頭痛や肩こり・腰痛・慢性疲労などのさまざまな不定愁訴は、薬物治療がさほど功を奏さないときには医師に無力を痛感させるものである。ほかの医師が症状緩和をねらう処方に苦労しているのにもかかわらず、バー博士の患者の多くは中和薬が症状のいちじるしい緩和をもたらしてくれることを知っていた。われわれがふだん口にする食品に含まれる物質の性質が多岐にわたることや、われわれが日頃受けている影響の背後の過程が目にみえないことは、EAVのようにユニークな診断的能力をもつ敏感なエネルギー検出装置をもちいる、おおきな必要性を生んでいるのである。

経絡にもとづくテクノロジーは、現在の医学の主流派に受けいれられてはいないが、じょじょに医師や歯科医師のあいだで普及しつつある。最近では、米国食品医薬品局（FDA）が、診断と治療にEAVを利用したいという元来オーソドックスな医学者たちの研究申請にたいして、少なくとも一五〇件の研究認可をだしている。このことは、医学界でもゆっくりと進化が進行していることを示す徴候である。やがては、EAVのような装置が医療従事者のあいだでひろく利用されるようになるだろう。

世界にはすでに、経絡・経穴に関連したエレクトロニクス装置でほかにも精密なものが存在している。そのひとつにモーラ装置がある。モーラ装置はEAV装置とおなじ原理で作動しているが、経穴と対象物質との共鳴効果の評価に利用される、検体／検者間のエネルギー結合の方式は異なっている。モーラシステムでも、バー博士が多くの薬剤を一度に検査するときに利用した金属棚に似た特別製の容器が使用されている。ただし、薬剤と装置とのあいだを導線で接続せず、その薬剤の波動的特性が電気的に（ラジオ電波によって）発信され、モーラ装置にとどくようになっている。エネルギー情報はそこで回路にはいる。患者はくすりとは若干はなれた場所で、検者が手にするプローブをもちいて検査を受け、経絡との共鳴現象が測られる。この装置では、経穴にたいする多くの治療モードが選択できる。しかしその説明の詳細は本書の範囲外であるので、モーラ装置の特殊な回路を利用して特殊な周波数の微細エネルギーが直接、患者の経絡系から体内に注入できるということをのべるにとどめたい。

経絡を利用しているべつの装置にはインテロシステムがあるが、これはモーラ装置よりも高性能である。インテロ装置は、くすりが物理的に存在しなくても検査することができる。インテロシステムのコンピュータのメモリにはホメオパシー情報のバンクがあり、そのなかには何百種類ものホメオパシー薬の波動的特性が磁気的に記録されている。コンピュータは多種多様な治療薬にかんする共鳴反応の検索を自動的におこなって、患者のアンバランスなエネルギー系にマッチする治療薬をみつけだす。ＥＡＶシステムとおなじように、やはり治療家は、診断用プローブを手にもって適当な経穴にそれを接触させる必要がある。

モーラやインテロシステムの存在は、患者とくすりのあいだのエネルギー周波数マッチングの原理が実在することをかなりの確度で示している。インテロシステムのような方法では、治療薬のエネルギー周波数をじっさいの治療薬そのものとはべつにあつかうことができる。

ところでこれらの装置が、エネルギー周波数という面から人間の病気を診断・治療するための最初のマシンというわけではない。それらよりはるか以前から存在している、「ラジオニクス」と総称されるシステムがある。

ラジオニクス――治療・診断の純粋周波数モデル

ラジオニクスはアメリカやヨーロッパでは何十年間もつかわれてきた診断・治療器である。一九〇〇年代の初頭から代替医療の治療家や医師によって「ラジオニック・ブラックボックス」とよばれる数種類の装置が利用されていた。この領域の先駆者であるアルバート・エイブラムズ(10)、ルース・ドラウン、ジョージ・デラウォール(11、12)、マルコム・レイ(13)らのおおぜいの先人たちの手で、ラジオニクスの臨床と基礎理論が土台からきずきあげられ、洗練されてきた。

ラジオニクスは、「意識工学的技術」とよんだほうが適当であるかもしれない。電気回路や磁性体が内部に使用されてはいるが、じっさいに電気が関与することはめったにないという点ではEAVのような電気的システムとは種類を異にする。

ラジオニクスでより重要な要素は、じつは治療家(検者)のサイキック能力である。この装置で測定された検者の体内の生理学的変化は、外部の電気的な増幅装置をつうじて当人にフィードバックされる。ラジオニクス装置で測定された生理学的変化は、装置をあつかう検者の神経系で発生している微細な精神エネルギー的な変化にも関係している。ラジオニクス・システムをあつかうためには「ラジエステーシア」(放射感知性)といわれる、エネルギーにたいする独特の感受性が要求される。ラジエステーシアとは、つねに変動する波動的周波数の微細な放射にたいするサイキックな感受性のことである。

その種のサイキック能力は、じつはたくさんの人々が、多かれ少なかれもっているものである。たとえばSRI(スタンフォード研究所)の遠隔視にかんする研究によると、程度の差こそあれ、すべての被検者がその能力をもっていたという(14)。サイ能力についてのいくつかの研究でも、程度のちがいこそあれ、だれもがサイキック能力をもってはいるが、じっさいには自己の信条に反するとしてその情報系を抑制している人が多いこともあきらかにされている。たとえば、ESP(超感覚的知覚)研究の対象になった被検者のなかには、じっさいに統計学的に有意な正答率をだしているにもかかわらず、否定的な方向にしか能力を表現しない人もいた。

かれらは、偶然の一致でもえられるはずの正答率よりもさらに低いスコアを記録していたのである。ＥＳＰは意識下のサイキックパワーの通路を利用しているが、それはＥＳＰでえられた情報にもとづいて意識的にデータを提供する通路であり、神経系の内部に存在している。ＥＳＰはわれわれひとりひとりの無意識レベルでは、たえず生起しているものなのだ。ラジオニクス・システムを、「ＥＳＰ増幅器」だという人もいる。したがって、ラジオニクス装置がうまく作動するかどうかは、一にかかってそれをあつかう人物の意識状態による。

単純なラジオニクス装置の原型は、ふつう、こまかい目盛りをもついくつかの調節用ダイヤルが前面についたもので、そのダイヤルは箱のなかのさまざまな可変抵抗器や電位差計に接続されている。その箱は導線で、金属缶状の容器にも接続されている。その容器のなかには、患者からえられた生物学的試料が患者の名前入りの紙につけて入れられる。試料は、一滴の血液であることもあるし一房の毛髪のこともある。その血液や毛髪などは「証拠品《ウィットネス》」とよばれることもある。

ラジオニクス装置には検者とのインターフェースとなる平らなゴムやベークライトのパッドが導線でつながっている。検者は、検査の対象となる患者に意識を集中すると、パッドを指でさすりはじめる。そうしながら、装置の前面についているダイヤルをゆっくりとまわす。検者は、指が吸いつけられたり、粘るような感覚がしたときに、それをプラスの反応として記録する。この現象は、後述するように一種の交感神経の共鳴現象とかんがえることができる。この共鳴現象は、患者のエネルギー周波数と検者の微細エネルギー系の周波数とのあいだに発生し、結果的に検者の指の神経系における変化としてあらわれる。検者は、共鳴現象を誘発したときの状態にそのダイヤルをセットしたまま、二番目のダイヤルでおなじ作業をおこなう。そして、すべてのダイヤルについてこの作業をくりかえしていく。作業がおわったのち、それぞれのダイヤルの指数をくみあわせると一連の「レート」とよばれる数値がえられる。その数値は、はなれた場所にあるラジオニクス装置で測定された患者のエネルギー周波数特性を反映している。

患者のレートを一種の参照表と比較することにより、ラジオニクスの検者は患者のからだの病的変化の診断を推定することができ、患者の周波数を特定の疾患に関係する波動周波数とマッチさせることが可能となる。ある意味では、これはホメオパシーの周波数マッチングとおなじことである。ホメオパシーにおいては病気の周波数は、個々のホメオパシー薬によって象徴的に表現されており、ラジオニクスのようにレートという数値であらわされてはいない。しかしどちらもおなじエネルギー特性をあらわしている。ラジオニクスは患者の根源的エネルギーの障害の程度を測定することのみを目標にしており、ホメオパシーにおける症状複合体と治療薬との周波数マッチングのような経験主義的な作業には依存していない。

　現代医学の医師にとっては、以上のような記述内容はきわめてナンセンスにおもわれるであろう。だが、ラジオニクスのかんがえかたが現在の科学評論家たちの理解をえることができないとしても、それがすぐれた診断治療機器であることはラジオニクスみずからが証明してきた。ラジオニクス装置は、患者からの情報を収集するために、基本的なふたつの原理をもちいているとおもわれる。それは、生物学的共鳴現象の原理とホログラフィーの原理である。つぎに、ラジオニクス装置の作動中におこっている基礎的な現象をこまかく検討することによって、そのふたつの原理がどのように応用されているかをかんがえてみよう。

　単純なラジオニクス装置を利用するときに重要なのは「証拠品《ウイットネス》」である。ウイットネスとなる物質はたいがいのばあい、患者からとられた生物学的試料である。それはしばしば、ろ紙にたらした一滴の血液であり、一房の毛髪である。血痕は、被検者のからだから細胞学的あるいは生化学的成分を抽出したものであるといえる。ホログラフィーの原理によれば、どの部分にも全体の情報が含まれている。**波動医学やエネルギー医学の視点からみると、全体からとりだされたちいさな部分は、たとえばそれがほんの一滴の血液であっても、その生体全体のエネルギー的構造を反映している。**血液細胞はかならずしも生きた状態でなくてもよい。血液標本や毛髪のなかの有機物質は、ダイナミックに変化する患者のエネルギーパターンの標本でもある。

血痕は、ある瞬間を切りとったスナップ写真のようなものではなく、ダイナミックに変化する生体のホログラフィックな特性を反映するものである。それは患者とダイナミックな共鳴平衡状態にあるので、採血した瞬間の患者のエネルギー状態がとらえられているというよりも、刻一刻と変化する患者のエネルギー状態を反映しつづけるものなのだ。それは日付が変わっても、患者の生理学的変化を知るために採血しなおす必要がないということでもある。患者の変化をみていくためには採血を毎日連続しておこなわねばならない生化学検査とは対照的である。

「証拠品《ウイットネス》」に反映されているエネルギー特性は患者自身のエネルギー状態によって刻々と変化するが、たとえば血痕が患者のからだからどんなに遠距離にあったとしても、患者本人とのダイナミックなエネルギー平衡状態は保たれている。ただしラジオニクスの治療家が発見した唯一の例外事項もある。すなわち採血のあとで患者が輸血を受けることがあれば、患者と血痕とのあいだのラジオニックな結合は無意味なものになるとかんがえられている。輸血によって複数の周波数が患者のからだに導入されることになるので、はじめの血痕との共鳴周波数があたらしい周波数と干渉してしまうらしいのだ。そのため、ウイットネスとして使用するには毛髪のほうがうまくいくといわれている。なぜなら、毛髪ならば（輸血の有無に関係なく）患者の生涯をつうじて有効なエネルギー的結合を維持しつづけるからである⑮。

ラジオニクス装置では、ウイットネスとしてつかわれる（血痕のような）生物学的試料は、金属缶状の容器に入れられる。試料の微細エネルギーは、容器とつながった導線をつたわってラジオニクス装置の電気回路をとおる。それらの微細エネルギーに導線を流れていく力があるとかんがえられることは、経絡を利用したEAVシステムなどの技術によってすでに示されている。微細エネルギーは容器から導線をつうじて、ラジオニクス装置についている調整ダイヤルつきの可変抵抗器に流れこむ。そのダイヤルを調節することによって、回路をとおる微細エネルギーの流れにたいする抵抗値をさまざまに調節することができる。微細エネルギーは抵抗器をでると、検者が手をふれるパッドにむかって流れていく。前述のように、検者の指はダイヤルを調節しながらパッドにふれ、パッドをなでたときの指が吸いつけられるような感覚で結果を評価する。プラスの反応があれば、ダイヤルが正しい位置にセットされたことが確認できる。ダイヤルの位置は電気抵抗値を示しており、またそれは患者の微細エネルギー周波数の特性を反映している。高次エネルギーの値と関連するそれぞれの抵抗値は、順次かなりの幅で変化していく。それぞれのダイヤルを順番に調整していくことで、最後に検者は数桁のレートをえることができる。その数値は患者の本質的な周波数を示しており、すでにわかっている病気のレートの数値と比較することによって、病気の診断をつけることができるのである。

ラジオニクスとラジエステーシアの作用機構——チャクラ系と神経系の関連性

ラジオニクス装置をつかって患者の情報をえるときには、検者の意識状態がひじょうに重要なはたらきをしている。患者の微細エネルギーを利用して調整をおこなっているのは、検者の無意識層である。患者と検者のあいだの精神エネルギーのつながりは、ウイットネスとなる物質の波動エネルギー的な仲介という役割をつうじて可能になっている。ウイットネスは、はなれたところにいる患者の意識に検者の意識が同調していくときの、微細エネルギーの参照物としてはたらいているらしいのである。

患者の意識に同調するこのサイキックなプロセスは、高次の周波数レベルでおこっているできごとである。ほとんどの人のばあい、そのエネルギー結合は無意識レベルで生じている。高次周波数レベルの意識は、無意識層をつうじて物質的身体と相互作用している。高次のサイキックな意識状態で知覚された印象についての情報は、神経回路のさまざまな経路をつうじて多様な表現形に翻訳される。サイキックな情報が通常意識に到達すると、その情報は大脳皮質の自己表現メカニズムによって翻訳される。無意識レベルの直観的な情報は、右脳のフィルターにかけられたのちに左脳にうつされ、分析された結果、言語として表現できるかたちに変換される。サイキックな情報はつねに通常意識にとどいているわけではなく、神経系で処理されたのちに無意識層をとおりぬけ、神経活動や運動として表現されるのがふつうである。ラジオニクス・システムは、高次の意識と自律神経系とのあいだの無意識の精神エネルギー的結合を利用しているといえる。自律神経系の一部である交感神経系は、高次の意識からおくられた無意識レベルのサイキック情報の入力を反映しているらしい。

超心理学者たちによるさまざまな研究によって、無意識レベルのサイキックな知覚はごくふつうにおこりうる現象であることが示されている。通常意識下でのESP能力を採点するような実験はあまり意味がないことが示されたが、テレパシーの受け手におこる自律神経系の活動を同時測定する実験は、無意識レベルのサイキックな知覚と関係があることがわかった。

一九六〇年代におこなわれたノウォーク技術大学のダグラス・ディーンによる実験は、無意識レベルにおける自律神経とサイ情報とのつながりをあきらかにした(16)。ディーンは、被検者がサイキックな活動をしているときの自律神経系の変化に関連するパラメータをみつけるために、テレパシーの受け手の指におこる血流変化を血量計をつかって測定した（自律神経系の一部である交感神経系の活動が皮下の細動脈の血流に影響をあたえることは知られている）。このテレパシー研究のなかでディーンは、おなじビル内のはなれた部屋にいる受け手にたいしていろいろな名前を送信するようにと、送り手に指示した。テレパシーの送り手は、電話帳からランダムに抽出された名前にくわえて、受け手の人物と感情的に親密な人の名前をまぜたリストを渡された。送り手は、あらかじめきめられた間隔で、一回にひとりずつの名前を送信する作業に集中した。そのあいだ、受け手の交感神経系の活動の変化と動脈の血流量を反映した血量計上の変化がしらべられた。

受け手はテレパシーで送信された名前に意識的にそれと気づくことはないが、自分と親密な関係にある人物の名前が送信されているときは、指の血流変化があきらかに統計的に有意な変化を示していた。ESP能力をもつ人物を受け手にしたばあいには指の血流変化はとくにいちじるしかったが、これは、テレパシー内容が感情的な昂揚をともなうような内容のときには交感神経の活動がますことを示している。交感神経の活動が活発化すると血管が収縮し、血流は低下する。**ディーンのこの代表的な実験は、テレパシーが無意識レベルでおこることを証明した。くわえてかれは、交感神経系の活発化は、脳のどこかで無意識的にテレパシーが受信されたことを反映していることも示した。**

サイキックな知覚に反応して活発化する自律神経系の活動は、皮膚の汗腺における交感神経刺激レベルにもあらわれる。交感神経が活性化しているとき、しばしば手のひらがしめって指が汗ばんでくる。また、手のひらに「涼しい」という感覚があり、これは表在血管が収縮していることを示している。ラジオニクス装置は、交感神経の活動を反映しているとみられる指先の湿度の上昇を利用して測定をおこなっている。

ほとんどのラジオニクス装置では、ラジオニクスの調節ダイヤルのセッティングの正しさをチェックするためにゴムやベークライトのパッドが利用されている。正しくセットされていると、サイキックな共鳴反応がおこったときに交感神経系の活動が急激に活発化する。このとき検者は、パッドに指をふれたときに吸いつけられるような感覚というかたちでフィードバックをえる。このパッドは、より高次のレベルからの中枢神経系にたいする精神エネルギーの入力にたいして発生する、指先の汗腺における変化を翻訳する装置としてはたらいている。その変化は、自律神経系の活動の指標として利用できる。パッドは血痕などの波動的「証拠品《ウイットネス》」にたいして、ラジオニクス装置内部の配線を介した波動エネルギー的結合をつくっているとかんがえられる。

ダイヤルを調節しながら、ラジオニクス検者は自分の意識状態を、ウイットネスとなる物質とのエネルギー的結合をとおして患者にあわせていく。そのときウイットネスは、検者と患者の波動周波数の同調をみちびく「波動エネルギーガイド」の役目をはたしているとかんがえられる。検者がダイヤルを調節するときには、検者の高次意識は患者のエネルギー周波数とラジオニクス装置の周波数がマッチするポイントをさぐっている。波動的ウイットネスに残留している微細エネルギーは、電気抵抗値によってさまざまなつよさの抵抗を受ける。検者が共鳴現象をかんじとるのは、可変抵抗器のダイヤル設定によって最大値の周波数特異的な微細エネルギーが回路のなかを移動できるようになるからであろう。そのエネルギーの最大値は、パッド上で指をうごかしているときの吸いつけられるような感覚で直感的にかんじとることができる。初期のサイキックな知覚は、高次の精神エネルギーレベルでおこる。ラジオニクス検者の自律神経活動の増大は、ダイヤル設定によって微細エネルギーが最大値に達したことを告げる信号なのである。

ラジオニクス検者の高次意識は、サイキックな情報収集において独特の不可欠な役割をはたしている。そのことは、使用される波動的ウイットネスの多様性にあらわれている。ほとんどの検者が毛髪や血痕といった患者のからだから採取された生物学的試料を利用するが、直筆のサインが書かれた紙片や写真などをあたえられただけで患者のエネルギーに同調できる検者もいる。「あらゆる断片は全体を包含している」というホログラフィーの原理だけでは、毛髪や血痕のような検体が患者の情報をはこんでいる理由を部分的にしか説明することができない。おなじ患者からとられたウイットネスは、おなじエネルギー周波数を示す。また患者とウイットネスのあいだには一種の共鳴現象がおこっている。

ラジオニクス検者がじっさいに写真をウイットネスとして利用できるということからかんがえて、患者の写真はじっさいにかれらの患者の波動的エッセンスをとらえているのかもしれない。遠隔地にいる患者にかんするサイキック情報をえるばあいは、患者の血痕や毛髪に記録された小さなホログラムに同調するのではなく、ラジオニクス検者の意識が宇宙ホログラムに同調して情報をひきだしているという可能性がある。

ラジオニクス装置による検査において検者がウイットネスに同調するプロセスは、第1章でふれた遠隔視のメカニズム（74ページ）と同様のものであろう。遠隔視の実験では、実験者はランダムに選ばれた地図上のある場所をおとずれ、被検者はその場所のようすをこまかく描写するように指示される。遠くはなれていても心理的には被験者とむすびついている実験者は、被験者が描写すべき地点への意識の焦点あわせの役目をする。つまり実験者は一種のサイキックなコンパスによるナビゲーション機能をはたすのであり、被検者はそのおかげで膨大な宇宙ホログラムのなかの問題の地点だけに同調できるのであろう。それとおなじくラジオニクスでも、ウイットネスがはたしているのは検者の高次意識の焦点あわせのための、サイキックなコンパスとしての役割なのではないだろうか。このコンパスは、検者が患者特有の周波数特性を浮き立たせ、宇宙ホログラムのどの部分に同調したらよいかを示すのであろう。

以上の事象は、表現をかえれば「サイキック捜査犬」にたとえることもできる。追跡者が行方不明者をさがすときには捜査犬がつかわれる。捜査犬は、靴など行方不明者の付属物の一部をあたえられて、その匂いをかがされる。その瞬間、犬の鼻は行方不明者特有の匂いにたいして同調したことになる。犬はその匂いを追いもとめて行方不明になった人がいそうなところをクンクンかぎまわり、ついにはその人物をさがしあてる。ラジオニクスでも、ウイットネスの波動エネルギーガイドがおなじように機能して患者の波動的「匂い」のもとの所在地を、検者の高次意識に知らせる。警察犬があくまでも物理的に人間をさがすのにたいし、ラジオニクス検者のサイキック能力は、患者がいかにはなれていても波動的にそこに同調することができる。

ラジオニクス検者が自分の通常意識ではその患者のエネルギーデータをよみとることができないときでも、検者の多次元的な高次の心はそれをおこなうことができる。人間はつねにチャクラ／ナーディ系をつうじて高次の周波数エネルギーの入力を受けとっている。ほとんどの人では、この知覚は意識レベルの認知の圏外でおこっている。チャクラは高次の周波数エネルギーの特性をもつと同時に、物質としての神経系にもつよくむすびついているので、そこには情報伝達経路がある。そして自律神経系の活動は、その伝達経路を介した微細エネルギーの入力によっても調整されている。まえにのべた基本形の装置のように、ラジオニクス装置の目標は、ふだん意識的に自覚されない高度にサイキックな情報のデータを、通常意識レベルで利用可能な診断用データに翻訳することにある。いまでは、さまざまなタイプのラジオニクス装置が存在し、ひろい範囲のエネルギー障害あるいは生理学的障害も診断できるようになっている。

　ラジオニクス装置は受け身の機械である。検者の知覚系は、ラジオニクス装置をうまく操作するための必須な要素であり、装置をつかいこなせるかどうかはすべて検者の知覚系の感度しだいなのである。**さまざまな周波数レベルにおけるエネルギー障害を正確に診断する能力は、個々の治療家にそなわっているチャクラの知覚系の感度を反映している。**そのためラジオニクス装置は、検者の大チャクラが適度に機能していて、意識がじゅうぶんに覚醒レベルにあるときにのみ、首尾一貫した正確な診断をくだすことができる。これは、実験者効果に完全に依存した形式の診断装置である。そのため、ラジオニクス装置はほんのわずかに異なるさまざまなレベルの情報を検者にもたらすことがありうるのである。

　ラジオニクス装置は、われわれを構成する微細エネルギー的構造と物質的な神経系のあいだのリンクを利用しているとかんがえられる。ナーディ系を形成する微細な管が物質的身体の神経系にふかく織りこまれていて、チャクラからおくられてくるさまざまなレベルの複数の周波数にわたる磁気的な流れを伝達していることは知られている。多くのラジオニクス装置では、中枢神経系に作用する微細エネルギーの流れは、交感神経系の活発化を示す外面的な指標をつうじて通常意識に翻訳される。指先のわずかな湿度の上昇は交感神経の緊張がましたことによるものであり、パッドに指が吸いつけられるような感覚をひきおこすと、検者はプラスの反応がおこったと解釈する。その吸いつけられるような感覚が、体内の交感神経の活動を外界から観察するための指標となるのである。

　以上、ダグラス・ディーン博士の研究にもとづいてみてきたが、中枢神経系から交感神経への流れの無意識の変動は、微細エネルギーが脳に流入する量を正確に反映している。多様な周波数をもつ微細エネルギー流は、チャクラ／ナーディ系を含むさまざまな精神エネルギー的な経路をつうじて体内にとりいれられる（図23参照）。

図23　人間の多次元的エネルギー系

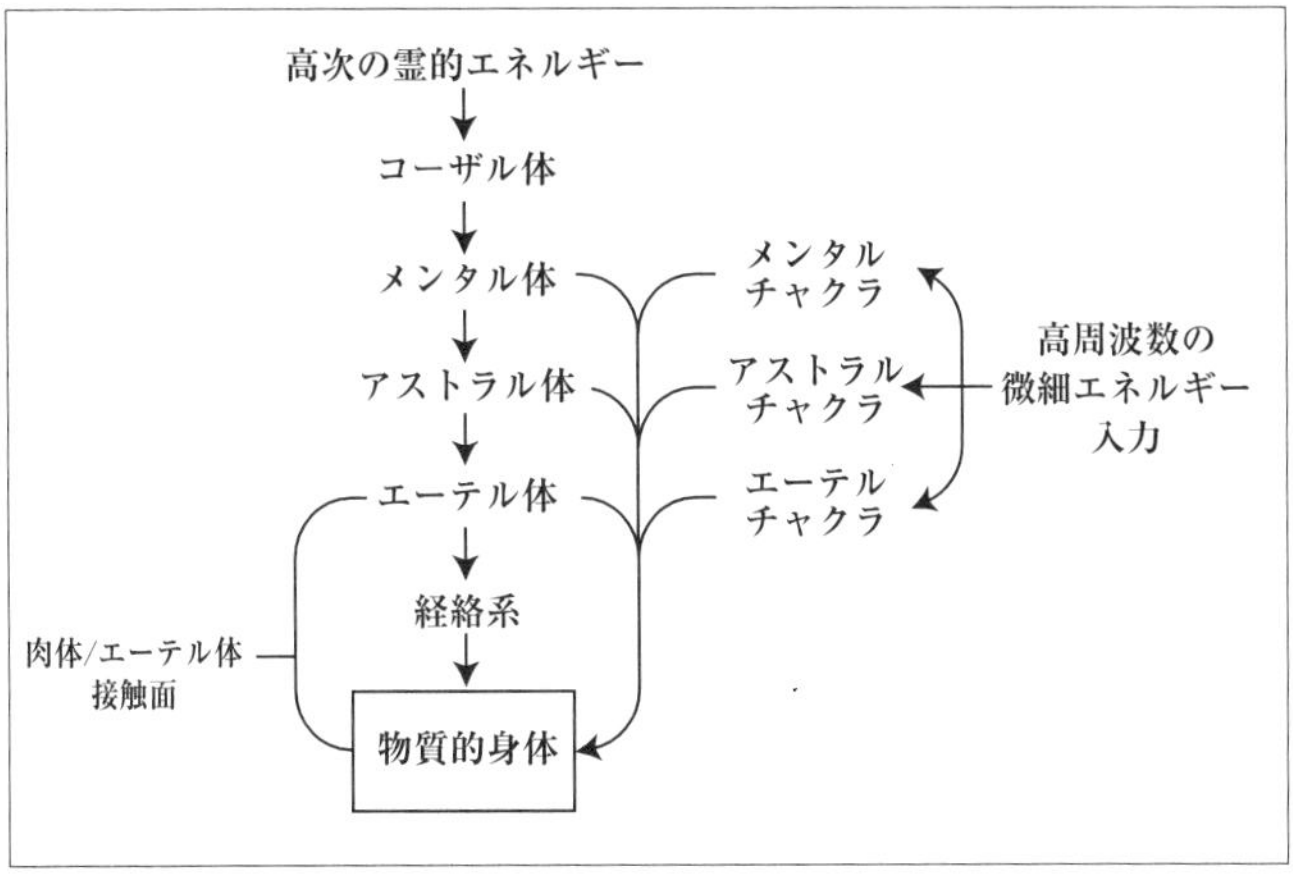

パッドを指でなでることをつうじて、検者の通常意識は交感神経の活動を、ラジオニクス装置のダイヤルをセットするためのサイキックなフィードバックの手段として利用できる。しかしそれ以外にも、「指の吸いつき」現象のメカニズムを説明する興味ぶかい説がある。そのひとつはティラーによる音響的共鳴のモデルである(17)。ただし、指がどのようにして吸いつくのかというじっさいのメカニズムは、「指の吸いつき」現象が検者の通常意識に診断情報をおくるという原理自体にくらべるとそれほど重要ではないものとおもわれる。

装置に内蔵された抵抗器のダイヤルは一種の出納帳のような機能をもっており、サイキックなデータの量的変化を記録していく。割りだされたレートは、一回に一桁分だけ解析される。この数値はエネルギー周波数を表現しており、患者は健康のときも病気のときもそれぞれの周波数で共鳴している。レートは患者のエネルギー状態を表現しているだけではなく、エネルギーバランスとホメオスタシスをとりもどすために必要なエネルギー周波数も示している。**しかし、レートが示しているのは相対的な変動であり、絶対的な数値を示しているわけではな**

い。このレートは、おなじ患者でも測定器が変わると変化する。たとえば肺炎に対応するレートも、測定器ごとに異なっている。しかしおなじ測定器をもちいているかぎり、肺炎に対応するレートはいつでもおなじである。健康時と病気の状態に対応する参照表は、測定器ごとにさまざまに設定されている。

レートは、ダイヤルの操作で設定された値のくみあわせからえられる。すなわち、ひとつのダイヤルが目盛り1をさし、べつのダイヤルが目盛り10をさすという具合である。まえにものべたように、装置内の電気抵抗が、回路をへてパッドに流れる微細エネルギーの流れに影響をあたえているとかんがえている研究者もいる。つまり特定の抵抗値をもちいて、特定の周波数の微細エネルギーの最適な流量を設定することができるというわけである。

患者の意識に同調していくとき、ラジオニクス検者はパッドを指でなでながら、装置のダイヤルをひとつずつまわしていく。それは、ちょうど金庫やぶりが金庫のダイヤルをゆっくりとまわしながら、シリンダー錠がはずれていくのを耳できききわける作業にも似ている。微細エネルギーの流量が最大になる抵抗値が設定されれば、一種の精神的な共鳴がおこりはじめる。ラジオニクス検者は、指が吸いつけられるという感覚をつうじて、そのダイヤル設定にたいするプラスの反応を通常意識で感知する。検者は数桁の周波数レートが確認されるまで、おなじやりかたで二番目、三番目、そして最後のダイヤルを調整していく。金庫やぶりのばあいもそれと同様に、複数のシリンダー錠が順次解除されて金庫のドアがひらくまでおなじことがくりかえされる。

ラジオニクス・システムは、ひじょうに単純な初期のシステムが紹介されて以来進歩をとげてきたが、そこで利用されている原理はじつは変わっていない。操作がうまくいくかどうかは、技術や経験だけではなく、発達したラジエステーシアの能力をいかにラジオニクスでの診断に適用できるかにかかっている。医学的診断のほかのシステムとおなじように、結果を正確に解釈するためには、この手法に習熟するための訓練が必要なのである。

図24 ラジエステーシアの診断への応用

ラジオニクス装置における情報伝達の流れ

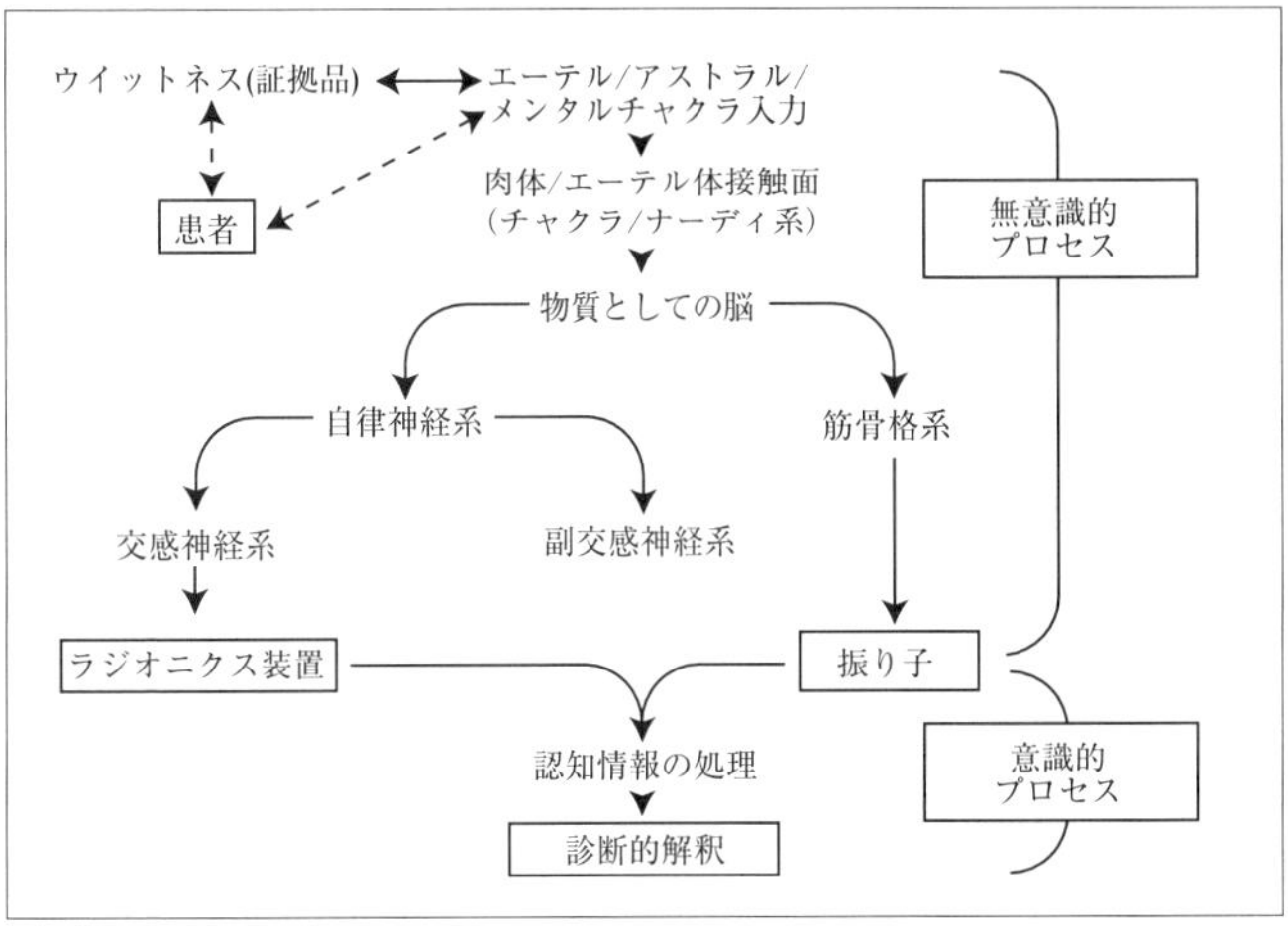

ラジオニクスは、治療家のラジエステーシアの能力や、全般的なヒーリング能力へのフィードバックや、方向づけの焦点あわせをうながす機器のひとつにすぎない。無意識層のサイキックなデータを通常意識レベルで利用可能な診断的情報へと翻訳するだけである。

ラジオニクス装置が開発されるまえにも、ラジエステーシア的な印象を診断につかえそうな情報に変換する装置が存在していた。たとえばA・メルメットのような先駆的人物は、振り子をもちいる方法でラジエステーシア的能力を疾患の診断に利用しようとした(18)。検者は振り子を手にもってぶらさげて使用し、被検者を意識でイメージしつづける。検者が、患者の健康状態についてイエス・ノーで答えられる質問を心のなかで念じていると、振り子が時計まわりや反時計まわりにうごきだすのがわかる。おなじ質問は、ラジオニクス・システムでも利用することができる。

振り子の力学を利用した出力法は、ラジオニクス・システムとおなじようにサイキックな知覚機能に誘導された神経系の無意識レベルの出力によっている。ラジオニクス装置のばあいは、無意識の出力は自律神経系を介してはこばれている。振り子のばあい、結果を表現するための媒体は、骨格筋による無意識的な、ごくわずかの動きである。どちらのシステムでも、無意識のサイキックなデータを通常意識レベルの診断的エネルギー情報に翻訳する手段として、物質的身体の構成要素である神経系の電気的変化を利用している。

図24には、人間の精神エネルギー系の意識的経路と無意識的（自律的）経路を通過する情報の流れと、さまざまなラジオニクスあるいはラジエステーシア的装置との関係がまとめられている。まず注目すべきは、情報を受けとる基本的過程が、チャクラ／ナーディ系をつうじてサイキックなレベルで発生するということである。情報はそこから、まず神経系における情報処理過程のうちで、無意識的なレベルに流れこんでいく。この処理過程からの出力は、一般的には自律神経系や、無意識的に中継された筋肉運動をつうじて発生する。それからようやく通常意識は、ラジオニクス装置や振り子の方法におけるさまざまな出力モードをとおってきた情報を知覚・分析できるようになる。通常意識のレベルでおきる唯一の過程は、患者とラジオニクス装置が示す値との同調である。病気の診断的解釈にむすびつくあらゆる過程は、無意識のエネルギー的機能レベルで生じている。微細エネルギー系は神経系と相互に作用しあっているため、無意識的な神経系の活動を、高次のサイキックな活動の間接的な指標として利用することができるのである。

検者が利用する情報収集ネットワークにはチャクラ系も含まれているため、微細エネルギー系におこるアンバランスが原因となって発症した病気もラジオニクス的に診断が可能である。その方向の研究は、おもにイギリスのデーヴィッド・タンズリー博士によっておこなわれてきた⑲。特定のチャクラのバランス失調は、被検者の病的プロセスのなかにサイキック能力の中枢の機能低下あるいは機能亢進が含まれていれば診断と治療が可能である（物質的身体の病気の裏にひそんでいるチャクラのアンバランスについての問題は、のちの章でくわしくのべたい）。

ラジオニクスの検者は、「証拠品《ウイットネス》」を媒介物として患者とのあいだに精神的結合をつくることによって診断情報を手にいれることができるのであろう。この現象は、タンズリーによって「精神共鳴リンク」と名づけられた。**波動医学的ウイットネスは、じっさいにはエネルギーが双方行的に調整される場を提供している。すなわち、ウイットネスが存在するおかげでエネルギー情報が患者から治療家へと流れることが可能になる。そしてまた、遠隔治療のために微細エネルギーを治療家から患者にむかっておくることも可能とされる。**

ラジオニクスでは、以上のような診断法で患者の体内のエネルギー周波数のアンバランス度を把握したのちに、**それらの装置をつかって、患者が必要とする周波数の波動エネルギーを患者にむけておくりかえすことが可能であるとかんがえられている。**この種のエネルギー周波数マッチングは、理論的にはＥＡＶ法の検者による診断と治療に似ている。さまざまなエネルギー様式をもちいた、異なる種類のラジオニックな周波数治療がかんがえられる。ウイットネスさえあれば、患者が世界のどこにいてもその波動エネルギー周波数に同調することは可能であるとされることから、患者とラジオニクス検者とのあいだに双方向性のリンクをつくりあげることは可能だとかんがえられる。これは、遠くはなれた場所にいる患者にむけて治療的周波数の微細エネルギーを「発信」する目的でさまざまなラジオニクス・システムが利用しうることを意味している。患者に必要な周波数の波動エネルギーを含んだホメオパシー薬をわたすかわりに、その特定の周波数を、装置とウイットネスをもちいている患者に直接放送することも可能らしいのである。まえに紹介したモーラ装置は、遠隔地への同様な共鳴波動的エネルギー原理を利用することにより、ホメオパシー的周波数のエネルギーを患者にむけて転送することができるとされる。おなじく、患者への微細エネルギー周波数の転送は、さまざまな波動エネルギー放出体（宝石やクリスタル、色彩をおびた物質、フラワー・エッセンス、そしてラジオニクスのような装置自体に発生する微細な磁気的周波数など）をもちいても可能である。

ラジオニクスによる診断・治療システムは従来の科学者にはほとんど受けいれられないのがふつうである。

というのも、それを理解するには人間の微細エネルギー的構造という概念を受けいれることが前提となるからだ。ましてラジオニクスによる遠隔治療のかんがえかたにかんしては、大部分の医師にはまったくなじみのないものである。しかしあとでご紹介するが、治療家から放出された癒しのエネルギーが何百マイルもはなれた患者にとどくという主張を裏づける科学的な研究はいくつも報告されている。ラジオニクス遠隔治療のばあい、ウイットネスは患者にヒーリング・エネルギーをおくるための波動的ガイドの役割をはたしているとみられる。ラジオニクスの診断法を理解するためには、人間にはさまざまな種類の遠隔視が可能であることを理解し、さらにそうした潜在能力が無意識層の知覚下ではたらいているということを理解しておく必要がある。それらの透視能力は意識工学的な機器によって補助し、増幅させることができる。

遠くはなれた場所や人物の波動にサイキックな同調をおこない、詳細な情報をえることを可能にするしくみを説明する鍵をにぎっているのは、おそらく、リアリティにかんするホログラフィー的理論であろう。宇宙ホログラムを読み解く方法の習得は、ラジオニクス診断法を応用するための必須条件であろう。われわれは元来、程度の差こそあれ、みなそのような能力をもっているとかんがえていい。

装置が適切にはたらくためには、検者と装置のあいだのチューニングも必要であるが、それはラジオニクス装置だけでなくEAV装置にもあてはまることである。**微細エネルギーを利用した診断・治療法についての医学的な探求がつづけられていけば、医療関係者の直観力がますます重要な役割をはたすようになるであろう。**

EAVシステムもじっさいにはラジオニクス診断・治療装置であるとかんがえている人もいる。しかしEAVは、純粋なラジオニクスにくらべて信号がかなり電気的に増幅されている。微細エネルギーを導線をつうじて伝達するという点は、どちらのシステムにも共通しているが、EAVでは、経穴との電気的な接続というかたちでの患者の経絡系との直接的接触を利用したときに、最高の測定結果がえられる。それにたいして純粋なラジオニクス法は、患者のからだがその場に存在しなくても検査ができるとされる。ラジオニクス・システムのばあい、少なくとも患者の波動エネルギーを代表するようなもの（すなわちウイットネス）があれば、患者の微細エネルギー・ネットワークに同調することができるとされているのである。

フォルの装置がラジオニクス装置（またはダウジング装置）の一種ともいえることを示すような臨床研究もおこなわれている。その研究によって、初期のＥＡＶ使用時には検者が患者の経穴にプローブをあてる圧力に強弱があった可能性があることがわかった。圧力におうじた電気的フィードバックをするように改良されたプローブは、圧力のパラメータを補正できるようになった。しかし、たとえ圧力がコントロールできても、まだＥＡＶはラジオニクス同様、検者が敏感に感知できる特定のエネルギーにたいしてしか最高のパフォーマンスをみせないのではないかという疑問がのこる。ＥＡＶを使用するとき、検者は波動的検体からはなれたところに作用するのではなく、直接に患者の経絡ネットワークに進入することができる。ラジオニクス的な接続がなくとも、ＡＭＩのようにコンピュータ化された電気的診断システムは、診断のための接点として経絡系を利用したときの測定値を補強しているのであり、検者が直接に検査の過程にくみこまれているわけではない。

通常ラジオニクスとＥＡＶは、その診断機能を高め、効果的なエネルギー療法を可能にするために、共鳴原理を利用している。ラジオニクスのかんがえかたでは、治療に必要とされる周波数はウイットネスの波動的ガイドをつうじて転送されるため、患者は治療のために薬物を服用する必要がない。どちらの方法も、からだに発現する以前の段階で微細エネルギーレベルの障害を検出・診断するための方法である。ラジオニクス・システムと電気鍼は、臓器障害があきらかになるまえに病変を検出することを可能にした方法である。いずれにしても、ラジオニクスや経絡にかんする技術がひろく受けいれられるようになるためには、「人間が微細エネルギー系を有している」という見かたにむけて医療関係者が大幅な意識変革をする必要がある。

【キーポイント】

1　経絡系は、物質的身体やエーテル体とエネルギー的に結合しているため、「肉体／エーテル体接触面」をなしているとかんがえられる。

2　電気鍼による診断システムは、EAV（フォル式電気鍼）や本山博士のAMI（本山式経絡臓器機能測定器）のように、生体の機能障害やエネルギー的アンバランスを、経絡系の電気的変化をつうじて測定する。経絡系は肉体／エーテル体接触面の一部であるため、経絡系のエネルギーのみだれはエーテルレベルや細胞レベルでの障害を反映している。

3　AMIはすべての大チャクラの情報を同時にえることができるが、EAVのばあいは一度に検査できるのはひとつの経穴の電気的特性だけである。

4　EAVで検出されたある経絡上の経穴におけるアンバランスは、その経絡からエネルギーを供給されている臓器系により高次のレベルでおきている機能障害を示している。

5　EAVは、病気の特定の原因を診断し、個々の患者を治療するために特定のホメオパシー薬とのマッチングをおこなうこともできる。EAVをそのような目的に使用するばあいは、そのエネルギー機構には経穴における共鳴反応という波動的現象が関与している。EAVの回路の中間に病原物質や適切な波動的治療薬をセットすると、装置の出力メーターの表示が変化する（システムが患者の経絡系と電気的接触状態にあるあいだ）。

6　波動医学的アンバランスを発見して是正するためにEAVのような診断装置をつかうことで、より古い「エネルギーの皮」についての詳細な情報をえることが可能になる。さまざまな生理学的・エネルギー学的な介入に反応してつくられたあたらしい皮の下にあらわれる古い皮をはがしていく過程は、「タマネギ効果」とよばれる。

7　食物アレルギーは食物過敏反応とよばれることもあるが、しばしば、たくさんの食品に含まれているフェノールという物質の有害作用によってひきおこされているらしい。それらの過敏反応がおこるメカニズムには多様な免疫反応が関与しており、おそらく微細エネルギー的な作用もかかわっているようだ。そのような食物にたいする感受性は、たぶんまだ診断でみつかっていない病気に起因する部分も意外におおきいだろう。

8　ＥＡＶは食物アレルギーの診断をはやめるためにも利用できる。そしてそのアレルギー症状を中和するためのホメオパシー治療薬の処方量を、すぐに決定することができる。

9　ラジオニクス装置のばあい、患者の経絡系に直接コンタクトしてエネルギー情報をひきだすことはせず、患者のエネルギー構成を知るための生物学的試料や写真が必要となる。そのような試料は「波動的証拠品《ウイットネス》」とよばれる。ウイットネスは、高次の意識が同調するためのエネルギー的な焦点あわせの対象となる。

10　ラジオニクス装置は、患者の状態についてのフィードバックをえるために共鳴原理を利用する。共鳴現象は、ラジオニクス検者の（無意識の）自律神経系内で発生し、それは交感神経の活動の増加にあらわれる。この反応は、検者が指で装置上のパッドをなでたときの吸いつけられるような感覚を特徴とする。

11　ラジオニクスは検者の高次エネルギー知覚系の感受性を増幅するものであり、とくにチャクラ／ナーディ系がつよく関係しているとおもわれる。そのため、ラジオニクス装置の感度には装置をあつかう人物の精神的／霊的な発達段階が反映される。

12　ラジオニクス装置は精神的な記録計であり、検者が患者の病気の周波数に同調するための、目盛りのついたダイヤルが設置されている。特定の周波数がわかれば、波動的ウイットネスをエネルギー的媒介として、患者にむけて治療に必要とされる適切な周波数のエネルギーが発信できる。

13　ラジオニクス装置と振り子のシステム（ダウジング）は、通常は無意識のレベルではたらいているサイキックな知覚を増幅して通常意識レベルにもってくるものである。

14　ＥＡＶの検者は無意識のうちに、検査のためにプローブを経穴に押しあてるときの圧力をかえているため、一種のラジオニクス装置またはダウジング装置として機能している可能性もある。

第7章

波動医学の進化

――自然の智慧による癒し

われわれは本書をつうじて、物質的身体と、人間の多次元的性質に寄与する微細エネルギー身体とのあいだの関係について詳細にしらべてきた。その結果、物質的身体とのダイナミックな平衡状態にある高周波構造物にはたらきかけていくことによって、身体的・情動的な障害を治療できるということが、しだいにあきらかになってきた。

健康の維持にかんしても、われわれ人間を構成する微細エネルギー身体は重要な役割をはたしている。エーテル体におけるエネルギー障害は、物質的身体レベルにおける細胞の組織化・生長パターンの異常としてあらわれる以前に生じる。エネルギー流の障害が高周波の微細エネルギー構造パターンのなかで結晶化したときにはじめて、病気は物質的身体レベルで発症する。機能障害をおこしている微細エネルギー身体のパターンを修正する最良の方法は、特定の周波数の微細エネルギーを波動医学的治療薬として投与してやることである。

私が波動というとき、それはたんに周波数の同義語にすぎない。エネルギーの周波数のちがいは、振動率のちがいをあらわしている。物質もエネルギーもともに、単一の根源的エネルギー基質が異なる様式で発現したものであり、物質的身体や微細エネルギー身体を含む、宇宙に存在する万物を構成している。その普遍的エネルギーの振動率、すなわち周波数が、基質としての発現の密度を決定している。ひじょうに低い周波数で振動する基質は、いわゆる通常の「物質」として発現し、超光速で振動するものは「微細質」として知られているものになる。微細質も通常の高密度物質におとらずリアルなものであり、そのちがいはただ周波数が高いということだけにすぎない。治療によって微細エネルギー身体を変化させるには、物質界のそれよりも高い次元で振動しているエネルギーをあたえる必要がある。波動医学の治療には、そのような高周波微細エネルギーが含まれている。

波動医学の治療薬はふつう、特定の周波数で振動する微細エネルギーをおびたエキス剤（エッセンス）またはチンキ剤（ティンクチャー）である。われわれはすでにホメオパシーという形式で、波動医学的治療薬の一種をしらべてきた。基本的なホメオパシー薬に示されていたように、その波動エネルギー的な特質は、自然界に存在する万能の媒質である「水」に刷りこまれるのがふつうである。波動的エッセンス剤に貯蔵されている微細エネルギーは、さまざまなレベルで相互作用しながら人間に影響をあたえている。

母なる自然から抽出されたこの波動医学的治療薬には数多くの種類がある。生きたフラワー・エッセンスは、自然療法のうちでももっとも古いもののひとつである。この章では、地球に咲きみだれる花々が人類にもたらしてくれた恩恵にふれつつ、波動医学の進歩について議論したい。

花療法（フラワーレメディ）――バッチ博士が発見した自然の恵み

フラワー・エッセンスをつかった治療の第一人者としてもっとも有名なのは、イギリスのエドワード・バッチ博士である。バッチ博士は、二十世紀のはじめ、ロンドンのホメオパシー医として尊敬をあつめていた。バッチ博士は、現在世界中で利用されている「バッチ・フラワーレメディ」の発見者である。フラワー・エッセンスは、さまざまな感情や気質の障害を治療するためにもちいられている。これもホメオパシー薬とおなじく、ごく微量の物質を含んではいるが、純粋な波動医学的治療薬であるとかんがえられる。その応用範囲はひじょうにひろく、フラワー・エッセンス療法は微細エネルギー療法のユニークで特殊な一分野として発展してきた。

エドワード・バッチは、現代の医師たちがストレスや情動と疾患との関連を論じはじめるよりも何十年もはやく、その問題を指摘したパイオニアであった。感情が病気をおこしうるという初期の洞察にもとづいて、バッチは人間を調和的状態に復帰させるためのシンプルかつナチュラルな方法をさがしはじめた。自然のなかに治療法をもとめたことが幸いして、バッチはやがてホメオパシー薬に、そしてついにはフラワー・エッセンスの治療効果に気づくにいたった。

ホメオパシー医に転身する以前、バッチ博士は細菌感染症の専門医として、ロンドン市内の大病院に勤務していた。当時の業績のひとつには、慢性病患者の消化管における特定の細菌の発見がある。消化管に多くの細菌が常在していることと、関節炎やリウマチなどの進行した慢性疾患がなかなか軽快しないこととの関連性にかれは気づいた。それらの細菌がリウマチ系疾患を悪化させているとしたら、免疫系を賦活して微生物を排除することによって症状がやわらぐかもしれないと、バッチはかんがえた。そして、消化管内の細菌からつくったワクチンが、慢性疾患の原因となっている細菌の毒素にたいして消毒作用をもつのではないかと推測した。その仮説にもとづき、バッチ博士は症状悪化の原因とおもわれる腸内細菌からつくったワクチンの希釈液を作成した。さまざまな疾患の患者に注射してみた結果、関節炎を中心とする慢性症状にいちじるしい改善がもたらされた。

この発見からまもなく、バッチ博士はある人物から『医学原論』（*The Organon of Medicine*）という本をゆずり受けた。その本こそがハーネマンの著したホメオパシーの論文であった。バッチ博士はハーネマンのホメオパシー医学の思想におおいに共鳴した。病気を治すために微量の毒素を患者に投与するというバッチ博士のかんがえかたは、ハーネマンのホメオパシー理論とおなじものだったのである。バッチ博士は独学によって試行錯誤をつづけ、最終的にハーネマンとおなじ結論に到達していたのだ。かれはまたワクチンの接種法にかんしてもあたらしい方法をさがしていた。というのも、ワクチン接種部位の皮膚の局所反応を訴える患者が多かったからだった。バッチ博士は、病気に関係する腸内細菌をホメオパシー濃度にまで希釈して舌下薬をつくり、それを投与することにした。その舌下薬を患者に経口投与してみたところ、以前の皮下への接種ではとても達成できなかったほどの効果があらわれた。そのすべての症例にもとづいて、バッチ博士は慢性疾患をおこしうる細菌を七種類に分類した。そしてそれぞれの細菌から、現在バッチの「七種のノソード〔疾病により獲得した治療用物質〕」とよばれるホメオパシー薬を調合するにいたったのである（第6章の、生物検体にかんする項を参照）〔260ページ〕。

バッチ博士がある奇妙な発見をしたのはそのときであった。かれは、その七種類の病原性細菌を体内にもつ患者にはそれぞれ性格や気質に特有の変化が観察されることに気づいたのである。博士はその七種類の細菌を、異なる七種類のパーソナリティに関係づけることができるのではないかとかんがえた。その洞察にもとづき、バッチ博士はノソードによる患者の治療を開始した。かれは、それぞれの患者の感情的な起伏の特徴におうじて、厳密にノソードを決定していった。そのさい、患者の身体的な面はあえてみずに、患者の精神症状だけを観察し、個々の症状にあうノソードを割りあてていった。バッチ博士はこの方法をつかい、臨床面で予想をうわまわる成功をおさめた。

実験技術とパーソナリティ・タイプの検討を詳細におこなった結果、バッチ博士はさらに深遠な考察をえるにいたった。それは、おなじパーソナリティ・グループに属する人がかならずしもおなじ病気にかかっているわけではなく、むしろ、どんな種類の病原菌をもっていても、おなじパーソナリティ・グループに属する人は自分の病気にたいする反応のしかたが共通している、つまりどんな病気であれ、行動・気分・感じかたの点で共通の反応を示すという考察だった。そうすると、慢性疾患の治療にあたって最適の薬物を決定するには、患者の知的特徴と情動的特徴を分類しさえすればよいことになる。バッチ博士が直観したのは、情動やパーソナリティの因子がその人のかかりやすい病気の傾向を決定しているということであった。そうした因子のうちでもっともおおきな影響をもつものは、「恐怖」や「否定的態度」といった感情的傾向であった。現代医学が病気と感情の関係をとりあげはじめたのは、つい最近のことである。最近の精神神経免疫学的な研究結果に半世紀以上もさきがけて、バッチ博士は同様の結論をだしていたのである。

バッチ博士は、病気をおこすような物質でつくったノソードを治療につかうことを好まなかった。かれは、自分が作成したノソードとおなじ波動的性質をもち、それをうわまわる治療効果をもつ物質が、自然界にはまだまだ存在するとかんがえていた。そこで、すでに病気になってしまった状態に対処するのではなく、病気の前兆としての情動的な因子に対処できるような天然物質をさがしはじめた。やがてバッチ博士は、特定の花から抽出されるエッセンスのなかにそれが存在することを発見し、さらに合計三八種類のエッセンスを発見した。その三八種類のエッセンスにくわえて、「レスキューレメディ」(緊急時の薬)としてもよく知られる五種類の花の混合エッセンス(ファイブフラワー)がある。

バッチ博士は鋭敏にも、病気とパーソナリティの関係は微細エネルギー身体内部のエネルギーパターン不全の結果が反映したものであると感じとっていた。そして病気とは、ハイアーセルフ(高次の自己)または魂と肉体的パーソナリティとのあいだの不調和の反映であるとかんがえた。そのような内的不調和の反映は、個々人が示す特定のタイプの心理的特徴や態度のなかにみいだされる。ハイアーセルフと肉体的パーソナリティのあいだの精神的・エネルギー的不調和は、病気そのものの過程よりも重要だとかんがえられる。

バッチ博士は、フラワー・エッセンスの微細な波動エネルギーが、機能不全をおこしている情動パターンの再整合を助けているのではないかとかんじていた。肉体的パーソナリティとハイアーセルフのエネルギーとの整合性を高めることによって、心の平安や喜びの表現として反映されるおおいなる調和が、当人の内部に生じる。情動的因子が正されれば、患者はからだと精神の活力をとりもどし、どんな身体的疾患をも快癒させる力がもたらされるのである。輪廻転生の思想をつうじて、肉体的パーソナリティとハイアーセルフを関係づけたバッチ博士は、以下のようにのべている。

輪廻の過程においては、すべての魂が、地上でのしかるべき経験と理解をふかめるという目的をもち、あたえられた理想にちかづくためにパーソナリティを磨いているという。この事実はあまりに知られていない。わすれないでいてほしいのだが、魂は特定の使命のためにあたえられるものであり、意識的にではないにせよ、人がその使命をはたさないかぎり、魂とパーソナリティとのあいだに葛藤が生まれることは避けがたく、それが必然的にからだの機能障害として発現してくる。(……)

人類の記憶にないほどの太古から、病気の予防法と治療法は、神意をうかがうことによって、豊かにある聖なる薬草、植物、樹木という自然のかたちで人々にあたえられてきたことは知られている。それらの植物は、いかなる種類の病気をも治すほどの力を秘めていた。そうした薬草をつかっているかぎり、治療にあたっては、なんの注意事項もいらなかった。病人は治療をほどこされ、元気になり、病気は健康回復とともに退散した。からだのなかでもっともデリケートで敏感な部分である精神は、病気の発症と経過をからだよりもはるかに明確に表現しており、そのため、どんなくすりが必要かを決定するにさいしては、その指標として精神の形態が選択された。(……)

よりあたらしい、すぐれた癒しの術の夜明けはすぐそこまできている。およそ一〇〇年まえに生まれたハーネマンのホメオパシー療法は、長い暗黒時代のあとにあらわれた最初の曙光であり、未来の医学に重要な部分をしめることになるだろう。(……)

癒しの問題についていえば、時代の流れと歩調をあわせながらその方法をかえていく必要がある。すなわち、物質主義の手法から脱却して、大自然のすべてを支配する神聖な法則に規定された真理の実在にもとづく科学へと移行させる必要があることを理解すべきであろう。

物質主義では、物質界のうえにある因子が存在し、どんな性質のものであれ、それがわれわれの通常の生活を維持させ、病気にかからないようにしてくれているということが忘れられている。**たとえば、われわれの精神を抑圧する恐怖の感情は、物質的身体と磁気的身体のあいだに不調和をもたらし、〔細菌の〕侵襲を受けやすくしている。病気の真の原因は、われわれ自身のパーソナリティのなかに潜んでいるのである。**

（……）

癒しは〔いずれ〕、物質的身体を治療する物理的方法から精神的／霊的な方法へと移行するだろう。それは魂と精神に調和をもたらすことによって病気の根本原因を根絶する方向へとむかい、物理的な治療法は、治療を完成させるために必要な補助的方法として利用されるようになるだろう（1）。（強調引用者）

バッチ博士は、高次の精神と、高次の微細エネルギー身体にそなわる磁気的性質とのあいだのエネルギー的な関係を理解していた。前章までにのべたように、物質的身体の脳神経系をつうじて表出される精神と感情の特性は、エーテル体、アストラル体、メンタル体からのエネルギー入力による産物である。そのエネルギー効果は、フラワー・エッセンスのもつ高次エネルギー身体にたいする影響力によって、いくつかのフィルターをとおして最終的に物質的身体に発現するのである。

バッチ博士はエッセンスを自己に投与し、自分のからだにおこる変化を観察しながら、さまざまな花の効果をあきらかにしていった。バッチ博士自身もサイキックな現象に高い「感受性」をもっていたのである。あまりに敏感だった博士は、ロンドンの雑踏や喧騒から田園に避難したこともしばしばであった。都会の生活は博士にとって破壊的であり、エネルギーを消耗させるものだったのだ。生死にかかわるような急病をわずらったのち、かれはイギリスの田舎にうつり住むことにきめ、自然のなかに癒しの源をさがして長い散歩にでかけるようになった。バッチ博士の微細エネルギーにたいする感受性はきわめてするどく、花びらから流れ落ちる朝露のしずくが唇にふれた瞬間、その花の潜在的な治療効果が実感できるほどだった。また、かれは特定の花のまえに立つと、そのフラワー・エッセンスが癒しの効果を発揮するすべての身体症状や感情的状態を体験することができた。三八種類のフラワーレメディを同定するという作業がからだと感情にとって相当な負担であったのか、かれは一九三六年に五〇歳という若さでこの世を去った。

バッチ博士は、希釈をかさねて強化していくという、手のかかるホメオパシーの手法によらず、比較的かんたんに波動医学的エッセンスをつくる方法も研究していた（ホメオパシー薬の調合法については96ページを参照）。かれはまず、朝日に照らされた花の露と、まだ日陰にある花の露をあつめてまわった。そして、それぞれがかれ自身の微細エネルギー身体にどのような影響をあたえるかを検討した。ふたつの溶液を比較した結果、太陽に照らされた方が強力であることがわかった。かれは、容器にいれた湧き水の水面に特定の花を浮かべ、日光に数時間さらすと、強力な波動医学的チンキ剤（ティンクチャー）ができることを発見した。花のもつ波動エネルギー的特徴を水に刷りこむさいに、日光のもつ微細エネルギー効果が重要な役割を演じていたのである。それはおそらく日光のもつ、ヒンドゥー教で「プラーナ」とよばれている微細エネルギー的特性に関係があるとおもわれる。

バッチ博士のフラワーレメディは、病気にたいする情動的反応や、細胞に病理学的変化をひきおこすような気質の治療に利用されている。たとえば、ある患者が特定の恐怖症に悩まされていることがわかれば、その患者にはミムラス（ミゾホオズキ）のフラワー・エッセンスが投与される。なんらかのショックを受けている人にたいしては、スター・オブ・ベツレヘム（オオアマナ）のフラワー・エッセンスが投与される。いつも優柔不断で悩んでいる人には、スクレランサスのフラワー・エッセンスが有効である。強迫観念にとりつかれた人には、ホワイトチェスナット（セイヨウトチノキ）からつくられたエッセンスの投与が有効である。

フラワーレメディを利用することによって、多くの治療家が慢性的な感情障害やパーソナリティ障害の治療に成功するようになった。もっぱら物質的な細胞病理変化のレベルのみで作用する現代医学の薬物治療とは異なり、フラワー・エッセンスのなかに含まれるエネルギーパターンは、感情的・精神的・霊的なレベルで作用している。微細身体は、内因性・外因性の有害物質への感受性を改善することによって物質的身体に影響をおよぼす。バッチ博士が波動医学的エッセンスをもちいておこなっていたのは宿主としての患者の抵抗力強化であり、そのために患者の内的な調和をつくりだし、患者が自己のハイアーセルフにつながるための高次エネルギー系を活性化することに努力していた。バッチのフラワーレメディは物質的身体の細胞系にたいして直接作用するものではない。しかし、人間の微細エネルギー的構造のさまざまなレベルに作用して、最終的には物質的身体の細胞機能の不調和にもほぼ直接的に作用するようなフラワー・エッセンスも存在する。

一九三六年にバッチ博士が亡くなったのちも、イギリスの「エドワード・バッチ・センター」はそのユニークな手法を継承してフラワー・エッセンスをつくりつづけた。フラワーレメディは欧米の多くのナチュロパシー（自然医学）の学校において、情動的・知的傾向による人間の分類という基礎理論にしたがってつかわれてきた。バッチ博士が使用した花以外のさまざまなフラワー・エッセンスについても試験がおこなわれた。しかし、まったくあたらしいフラワー・エッセンスが開発されたのは、一九七〇年代にはいってからのことだった。

一九七九年にはリチャード・カッツが「フラワー・エッセンス協会」（FES、Flower Essence Society）を設立した。協会はフラワーレメディの従事者や治療家たちのネットワークと、情報交換のための枠組みを制定した。さらに、アメリカ固有の（おもにフラワー・エッセンス協会本部のあるカリフォルニアの）花からつくられたあたらしいエッセンスの紹介もおこなった。フラワー・エッセンス協会は、あたらしいエッセンスにかんするデータと、バッチ博士のフラワーレメディをあたらしい方法で利用した症例のデータも発表した。あたらしいエッセンスは「FESエッセンス」とよばれるようになった。

FESエッセンスを発見したのはフラワー・エッセンス協会創設者のリチャード・カッツである。カッツは直観のみちびきをたよりに、地方の小グループの治療家と経験をわかちあいながらあたらしいフラワー・エッセンスを選別し、整理分類していった。カッツのもとにとどく臨床データからは、これらのあたらしいエッセンスが、内的な生長と霊性の覚醒をうながすためにとくに有効であることがあきらかにされた。それらには、性的関係にたいする怖れ、男女関係の問題、感受性、サイキックあるいは霊的な覚醒などにたいする、精神エネルギー的な障害を変容させる触媒のような作用があるようにもおもわれる。個人にあうエッセンスについての知識は、直観やチャネリングによる多彩なサイキック情報源からも手にいれることができるようになった。振り子をもちいたラジエステーシア（273ページ参照）的な道具の使用もしかりである(2)。この種の方法で情報をあつめることで、エッセンスの応用法についてのさらなる知識がたくわえられた。そのような情報の断片は不定期に刊行される「フラワー・エッセンス・ジャーナル」に掲載されている。とはいえ、フラワー・エッセンスの治療的側面、微細エネルギー的側面についての信頼できるテキストは、一九八三年におけるコロラド州ボールダーの研究家グルダスによる出版を待つしかなかった。

革命的フラワーレメディ——波動医学の成立にむけて

一九八三年の初頭、新種のフラワー・エッセンスが数種類、ペガサス・プロダクツという会社から全米の秘教的治療センターむけに販売された。新種のエッセンスは、第二の波動医学的治療法である宝石エリクシル（ジェム・エリクサー）とならべるという、一風変わった方法で紹介されていた。そこには、フラワー・エッセンスと宝石エリクシルのエネルギー治療における用途の一覧を示すパンフレットや、さらにくわしい知識をえるための参考文献が添付されていた。その一覧のなかでもひときわ目についた本は、グルダスが著した『フラワー・エッセンスと波動医学的治癒』（*Flower Essences and Vibrational Healing*）という微細エネルギー医学の研究書であった。

数か月後、その本はさまざまなホリスティック医学関係図書をあつかう書店にならべられることになった。めずらしい題材をあつかったその本には、一〇八種類のあたらしいフラワー・エッセンスの微細エネルギー的特性と物質的特性についての詳細な科学的・技術的な記述がのせられていた。花の一部はすでにFESエッセンスとして発表されていたものではあったが、そこまでの詳細な記述ははじめてのことだった。さらにその本には、フラワー・エッセンスとホメオパシー治療薬のエネルギー的関係についての専門的な記述もなされていた。ユニークな波動医学のテキストとして信頼できるこの本のなかでグルダスは、技術的なサイキック情報にかんしてはエドガー・ケイシー級のチャネラーであるケヴィン・ライアーソンのサイキック・リーディングによってえられた情報の解釈もおこなっていた。じつは、『フラワー・エッセンスと波動医学的治癒』のかなりの部分は、サンフランシスコで一九八〇年代におこなわれた、グルダスも出席していたケヴィン・ライアーソンによるサイキック・リサーチ・リーディングからの引用だったのである。この研究グループはそれ以前にも、フラワー・エッセンスの臨床応用についてのチャネリングによる技術情報をえるために、ライアーソンに接触していた。そのユニークな集団のメンバーのなかに、グルダスや、のちにフラワー・エッセンス協会の創設者となるカッツがいたのである。一九八〇年代におこなわれたこれらのセッションのあとも、グルダスはフラワー・エッセンスにかんするサイキックなデータをライアーソンをつうじてさらに大量に収集し、すでに探索ずみの項目についても再度のチャネリング情報にもとづいて検討をくわえるという作業をつづけていた。

ここで重要なのは、チャネリングでえられたこうした情報の内容は、こんにちあたらしいとかんがえられている治療技術について考察するための手がかりを提供してくれるということである。これらの「あたらしい」技術のルーツは、じつは遠く古代にまでさかのぼることもある。

二十世紀においてフラワーレメディを体系的治療法として発展させる先鞭をつけたエドワード・バッチは、臨床家としてすぐれていただけでなく、かれ自身が微細エネルギーに敏感な人間だった。ライアーソンのようなチャネラーからえられた情報はフラワー・エッセンスの生化学的なふるまいや作用の微細エネルギー的メカニズムについてヒントをあたえ、治療への応用の可能性や、情報の正しさを証明するためのさらなる科学的研究への示唆をあたえてくれる。これらのあたらしいフラワー・エッセンスのもつ効果や作用機序については、今後、実験的治療でさらに確認していく必要があろう。

『フラワー・エッセンスと波動医学的治癒』は、フラワー・エッセンスの治療的応用とそれに関連する波動医学的治療法のさまざまな技術的情報をまとめたという点で、おおきな業績をあげたといえる。フラワー・エッセンスの歴史についての解説の章では、バッチ博士のインスピレーションとフラワーレメディの発見についてふれられているが、グルダスはそのなかで興味ぶかい結論をだしている。すなわち、バッチ博士はルドルフ・シュタイナーによる花の治療的効能についての文献を研究していた可能性があるということだ。シュタイナーは著名な人智学者であり、数多くの医学的な講演記録をのこしている。イギリスでおこなわれた講演のさいに、まだ研究をはじめたころのバッチ博士が出席していた可能性があるというのである。

フラワー・エッセンス療法のルーツにかんするグルダスの言及は、古代アトランティスやレムリアのような伝説上の文明における利用法にまでおよんでいく。グルダスはその本の最初の部分で、フラワー・エッセンスを調合し、強化するためのさまざまな技法と、人間のエネルギー系に影響をあたえる精緻なしくみについても説明している。つぎの章では、それぞれのエッセンスがもつ特性を細部にわたって記述している。そのなかでは、それぞれのエッセンスが微細エネルギーレベルのどのレベルに作用するかを判定するための議論も展開されている。また、それぞれのエッセンスがどのような疾患の治療に有効であるかについても記されている。この章の最後では、臨床に関連のあるデータがかんたんな表にまとめられ、治療でもちいるときのエッセンスと、作用するエネルギーレベルとの関係が紹介されている。

それ以前に出版されていた波動医学のテキストとその本とのちがいは、人体に波動医学的治療薬が作用するときの、微細エネルギー的および生理的な機構の説明に重点がおかれているという点であった。そのような内容をそこまでくわしく記述した本が出版されたことは、それまでにはなかった。チャネリングによってえられた内容を裏づける秘教的文献からの引用も多くあり、花のエネルギーが、水から人体に移行するメカニズムの説明もエレガントかつ簡潔にのべられている。そこからすこし引用してみよう。

この進化の計画においては、花はいまもむかしも、植物のなかでもっとも生命力の密度が高い、本質的な器官である。開花は、植物の生長過程のうちでも最高の体験である。花は〔植物の〕エーテル的なもろもろの特質が統合される部位であり、生命力の頂点にあり、したがって、しばしば植物の生殖をつかさどる部分としてもちいられる。（……）

もちろん、じっさいのエッセンスは、植物の形態をとった電磁気学的パターンにある。物質的身体として顕現しているさまざまな形態の植物にさまざまな栄養素があるように、花やその他のさまざまな形態をした植物からは、多彩なパラメータをもつ生体磁気エネルギーがある。そして生命力は、開花する部位の周囲において、もっとも高まっているのである。（……）

〔花からつくられたエッセンスは〕エーテル質だけが刷りこまれているものであり、物質的なものはなにも転写されていない。この研究で、われわれは厳密に植物のエーテル的波動だけをあつかっている。それは植物の知性ともいえるものである。水のうえにふりそそぐ太陽光線は、花の生命力を水にとけこませる。

そしてその生命力は、消化吸収とともに、波動エッセンスを服用した人のからだに移行する(3)。花に刷りこまれた波動的特性を水にうつす方法以外に、グルダスは宝石エリクシルの利用についても言及している。宝石エリクシルもフラワー・エッセンス同様、さまざまな宝石や鉱石《ミネラル》の結晶がもつユニークな特性を、日光をつかって水に刻印することによって調合される。

日光を利用してフラワー・エッセンスを調合する方法のエネルギー学的な理由づけよりもさらに興味ぶかいのは、グルダスがのべているように、フラワー・エッセンスが人々の物質的身体や微細エネルギー身体に作用するときの機序である。その微細エネルギー解剖学の説明の大部分は本書のはじめのほうですでにふれた内容とかさなるが、グルダスの著作にはさらに探求すべきあたらしい情報も含まれている。治療においては、フラワー・エッセンスのもつエネルギーパターンによって、物質的身体とエーテル体、さらに高次の周波数をもつ媒体とのあいだに治療的な相互作用がおきる。ここでもっとも興味ぶかい点は、物質的身体のもつ水晶(クォーツ)的な特性についての記述である。また、物質―細胞構造レベルの特殊な微細エネルギー系が形成されるときに、それらの媒体がはたす役割にも興味ぶかいものがある。水晶のもつ治癒効果とエネルギー効果については、第9章でくわしく論じることにしたい。人間のからだのもつクリスタル的な性質は、クリスタルをもちいた治療にかんする議論に関係してくる。

フラワー・エッセンス、ホメオパシー薬、宝石エリクシルが経口薬や軟膏として利用されるとき、それらは物質的身体や微細エネルギー身体の特定の経路にそって移動していく。それらの成分はまず循環器系〔すなわち血流〕にはいる。つぎにそれらは、循環器系と神経系の中間領域にとどまる。そのふたつの系のあいだの極性によって、そこで電磁気的な流れが生じる。そのふたつの系のあいだには親密なむすびつきがあり、ともに生命力や意識に関係があるといわれているが、その詳細は現代科学ではまだじゅうぶんに理解されていない。生命力は血液を媒介にして作用しやすく、意識は脳や神経系を介して作用しやすい。いずれの系にも、クォーツ的な特性と電磁気的な流れが存在している。血液中の細胞、とくに赤血球と白血球にはクォーツ的性質が顕著であり、神経系は電磁気の流れをよりつよい特質としてもっている。生命力と意識はそれらの性質をうまく利用して物質的身体に進入し、刺激する。

波動的な治療薬は通常、神経系と循環器系の中間領域から移動して、経絡系へとむかう。治療薬がはこぶ生命力は、経絡系からさまざまな微細エネルギー身体やチャクラのなかにはいっていくか、あるいは神経系と循環器系のあいだに存在する輸送路をへて、直接物質的身体の細胞レベルへともどる。その経路は、治療薬の種類や患者の体質によって変わる。

治療薬の生命力が物質的身体にもどるときの経路はおもに三つある。それはエーテル体およびエーテル・フルイディウム(etherial fluidium)、そしてチャクラ、最後にシリコン的(すなわちクォーツ的)な性質をもった皮膚である。エーテル・フルイディウムとは物質的身体をとりまくエーテル体の一部であり、細胞に生命力を輸送する作用をしている流体である。毛髪もクォーツ的な性質をもっているので生命力輸送の担い手となるが、輸送路そのものではない。それぞれのチャクラや経絡に関係していなければ、物質的身体の特定の部分が波動医学的治療薬のもつ生命力の輸送路になることはない。治療薬のもつ生命力はふつうひとつの輸送路にむかって引きつけられていくが、それはいくつかの輸送路をとおって物質的身体にはいりなおすこともある。

ここでのべた輸送路のうちのいずれかを通過したのち、生命力は、神経系と循環器系のあいだの経路を流れていく。それから、さらに細胞レベルにはいり、物質的身体に不調和が生じている部分に分配される。その全プロセスはほんの一瞬のあいだにおわるものだが、その効果が発現するまでには、若干の時間を要する（4）。

このような解釈によれば、フラワー・エッセンスの微細エネルギーは血流など物質的身体の循環器系と、神経系のあいだの経絡をとおることになる。この中継路のひとつは、循環器系と神経系のあいだに存在しているエネルギー流の一種の電磁気的ネットワークである。そのエネルギー・ネットワークはこれまで、秘教的な生理学者たちのあいだでも知られていなかった。

イツァク・ベントフ（5）のような研究者たちは、瞑想中の人間のからだにおいて循環器系と神経系をむすびつけている特殊なエネルギー共鳴路の存在を指摘していた。ベントフのモデルについては、瞑想をあつかったあとの章でさらにくわしく論じることにしよう（502ページ参照）。フラワー・エッセンスのもつ生命エネルギーは、その電磁気的経路から経絡へと流れこんでいく。まえにものべたように、経絡は高次の周波数をもつ媒体と物質的身体とのあいだのエネルギー相互作用には欠かすことのできないメカニズムである。

経絡からでたエネルギーは、チャクラをはじめとするいくつかの微細エネルギー身体に到達する。フラワー・エッセンスのもつ生命エネルギーは最初に上向きに移動し、しだいに高いエネルギーレベルへと上昇していく。これは、高次エネルギーから物質レベルへむかう通常の下向きの流れとは逆方向である。それはあたかも、エネルギーが適当な高周波数領域からの再統合を受けるために、より高次の周波数レベルにむかって自分の足どりを逆にたどっていくかのようである。フラワー・エッセンスや治療薬の生命力は、エネルギーを物質的身体の細胞系でじゅうぶん利用可能な状態にするためにチャクラのような特別な中継ポイントが処理しているかのようにもみえる。

細胞レベルの微細エネルギー中継・処理ポイントはそのほかにも存在しており、それらは右の引用にあったようにクリスタル的なネットワークを含んでいる。人体内にクリスタル的な構造物が存在するという事実は、こんにちの医師たちには探究も理解もされていない。ベッカーやセント・ジェルジのような生体エレクトロニクスの理論家は、半導体や電子回路理論の応用によって、細胞ネットワーク固有のエネルギー増幅システムにたいする理解をふかめ、治療への応用を研究している。

一般の科学者は近年になって、特殊な液状クリスタルが存在するということを認識しはじめたところである。それはこんにち「液晶」とよばれているものにほかならない。液晶には固体クォーツ(水晶)結晶の性質の一部がのこっている。しかし、それは自然界の無機物ではなく、大部分が有機化合物に由来している。どうやら、そうした生体クリスタル的な構造物を利用する微細エネルギー・ネットワークが身体中に存在しているらしい。そのクリスタル的なネットワークは、波動医学的治療薬のもつ微細エネルギーを吸収・処理する作業にかかわっている。つぎの引用はおなじグルダスの著書(ケヴィン・ライアーソンのチャネリングでえられた内容)からであるが、人体にとって不可欠の部分をかたちづくる微細エネルギー系のクリスタル的成分にかんして、ここでも生体エネルギーの共鳴原理をとりあげている。

物質的身体や微細エネルギー身体には、波動医学的治療薬の効果を高めるさまざまなクォーツ的クリスタル構造物が存在する。物質的身体においては、細胞内の塩類・脂肪組織・リンパ液・赤血球・白血球・松果体《しょうかたい》のなかにそれがある。**それらクォーツ的構造物はからだのなかにある完璧な構造であるが、現代医学の力ではまだうまく識別することもできず、じゅうぶんに理解されてもいない。**

クリスタル構造物は、交感神経における共鳴にもかかわっている。物質的身体と微細エネルギー身体やエーテルのもつクリスタル的性質は、多様な波動医学的治療薬、とくにフラワー・エッセンスや宝石エリクシルのクリスタル的性質と調和している。身体内部におけるそれらの特性によって、波動医学的治療薬のもつ生命力は吸収時にそれと認識できるレベルにまで増幅される。**そのクリスタル的性質は、ほとんど**

のエーテルエネルギーが物質的身体をとおっていくときの中継点の役目をする。そのことによって、さまざまなエネルギーが適当な周波数でバランスよく分配され、健康体にもどすための体内毒素の排出をうながす結果になる。これはラジオ電波の周波数がラジオ内部のクリスタルをとおっていくのとおなじ原理である。体内のクリスタル構造物はその電波のエネルギーを吸収しながら高い周波数と共鳴をおこし、からだが感知した周波数帯をとりいれるのである。

波動医学的治療薬が強化されると、そこに含まれている生命力は、身体内のアンバランスな部分によりはやく、安定した状態ではこばれる。治療薬は、患者のオーラや微細エネルギーを浄化して、それ以上アンバランスが病気の発生を促進しないように作用する。このことに不審をいだかれる人は、超音波やマイクロ波の微細エネルギーが病気の原因になりうるという科学的事実をおもいだしてほしい。それが事実であるならば、別種の微細エネルギーによって逆に健康状態が生みだされてもおかしくないのではなかろうか？[6]（強調引用者）

病気の原因となる毒素の排出をうながす周波数特異的な微細エネルギーといえば、ホメオパシー治療薬の作用機序にかんする説明をおもいだす人もいるだろう。**体内に存在するクリスタル・ネットワークは、ホメオパシー治療薬やフラワー・エッセンスに内在する微細エネルギーを、適切な効果を発現する経路にむけて変換・輸送し、分配するはたらきを助ける作用がある。**

最終的には治療薬やフラワー・エッセンスのもつ治療作用は、最大の効果が発揮されるエネルギーのレベルがどこかによって異なる。ホメオパシー薬は物質／分子レベルにおいてより強力なエネルギー効果を発揮するようだが、いくつかの臨床的知見によれば、ホメオパシー薬は感情体、つまりアストラル体やチャクラといった高次のレベルにも作用しうるようにおもわれる。たとえば、躁うつ病や精神分裂病の患者でも、ホメオパシー薬によって症状が劇的に改善したケースもある。そうした治療効果は、精神疾患にともなう神経化学的なバランスのみだれを修正すると同時に、微細エネルギーとむすびついた状態にともなう障害をも修正したことによるのであろう。

フラワー・エッセンスはとくに、チャクラや微細エネルギー身体に変化をひきおこす作用がつよいとかんがえられる。しかし、ある種のエッセンスは物質的身体レベルに直接作用する。ホメオパシー薬は肉体の細胞の物質／分子構造につよい共鳴をおこすような周波数特異的な振動量子をもたらすが、チャクラや微細エネルギー身体にも影響をあたえているらしい。フラワー・エッセンスは高密度の生命力を含み、いわば純粋な意識エネルギーのチンキ剤のような性質をもっている。からだに機能障害的なパターンが存在するとき、ある種のフラワー・エッセンスはその微細な波動的特性によって効果的に微細エネルギー身体やチャクラと相互作用し、物質的身体との協調関係を回復させるのである。

ホメオパシー治療薬は高密度の無機物からつくられることが多いが、フラワー・エッセンスはそれよりはるかに高濃度の生命力を含んでいる。ホメオパシー薬はしばしば身体症状がもつ波動を複製することによって、患者の体内のアンバランスを是正する。**ホメオパシー薬は微細エネルギー身体にとりこまれるが、いぜんとして分子構造の振動レベルにも作用しつづける。ホメオパシーは現代医学と波動医学との中間に位置する治療法なのだ。**

それにたいして、フラワー・エッセンスは病的状態の原因となる、意識の流れとカルマを調整するはたらきをもっている。それらの因子は微細エネルギー身体とエーテル質とに影響をあたえ、その作用はしだいに物質的身体にもおよんでいく。フラワー・エッセンスが植物のなかでもっとも生命力が濃厚な「花」という部位からつくられるという事実は、フラワー・エッセンスが他の波動医学的治療薬よりもずっと多

くの生命力が含まれている理由を説明する鍵となる要因である（7）。（強調引用者）

カルマ、意識、クリスタル・ネットワーク――松果体と右脳とのつながり

グルダスの著作にある見解によれば、**病気の発症の原因は当人のカルマによるものであることが多く、ある種のフラワー・エッセンスは、そのような機能障害的なカルマのエネルギーパターンにたいする巧みな対処をサポートしてくれるという。**多くの秘教的な思想家が共通して感知しているのは、病気の発症が、一部には前世からもちこされてきた未解決のトラウマ（心的外傷）や葛藤によって影響を受けているということである。ある種の催眠による前世への退行現象がその見解を裏づけてきた。前世の記憶をよびおこすことによって、患者が長年かかえていたさまざまな対象物にたいする説明不能の恐怖症がすっかり消失した例もある。恐怖症の原因となっていたトラウマ的なできごとを患者自身がおもいだしたとき、それが今生のものか前世のものかにかかわらず、恐怖感はしだいに解消していくのである。

エドワード・バッチ博士でさえ、病気は、肉体的パーソナリティが利他的なハイアーセルフの願望や、奉仕の精神にもとづく動機に反する行動をしたことが原因で発症するとかんがえていた。ハイアーセルフ（コーザル体）はすべての過去世の知識をもっており、転生していくパーソナリティが物質界でさらに生長するために必要なパターンを保存している。ハイアーセルフとのつながりや協調がそこなわれると、人は自分が周囲から隔離されたように感じる。そしてその行動は自己中心的で疎外感を反映したものとなる。

通常意識的なパーソナリティは、微細エネルギーレベルではあらゆる生命がつながりあっているという事実を認識できなくなることが多い。ダグラス・ディーン（278ページ参照）が一九六〇年代におこなった自律神経にたいするテレパシーの影響の研究では、高次のエネルギー周波数における情報交換はつねに無意識レベルでおこ

なわれていることが証明された(8)。その知見によれば、人間は言語での日常的なやりとりにくわえて、さらに高次の意識レベルにおいて、たえず他者とサイキックなコミュニケーションをおこなっているらしい。そのコミュニケーションは通常の覚醒状態の意識外でおこっているので、自分がハイアーセルフにつながっていることを通常意識のパーソナリティが感知することはめったにない。自分のハイアーセルフから切りはなされているとき、われわれはしばしば孤独や絶望を感じる。ときおり、その感覚はつよくなり、世界から完全に隔離されていると感じることもある。抑うつ状態がストレスの原因になり、免疫抑制状態をひきおこすことはよく知られている。それとおなじように、カルマの影響は無意識のうちに臓器の微細構造と相互作用をおこして、エネルギー的に結晶化をきたし、病気にかかる特定の傾向性が増強されていく。

そうしたエネルギー学的影響は、しだいに患者の抵抗力を低下させるパターンをつくりだし、全般的な活力を低下させ、ちょっとした病原体もはじきかえせないほどに抵抗力が低下していく可能性がある。ある種のフラワー・エッセンスは(宝石エリクシルもそうだが)、微細エネルギーレベルに存在するエネルギーパターンの機能障害を修正して、否定的なカルマが病気というかたちで発現するのを抑えることに有効らしい。修正がなされなかったばあい、それらの異常な微細エネルギーパターンは、最終的には物質的身体の生体磁場に移行し、細胞の異常な変化にいたってしまうのである。

ハイアーセルフとつながるための能力は、部分的には物質的身体のクリスタル・ネットワーク内部の特殊なエネルギー結合のはたらきによるものである。このクリスタル・ネットワークには、高次の微細エネルギー身体のエネルギー構造を、肉体的パーソナリティの意識と調和させる作用がある。グルダスは、右脳のはたらきとサイ能力についての一側面を説明する重要な新情報をもたらした。サイキックな能力は、特殊な生体クリスタルやハイアーセルフが肉体的パーソナリティの通常意識と相互作用するための経路によって仲介される。脳の松果体には、サイキックな情報にたいする感受性を左右する特定のクリスタル構造がある。もっとくわしく特定すれば、それは松果体内の石灰化部分であり、脳の中心に存在するクリスタルである。

松果体は長いあいだ、X線写真上で人間の脳の対称性を判定するための構造的基準点としてもちいられたりしていたが、その真の機能があきらかにされることはなかった。石灰化が多くなれば、そのぶんだけ、すでに萎縮して加齢変化をきたしている松果体の残存機能も低下するだろうとかんがえた科学者もいた。時間生物学では、松果体は体内時計のひとつであるとかんがえられている。また、松果体は性的な成熟過程のホルモンコントロールもおこなっており、昼夜の光サイクルの影響を受ける。適当な時期まで性的な成熟を抑制しておくことによって、松果体は子どもから成人へという生物学的上昇のコントロールもおこなっているのである。おもしろいのは、松果体はメラトニンというホルモンを産生しており、その作用によって性的成熟が抑制されるだけでなく、睡眠と覚醒のリズムも調節されているらしいということである。

秘教的文献では、松果体は長いあいだ「第三の目」と関連づけられてきた。われわれの祖先はじっさいに、痕跡ていどではあるが、機能的に第三の目とおもわれる、レンズのような構造物をもっていたらしい。それはこんにちのムカシトカゲ（南半球に棲息するトカゲの一種）の第三の目と同様のものであろう。

松果体は異なるさまざまな生物学的あるいはエネルギー学的見解からみて、光の現象にかかわるものであることがわかっている。秘教的思想における人間の松果体と第三の目の関係についての議論は、松果体が第三の目に相当するチャクラとむすびつけられるところから生じている。それによれば松果体は、長い時間をへて人間において発達してきた特殊なエネルギー回路をつうじて、チャクラ系とむすびついているのだ。その特殊なエネルギー系の機能は、各人のパーソナリティのもつエネルギーをより霊的に高い意識レベルへとひきあげることにある。さらに、そのおなじエネルギー系がからだの大チャクラをめざめさせ、そのバランスを維持するはたらきをも担っている。そのはたらきによって、個人のもつ創造的な潜在力、進化への潜在力が解きはなたれてゆくのである。

ヒンドゥー教やヨーガの文献では、チャクラのエネルギーを活性化し、高次意識の覚醒を助けるそのユニークなエネルギー系を、「クンダリニー」とよんでいる。クンダリニーは「とぐろを巻いた蛇」としてイメージされる（サンスクリット語の「クンダリニー」がそれを意味している）。この蛇は、第一番目の大チャクラである尾骨のあたりで休止したかたちをとっている。とぐろを巻いた蛇のように、クンダリニーはつぎなる活動にそなえて姿勢をととのえている。しかし、ほとんどの人のばあい、蛇のもつエネルギーは静かに休止したままである。そのパワーが、たとえば体系的な瞑想など、調和的な方法で解放されたとき、クンダリニーのエネルギーは、下位から上位へとチャクラを活性化していきながら、ゆっくり脊柱を上昇していく。クンダリニーのエネルギーは最後に、より高位のチャクラ（とくに〝第三の目〟チャクラや冠チャクラ）に達してそれらを活性化するが、そのときは脳内が光でみたされたかのような感覚が体験されることがある。そのつぎに体験されるのが、意識の急激な拡張現象である。

『フラワー・エッセンス療法と波動医学的治癒』にみられる情報によると、クンダリニー活性化のプロセスはからだにそなわっているクリスタル回路を利用して進行するものとされている。ここでいうクリスタル回路とはとくに松果体をさし、尾骨領域から脳幹までつづく共鳴エネルギーの反射弓も含まれる。その経路を流れるエネルギーは、まずクンダリニーの上昇にかかわっているが、その回路はわれわれが自己のハイアーセルフと交信するのを可能にしている、より日常的な基盤にもとづくものでもある。

松果体はクリスタル的構造をなし、魂や微細エネルギー身体、とくにアストラル体からの情報を受信している。微細エネルギー身体は、魂やハイアーセルフからの指導にたいするフィルターの役目をはたすことがある。**情報は松果体から右脳へとはこばれる**。高次レベルの情報にたいして通常意識を覚醒させる必要があるときは、その情報は夢のかたちをとって右脳をとおる。そして左脳は、それが把握できるものかどうかを確認するために、その情報を分析する。その過程は、メッセージを含むはっきりした夢として体験される。情報はさらに左脳から神経系をとおっていくが、そのとき、とくに重要なふたつの反射ポイントを通過する。そのふたつのポイントとは延髄と尾骨である。**延髄と尾骨のあいだには脊柱にそった定常的な共鳴状態が存在している。松果体のもつ特性は、このふたつのポイント間で共鳴をおこす。**そこで情報は、経絡やクリスタル構造物をつうじてからだの各部位にはこばれていく。**波動医学的治療薬のもつ生命力には、以上のプロセスを全体的に活性化する作用がある。**魂が物質的身体にカルマを顕現させていくプロセスは、概略すれば以上のようになる（9）。（強調引用者）

ここで言及されているクリスタル回路は、じっさいにはクンダリニー・プロセスの生理学的な基礎にもかかわっている。さらにその回路は、肉体的パーソナリティによって経験されるさまざまなレベルの意識にたいする、ハイアーセルフからの下位レベルへの情報の伝達を可能にしている。もっとも興味ぶかいことは、右脳が松果体と共同作業をおこない、ハイアーセルフから覚醒しているパーソナリティへと移動する情報のおもな中継点になっていることである。夢にでてくる光景は右脳があつかう象徴的なイメージであることはよく知られている。右脳が人間の直観的な側面を反映したなんらかの機能をつかさどっているらしいとは、多くの人がかんじているところである。

われわれは論理・科学・言語に立脚した左脳の世界に暮らしているといわれている。夢にみられる象徴的な言語は、人生のほぼ三分の一をしめる睡眠状態における、右脳優位の情報伝達形態を代表している。いいかえれば、われわれは覚醒しているときは左脳優位であり、眠っているときは右脳の情報処理システムに切りかわっているのである。夢にでてくる暗喩的な情景のなかでわれわれが機能するには、右脳が必要なのかもしれない。

「夢の意識」対「覚醒意識」という左右の脳の相互作用をあらわす図式は魂の活動が表現されたものであり、魂はつねにハイアーセルフと肉体的パーソナリティの相互作用を安定し、統合された状態で維持しようとしている。本書ではすでに、無意識レベルの情報処理系で（微細エネルギー的構造をつうじて）サイキックなレベルの情報伝達がたえずおこなわれていることをのべた。チャクラのような微細エネルギーの知覚系は、クリスタル回路をへて右脳に直接入力するための経路をもっている。このユニークな生体クリスタル・ネットワークは、ハイアーセルフからの情報をパーソナリティの座である左脳の通常意識にとどける役割をもっている。夢をみているときは、右脳がハイアーセルフとよりつよくむすびつき、覚醒したパーソナリティにむけて暗号をおくっている特別な時間帯である。その内的なメッセージを解読する個人の能力は、みずからの夢の象徴性を解読する技術にかかっている。

また右脳には、個人の身体イメージがたくわえられている。自己イメージは、個人が長い年月をへて蓄積してきた肯定的あるいは否定的なさまざまの人生経験からかたちづくられている。自己イメージは、無意識のメッセージテープをもとに形成される。そのテープは、ひとりひとりの右脳の生体コンピュータのなかで再生されており、人間としての価値やからだの外観、自尊心のつよさなど、ひとつひとつの項目について語りかけている。夢は右脳があつかう言語であるため、無意識を理解するための道具としてのおおきな可能性をもっているだけではなく、霊的な覚醒のヴィジョンや自己を解読する道具としてもつかうことができる。

夢は映像的／象徴的な右脳の言語であり、その言語は無意識の重要な情報として、左脳をその座とする通常意識的な覚醒状態のパーソナリティにむけておくられている。**夢が無視されたばあい、ときには右脳が左脳のパーソナリティに重要なメッセージをおくろうとするあまり、からだに象徴的な表現として機能障害や疾患をひきおこすことがある。**病気には特定のメタファーがあるといわれてきたが、身体的疾患は、表出されない内なる感覚や違和感をあらわしており、それらは右脳の身体言語による象徴的パターンのなかに結晶化されているのである。疾患の症状にかんするこうした象徴的言語は、エネルギーがブロックされている特定のチャクラと関係している。このエネルギーのブロック現象は、パーソナリティにおける感情障害が反映したものである。チャクラがブロックされていると、ハイアーセルフと肉体的パーソナリティをむすびつけようとする情報の流れも妨害されることになる。

ある種のフラワー・エッセンス（や宝石エリクシル）は、この自然のエネルギー流の経路を強化することによって、パーソナリティとハイアーセルフとの統合を安定させている。この仮説は、バッチ博士が患者にフラワー・エッセンスをあたえた根拠のひとつになっている。フラワー・エッセンスは、バッチ博士が身体的疾患の前駆状態だとかんがえていた自己内部の機能障害的な感情パターンを、波動医学的手法を利用して修正するという方法の代表例である。

ミアズムの問題——病気を生じるエネルギー的傾向

ハイアーセルフとの微細エネルギー的結合を調整するフラワー・エッセンスの力にくわえて、グルダスは細胞レベルに作用する多くのあたらしいフラワー・エッセンスについて言及している。そのなかには、「ミアズム」として知られる病気の前駆状態を調整するフラワー・エッセンスも含まれている。ミアズムとは、人間を特定の病気にかかりやすくさせるエネルギー的な傾向性のことである。ほとんどのミアズムは遺伝的なものか、一生のあいだに後天的に獲得されていくもののいずれかである。現代ホメオパシーの父であるハーネマンは、ミアズムがあらゆる慢性疾患の根本原因であると同時に、多くの急性疾患の寄与因子でもあるとかんがえていた。

ミアズムは疾患の発症メカニズムにおいて、きわめて異色の概念である。たとえば、ミアズムは病原体が原因で獲得されることもあるが、感染症それ自体がミアズムなのではない。かりに抗生物質による治療で病原生物が根絶されたとしても、微細エネルギー的な病原体の痕跡は不可視のレベルに残存している可能性がある。その病気に関連したエネルギー的痕跡は、個人の生体磁場や高次の微細エネルギーにとりこまれている。ミアズムはずっとそこにとどまり、しだいにその傷害作用を発現してくる。そして、その作用がからだの分子／細胞レベルに達したときにはじめて、破壊的変化が目にみえるものとなる。しかし、ややおくれて発現してくる病気が、もとの病原体とは無関係であるばあいもある。ミアズムは特定の部位で自然の身体防御システムを弱体化させ、のちにべつの病気にかかる傾向性を高めてしまうのである。後天的ミアズムは、細菌、ウイルス、有毒物質、放射線などさまざまな有害因子への暴露によって獲得されていく。

ハーネマンはミアズムの影響に気づいていた最初のホメオパシー医だった。かれが記述したミアズムには、梅毒や淋病などの性病をおこす病原体によるものまで含まれている。ハーネマンは、梅毒や淋病にかかると、病気自体が治癒したあとでも第二の病気の症状が発現しやすくなるとかんがえていた。

現代医学の研究にもミアズムによる病気を説明するモデルは存在する。たとえば、ある種のウイルスは身体症状をひきおこすだけにとどまらず、自己のDNAを感染者の染色体にはいりこませることがある。ウイルスDNAは静かに染色体内に居座りつづけ、細胞分裂時にからだ本来の染色体といっしょに複製されてしまう可能性がある。ウイルスのDNAが生殖細胞内（精子や卵細胞）にとりこまれたばあい、理論的にはそのウイルスのDNAが世代をこえて伝播されていくことになる。特殊な環境的ストレスまたは内的ストレスのもとでは、ウイルスのDNAが活性化される可能性がある。そして潜伏していたウイルスは休止状態から覚醒し、細胞外へと飛びだしていくのである。

この理論をある種のがんの発生メカニズムにあてはめることができるとかんがえている医師もいる。乳がんなどでは、電子顕微鏡による観察で、がん細胞内に存在するウイルスが撮影されたこともある。もちろんそれは乳がんとウイルス性の発がんとを確実にむすびつけるにじゅうぶんな証拠ではないが、ウイルスがなんらかのかたちで悪性疾患の発症にかかわっている可能性を示唆するものである。乳がん組織からみいだされるウイルスは感染の結果ではなく、すでに細胞内に潜伏していたものが放出されただけなのかもしれない。つまり、それらのウイルスを発現させるためのDNA暗号は、乳がん患者の体内でがんとして発現するまで気づかれることもなく、世代から世代へと伝播されていたのかもしれないのだ。

さまざまなストレスのくみあわせ（生物学的・環境的ストレスあるいは感情的ストレス）がウイルスのDNAと共謀して、最終的には腫瘍として発見されるような異常な細胞変性をひきおこす。ウイルスモデルはこのように、傷害因子が個人またはその子孫に悪影響をあたえるメカニズムの理解にヒントをあたえるものだが、ミアズムが獲得され、遺伝していく過程におけるおもなメカニズムは、やはり分子レベルのものではなく、微細エネルギー的なものであろう。

ミアズムによるからだへの波動的影響は、その物理的作用よりつよく、それは個人をさまざまな病気にかかりやすくするさいのエネルギー的／生理的影響力を形成する。ミアズムは世代をこえてつたえられていくので、親の人生上のできごとが子孫につたえられていくときのエネルギー経路になっている。ミアズムは、「蛙の子は蛙」ということわざの興味ぶかい解釈法を提示しているのである。グルダスの著作によれば、

ミアズムは微細エネルギー身体の内部に蓄積される。とくにエーテル体・感情体・メンタル体などに蓄積され、あるていどアストラル体にも蓄積されることがある。ミアズムのなかには、物質的身体における分子レベルの遺伝暗号として固定され、次世代に遺伝していくものもある。ミアズムはかならずしも病気であるとはかぎらない。それは病気にかかる可能性である。いわば、ミアズムはカルマの結晶化したパターンなのである。ミアズムがいつ活動性の病気として顕在化するかは、魂の力とエーテル体の特性との複

合的要因によってきまる。病気は、ミアズムのエーテル的パターンが微細エネルギー身体から物質的身体に投射されてはじめて発症する。ミアズムは長いあいだ、微細エネルギー身体やオーラの内部に潜在している。**それらは微細エネルギー身体の内部で組織化され、物質的身体の周囲の生体磁場をつうじて、しだいに分子レベルに浸透してくる。それは細胞のひとつひとつに浸透し、最終的には物質的身体の全体に浸透する。**（……）

ミアズムには「地球ミアズム」「遺伝性ミアズム」「後天性ミアズム」の三種類がみとめられている。地球ミアズムは地球全体の生命の集合意識やエーテル体のなかに蓄積されている。それらは物質的身体に浸透はするが、そこに蓄積することはない。遺伝性ミアズムは個人の細胞の記憶のなかにたくわえられている。後天性ミアズムとは人生の過程で経験する急性疾患や感染症、あるいは石油化学産業由来の毒物の影響のことである。後天性ミアズムの特性は、ある疾患の急性期がすぎるころには微細エネルギー身体内部に定着しており、やがて分子レベルや細胞レベルにも浸透していくことにある。そのようにして、最終的にあらたな問題がひきおこされることになる(10)。（強調引用者）

ハーネマンの時代には、遺伝性ミアズムがさらに三種類に分類されるとかんがえられていた。つまり、疥癬《かいせん》性ミアズム（疥癬やそのほかの皮膚病に関係があるとされた）、梅毒性ミアズム（部分的には梅毒によるものとされた）、毛瘡《もうそう》性ミアズム（部分的には淋病によるものとされた）である。毛瘡性ミアズムは、骨盤・陰部・皮膚・消化管、または関節リウマチのような疾患に関係がある。さらに、結核に関連する四番目のミアズムによって、呼吸器や消化管、尿路系疾患にかかりやすくなることが、のちに認識された。ミアズムの影響を受ける臓器系の多くは、疾患の活動期に感染がおよんだとおもわれる臓器である。さまざまな臓器系に発生する波動的傷害は、たとえもとの感染症が軽快しても、あるいは抗生物質による治療で「完治」しても、残存しつづけるといわれる。その観察報告は、とくに毛瘡性ミアズムや結核性ミアズムにあてはまる。

有害な環境の影響によって発生する後天性ミアズムも無視できない。それは環境要因による疾患など、環境医学的なものである。これにも微細エネルギーの影響が反映しているようだが、職業病の治療にあたる医療関係者の多くはまだその要素に気がついていない。その領域に関係する三種類のミアズムには「放射線性ミアズム」「石油化学性ミアズム」「重金属性ミアズム」がある。ふたたびグルダスの著作から引用してみよう。

放射線性ミアズムは、自然放射線（背景放射）**が第二次世界大戦後とくに大幅に増大したことに関係している。**その結果、老化の加速・細胞分裂速度の低下・内分泌機能の低下・骨組織の脆弱化・貧血・関節炎・脱毛・アレルギー・細菌性脳炎・筋肉系の機能低下・白血病や皮膚がんをはじめとするがんの発生などがもたらされる。狼瘡《ろうそう》・発疹・皮膚弾力性の低下などの皮膚の障害もおこる。人によっては、さらに動脈硬化症やあらゆる種類の心臓疾患をきたすこともある。女性では流産や月経時の出血過多などをきたす。いっぽう男性では、男性不妊症や精子数の減少などをきたす、等々……。

石油化学性ミアズムは、石油製品や化学製品が莫大な量にふえたことに起因している。このミアズムによる問題のいくつかは、体内の水分貯留・糖尿病・脱毛・不妊症・インポテンツ・流産・早期の白髪化・筋肉の変性疾患・皮膚のしみ・皮膚の肥厚化などである。代謝のバランスがくずれて脂肪の蓄積が過剰になることもかんがえられる。人はストレスや精神病、とくに古典的な分裂症、あるいは自閉症などに対処する力が、以前にもまして減じることだろう。白血病や皮膚がん、リンパ系のがんも発生するだろう。ビタミンKの吸収障害、循環障害などもきたし、内分泌バランスの混乱も生じるだろう。（……）

重金属性ミアズムは、現時点では、ほかのミアズムと重複している部分がおおきい。たとえば、放射性同位元素はしばしば重金属と固く結合している。そのミアズムの成分には、鉛・水銀・ラジウム・砒素・

硫酸・炭素・アルミニウム・フッ素などがある。いまだ未完成のミアズム症状一覧表には、石油化合物にたいするアレルギー・脱毛の進行・体内水分貯留の亢進・カルシウムの吸収障害・ウイルス感染にたいする抵抗性の低下などがしるされている。ただし、その問題が地球レベルの遺伝性ミアズムに固定するには、長い年月がかかりそうだ。なぜならそれらの無機物は、何千年にもわたって体内や水中、環境中にはごく少量ながら含まれていたからである。その結果、耐性が発達してきたが、この耐性はもともと水中に自然に含まれる無機成分にたいして発達したものであった。**重金属性ミアズムが遺伝性ミアズムに発展していくうえでの重要な役割をはたしているのは、それらの汚染物質が環境中に検出される頻度の増加である**(11)。(強調引用者)

石油化学製品や放射線、重金属によるさまざまな環境汚染はますます深刻になりつつある。現代医学も環境中の有害物質が健康にもたらす危害についての警告はそれなりにおこなっているが、すでに多くの疾患が発症していることには気づいていないようだ。たとえば、低レベルの放射線の長時間暴露と白血病の発症との関係は知られている。しかし、医療従事者が放射線性ミアズムにかんして言及することはまずないだろう。すでにみてきたとおり、それらの物質にはホメオパシー的な量で、つまりきわめて微量存在しているだけで人体の微細エネルギー的障害をひきおこす力がある。そうしたミアズムの存在は、放射線や重金属、石油化学物質などには安全基準量などまずありえないということを示している。

フラワー・エッセンスは(他の波動医学的治療薬とともに)、ミアズムによる病気の傾向性をくいとめるための方法を提供するものである。ホメオパシー治療薬は、以前はミアズムを治療するためにつかわれ、顕在化したばかりのあたらしいミアズムの治療に有効であった。高いエネルギー効果をもつフラワー・エッセンスは、ホメオパシーとはやや異なるアプローチでミアズムの潜在的な有害性を駆逐する。フラワー・エッセンスでミアズムを治療するばあいは、直接微細エネルギー身体を浄化するわけではなく、上位のチャクラに統合的にはたらきかけて、患者の意識が、自分の生体エネルギー系から有害エネルギーをそとに排出できるレベルにうつれるように作用する。

フラワー・エッセンスは直接ミアズムを減弱させるわけではない。フラワー・エッセンスはただ意識の清明な状態をつくりだすだけである。その意識状態がパーソナリティ・物質的身体・遺伝暗号に影響をおよぼし、結果的に物質的身体と微細エネルギー身体の双方からミアズムが完全に駆逐されるのだ。フラワー・エッセンスは冠チャクラにとくにつよく作用し、やがて複数の微細エネルギー身体があらゆるミアズムを減弱させる。そしてミアズムは生体エネルギー系からそとへ排出されていく(12)。

新種のフラワー・エッセンス——肉体/エーテルレベルにおける画期的な治癒技法

『フラワー・エッセンスと波動医学的治癒』のなかで、グルダスは一〇八種類のあたらしいフラワー・エッセンスについて報告しているが、それらはおおきくふたつのグループにわけることができる。最初のグループは、もっぱら物質的身体に作用するものである。バッチ博士が示唆したように、ほとんどのフラワー・エッセンスが作用するのは感情体(アストラル体)であるから、それらは異色のエッセンスということになる。グルダスが報告した二番目のエッセンスは主として微細身体、チャクラ、さまざまな心理的状態に作用するといわれている。バッチ博士が発見した治療薬は、この二番目のグループにあてはまる。

グルダスの著作の特徴は、フラワー・エッセンスが人体におよぼす影響にかんして、その作用機序についての技術的な面における生化学的情報、および微細エネルギー学的情報が提供されていることにある。そこではエッセンスの作用がのべられているだけでなく、物質的身体の微細エネルギー的ふるまいを理解するために必要な情報も含まれている。

物質レベルで作用するといわれるエッセンスのなかには、免疫系強化・記憶力増強・脳卒中患者における神経の再結合といった、多岐にわたる方面についての波動医学的な治療手段となるものがある。エッセンスの作用機序についての記述は、生理学的システムにおける微細エネルギー機能の記述におとらず、おどろくべきものである。

認知機能や運動機能が低下した患者の脳機能活性化に効果がありそうなエッセンスもいくつか存在する。薬物治療が限界に達しているとおもわれる現代において、神経障害にたいする波動医学的治療はますます重要なものになろう。アロパシー医（通常医学の医師）が神経疾患の患者に使用できる薬物の種類はかぎられている。けいれんやパーキンソン病の治療法は飛躍的に進歩したが、医師たちがまだほとんどなんの手だてももっていない神経疾患は多数存在する。それにたいして、神経の再生をうながし、物質レベルと微細エネルギーレベルの双方のバランスを調整するといわれるフラワー・エッセンス（および宝石エリクシル）は数多く存在している。エッセンスをもちいて、現在の動物モデルで観察されるような神経再生や修復などにたいする影響を実験的に証明するためには、グルダスの情報の適用が効果的だとかんがえられる。神経機能を強化するといわれるフラワー・エッセンスのひとつに、パラグアイおよびブラジル南部原産の常緑の低木である、マテの木に咲く白い花から抽出されたエッセンスがある。チャネリング情報は以下のとおりである。

マテの木に咲く花は脳細胞の再生をうながすが、それは現象の一面でしかない。マテの花のエッセンスはじっさいには、脳内でつかわれていない部位の細胞の機能パターンを変える作用をもっている。たとえば、脳内の左手をつかさどる部位が傷害されると、右脳がその機能を代償する。さらにこのエッセンスは、記憶力や視覚喚起力を高め、注意力の持続時間を延長させる効果がある。（……）
このエッセンスは精神疾患のあらゆる側面に応用できる。脳の精神化学的なアンバランスによって発症している精神病なら、とくに効果的である。それは脳下垂体にも影響をあたえ、その結果、西洋科学の理解をはるかにこえていることだが、パーソナリティにも影響をあたえる。さらに、疥癬《かいせん》性ミアズムの緩和にも効果がある。そのエッセンスは、エーテル・フルイディウム（307ページ参照）にも影響をあたえ、生命力で細胞をつつみこみ、栄養をあたえるというエーテル・フルイディウムの機能を強化する(13)。

認知機能がおとろえている患者の手助けになるようなエッセンスとして、ヨモギ（マグウォート）がある。ヨーロッパやアメリカ合衆国東部にはどこにでもみられる植物で、花をつける。ヨモギは古代から痛風・消化不良・皮膚病・神経疾患などにたいする生薬として利用されてきた。さまざまな植物の花からつくられたフラワー・エッセンスはそれぞれ特殊な治療効果をもっているが、それらの効果が、おなじ植物の根や茎からつくった生薬の治療効果とは異なるということがしばしばある。しかしヨモギのばあいは、神経組織にたいする効果は、生薬として使用してもフラワー・エッセンスとして使用したばあいとほぼ一致している。

ヨモギエッセンスの最大の有効性は、シナプスを再統合して、脳内の神経細胞間の連絡を円滑にする作用にある。たとえば、なんらかの原因で左脳に損傷を受けた患者では、とくにそのエッセンスを使用しながら創造的イメージ法をおこなったばあい、特定の神経細胞からのエネルギー入力の再調整がおこなわれ、損傷を受けた部位がふたたび利用できるようになる。梅毒性ミアズムによる脳障害も、このエッセンスで治療が可能である。このエッセンスによって知能指数を高めることもできる。また、人がアルファ波状態にはいるのを容易にする作用ももっている。

ヨモギは、微細エネルギー身体、経絡系、ナーディ、チャクラなどにたいする総合的な栄養剤なのである。また、ヨモギはビタミンB群の吸収を助け、細胞レベルではRNAを強化する作用がある(14)。

神経疾患の治療に役立つエッセンスとしては、ほかにもカカヤンバラ(マカートニーローズ)からつくられるものがある。これは中国の中部および西部原産の植物である。グルダスのテキストの説明では、神経の電気生理学的観点からたいへん興味ぶかい治療効果があるとされている。カカヤンバラのエッセンスはあきらかに、神経細胞がはこぶ電荷の量を調節している。第5章の、経絡―グリア細胞ネットワークの節(233ページ)でふれたように、細胞膜の電位と電荷量は個々の神経細胞の活動を調整している。それをかんがえれば、神経疾患の治療にフラワー・エッセンス(または宝石エリクシル)を利用することの有効性は容易に察しがつく。

とはいえ、グルダスの著作に示される治療にかんする情報を確認するためには、動物モデルや人間モデルで臨床的研究をおこなっていくことが必要となろう。

神経細胞の再生をうながすといわれるフラワー・エッセンスは、脳卒中の犠牲者を治療するうえでも医師の頼もしい味方になるかもしれない。現在、脳血管障害(脳卒中)の患者にほどこされるのは、集中的な理学療法・言語療法・生活指導などがそのすべてである。医学的介入によって、脳卒中再発予防のためにリスク要因のコントロールをおこなう試みがなされているが、回復をはやめるために実際おこなわれているのは神経系に基本的な再訓練をほどこすことぐらいであり、それ以外の試みは一切なされていない。脳機能が低下した高齢の患者は、一度そこなわれた機能をとりもどすことはまずなく、なかば麻痺をのこしたまま寝たきりになる人が多い。ある種のフラワー・エッセンス(または宝石エリクシル)が、救いようがないとおもわれた患者の神経の機能や自立性の回復に役立つことはじゅうぶんにありうるのだ。たとえばカカヤンバラのエッセンスは、マテの花やヨモギと併用すれば、さまざまな種類の神経疾患の治療に有効かもしれない。

カカヤンバラのエッセンスはテレパシー能力を向上させるといわれている。部分的には神経細胞の感受性を高めることによって、右脳と左脳のバランスを調整する。この高められたテレパシー能力によって、私たちには、みずからの全存在を理解するという、おおいなる自己の感覚が生まれる。カカヤンバラはてんかんを緩和し、自閉症など、さまざまな分裂症の症状を改善し、運動神経の機能のバランスを回復させる。

カカヤンバラは細胞レベルではRNAの分布を増大させ、神経組織、とくに脳組織の再生をうながす。さらに、細胞の電荷保持機能も強化する。細胞内の電荷は細胞の記憶を活性化させるので、これによって組織の再生がおこなわれるのである。またアストラル体やメンタル体の配置をととのえる作用もあり、それがテレパシー能力を向上させる(15)。

カカヤンバラの作用にかんするこの引用でとりあげられているユニークな点は、エッセンスの効果でテレパシー能力が強化されるということにある。テレパシー能力の向上の原因が、エッセンスによる細胞レベルと微細エネルギーレベルにおける変化であることは特記すべきである。神経細胞レベルで刺激にたいする個々の神経細胞の感受性を高めることによって、テレパシー能力が強化されるのかもしれない。微細エネルギーレベルでは、アストラル体とメンタル体の配列がととのうことで、テレパシー的なやりとりをする力が強化されるらしい。

テレパシーは、微細エネルギーレベルにおける個人間コミュニケーションの一形態である。テレパシーは、思考エネルギーが人から人へとつたわるときに生じるとされている。テレパシーの効果は、送信者と受信者の脳とチャクラ系のあいだにおける、一種のエネルギー場の共鳴現象に類似したものである。その思考は単語の集合によってではなく、内容の大意としてつたえられる。テレパシー受信者の脳は、受信した思考パターンを、受信者と送信者に共通する心的語彙のシンボルや、映像、言語、フィーリングなどの表現法にしたがって翻訳していく。テレパシー現象は送信者と受信者の精神エネルギー場のあいだに発生するエネルギー共鳴現象の反映である。つまり、受信された思考の波動は、誘導によって、映像・言語・感覚といった特定の記憶回路と共鳴し、その回路をつかって脳が受信した思考を解釈しているとおもわれる。ふたりの人間のあいだにテレパシー現象がおこっているとき、そのふたりが同時におなじ想念をいだく頻度は高くなる。それは精神エネルギー場のあいだに発生する共鳴誘導の副産物である。通常意識的なテレパシーにおいては、どちらかが先にその想念をいだいたのかがわからなくなるばあいが多い。

より一般的なテレパシーは、高次な意識レベルで発生しているものである。高次エネルギーからの信号変換・伝達は、微細エネルギー身体と神経系とをむすびつけているチャクラ／ナーディ系、および経絡接触面をつうじておこなわれる。テレパシー的認知が意識レベルでおこるためには、物質としての脳だけでなく、高い周波数の情報を神経系におくるための微細エネルギー系がバランスのとれた状態で組織化されている必要がある。

ここで重要なポイントは、フラワー・エッセンス（あるいは宝石エリクシル）が、さまざまな種類のサイキック能力の発達を助けるはたらきをするということである。その点でひじょうに有効だとおもわれるのは、人間の微細エネルギー的構造のうちでも、まずエーテル体に作用するようなエッセンスであろう。カリフォルニアポピー（ハナビシソウ）のようなフラワー・エッセンスは、個人の精神のバランスをとり、サイキックな感性をととのえる効果がある。このエッセンスは、前世からの情報、とくに忍従の人生や病気がちな人生をおくった前世の情報にたいして感受性が強化されるといわれている。前世からの情報は微細エネルギー的結合をつうじて、太陽神経叢チャクラおよびアストラル体から流れこんでくる。さまざまなタイプの高次エネルギー情報、とくに前世からの情報にアクセスできるかどうかは、チャクラと微細身体が適切に配列され、機能しているかどうかにかかっている。カリフォルニアポピーのエッセンスは、われわれの微細エネルギー的構造に作用して、適切なバランスと配列をもたらすものであるらしい。

サイキックおよびスピリチュアルなバランスの不足状態が、このエッセンス処方の適応症である。人間の内的なバランスは、サイキックな覚醒状態にあるかぎり持続している。前世からの情報やサイキック情報は、おおむね夢をつうじて放出され、適切に組織化されている。このエッセンスを六か月以上つかいつづけると、オーラや自然界の精霊《スピリット》がみえるようになってくる。

カリフォルニアポピーのエッセンスがそうした効果を生みだすのは、このエッセンスがメンタル体、コーザル体、スピリチュアル体をアストラル体にたいして整列させることによって、前世からの情報やサイキックな情報をととのったパターンで放出させるからである。サイキックな情報を統合する部位は太陽神経叢だとされているが、それはアストラル体に保存されている前世からの情報が物質的身体にはいるときの入り口が、太陽神経叢に存在するからである。そのほかの三つのエネルギー身体はこの過程を補助している。

カリフォルニアポピーのエッセンスは、松果体や下垂体を活性化することもあるが、それぞれの器官のエーテル成分にたいしてより強力に作用する。細胞レベルでは、循環器系に酸素をあたえる。さらにビタミンAの摂取にも寄与している。眼球におけるサイキックな特性が強化されるため、テレパシーや透視能力の発達も刺激される。透視能力によってオーラや自然界の精霊がみえるときには、目は物質的な媒介物として機能しているのである(16)。

有意義な洞察をえるために微細エネルギー身体とチャクラを整列させるというテーマは、グルダスの著書の随所にみられる。同書を最後まで読めば、パーソナリティや物質的身体が調和と内的バランスを達成するためには、霊的媒体と物質的媒体の真の意味での整列が必要であることがはっきりしてくる。微細エネルギー身体の整列には統合をめざす本人自身の霊的努力も不可欠だが、フラワー・エッセンス（あるいは宝石エリクシル）は、その波動医学的なサポートによって覚醒にいたる自然の過程を強化し、加速するようである。

エーテル体を統合する作用をもつカリフォルニアポピーにたいして相補的な作用をするエッセンスは、セリ科のアンゼリカ（シシウド）の花からつくられたものである。この花はもともとヨーロッパやアジアに生育する植物で、神経の緊張緩和のためにもちいられていた。アンゼリカはさまざまなタイプの心理療法、バイオフィードバックや瞑想とくみあわせてもちいられるフラワー・エッセンスの好例である。このエッセンスは、瞑想者がハイアーセルフからの有意義な情報の流れにアクセスするのを助けるといわれている。このように、アンゼリカのようなエッセンスに心理療法的な統合テクニックをくみあわせて利用することで、有意義な個人的洞察をよりすみやかにえることができる。

アンゼリカのエッセンスは、瞑想や多くの心理療法とくみあわせて使用できる、すぐれた治療薬である。このエッセンスの作用で、問題の原因や性質にたいする洞察がふかまるようになる。だが、それが解決策を生みだしてくれるわけではない。たとえば、アルコール依存症の人に自分の問題点を理解させることは可能だが、その問題を軽減させるためにはべつの治療が必要となる。（……）

ある問題についてじっくりかんがえるとき、アンゼリカは問題解決のための知的かつ合理的な情報を提供してくれる。しかし、じっさいに問題そのものを解決してくれるわけではない。高次レベルの情報が個人のなかに発現した結果として、そういうことがおこるのである。高次レベルの情報が発現するのは、アンゼリカがすべてのチャクラ、ナーディ、経絡、微細エネルギー身体を統合・整列させるからであるが、アンゼリカが個々のエネルギー系のパワーを強化したり変化させるわけではない。(……)

アンゼリカは神経系を強化する。とくに交感神経系と副交感神経系を結合させることによってそれをおこなう。てんかんを含む多くの神経疾患がアンゼリカで治療できる。さらにアンゼリカは、精神を拡張させ、物質的身体のすべての部分を効果的にコントロールできるようにする効果をもつ。そのように、アンゼリカはバイオフィードバックや催眠、催眠療法とともにもちいられる、すぐれたエッセンスなのである[17]。

ライアーソンのチャネリング情報は、さまざまなフラワー・エッセンスが、現在おこなわれている数多くの医学的治療法および心理療法を強化する可能性を示唆している。たとえば、がん患者の免疫力を強化するためのイメージ療法は、ホリスティック医学の治療家ならよく知っている技法である。さまざまなフラワー・エッセンスは、すでに補助的療法としてもちいられている心理的生長のための療法をさらに補強するためにもちいることができる。フラワー・エッセンスは、抗がん剤治療にたいする患者のからだの耐久性を増強するためにも利用できるだろう。がん治療にさいしては、マツ科のトウヒ(ロッキー山脈に生育する常緑樹、スプルース)の花からつくられるエッセンスが解毒作用をもたらし、化学療法や放射線療法の副作用を防止するとおもわれる。

トウヒを解毒プログラムの一環としてもちいることは目的にかなっている。たとえば、アスベストのような汚染物質に暴露したときがそれにあたる。また化学療法や放射線療法中にもちいても効果がおおきい。トウヒはからだに解毒作用をおよぼし、副作用の発生をおさえる。ただし、すでに病気が顕在化しているばあいはべつのエッセンスが必要になってくるが。(……)

トウヒは、見当識障害があって場所や時間などの方向性がわからなくなっている患者にも使用を検討してみるべきものである。見当識障害は、エーテル体と物質的身体の結合がうまくいっていないときに発生するである。トウヒはエーテル・フルイディウムの量をふやし、エーテル体を物質的身体にちかづけて、結合させるようにはたらく。たとえほかの微細エネルギー身体が整列していても、エーテル体と物質的身体の結合がゆるむと、がんのような病気が発生しやすくなるので、これは重要なことである。微細エネルギー身体レベルでは、この状態を「前がん状態」とよぶことができるかもしれない。そのため、高レベルの毒素が存在するときは、このエッセンスががんの生長を阻止する有効な治療薬になる(18)。

健康と内的バランスを長期にわたって維持するためには、学際的なアプローチしかない。そのことはいよいよあきらかになっている。フラワー・エッセンスは、目にみえない微細エネルギー的な要素を動員してバランスとホメオスタシスの安定状態にみちびくユニークな波動医学的手段を提供している。それらのエッセンスは、生長と整列につながるのぞましいパターンにむかうための場をととのえる。しかし、フラワー・エッセンス(または宝石エリクシル)の刺激をきっかけにして、身体性・精神性・霊性がもっとも自然なルートにそって方向づけられ、バランスを回復するためには、細胞系と微細エネルギー系が協調して作用しなければならない。

ここでとりあげたのはほんの数種類のフラワー・エッセンスにすぎないが、グルダスの著作には、現時点ではまだ有効な薬物治療も外科的治療もないとされる多くの疾患にたいする、新種のエッセンスによる治療法のおおきな進歩が紹介されている。その情報によって、われわれは意識と病気との相互作用がかなり理解できるようになった。グルダスが紹介しているエッセンスは、われわれの癒しの技法と霊的な存在としての人間にたいする理解を今後一変させてしまう可能性をひめている。

宝石エリクシル（ジェム・エリクサー）と色彩療法——波動による治癒のさらなる探究

万能の波動エネルギー貯蔵媒体である水の基本的な特性のおかげで、日光をもちいて別種の治療エッセンスをつくることができる。そのうちすでに紹介ずみのものに、宝石エリクシル（ジェム・エリクサー）がある。これは特定の結晶的特性をもつ宝石一個あるいは数個を、純粋な泉の湧き水か蒸留水にひたし、朝日にじかに数時間さらすことによってつくられる。朝の数時間は、日光に含まれる太陽エネルギーのプラーナが最大値に達する時間帯である。花のばあいとおなじように、宝石に由来するエーテル的性質の一部は水に転写され、特定の波動エネルギーが水にたくわえられることになる。

最初の著作につづいて、グルダスはクリスタルと宝石の利用法を主題とした二巻組の本を出版した。それは『宝石エリクシルと波動的治癒』（*Gem Elixirs and Vibrational Healing*）であり、その内容はやはりケヴィン・ライアーソンとジョン・C・フォックスのチャネリング情報の蓄積を分析したものであった。いずれの巻も数多くの宝石エリクシルの歴史的背景からはじまり、それらの波動医学的性質について詳細にのべられている。さまざまな疾患やエネルギーバランスのみだれにたいするエリクシルの利用法を説明した数かずの図表も紹介されている。さらに、グルダスの処方で治療にあたった治療家たちからあつめた情報にもとづいて書かれた症例集や、さまざまな疾患にたいするフラワー・エッセンスおよび宝石エリクシル治療の成功例を紹介する章までもうけられていた。

ただしフラワー・エッセンスと宝石エリクシルには、治療効果の点で微妙なエネルギーの相違がある。

宝石エリクシルの作用は、花とホメオパシー薬の中間的なものである。物質としての宝石を粉末にして服用したばあい、その作用はホメオパシー薬にちかく、通常の医学的、栄養学的、または抗生物質的作用をもって、物質的身体にあきらかな影響をあたえる。しかし、フラワー・エッセンスと同様に、日光を利用して、宝石からエリクシルを作成すると、治療薬の作用はややフラワー・エッセンスにちかいものとなり、その性質もエーテル的なものとなる。

宝石エリクシルは、いずれの方法によっても、物質的身体の特定の器官に作用するが、ホメオパシー薬は物質的身体全体にひろく作用する。宝石はクリスタル構造のパターンをもっており、その構造は分子レベルで物質的身体内の無機物やクリスタル構造に作用する。宝石は、エーテル・フルイディウムにはさらに強力な影響をあたえ、生命力とからだを統合する生体分子構造と密接につながる作用をもつ。そして最終的には、エーテル・フルイディウム以外のふたつの波動医学的構造のあいだにも作用する。フラワー・エッセンスは意識のパターンを保持する生きた媒体に由来しているが、宝石は意識そのものを増幅する作用をもっている(19)。

後出の図25は、さまざまな波動医学的療法が人間の機能のどのエネルギーレベルに作用するかを示す、おおまかなガイドラインである。図の矢印つき実線は、それぞれの波動医学的治療法が卓効を示す範囲をあらわしている。これをみておわかりのように、フラワー・エッセンス療法は物理的/分子生物学的レベルから高次の微細エネルギーレベル、魂のレベルにまで、人間をつくる多次元システムのあらゆるレベルにつよい影響をおよぼしうる。矢印つきの点線のほうは、そのくすりやエリクシルにあるていどの効果はあるが、さほどつよいものではない領域をあらわしている。たとえば、よくつかわれるホメオパシー薬はからだの物質/細胞レベル、および生体磁場レベルで強力に作用している。ただしホメオパシー薬の多くは、じっさいにはチャクラや微細エネルギー身体のような高次レベルにも作用しているが、他の療法ほど強力にははたらかないことが多い。また、ある種の宝石エリクシル（とホメオパシー薬）はコーザル体やより高次のスピリチュアル体にまで作用することがある。したがって、ホメオパシー、宝石エリクシル、フラワー・エッセンス療法のエネルギー的活動レベルは、かならずしも図に示されているほど明確なものではない。

図が示しているのは、日常的に使用される波動医学的なエッセンスや治療薬が作用するエネルギーレベルのごく概略である。個々のホメオパシー薬や宝石エリクシルのなかには、図で示されているレベルより高次の微細エネルギーレベルでつよい作用をもつものもあるので、注意が必要である。そのような波動医学的治療薬の効果をさまざまなレベルで比較することは、じつはあまりフェアなやりかたではない。なぜならそれぞれの治療法が精神的／霊的、および肉体的な疾患に劇的な治癒効果を発揮する範囲はかなりひろいからだ。効果をあたえるエネルギーレベルの解析では波動医学的治療にたいするより全般的なシステムアプローチがとられており、それは個々のエッセンスや治療薬の応用性よりも、むしろ教育的価値において利用されるべきものである。

波動医学的治療のひとつとしての宝石エリクシルには、すでに高次元のさまざまな微細身体をめぐっているエネルギーを増幅する効果がある。宝石エリクシルはフラワー・エッセンスと同様に、物質的身体と微細エネルギー身体とのあいだのバランスを維持している。しかし宝石エリクシルがもっている生命エネルギーはフラワー・エッセンスほどにはつよくない。宝石エリクシルは交感神経における波動エネルギー共鳴の原理にもとづいて作用している。宝石やクリスタルは幾何学的に対称な分子構造をしている。クリスタルの対称的な構造には独特の周波数特異的な波動エネルギー的性質があり、この性質は宝石エリクシルをつくる段階で日光にさらされたとき、水に刷りこまれる。クリスタルの規則正しい分子構造は、物質的身体内部の細胞および生体分子システムを安定化させるエネルギー効果をもっている。ある種の宝石は、人間の物質的身体の特定の場所と調和を保ちながら共鳴している。宝石エリクシルをもちいた治療の効果は、エリクシルの内部に保存された結晶構造が共鳴をおこし、病んだ物質的身体の不安定な生体分子構造にうつされたときに発現する。波動エネル

図25　波動エッセンスの活動レベル

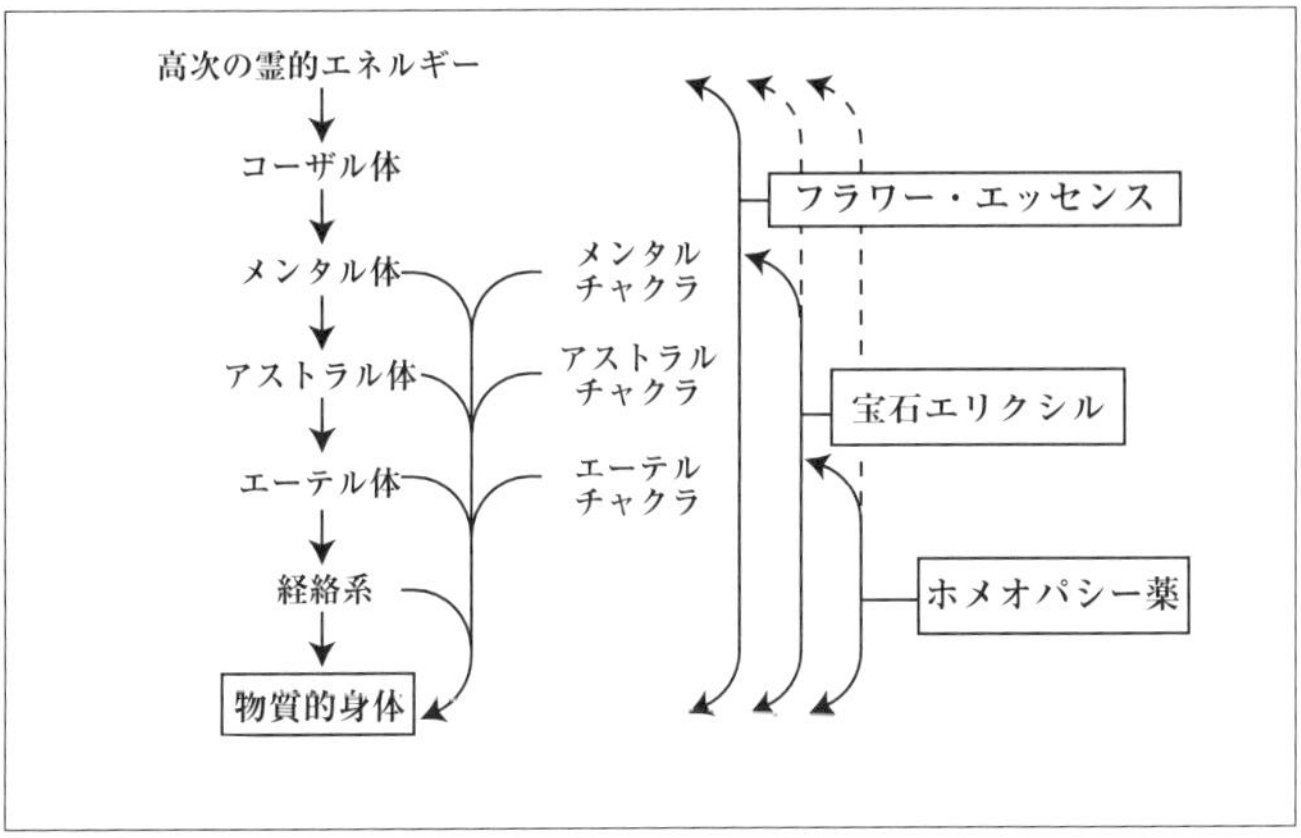

ギーが体内の特異的な分子システムにうつったとき、生化学的な反応プロセスが安定化して細胞の組織化が進み、臓器の修復がおこなわれ、物質的身体が健康状態へともどるのである。

宝石エリクシルは個人の精神的／霊的な力学にも影響をあたえる。そのようなレベルで作用したとき、エリクシルは物質的身体の分子化学システムよりも意識の微細構造によりつよくはたらきかける。宝石エリクシルは経絡系、チャクラ、微細エネルギー身体に強力に作用する。エリクシルは「意識的な気づき」に寄与する微細な因子を変化させることによって、行動の修正につうじる霊的覚醒をうながす。行動は意識のうえに成立しているが、エリクシル自体は意識に直接作用し、行動にはそれほど影響をあたえない。宝石エリクシルを服用することによって霊的覚醒が促進されると、その人は意志決定力が向上し、内的な問題への焦点あわせの力がつく。

図25にあるように、宝石エリクシルは多くのフラワー・エッセンスよりも物質的身体にちかいレベルで作用するのがふつうだが、さまざまなレベルの意識にも作用することがある。宝石エリクシルは、フラワー・エッセ

ンスと同様に、生命力の進化のパターンを含む、いわば液状化した意識のチンキ剤である。宝石エリクシルを服用すると、それは体内で、インスピレーションや意識変革をうながす進化の原動力となる。エリクシル自体には変化をひきおこす原因となる力はないが、原因となる力の背後にひそむインスピレーションとなりうるのだ。しかしフラワー・エッセンスとはちがって、宝石エリクシルは精神的／霊的な力学よりも、物質的身体の生体分子レベルのほうに作用している。

ライアーソンのチャネリング情報は、宝石エリクシルの経絡系にたいする作用にやや特異性があることを示唆している。フラワー・エッセンスにはからだの特定の経絡系に作用する傾向があるが、宝石エリクシルは全身の経絡に作用する傾向がある。特定の経絡に宝石エリクシルをもちいると、そのエネルギー効果は指先や足先にある井穴《せいけつ》（爪の付け根の経穴）を介してほかの経絡にも波及する傾向があるのだ。これはフラワー・エッセンスでは発生しない現象である。そのような効果があるのは、ひとつには、宝石のもつ波動的効果は花よりもつよいからである。

そのほかの興味ぶかい波動医学的治療薬には、花も宝石も利用せずにつくることができる「色チンキ剤」（カラーティンクチャー）がある。色つきのガラスびんか、色つきのビニールでつつまれたガラスびんのなかに蒸留水をいれ、直射日光にさらす。日光のもつプラーナの力にさらされると、その特定のカラーフィルター（＝びんやビニールの色）がもつエネルギー周波数が、水にチャージされる。

癒しに色彩をもちいる方法は、さまざまな形態で光の純粋なエネルギーが利用されているという点でユニークなものである。色彩療法で使用されるエッセンスは経口投与され、さまざまな疾患の治療につかわれている。色彩療法にはさまざまなかたちと応用法がある。そのうち色チンキ剤を使用する方法（色彩水療法、ハイドロクロマティック・セラピー）はあまり知られていないもののひとつだが、この方法は、水がさまざまな波動エネルギー的性質を転写され、治療目的につかわれている原理をよく説明している。

図26　色のもつ微細エネルギー的特性

色	チャクラ	微細エネルギー	疾　患
紫	冠チャクラ	高次の精神	精神神経疾患
藍	眉間（“第三の目”）チャクラ	霊的視覚（ヴィジョン）	眼疾患
青	咽喉チャクラ	自己表現	喉頭・甲状腺疾患
緑	心臓チャクラ	内的調和	心臓疾患・高血圧
黄	太陽神経叢チャクラ	知的刺激	胃腸・膵臓・肝臓疾患
オレンジ	脾臓（仙骨/性腺）チャクラ	吸収・循環	呼吸器・腎臓疾患
赤	根（尾骨）チャクラ	生命力・創造性	血液疾患、貧血

色彩療法は二十世紀に生まれたあたらしい治療法ではない。このユニークな治療法は古代エジプトにおいて、光療法とともにヘリオポリスの太陽神殿でおこなわれていた。また古代ギリシャ、中国、インドでもつかわれていた。現代の研究者であるエドウィン・バビット(20)やディンシャー・ガディアリ(21)らは色彩療法の文献でよく紹介されるパイオニアである。秘教的な色彩療法家の多くは、オーラのエネルギー場や微細エネルギー身体といった高次のオクターブに影響する波動エネルギーのうちでも、可視光スペクトルの光は比較的低い周波数帯のエネルギーであるとかんがえている。秘教的文献には、それら高次のオクターブはパーソナリティや魂の生長に影響をあたえる七種類の主要な光線として言及されている。その七種類の光線は神聖なものとされていたが、その性質についての解説は本書のあつかう範囲から逸脱するので、さらにくわしい解説についでは巻末の参考文献を参照していただきたい。

可視光線の主要な色彩は、それと共鳴する特定のチャクラにむすびつく性質をもっている（図26参照）。チャクラの性質と、それがもつ高次エネルギーがからだの生理機能とどうむすびついているかを理解することは、特定の疾患の治療になぜ色彩が利用できるかを知るのに役立つ。たとえば赤い色はもっとも周波数が低いが、尾骨領域にある第一チャクラ（根チャクラ）と共鳴する性質をもっている。根チャクラは物質的身体の生命力を調整しているので、貧血状態のようにつよい疲労感をともなう異常は、赤いスペクトルの光線浴で治療されることがしばしばある。直接赤い光を浴びなくとも、赤の周波数のエネルギーをチャージさせた水をのむことによって治療することも可能である。

色彩療法家のなかには、ふたつの低位のチャクラである根チャクラ（尾骨チャクラ）と脾臓チャクラ（仙骨チャクラ／性腺チャクラ）が、物質的身体とエーテル体のあいだのエネルギー関係を反映しているとかんがえている人もいる。根チャクラは低い物質的周波数のエネルギーと共鳴しており、いっぽう、脾臓チャクラはエーテルエネルギーを処理する。赤い色は根チャクラと物質的身体の生命力を刺激し、オレンジ色は脾臓チャクラを賦活し、エーテル体を強化する。エーテル体と物質的身体は相互に関係しているので、ふたつの下位のチャクラは一組としてあつかわれることもある。

脾臓チャクラは、エーテルエネルギーとアストラルエネルギーの中継役として作用することもある。オレンジ色の光は脾臓チャクラにはたらきかけ、人間の感情にも影響をあたえる。プラーナ・エネルギーの流れをコントロールする中枢である脾臓チャクラを刺激するためにオレンジ色の光をもちいると、プラーナ・エネルギーの吸収・循環・分布に影響がおよぼされる。物質的身体レベルでは、肺の疾患がオレンジ色の光で治療されることが多い。呼吸とは、肺をつうじて外界のエネルギーを吸収する過程のことである。生命の源である酸素とプラーナは呼吸器系によって体内にとりこまれ、血流にのって全身にはこばれる。オレンジ色の光はプラーナ・エネルギーの吸収を促進するはたらきがあるらしいので、エネルギー吸収の過程をさまたげる喘息・肺気腫・気管支炎などの呼吸器疾患は、オレンジ色の光による刺激で改善することがある。

黄色の光線は太陽神経叢チャクラを刺激する。このチャクラは、物質的身体レベルでは主要な消化管の神経叢とつながっている。太陽神経叢は、一種の「内臓脳」だとかんがえられている。この「下位の精神」は、物質的身体レベルにおいては消化器系をつうじて消化活動を調節するとかんがえられている。太陽神経叢チャクラはアストラルレベルの高次部分とメンタルレベルの比較的低い部分にむすびついている。この「下位の精神」は客観的かつ物質的性質をもっており、感情の影響を受けやすい。

黄色の光線は、われわれの理性的かつ知的な部分を刺激するとかんがえられている。オーラ場においては、黄色はふつう知性の色とされており、具体的で学究的な思考に関係があるとされる。潰瘍をはじめとするストレス性疾患をもつ多くの人々には過度の精神集中や感情的抑圧がみられるため、黄色の光線はさまざまな胃腸病にも効果があるとかんがえられる。

緑色の光線は心臓チャクラともっともつよく共鳴する。高次エネルギーレベルでは、心臓チャクラは高次のメンタル体および、愛情や慈愛を含む高次の感情エネルギーを処理している。緑色の光は内的調和とバランスの波動であり、自然界の新緑から発散されるエネルギーもこれである。緑色の光線は心臓に作用して全身への血流分布をコントロールすることもある。多くの心臓疾患は、感情体つまりアストラル体が原因だとかんがえられる。狭心症による胸痛の多くは、つよい感情的変化によって悪化することが多い。緑色の光線は心臓にたいするバランス効果と交感神経系にたいする鎮静効果によって、心臓病や高血圧症に有効であることが示されている。

上位の三つのチャクラは、人間の霊的な性質に密接にむすびついている。それらはパーソナリティに高次の霊的な力との統合をもたらし、それにたいして下位の三つのチャクラは人間のより物質的な性質を調整している。心臓チャクラは精神界と物質界というふたつの世界の中点に位置している。クンダリニー経路をとおって霊的なエネルギーが根チャクラから冠チャクラへと上昇するには、とちゅうにあるそれぞれのチャクラもひらかれていなければならない。人間のパーソナリティが、サイキックかつ霊的な知覚という贈り物を十全に開花させるには、ひらかれた心臓チャクラをつうじて愛と調和を自由に表現できる能力が重要であるといわれるのはこのためである。

青い光線は、咽喉チャクラ（高次の精神的／霊的センターを形成する三つのチャクラの下から一番目に位置している）、青い光線ともっともつよく共鳴する。咽喉チャクラは、コミュニケーションと自己表現の中枢である。サイキックなレベルでは、このチャクラは「遠隔聴覚」（超聴覚）、つまり微細エネルギーレベルの信号を聴きとる能力にかかわっている。咽喉チャクラは、宗教心や神秘的直観の中枢でもある。これはひとつには、咽喉チャクラが、コーザル体のエネルギーに関係しているからであろう。咽喉チャクラは、意志や力の中枢とよばれることがある。個人の力《パーソナル・パワー》とは内的な感覚が自由に言語化されたものの反映であり、また音声をつかって自分の意志を他者にたいして行使させることをかんがえれば、この関連性には妥当性がかんじられる。青い光線で治療される疾患には、思考・観念の言語表現や意志に関係する喉頭部周辺の疾患が多い。喉頭の炎症・痛み・甲状腺の腫脹などは、青い光線のもつ微細エネルギー的治療によっていちじるしく改善する。

藍色（インディゴ）は額の眉間チャクラ（〝第三の目〟チャクラ。遠隔視のようなサイキック能力に関連する中枢）ともっとも強力に共鳴する。このチャクラは、魂による高次の精神的／霊的現象において主要な役割を演じている。第三の目を開花させ、巧みに機能させている人は、たいがい直観レベルが発達している。この中枢ともっとも強力に共鳴する。藍色は霊的聴覚とともに、物質的身体レベルと高次エネルギーレベルの視覚・嗅覚に影響をあたえているらしい。白内障のような疾患は、藍色の光線のもつ微細エネルギーで治療することができる。藍色は聴覚障害や嗅覚障害の治療にも応用できる。

最後に、紫色の光線は冠チャクラに関係がある。冠チャクラは霊の聖域、もしくは人間に作用しうる影響のなかでも最高の、霊的影響への入り口であるとかんがえられている。紫色の光線はおもに、物質的身体の脳と、高次の精神がもつ精神的／霊的な特質の部分につよく作用する。レオナルド・ダ・ヴィンチは、静かな教会のステンドグラスからさしこむ紫色の光の下で瞑想をおこなうとその効果は十倍に増強すると、終生信じていたという(22)。紫色の光は大脳皮質の神経細胞に微細エネルギーの栄養を供給しているとかんがえられており、これはわれわれがその脳をつかって自己の神性を理解するのを助けているといわれている。紫色の光線はさまざまな精神疾患や神経疾患にたいする治療効果をもち、頭痛や神経症、精神分裂病や痴呆症などの障害にたいしても治療効果がみとめられているようである。

さまざまな治療家がもちいている色彩療法のシステムとアプローチは精緻なものであり、ここで紹介している色彩療法の効果にかんする概略はごく単純化したものにすぎない。病気治療のために色彩のもつ波動を選択的に利用することは、複雑で精緻な癒しのわざである。色は単独でもちいられることもあれば、くみあわせてもちいられることもある。色彩療法の効果は、協働効果をつうじて増幅される。それぞれの色がもつ周波数を患者におくる方法は多数ある。そのなかには、患者に自然光や、あるいはカラースクリーンやフィルターをとおしたランプの光を直接照射する方法もある。日光にあてた色の水溶液を使用する、色彩水療法(ハイドロクロマティック・セラピー)もある。

そのほかには、色彩呼吸法(カラー・ブリージング)という方法もある。色彩呼吸法の肉体/エーテル体的手法としては、特定の色のプラーナ・エネルギーでチャージされた空気を胸一杯に吸いこむというものがある。より一般的な方法は、吸気のときに、特定の色を吸いこんでいる場面をイメージするというものである。吸気とともにイメージされた色は、身体内の病巣や機能障害の部位、生命力が必要な部位に心的経路をつうじてはこばれる。色彩呼吸法のテクニックにはさまざまなバリエーションがあり、イメージされた色で意識レベルを変化させたり、チャクラを浄化したり、特殊な治癒効果を達成するためにもちいられる。メンタルレベルでの色彩呼吸法には、メンタル体、アストラル体、チャクラと作用するエネルギーをコントロールする方法も含まれている。

（チンキ剤やエッセンスなどをつうじて）波動医学的に応用された色彩や宝石、花の効果は一般に、イメージ法を併用することでおおきく増幅することができる。メンタル・アファーメーション（自分が望む身体的・感情的変化を、心のなかで自己宣言すること）（483ページ参照）にも波動医学的治療の効果を増幅する作用がある。バッチのフラワーレメディでは多くのばあい、フラワー・エッセンスの処方とともに特定のメンタル・アファーメーションがおこなわれる。通常医学でも波動医学でも、患者が治療に積極的になればなるほど、イメージ法やメンタル・アファーメーションの併用で治癒がおこる可能性が高くなってくる。

日光と水の治癒力——自然があたえた波動医学的な恩恵

色チンキ剤、宝石エリクシル、フラワー・エッセンスなどによる治癒の重要性は、物質的身体が自然界のもっとも単純な成分からひじょうにふかい影響を受けているというところにある。野山の植物や花は、この地球という惑星のいたるところでみられるものである。微細エネルギー的治癒作用があるなどとは夢にもおもわれていない宝石や無機物は、地層のなかに大量にねむっている。それら天然の治癒エネルギー源を統合し、人間に作用させることを可能にする日光と水は、地球上でもっともゆたかな資源である。

初期の波動医学研究家たちは、微細エネルギーをたくわえる水の特性と、プラーナ・エネルギーをたくわえる日光の力とを結合させることによって、自然から治癒の鍵となる周波数を抽出する、単純だが強力な方法をあみだした。そのようなエーテル的医学によってもたらされる生理学的効果は、ほとんどの医学的システムでは検出が困難である。こうした文字どおりの「微細」なエネルギーは、現在のいかなるモニター法でも、つよい猜疑心を表明する科学界が要求してきたような確固たる証拠を記録することはできない。特定の波動医学的治療薬がもつ微細エネルギー効果を測定し、実証するためには、ＥＡＶや電気鍼やラジオニクス、キルリアン写真などのエーテル的テクノロジーが認知されるのを待つしかないであろう。

前章で議論したように、ＥＡＶのような技術は、物質的身体と経絡系との診断に有用な相互作用をつくりだすために、経穴ネットワークを利用している。経絡系は、肉体／エーテル体接触面という特殊なメカニズムを介して、エーテルレベルから物質的身体レベルに生命力エネルギーを輸送するためのエネルギー格子系の一部である。微細エネルギー身体はこの独特の接触面をつうじて、物質的身体とつよく結合している。この自然のエネルギー結合があるからこそ、経穴のＥＡＶモニタリングによって、治療のさいどんなフラワー・エッセンスや波動医学的治療薬が必要となるのかがわかるのである。

ＥＡＶをもちいた多くの治療家たちは、ホメオパシー薬だけでなく、フラワー・エッセンスの処方にもＥＡＶを応用しようとしている。この方面の革新的研究には、第6章（265ページ）で紹介したエイブラム・バー博士のものがある。バー博士はＥＡＶをつかってバッチのフラワーレメディを処方する実験に成功した。博士はグルダスの新種のフラワー・エッセンスについても、ＥＡＶによって、患者の必要とするエネルギーの同定を試みた。そしてバーは経験的に、喘息の患者の経穴に共鳴現象をひきおこすフラワー・エッセンスと、『フラワー・エッセンスと波動医学的治癒』中の、喘息の治療に有効とされるエッセンスとのあいだに密接な関係があることを発見した。

バー博士は、紹介患者のうちで、低身長であった下垂体発育不全症の少年にＥＡＶによる治療をしながら研究をおこなった。少年の身長をのばそうとするそれまでのあらゆる医学的試みは失敗におわっていた。バー博士はその少年に、ＥＡＶでのぞましい反応がでた複数のフラワー・エッセンスから調合した混合薬をあたえた。そのなかには『フラワー・エッセンスと波動医学的治癒』で生長障害の治療薬としてあげられているエッセンスも含まれていた。その混合エッセンスの使用をはじめて二か月が経過したとき、およそ五センチという爆発的な発育がみられた。これは逸話的な症例報告であるが、フラワー・エッセンスの治療効果の潜在力をうかがわせるものがある。また、フォル博士の装置やその他のＥＡＶテクノロジーが医学的診断・治療の決定にも利用できることを実証したともいえる。波動医学は経絡関連テクノロジーのおかげで、治療不可能とおもわれた病気の患者にも効果的な治療法をみつけることができるユニークな方法をもつことになった。以下はふたたびグルダスの著作からの引用である。

測定装置の精度はほぼ現在の水準のままでも、およそ三年から五年後には一般大衆の意識にも受容され、エーテル構造の探求という名目で測定装置が稼動しはじめ、この特殊な分野も長足の進歩をとげるだろう。フラワー・エッセンスやホメオパシー薬、宝石エリクシルなどの波動医学的治療法が微細エネルギー構造にあたえる効果を科学的方法論と臨床をつうじて識別し発展させるために、それらの装置がつかわれるようになることが予想されるからだ。この領域が科学の独立した一分野としてみとめられるようになれば、人間のエーテル的性質もおおいに重視されるようになるだろう。

それらの装置の一部には現在すでに使用されているものもある。たとえば脳波記録装置、鍼灸に関連した神経学的部位の静電容量測定装置、ガルバニック皮膚反応（ＧＳＲ）測定装置があるが、とりわけ細胞分画で発生する生体磁場エネルギー変動の測定装置はその最たるものであろう。それらの装置をつかって、エッセンスなどが処方されたときの物質的身体の生理学的反応を測定することが可能である。エッセンスの効力やその作用範囲についての試験結果を精査することも可能になるだろう。

フラワー・エッセンスという分野は、それ自身がもつ意味あいのなかで不安定にゆれうごいている。とくに、それが完全な医学をめざすばあいはなおさらである。それを医学の一部としてもちいることの意義は、治癒へと集束するこの領域の研究をつうじて、自然と人間の波動的結合にたいするわれわれの注意をもう一度まとめあげることであろう。そして最終的には、強調された項目のすべてが、微細エネルギーの全体性という概念のもとに再統合されていかなくてはならない(23)。

波動医学的治療の多様な方法が人間の感情的・身体的病態によい影響をあたえるしくみは、人間の微細エネルギー構造の知識をつうじてよりふかく理解される。チャクラ、ナーディ、経絡、微細エネルギー身体は、人間解剖学の拡張部分であり、たがいに不可分のものである。われわれはそれらの微細構造のはたらきによって、自己を含んでいる多次元的宇宙にアクセスすることができる。微細エネルギー身体は、個人のパーソナリティが物質界に発現する過程に影響をあたえている。人間は自己がみずから選んだ転生先であるこの地球上における人生という学校で、生命を理解することにつとめている。微細エネルギーの力は、人間の生きる力や目標、創造的表現などを規定しているのだ。

ハイアーセルフと肉体的パーソナリティの結合が妨害されたりブロックされたりすると、利己主義や疎外感、孤独感が生じてくる。フラワー・エッセンス療法や宝石エリクシル、色チンキ剤、ホメオパシー薬は、物質的身体の生体分子レベルでも作用するが、微細エネルギー身体、経絡系、チャクラにも作用して、身体的自己と高次エネルギー作用とのあいだの協調と調和を強化していく。

そうした自然の波動医学的治療薬は、物質的身体、感情、知性、霊性の各レベルにおいて疾患の経過に変化をあたえる。そして、われわれの身体・精神・霊性複合体の治癒がより全体的に、長期間持続するようにはたらきかける。医師や治療家がわれわれの文化において、人間に影響をあたえる微細エネルギーのスペクトルをみとめるようになるにつれて、治癒のあらたな方法についての情報がつみあげられていくだろう。そしてその情報は、究極的には人類全体の霊性の向上に寄与するだろう。

【キーポイント】

1　フラワー・エッセンスや宝石エリクシル、ホメオパシー治療薬のような波動医学的治療薬はさまざまな生物や鉱物からつくられる。それらのユニークな治療薬は、エネルギーを貯蔵するという水の性質をもちいて、生命情報をはこぶ周波数特異性をもった微細エネルギーを患者のからだに導入して、各機能レベルでの治癒効果をもたらす。

2　エドワード・バッチ博士は、バッチ・フラワーレメディとよばれるフラワー・エッセンスをもちいた治療法の創始者である。それらの治療薬はおもに、個人の知的・情緒的エネルギーのバランスをととのえるために使用される。そのバランスがくずれると、疾患の身体的症状が出現したり悪化したりする。バッチ博士は敏感な体質であったため、さまざまな治療薬の効能の規定に自己の直観的能力を利用した。

3　さらに最近では、直観によってえられた情報にもとづいた、治癒のためのフラワー・エッセンスの利用法研究に主眼がむけられている。一部のチャネリング情報によると、フラワー・エッセンスが物質的身体レベルにとどまらず微細エネルギーレベルにも作用するという可能性が示唆されている。

4　花には、植物の生長の源となる生命エネルギーが含まれている。そのため、日光をあてることによってつくられたチンキ剤（ティンクチャー）やエッセンスには、じっさいにその生命エネルギーの一部が転写される。

5　フラワー・エッセンスのような波動医学的治療薬が体内にとりいれられると、そのエネルギーはユニークな生体クリスタルエネルギー系の助けをかりて増幅され、吸収される。この生体内のシステムはクォーツ（水晶）とおなじような特性をもっており、共鳴によって治療薬のエネルギーが物質的身体に移送されるとかんがえられる。

6　この生体クリスタル・ネットワークは松果体とのむすびつきをつうじて、高次の意識（すなわちアストラル体、メンタル体、コーザル体）から肉体的パーソナリティへの情報の輸送を調整している。その経路は右脳である。その高次の情報は、夢や瞑想中の象徴的イメージとして意識にあらわれる。左脳は、その情報のもつ意味を分析する。フラワー・エッセンスにはその内的な結合を強化するはたらきがあり、また個人のパーソナリティとハイアーセルフとの再結合を助ける作用がある。

7　ある種のフラワー・エッセンスは、まず細胞レベルで作用するといわれている。そのいっぽうで、チャクラやナーディ、経絡系、そして微細エネルギー系のような微細エネルギーレベルで作用するエッセンスも存在する。

8　ミアズムとは、それ自体病気ではないが、病気へとみちびく傾向性をもつ独特のエネルギー状態をあらわしている。もっともありふれたミアズムは、さまざまな細菌・ウイルス・有毒物質への暴露をつうじて獲得されるものである。それらは家族性に遺伝していく可能性がある。ミアズムは特定のホメオパシー薬をもちいて中和することができる。フラワー・エッセンスや宝石エリクシルでもおなじ効果が期待できる。

9　水は、日光によってフラワー・エッセンスをつくることに役立つだけでなく、クリスタルのもつ微細エネルギーや色彩光線の純粋な波動も転写することができる。その結果、あたらしいエネルギー治療の手段が生まれる。そうした治療法はそれぞれ、宝石エリクシル、色チンキ剤（カラーティンクチャー）とよばれる。

10　色彩のエネルギーは、特定のチャクラの周波数と共鳴することによって発揮される。色彩の周波数は共鳴によるエネルギーのやりとりをつうじて、病気のプロセスの反映として阻害を受けた異常なチャクラにエネルギーをあたえ、バランスを回復させる。機能障害をおこしているチャクラのバランスが回復すると、微細エネルギーの適切な流れが回復し、病的な器官系に供給される。

11　EAVのような電気鍼機器は、さまざまな波動的エッセンスと特定の病的状態、またはエネルギーのアンバランスを、微細周波数レベルにおいてマッチングさせることができる。そのような機器をつかった研究と臨床実験によって、いずれはフラワー・エッセンスをはじめとする波動医学的治療薬が、有効な治療法として認知されるようになるだろう。

第8章

サイキック・ヒーリング

――人間の潜在力の探究

これまでいくつかの章で微細エネルギーをもちいたさまざまな治療法について検討してきたが、そのほとんどが、自然界で生じた多様な周波数の波動エネルギーを応用したものだった。たとえばフラワー・エッセンス、宝石エリクシル（ジェム・エリクサー）、色チンキ剤（カラーティンクチャー）、ホメオパシー薬などの治療的特性を利用して、患者のエネルギー系に不足している特定の周波数の波動をあたえることによって病気を治療するというものであった。人間のもつ多次元的なエネルギー場は、それ自体が独立した波動エネルギー送信装置かつ受信装置である。したがって、治療を必要とする患者に、外部の波動エネルギー発生源をつかわずに人から人へと治癒的エネルギーを直接おくりこむこともできる。

古代からのさまざまな秘教的文献には、人間は転生のなかの一回一回の生においてあたえられている特殊な潜在的エネルギーをつかうことによって、たがいに病気を治しあうことができるとのべられている。その癒しの力は、何世紀にもわたってさまざまな名前でよばれてきた。たとえば「手かざし療法」、「サイキック・ヒーリング」や「スピリチュアル・ヒーリング」、また「セラピューティック・タッチ」（タッチセラピー）などである。微細エネルギー的治療という現象はこの数十年間、現代テクノロジーの進歩とともに霊的にめざめた科学者たちの尽力により、ようやく研究室でもその効果が確認できるレベルにまで進歩してきた。その研究成果の一部はこれまでの章でもふれてきたが、ここでは、サイキック・ヒーリングがどのように理解されてきたのかを歴史的にふりかえりながら、幅ひろい見地からそうした研究についても再検討をくわえてみたい。

人間の潜在力としてのサイキック・ヒーリング——その進歩の歴史

手かざし療法の歴史は何千年もむかしにさかのぼる。古代エジプトにおいてそれが治療目的でもちいられていたことを示す証拠は、紀元前一五五二年ころの「エベルス・パピルス」にすでにみとめられる。キリスト生誕の四世紀もまえのギリシャ人たちも、アスクレピオス神殿などにおいて病人を治療するために手かざし療法をもちいていた。アリストファネスのいくつかの作品には、失明した男性の視力が手かざし療法によって回復したり、不妊の女性が子をさずかったりするさまがくわしく描写されている(1)。

聖書には、手かざし療法の医学的応用や霊的な応用について、数多くの記述がみられる。キリストの奇跡的な癒しが手かざしによっておこなわれたことは、よく知られているところである。キリストはこういっている、「わたしがおこなっていることは、あなたがたにもできることだ。あなたがたならもっと上手にできるだろう」。初期のキリスト教聖職者にとっては、手かざし療法は説教や秘蹟とおなじ仕事の一部だとかんがえられていた。初期の教会では、手かざしは聖水や聖油といっしょに、秘蹟においてつかわれていたのである。

それから何百年間かのあいだに、教会における癒しの職務はしだいに衰退していき、ヨーロッパでは、癒しのわざは「ロイヤル・タッチ」としておこなわれるようになった。ヨーロッパ諸国の王たちは、結核(瘰癧《るいれき》)のような病気を手かざしによって癒したとつたえられている。この治療法はイギリスでは、証聖王エドワード(一〇〇二?~一〇六六)によってはじめられ、その後七〇〇年間以上もつづいて、懐疑的な王ウィリアム四世(一七六五〜一八三七）の統治時代に廃止された。初期におこなわれたさまざまな癒しのわざの試みは、イエスや王、あるいは特定の治療家のもつパワーにたいする、患者の信頼感や信仰心にもとづくものだとかんがえられていた。また現代になると、自然界の特殊な生命力や作用力によって治癒が生じるとかんがえる医学者たちもあらわれた。

治癒のメカニズムをしらべていた初期の研究者の多くは、そこに磁気のようなエネルギーがかかわっているという仮説をもっていた。当時注目をあつめた「生体磁気説」の代表的な論者のひとりに、セオフラストゥス・ボンバストゥス・フォン・ホッヘンハイム（一四九三〜一五四一）という医師がいたが、かれはパラケルススという名でも知られている有名な人物であり、のちに大論争の火つけ役となった。パラケルススはあたらしい薬物療法の数々を発見し、人間と宇宙との照応関係にもとづく独自の医学体系を築きあげた。その説によれば、人体は微細な放射物や、空間をすみずみまで満たしている流動体をつうじて、星やさまざまな物体（とくに磁石）の影響を受けているという。かれの説は人間と天体とのむすびつきを説明しようとするものであった。パラケルススの医学大系は、人間の病気や行動にたいする惑星と恒星の影響にかんする、初期の占星術的な考察であるとみることができる。

そこで言及されている人間と天界とのむすびつきは、微細で浸透的であり宇宙に遍満する流動体、おそらくは「エーテル」の初期的構成物によって成り立っている。かれは、その微細な物質には〝磁気的〟性質がそなわっているとかんがえ、これが治癒をうながす独特の特性をもたらしているとかんがえた。そして、その力が手にはいり、活用できるならば、病気の進行をおくらせたり、治癒にみちびいたりすることができるだろうとも結論づけていた。パラケルススは、**生命力は個人の体内に閉じこめられているものではなく、光輝く天体のようにからだの内外に放射しており、遠くはなれた場所にも作用するものだ**とのべていた(2)。身体周囲のエネルギー場にかんする描写がじつに正確であることから察して、かれ自身が人体のオーラを観察することができたのではないかとおもわれる。

パラケルススの死後、磁気説は当時の神秘家であり医師であったロバート・フラッドに受けつがれた。フラッドは十七世紀初期の代表的な錬金術理論家のひとりとかんがえられている。**かれは光と生命の源としての、健康における太陽の役割を強調した。太陽は地球上に存在するあらゆる生き物に必要な「生命の光線」を供給してくれるとかんがえていたからだ。**フラッドは、天上からおくられてくる不可視の力がなんらかの方法であらゆる生命体に顕現しており、その生命力は〝呼吸とともにからだにはいってくる〟とかんがえた(3)。読者のなかには、インドのプラーナという概念をおもいだす人もいるだろう。これは、太陽に内在する微細エネルギーをあらわす概念であり、呼吸をつうじて体内にとりいれられるという。神秘家の多くは、ヒーラーがおこなう癒しのわざは、体内にとりいれたプラーナの流れを視覚化し、意識的にコントロールすることによって、エーテルエネルギーを患者の体内に手からおくりこむことだとかんがえている。フラッドは、人体に磁気が存在するという説の信奉者でもあった。

一七七八年、ひとりの革命的なヒーラーが探究の道をさらに一歩前進させた。患者がキリストやヒーラーの力を信頼していなくてもいちじるしい治療効果がえられると主張する人物があらわれたのである。その人、フランツ・アントン・メスメルは、患者が治癒したのは宇宙に遍満する「流体」というエネルギーを利用したせいであると主張した(4)。(メスメルの「流体 fluide」という用語が、ライアーソンらのチャネリング情報でふれられている「エーテル・フルイディウム」、すなわち「エーテル体を構成する実質」という用語と似かよっているのは興味ぶかい。)(307ページ参照)メスメルはこの「流体」が宇宙に遍満する微細な液状物質で、人間とほかの生命体、生物どうし、地球や天体とむすびつける媒体であると主張した(この説はパラケルススの医学体系における宇宙観とおなじである)。メスメルは、自然界のすべての存在は特定の力をもっており、その特殊な力のはたらきによって他の存在のうえにそれ自身の存在を顕現させられるとのべている。かれは、あらゆる物体・動物・植物、そして石のなかにまでそのふしぎな媒質が浸透しているとかんがえていた。

メスメルは、ウイーンにおける医学研究時代のはじめのころ、患者の病変部位のうえに磁石をかざすと病気がなおるばあいが少なからずあることに気がついた。また神経疾患をもつ患者においては、磁石の刺激が異常な運動をひきおこす傾向がみとめられた。メスメルは、磁気治療が成功しているときには筋肉のおおきなけいれんや反射がひんぱんに発生すると記録している。やがてメスメルは、治療がうまくいくのは、磁石を伝導体としてかれ自身の体内から生じたたエーテルの流れが患者の体内に注入され、微細エネルギー的な治癒効果が生まれたためであると信じるようになった。そして、**その「生命力の流れ」が磁気的な性質を帯びているものとかんがえ、それを「動物磁気」と名づけた**（これは無機物や鉄にはたらく磁気と区別するためである）。

動物磁気をもちいた治療によって不随意的な筋けいれんや振顫《しんせん》がおこることから、メスメルは研究をつうじて、微細エネルギーの流れが神経系と関連しているのではないかとかんがえるようになった。かれは神経と生命力の流れが全身に流体を輸送し、流体が供給された部位が活力をとりもどすという仮説をたてた。メスメルの「流体」という概念は、古代中国の「気」ともつうじているようにみえる。気エネルギーも、経絡系を流れて神経と身体組織に生命力を供給するものである。

健康とホメオスタシスの基礎には、生命を維持し、制御している磁気的な流体のはたらきが欠かせないと、メスメルは確信した。この生体磁気との適切な相互作用をもち、基本的な自然法則と調和しているときに、人は健康でいられる。病気は、肉体とそうした自然の微細な力とのあいだの調和がみだれたときに発生するのだ。メスメルはさらに、その普遍的な力を生みだす最良の供給源は人体そのものであることを確信するようになった。そして、そのエネルギーの流れのもっともつよい放出点は手のひらであるとかんがえた。治療家が手を患者のからだにふれて治療をおこなえば（「磁気的パス」）、患者にむかってエネルギーが直接流入するというわけである。フランス革命をむかえていたこの時期において、この療法は、かれ自身の影響力によって国民のあいだで大流行することとなった。

しかし不幸なことに、当時の科学者の多くは、メスメルの方法をたんなる催眠術または暗示効果であるとかんがえていた(一部の科学者はいまだに催眠を「メスメリズム」とよぶことがあり、「メスメライズ」ということばは現在でも「催眠状態にする」という意味につかわれる)。一七八四年、フランス国王はメスメルの治癒実験の真偽を調査委員会に諮問した。その委員会のメンバーには、科学アカデミー会員、著名な医学者、そしてアメリカの政治家であり科学者でもあったベンジャミン・フランクリンなどが参加していた。かれらが計画した実験は、「治療に成功した症例の背後には磁気的な流体という力が存在する」というメスメルの主張の真偽をたしかめるためのものだったが、残念ながら、委員会によって計画された検査のいずれもが、流体の医学的な効能の測定とは無関係なものだった。この権威ある委員会が最終的にくだした結論は「流体は存在しない」というものだった。患者にたいする治療効果そのものは否定しなかったが、その効果は感覚的興奮、想像力、(ほかの患者の)模倣によるものだとかんがえたのである。興味ぶかいことに、医学アカデミーは一八三一年に動物磁気の再検討をおこない、メスメルの視点を一部ではあるが公的にみとめた。しかし、そのような評価にもかかわらず、その後メスメルの研究がひろく世間にみとめられることはなかった。

手かざし療法の生理学的作用にかんする最近の研究によって、治癒作用をもつ微細エネルギーが磁気的性質を帯びていることがたしかめられてから、研究者たちはメスメルが人体の微細エネルギーの磁気的性質を何世紀もさきがけて理解していたことを立証していった。しかし後述するように、そうした微細エネルギーを従来の電磁気的測定機器によって直接測定する試みが困難であることは、現代でもメスメルの時代とさほどかわりはない。

メスメルはこの微細な磁気的な力が水にたくわえられることも発見し、また治療家が処理した水に含まれるエネルギーが、患者のにぎる鉄棒をつうじてつたわることにも気づいていた。水にたくわえられた治癒エネルギーを患者に中継するために「桶《バケ》」とよばれるエネルギー貯蔵器が考案され、すでに使用されていた。ともあれ、こんにちではメスメルを偉大な催眠術師だとかんがえる人は多くても、微細な磁気的治癒エネルギーについてのかれのパイオニア的な研究を知る人はほとんどいない。

現代におけるサイキック・ヒーリングの調査研究――ヒーラーの生物学的作用の科学的検証

手かざし療法の調査研究はこの数十年間で、メスメルの発見にあらたな光をなげかけることになった。メスメルをはじめとする研究者たちが示唆してきた、ヒーラーと患者とのあいだのエネルギー交換という現象が証明されたばかりか、ヒーラーがもたらす生物学的作用と強力な磁場の性質とのあいだの類似性も示されるようになってきた。ヒーラーが発生させるエネルギー場はたしかに磁気的な性質をもつものではあるが、それ以外の性質ももっており、最近の科学的研究でようやくそれがあきらかにされてきた。

手かざし療法のエネルギー的特性にかんする追加的研究は、一九六〇年代、カナダのモントリオールにあるマッギル大学のバーナード・グラッド博士によっておこなわれている(5)。グラッド博士は、いわゆるスピリチュアル・ヒーラー(心霊治療家)やサイキック・ヒーラーとよばれる治療家たちの潜在的な治癒能力を認識していた。かれは、多くの医師がヒーラーの治癒能力を、強力な信念の力によって説明しようとしているのを知っていた。

治癒における信念の力の影響は、しばしば「プラシーボ(偽薬)効果」とよばれる。グラッド博士は、患者の信念によるプラシーボ効果以外にもなんらかの精神エネルギー的因子が作用しているのではないかと疑っていたが、それだけを分離して研究することは困難だった。グラッド博士は、治療家のかざす手が細胞の生理現象にあたえるユニークなエネルギー効果を、患者の心理的効果から切りはなして観察するためのあたらしい実験系の考案をめざしていた。かれはなんとか科学的方法論を適用して、ヒーラーにたいする患者の信頼感以外にも、なんらかの微細な力が作用していることを確認したかったのである。信念による影響を実験から排除するために、グラッド博士は治療の対象として、人間ではなく病気をもった動植物のモデルで研究することにした。

グラッド博士が実験にもちいたのはマウスである。経済的な観点からみても飼育が容易だったからだ。グラッド博士はヒーラーの治療対象になる病気の動物モデルとして、甲状腺腫のマウスをたくさんつくった。あつめられた複数のヒーラーのひとりが甲状腺の異常であるバセドウ病の治療を得意としていることがわかったからである(これはヒーリング・エネルギーを研究するうえでたいせつな点である。特定のヒーラーが特定の疾患を得意分野にしているという現象は、以前から認識されていた)。グラッド博士は、ハンガリー人の大佐で手かざし療法の名人としても評判の高かったオスカル・エステバニーという人物と共同研究をすることを決定した。グラッド博士の実験報告書のなかにでてくる「E氏」とよばれる人物はエステバニーのことをさしている。

マウスに病気を発症させるために、グラッド博士は特製の「甲状腺腫誘発食」をたべさせた。この餌には、甲状腺の正常な機能に不可欠であるヨードがまったく含有されていなかった。またマウス用の水のみには、チオウラシルという抗甲状腺ホルモン剤を少量まぜたものを使用した。ヨード欠乏とチオウラシルというくみあわせは、実験用マウスに甲状腺腫をひきおこすにはじゅうぶんすぎるほどの条件である。甲状腺腫を発症したマウスは、ヒーラーの治療を受けないグループと受けたグループにわけられた。

第一群のマウス(ヒーラーの手かざしを受けていないもの)は対照群とされた。ヒーラーの手からでる熱の効果や、マウスが人の手にかかえられるときの行動科学的な影響を除外するために、第一群にはいくつかのサブ対照群も設定された。サブ対照群の第一番目は、一切の治療的介入を受けないものだった。またサブ対照群の第二番目については、人間の手からでる熱を模した電熱テープでマウスのケージをおおうことにした。サブ対照群の第三番目のマウスは、ヒーラーではない第三者にかかえてもらい、マウスを抱いているときには手かざしの真似もしてもらった。すべてのマウスはあらかじめ、研究スタッフによってあるていどの訓練をほどこされ、人に抱かれることには慣らされていた。この「慣らし」作業のあと、神経質なマウスとおとなしいマウスが分別され、神経質なマウスはヒーリングの研究にはあまり適していないとみなされ、実験用マウスから除外した。

いっぽう、治療を受ける第二群のマウスは、ヒーラーが一度に何匹も治療できるように設計された特別なケージにいれられた。マウスは、メッキをほどこした金網でできたケージのなかにある、製氷皿のような区画に一匹一匹いれられた。そのケージの大きさは、ヒーラーが一度に九匹のマウスをあつかうことのできるほどのものだった。マウスは一回につき一五分間ヒーラーによる治療を受け、治療後はもとのケージにもどされた。

実験は合計四〇日間つづけられた。実験終了後はすべてのマウスをチェックして、甲状腺腫大がいちじるしいマウスの数が各グループごとに集計された。四〇日間の実験をへるあいだに、すべてのマウスの甲状腺には腫大がみとめられたが、**ヒーラーの治療を受けたグループのマウスでは、甲状腺のサイズの増大速度がきわめて低かった**。グラッド博士はその後、条件をすこし変えた興味ぶかい実験をおこない、ヒーラーの手そのものによる影響を完全に除去することができるかどうかを検討した。かれはなんと、ヒーラーに直接マウスの治療にあたらせるのでなく、コットンの玉やウールの布にむかって手かざし療法をおこなわせた。手かざしを受け、ヒーリング・エネルギーでチャージされているとかんがえられるコットンの玉やウールの布が、甲状腺腫大誘発食をあたえられているマウスのケージの床にしきつめられた。こうした処理後の布は、午前中に一時間、午後に一時間だけマウスのケージ内におかれた。また対照群マウスのケージには、手かざしをほどこされていない布がしきつめられ、実験が終了するまで、どちらのマウスも布のうえですごさせた。

グラッド博士はマウスの甲状腺のサイズを計測し、ふたつのグループ間について統計的分析をおこなった。**そのときグラッド博士がえた結論は、ヒーラーの手が直接マウスに接触しなくても、ヒーラーが処理した布にふ**

れていた動物は甲状腺腫大の速度がおそくなるというものであった。実験からえられたこれらの結果はいずれも、ヒーラーが甲状腺腫大の速度をおくらせるような測定可能なエネルギー効果をおよぼしていることを示唆していた。

以上のふたつの実験結果は、人間の甲状腺腫を治療することができるヒーラーといわれていたエステバニー氏の評判とぴたり一致するものだった。そしてさらにおどろくべき結論は、ヒーラーのもつエネルギーはコットンのようなごくありふれた有機物の媒体にたくわえることができ、媒体をつうじて患者（このばあいは甲状腺腫大のマウス）につたえられるということであった。こうした発見は、後述するように、いま看護の世界でおこなわれている「セラピューティック・タッチ」についてかんがえるさいにとくに重要になってくる。

グラッド博士は、ヒーラーのもつ甲状腺腫大を予防する能力を首尾よく証明できたことで、さらに興味をかきたてられた。かれの実験は、サイキック・ヒーリングにはヨード欠乏とチオウラシルによる甲状腺腫大を抑制する作用があるということを示した。しかし、**ヒーリング・エネルギーがじっさいにすでに発症している病気を消しさったわけではなく、予期されていた甲状腺異常の発現を防いだだけである。**ヒーリング・エネルギーが病気の自然治癒をうながす作用を観察するために、グラッド博士は動物が外傷から回復する過程（創傷治癒とよばれる生理的反応）を研究しはじめ、故意にこしらえた切り傷の治癒速度がヒーラーによってはやまるかどうかをしらべようとした。

麻酔をかけられたマウスはまず背中の体毛を剃られ、つぎに、すべての実験用マウスからおなじ大きさの円形の皮膚が切除された。しだいに傷口がふさがっていく過程を観察するために、傷のうえに透明プラスチックの板をおき、油性ペンで傷のふちをなぞって記録していった。その手順がすむと、傷口の輪郭と同一の大きさの紙が用意され、精密な天秤にかけてその重量が測定された。その紙の重量はマウスの傷口の大きさに比例するわけである。そのような独創的な方法のおかげで、グラッド博士は毎日、傷口の大きさをくりかえし測定することが可能になった。

外科的処置を受けたマウスの数はぜんぶで四八匹で、それらは一六匹ずつ三つのグループにわけられた。最初のグループは対照群であり、なんの治療もほどこされなかった。二番目のグループは、金網でつくられた特製のケージ（甲状腺の実験でもちいられたものとおなじ）ごしに、ヒーラーの両手につつまれた。この金属製の容器は、治療中にマウスとヒーラーが直接接触するのをふせぐためのものだった。三番目のグループは二番目のマウスとおなじようにあつかわれ、人間の手とおなじ温度の人工的な熱にさらされた。傷口にたいするヒーラーの手の熱効果が疑似的にくわえられたわけである。そして全グループのマウスの皮膚につけられた傷のサイズが、さきにのべた方法で三〇日間にわたって測定された。実験終了時に、治癒途上の傷口の最終的な大きさに統計的に有意な差異がないかどうが検討された。

最終的な検定結果によると、ケージごしにヒーラーの治療を受けたグループのマウスの傷は完全に治癒しているか、ほとんど治癒しかけている状態だった。のこりのグループの傷の治癒の段階はまちまちだった。一見しただけでも、その二群の傷の大きさにはいちじるしい差があったが、統計的解析によって、そこでおこっている現象がさらにはっきりした。**ヒーラーの治療を受けたグループのマウスのほうが、傷の治癒速度が早まっていることが有意差をもって示された**のである。

グラッド博士によるサイキック・ヒーリング効果の研究は、カナダにあるマニトバ大学のレミ・カドレット博士とG・I・ポール博士によって、二重盲検法によるきびしい条件のもとで追試された(6)。マウスの数も四八という少数でなく、三〇〇匹というおおきな母集団でおこなわれ、そのうえ、これまでにとくに治癒能力を発揮したことのない素人による手かざし療法を受けたばあいなど、あたらしい対照群もつけくわえられた。カドレット博士とポール博士の実験結果は、ヒーラーによる治療を受けたマウスの治癒速度が顕著にはやまったという点では、グラッド博士の結論とおなじものであった。

グラッド博士の初期の研究では、ヒーラーが病気の細胞レベルでの発現形態になんらかの生体エネルギー作用をおよぼしているのではないかという可能性が示された。その作用は、暗示や信念による効果をはるかにしのぐつよさだった。人間のばあいはプラシーボ効果が作用することもありうるが、「マウスがヒーラーを信じていたから傷がはやくなおった」とはかんがえにくい。このマウスの実験はたいへんに意義ぶかいものだが、動物におきる顕著な生理学的変化を観察するには長い時間がかかる。マウスにおけるヒーラーの影響を観察するには三週間から五週間の期間を要する。そのため、グラッド博士はもっと短期間に結果がでるようなべつの生物学的モデルをさがしていた。時間の短縮を期待して、グラッド博士は最終的に植物をモデルにしはじめ、オオムギの種子をつかって実験をすることにきめた。種子を病気にするために、まず一パーセントの食塩水（植物の生長をおくらせる作用がある）を使用した。食塩水処理後に、種子を数日間、乾燥した。そしてその後、適当な間隔をおいて、種子を水道水にひたした。

グラッド博士は種子をふたつのグループにわけた。第一のグループは無処理の食塩水にさらされ、その後乾燥され、さらに前述の方法で水にひたされた種子だった。二番目のグループの種子もおなじようにあつかわれたが、ここで処理にもちいられたフラスコ入りの食塩水は、あらかじめヒーラーが一五分間だけ手にもっていたものだった（ここでいうヒーラーはエステバニー氏のことである）。

最初の実験では、ヒーラーがふたのない食塩水入りのフラスコに、両手でかかえるようにして処理をほどこした。しかし、処理中にヒーラーの呼気中の二酸化炭素や汗などの物質がフラスコの口から混入した可能性もある。そこでグラッド博士は、対照群をより厳密な条件下におくために、すりガラスの栓をしたフラスコをつかうようになった。

さらに今回は手のこんだ二重盲検法を導入して、どれが処理されたフラスコでどれがそうでないかが、グラッド博士以外の実験関係者にはわからないようにした。実験技師は、ランダムに1や2と番号がふられた食塩水（ヒーラーが処理したものと、していないものがある）に種子をひたした。食塩水にひたす作業がおわると、種子は番号のついた植木鉢にうつされた。それからその植木鉢は、摂氏三八度から四〇度にたもたれた保温器のなかに四八時間保存された。つぎに、植木鉢は保温器からとりだされ、適当な場所にうつされてランダムにならべられた。その後、植木鉢は観察期間がおわるまで等量の無処理水道水のなかにつけられた。一二日ないし一五日間の実験の最終日には、処理群と未処理群それぞれの種子について、発芽率、植物の高さ、葉緑体の含有率が比較された。

統計処理の結果、**ヒーラーが処理した食塩水にひたされた種子は無処理群にくらべて、収量でも植物のサイズでもまさっていた**。ヒーラーの処理を受けた植物はまた、処理を受けなかった群にくらべて葉緑体の量も多かった。その後にグラッド博士の研究室でおこなわれたおなじヒーラーによる実験でも、同様の結果が再現された。そしてべつのヒーラーをつかっておこなわれたほかの研究室における実験でもおなじ結果がえられた。

グラッド博士の立場でみれば、ある種のヒーリング・エネルギーがヒーラーの手から放出されてガラスのフラスコを通過し、食塩水にとどいたことは自明であった。そしてその影響は、食塩水による植物の生長促進作用というかたちで示された。**メスメルは、「桶《バケ》」が治療に役立つのは、ヒーラーが処理した水にたくわえられたエネルギーに患者がふれるからであると主張していたが、グラッド博士の実験において水をヒーリング・エネルギーでチャージすることができ、そのエネルギーをさらに生体に転送することができたという事実はメスメルの見解を支持することになり、たいへん意義ぶかいものがある。**

水をサイキック・エネルギーでチャージするというテーマに関連して、グラッド博士はさらに興味ぶかい実験もおこなっている。かれは、いわゆる「緑の拇指《グリーン・サム》」（園芸に秀でた才能）をもつ人物と、抑うつ状態にある患者とに水をわたして、ヒーラーと同様の方法でチャージしてもらうように依頼した。その結果、「緑の拇指」の持ちぬしである人物が処理した水のほうが、植物の**生長速度がはやい**という結果がでた。いっぽう、**抑うつ状**

態の人が処理した水による植物の生長速度は、対照群に比較してもさらに低下していた。以上のように、グラッド博士は、ある種のヒーリング・エネルギーの効果がガラスを通過して水につたわることをはっきりと証明してくれた。水にたくわえられたヒーリング・エネルギーは種子につたえられるが、そのメカニズムはおそらく、ヒーラーが処理したコットンが甲状腺腫大のマウスにたいする治療効果をもつという、かれの初期の実験でえられた知見と同様のものであろう。種子に伝達されるものがなんであれ、そのエネルギーはプラス／マイナス双方の生理作用をもっているようである。ヒーラーや「緑の拇指」の持ちぬしは、栄養を供給するようなプラスの性質のエネルギーをもっており、抑うつ状態の患者は植物の生長を抑制するようなマイナスの要素を発散していたようである。

ヒーラーと磁場とのエネルギー的類似性——動物磁気の科学的研究

ごくふつうの水がヒーリング・エネルギーを吸収するという事実を確認したグラッド博士は、ヒーラーのエネルギー場にふれた水そのものがなんらかのかたちで変化しているかどうかをしらべることにした。そして、ヒーラーがエネルギーを注入した水の物理的性質についての定量的な分析をはじめた。グラッド博士は赤外線吸収スペクトル分析によって、水分子の結合角度が微量だが検出可能なていどに変化していることをつきとめた。ヒーラーによるわずかな水素結合角度の変化が、溶液中の水分子の配列様式を変化させ、結果的に水分子間の水素結合の様式に間接的な変化が生じていたのである。

水素結合は水分子（H_2O）に独特の現象である。水素結合は、水分子中の若干マイナスに荷電した酸素原子がプラスに荷電した周囲の水素原子に引きつけられて生じる。水分子間に発生するそのよわい引力は、水が重力にさからって植物の維管束《いかんそく》系をのぼっていく現象の原因にもなっている（毛細血管現象）。また水素結合によって水面につくられる微妙な膜のような効果は、アメンボなどの昆虫が水面を歩くように進むことを可能にしている。ヒーラーのエネルギー場による水素結合角度のわずかな変化によって、水の表面張力に直接影響がおよんでいるのだ。グラッド博士は、ヒーラーが水の水素結合力をよわめることによって、わずかだが測定可能なていどに表面張力を低下させていることを発見した。

ジョージア州のアトランタにもヒーラーのもつ生物学的作用を研究している学者がいた。ロバート・ミラー博士という化学者である。ミラー博士は、水素結合力を減少させるヒーラーの影響力にかんするグラッド博士の発見を実験で確認していた。ミラー博士は、ヒーラーの活動にともなって観察されるエネルギー場の作用と磁場のエネルギー作用には重要な共通点があることにも着目していた(7)。ミラー博士は表面張力計をもちいて、ヒーラーのエネルギー場と磁場にさらされた水の表面張力を測定した。ヒーラーの処理を受けた水は、その表面張力がいちじるしく低下していた。**磁場にさらされた水もやはり表面張力がおおきく低下していることがわかった**。かれは処理後の表面張力の低下がどのくらい持続するかを測定することによって、その効果の安定性の相対的なちがいを評価しようとした。

水にあたえられたエネルギーの安定性をしらべるための実験でわかったのは、ヒーラーや磁場によって処理された水が二四時間以上にわたって余分なエネルギーを環境中に放出しているということだった。二四時間後には、表面張力も正常値にもどっていた。人間が金属棒でその磁化された水にふれると、そのエネルギー放出現象は加速した。ミラー博士は、ヒーラーや磁場によって処理された水をステンレスのビーカーにそそぐと、たくわえられていたエネルギーは瞬時に消え去り、表面張力も一瞬にしてもとにもどることも発見した。金属は一種のエネルギー放出装置として存在しており、磁気的性質をもつヒーリング・エネルギーの流出路としても機能しているようであった。ミラー博士とグラッド博士の研究結果は、水が磁気的なヒーリング・エネルギーでチャージされうることを示しており、金属や有機物はこのユニークなエネルギーの中間的経路としてはたらいていることを暗示している。
ミラー博士は、エネルギーがチャージされた水に金属製の撹拌《かくはん》棒をいれると、棒をつうじてヒーリング・エネルギーがとりだせることにも気づいた。その発見によって、およそ二〇〇年もまえにメスメルが患者の治療に使用していた「桶《バケ》」の理論的根拠を確認することができた。「桶」には「磁化」された水がはいっていて、そこからは金属棒がでており、患者はそれを握る。「桶」をかこむいちばん内がわの輪のなかにいる患者たちが、外がわの輪のなかにいる他の患者たちと腰ひもでむすびつけられるときもあった。さきにみたようにグラッド博士の実験では、コットンやウールが天然の有機コンデンサーとして機能しており、そこにたくわえられたヒーリング・エネルギーをマウスにむけてすこしずつ放出することができた。その知見も、患者を円陣に並ばせて（ヒーリング回路）、ひもでむすびつけたというメスメルのユニークな治療法の理論的根拠を示している。

その後の研究でも、ミラー博士は磁石で処理された水とヒーラーが処理した水の共通点を数多く発見した。かれは水の微細エネルギー的な変化をしらべるために、自然の結晶析出現象を利用したユニークな実験を考案した。ミラー博士は、水に硫酸銅をまぜてつくった過飽和水溶液は静置すると結晶が析出してくることを利用した。なんの処理もしていない水は、青緑色の硫酸銅の単斜晶系結晶が析出してくる。しかし、水溶液があらかじめヒーラーの手かざしを受けているばあいには、析出してくる結晶はつねにトルコ石のような空色のざらざらした粒であった。

ミラー博士はつぎに、ヒーラーのかわりに磁場をもちいておなじ実験をおこなってみた。硫酸銅の過飽和水溶液を四五〇〇ガウスの磁場のなかに一五分間おくという実験をしたのである。**析出の結果として生じた結晶は、ふつうの青緑色の結晶ではなくヒーラーの実験で観察された空色の粒であったと、ミラー博士は記録している。**われわれはまたもや、**ヒーラーの手があたえる影響と磁場の影響とのあいだの共通の特性を目のあたりにすることになったのである。**

ミラー博士はさらに、ヒーラーの手と磁場に共通する生理学的特性を測定するためにべつの実験をおこなった。グラッド博士による初期の実験とおなじく、ミラー博士はヒーラーの手かざしを受けた水に種子をひたす実験を選んだ。ミラー博士は水の生長刺激作用を、ふつうの水、磁気処理をした水、ヒーラーの処理を受けた水とで比較した。まず、二五個ずつのライ麦の種子からなるグループを三つつくった。第一のグループの種子はふつうの水にひたした。第二のグループの種子は磁気処理をした水にひたした。三つ目のグループの種子はヒーラーの処理を受けた水にひたした。四日後、博士はそれぞれのグループについて、何個の種子が発芽しているかをしらべた。その結果、ふつうの水にひたした種子の発芽率が八パーセントであったのにたいして、**ヒーラーの処理した水にひたしたものは三六パーセントと、四倍以上の増加を示していた**。また、**磁気処理水にひたした種子では、なんと対照群の八倍をこえる発芽率（六八パーセント）を示していた**。

　発芽率を測定する方法にくわえて生長率についても、八日後の苗の背丈を指標とする調査がおこなわれた。八日後の結果をみると、ヒーラーが処理した水の苗は真水の対照群よりほんのすこし背が高いだけであったが、磁気処理水の苗の背丈はおよそ二八・六パーセントも高いことがわかった。グラッド博士とミラー博士によるそれぞれの実験室での発見は、ヒーラーのエネルギーと磁気エネルギーの共通点をあきらかにしたわけだが、じつはその現象は、二〇〇年もまえにメスメルによって記録されていたのである。ミラー博士とグラッド博士の実験結果はヒーラーのエネルギーが磁気的なものであることを示す証拠だといえるが、メスメルは独自の推測からおなじ結論をえていた。ふたりの研究者はまた、メスメルがもちいた「桶《バケ》」という方法のメカニズムを説明するような証拠も手にいれることができた。「桶」は、特別なヒーリング回路をもちいて微細エネルギーを分配し、多くの患者を同時に治療する方法である。メスメルもグラッド博士とおなじく、ヒーラーのエネルギーがバッテリーのようにびんづめの水に貯蔵できることに気づいていた。それは初期の時代の科学実験でもちいられた、電気を貯蔵できるとされる「ライデンびん」と似たものだった。微細エネルギーにも電気エネルギーのように、ポテンシャルの高いところから低いところへ移動するという性質があるので、アンブローズ・ウォーラルのようなヒーラーは微細エネルギーを「疑似電気」（paraelectricity）とよんでいた。

グラッド博士の論文が発表されると、ヒーラーが植物の生長や創傷の治癒をうながすメカニズムについて、多くの科学者たちが独自の仮説をのべはじめた。そのなかでも合理的とおもわれた説は「ヒーラーは対象となる生体の細胞で正常に機能している酵素を活性化することによって、生長や治癒の加速をうながしている」とするものであった。

グラッド博士の発表と同時期に、強力な磁場による酵素反応の加速を証明する多数の論文が発表されていた。その発表者のなかには、ジャスタ・スミス博士の名もあった。博士はニューヨークにあるロザリーヒル大学人間研究所（Human Dimensions Institute）の生化学者であり、尼僧でもあった(8)。スミス博士は、すでにほかの研究者が報告していた「強力な磁場は酵素の反応速度を加速し、その程度は磁力をあたえる時間のながさに依存する」という観察結果を確認していた。磁場と酵素についての研究は、スミスの博士論文のテーマだったのだ。博士はその研究をしあげてからいくらもたたないうちに、ヒーラーの生物学的効果にかんするグラッド博士の研究を知った。スミス博士は、ヒーラーによる生長や治癒の促進は酵素の活性化によるものだという仮説がもっとも合理的だとかんがえた。酵素は細胞内のすべての代謝機能を牽引する馬車馬のようなものなので、酵素の反応速度が加速すれば創傷の治癒や生長速度が加速するとかんがえるのは自然なことであった。スミス博士の実験室には酵素反応を測定する装置があり、その仮説の真偽をたしかめることは容易にできた。強力な磁場の生物学的作用についてのそれまでのスミス博士の観察結果は、ミラー博士が報告したヒーラーのエネルギー場と磁場との類似性についてのあたらしいデータとも合致していた。

スミス博士は酵素の反応速度にかんして、ヒーラーと磁気処理の効果の相違を比較する実験を考案した。グラッド博士が手かざし療法の研究でもちいたことのあるヒーラーのひとり、エステバニー氏の協力をとりつけたのである。スミス博士はエステバニー氏に消化酵素のトリプシンがはいった試験管をわたし、それを手かざし療法をイメージしながらにぎっているように指示した。その実験でもちいられた酵素のトリプシンは純粋な結晶のかたちで業者から購入したもので、その活性も標準的なものであった。博士はヒーラーが処理をつづけているあいだ、一定時間ごとに少量のサンプルを採取していった。それぞれのサンプルはスペクトル分析計にかけられたが、その測定値は酵素の触媒作用のつよさを反映するものだった。**スミス博士があきらかにしたのは、エステバニー氏が試験管を手ににぎっている時間が長いほど反応速度が速くなっていくということだった。酵素にたいするその効果は強力な磁場でも同様に観察されるものであったが、**それは博士の以前の研究から自明のことだった。

　ヒーラーのエネルギーと磁気エネルギーには酵素反応速度を加速するという共通の作用があることを確認した博士は、ヒーラーがある種の磁場を発生させて治療効果をえているのではないかという可能性を観察する研究へと進んだ。その仮説をたしかめるために、博士は施術中のヒーラーの手のそばに高感度の磁気記録計を設置した。しかし、磁場は検出できず、実験は失敗におわった。酵素に変化をあたえるためには、ヒーラーはかなり強力な磁場を発生させる必要があるはずだった。博士がそれまでの実験で使用していた磁場の強度は一万三〇〇〇ガウスにも達するもので、これは地磁気の約二万六〇〇〇倍にあたる強力な磁力だった。

　スミス博士は、ヒーラーのエネルギー場と磁場にちがいがあるかどうかをあきらかにするために、さらに酵素についての実験をつづけることにした。博士は複数のヒーラーをもちいて酵素の変化における再現性の有無を確認しようとした。そして、トリプシンでおこなったときと同一の実験プロトコール（手順）にもとづいて、それぞれのヒーラーで酵素をかえて実験をおこなった。たとえばそのなかには、ＮＡＤ（ニコチンアミド・アデニン・ジヌクレオチド）合成酵素なども含まれていた（ＮＡＤはミトコンドリア電子伝達系に重要な物質である）[9]。その酵素にかんしては、おおむね酵素活性が低下することが判明した。そのほかの酵素の実験では、ヒーラーの手から放射されるエネルギーにふれると、ある酵素ではつねに酵素活性が亢進しているのに、べつの酵素ではいつも低下がおこることが判明した。

この結果は一見理解しがたいものだったが、細胞生理学の視点からみれば当然であることがのちに判明した。**ヒーラー処理を受けたあとの酵素活性の変化には一定のタイプがあった。すなわち、そのいずれもが細胞あるいは生物体を健康にみちびく方向にむかっての変化だったのだ。**たとえば、NAD合成酵素の例をあげてみよう。この酵素もヒーラー処置によって活性があきらかに低下する。その酵素によって生成されるNADは、個々の細胞の発電所ともいえるミトコンドリアにおける電子伝達系の中間生成物である。ミトコンドリアの内部でおこっている化学反応は、摂取した食物から大量のエネルギーをとりだすためのものである。食物からとりだされた化学エネルギーの一部は電子のかたちで放出され、バッテリーのような構造のミトコンドリア内部をかけめぐる。生命の源である酸素が最高度に活躍するのは、このミトコンドリアの内部においてである。酸素は、エネルギーを生みだす電子伝達系から放出された電子を捕獲すべく奮闘するのである。

NADは、ミトコンドリアがATP（アデノシン三リン酸）を合成するときに利用するエネルギー中間代謝物NADHの前駆物質〔訳註・材料のこと〕である。ATPは、いわば細胞内のエネルギー通貨である（ATPは、細胞内の生産ラインの各部門ではたらく酵素という労働者に支払われるエネルギーの賃金のようなものである）。

細胞内に存在するNADHの量が多いほど、細胞は治癒や適切な代謝活動に必要なエネルギーを多く手にいれることができる。NADHはエネルギーを放出してATPを合成したあと、NADに分解する。したがってNADという中間物質の状態ではエネルギーポテンシャルは減少している。細胞内のNADとNADHの比は一定に保たれており、NAD／NADH比とよばれる。

NADHにくらべてNADの量が多ければ多いほど、細胞が代謝活動のために利用できるエネルギーの量は減少してくる。スミス博士は、高エネルギーのNADHを低エネルギーのNADに転換する酵素であるNAD合成酵素の活性をヒーラーが抑制していたのだということを発見した。すなわち、ヒーラーによって活性が低下してしまうような酵素はどれも、細胞からエネルギーをうばいとってしまう性質をもっているものだということだ。したがって、ヒーラーの力によってNAD合成酵素の活性が低下したことは、細胞のメカニズム全体にとってはのぞましいエネルギー効果であったということになる。

細胞代謝にまつわるこうした理論的解釈は、ヒーラーによってひきおこされた酵素の変化を理解するための視点を提供してくれる。**使用される酵素がなんであれ、ヒーラーがあたえる効果はつねに病変臓器の健康を回復し、エネルギーバランスをととのえる方向にはたらいていたのである。**ヒーラーが酵素をつうじて生長や創傷治癒にあたえる影響についてのスミス博士の仮説は、右のようなかたちで実験的に確認された。ヒーリング・エネルギーは、あたかも試験管内の酵素を見わけるだけの知性をそなえているかのようにふるまう。試験管はヒーラーの目には、透明な水溶液がはいっているとしかみえない。かれらは酵素活性に変化をおこそうなどという特定の目的意識をもっているわけではなく、ただ「治癒」だけをかんがえている。この点は、ヒーリング・エネルギーと磁場の質的な相違点をあきらかにしている。すなわち**磁場はあらゆる酵素にたいして一律に酵素活性を上昇させるように作用する。**しかし、**ヒーラーが生みだすエネルギー場は酵素の種類によってあたえる影響が変化する。その変化の方向は、つねに細胞と臓器の健康増進をめざす方向と一致している。**

ヒーリング・エネルギーと負のエントロピー——秩序と細胞組織化の推進力

スミス博士は酵素の実験をおしすすめ、ヒーラーのエネルギーと磁場の類似点をいっそうあきらかにした。その実験をおこなうにあたって、スミス博士はグラッド博士に相談し、そのアドバイスにしたがった。グラッド博士は、自分のヒーリング・エネルギー測定実験では健康な人をヒーラーに治療させる試みはしなかったと語り、あらゆる酵素実験をやりつくしたスミス博士にたいして、その酵素に損傷をあたえておいたらどうかと提案した。そこで、損傷を受けて完全な触媒反応がおこせなくなっている酵素にヒーラーがどのような影響をあたえられるかをしらべてみることにした。

スミス博士はトリプシンのはいった試験管を、タンパク質の構造を破壊する紫外線に照射し、反応の活性部位を破壊した。紫外線処理されたトリプシン入りの試験官がヒーラー（エステバニー氏）に手わたされ、いつもとおなじような処理がほどこされた。紫外線処理後の測定結果によると、紫外線の構造破壊作用によって酵素活性のベースラインがいちじるしく低下していることがわかった。しかし、エステバニー氏が処理したあとでは酵素活性が回復しており、さらにその回復の程度はエステバニー氏の照射時間に比例していることを知って、スミス博士はおどろいた。**回復後も酵素活性レベルは維持されており、破壊されていた酵素がヒーラーの処理によって修復されたことを示していたのである。**また興味ぶかいことに、酵素の修復作用と酵素活性の増強効果は強力な磁場によってもおこすことができた。こうした知見は、エネルギー効果の測定という世界ではまったくあたらしいものであった。紫外線の作用によって物理的に破壊された酵素が、ヒーラーの放射するエネルギー場の作用によって、もとの構造をとりもどした。これは物理学の表現をつかえば、生物学的な酵素反応系のエントロピーが減少したということになる。

第4章（178ページ）でふれたように、エントロピーとはある系の乱雑さの程度をあらわす概念である。乱雑であればあるほどエントロピーがおおきい、と表現される。反対に、整然とすればするほどエントロピーはちいさくなっていく。たとえば、水晶は数学的に緻密で規則正しい格子構造をしているので、そのエントロピーは最低であると表現される。この物質的宇宙で発生するほとんどのプロセスは、正のエントロピーを増大させる方向にむかうものだと信じられている。すなわち、一定の時間が経過すればすべてのものはバラバラに散逸するということである。この熱力学の法則の唯一の例外は、生物学的システムのふるまいである。生物は、自己の生理学的システム内部の秩序のレベルを上昇させるためにエネルギーを消費する。しかし、自己組織化の根源であるエネルギー、つまり生命力が去ってしまうと（すなわち、死んでしまうと）、その構成成分は塵にかえっていき、ふたたび無秩序な状態にもどる。

これまでにのべたように、生命力は負のエントロピー（ネゲントロピー）の特性をもっている。そのエネルギーは、細胞の秩序や自己組織化のレベルを上昇させる方向に作用する。その現象と対照的でもっとも劇的な現象は「死」である。有限の物質的身体から生命力がはなれると、あとにのこるのは塵と崩壊と無秩序さだけなのだ。

物質的身体を維持し、生長させているのは、じっさいには、エーテル体の組織化原理である。死がおとずれると、エーテル体という媒体は崩壊して、環境中の自由エネルギーにもどっていく。物質的身体という殻とエーテル体というその鋳型は密接にむすびついているので、そのどちらも一瞬たりとも独立して存在することはできない（キルリアン写真の撮影者がファントム・リーフ効果の把捉に苦労する理由のひとつはそこにある。葉の切りとられた部分のエーテル体の構造は、物質的な片割れからの安定化作用が受けられなくなるために急速に散逸していく傾向にある）。

エーテル体はホログラフィックなエネルギー干渉パターンの全体にわたって、物質／細胞構造の空間的組織化にかんする情報をコード化している。エーテル体の鋳型をつくっているエネルギーが磁気的な性質をもっていることは、前述の磁場とヒーラーの比較実験で示唆されているとおりである。サイキック・ヒーラーがつくりだすそうしたエネルギー場の磁気的な特性は、ティラー博士が予測した負の時空間におけるエネルギーのふるまいのようすとひじょうによく一致している。

第4章（172ページ以降）でのべたように、「ティラー／アインシュタイン・モデル」は、人間が知覚できない微細エネルギーや微細身体の現実的基盤を成立させるべく、超光速で運動するエネルギー／物質のふるまいを数学的に記述しようとする試みである。われわれにとってなじみのふかい物理的物質の領域は、正の時空間に属している。超光速で運動するエネルギーの領域は負の時空間に属していると表現される（177ページの図15参照）。超光速のエネルギーの第一段階はエーテル質の周波数をもつエネルギー／物質である。エーテル体の上位レベルにはアストラル体の領域がひろがっている。アストラルレベルをこえる領域、すなわちメンタルレベルやコーザルレベルも存在はするが、現在のモデルではアストラルレベル以上の領域を記述することはできない。

ティラー／アインシュタイン・モデルによると、正の時空間にあるエネルギー物質はもっぱら電気的性質がつよい存在である（というのも、物質は電子や陽子といった荷電粒子からできているからである）。正の時空間は、電磁（ＥＭ）放射の領域である。それにたいして負の時空間にあるエネルギーは磁気的性質をもっていることで区別できるが、それは磁電（ＭＥ）放射として記述される[10]。ＭＥ放射は光速よりも速いため、従来の電磁（ＥＭ）波の検出とは相互作用をおこさない。

負の時空間エネルギーは、磁気的性質のほかにもたいへん興味ぶかい性質を数多くもっている。そのひとつが、**負のエントロピーを増加させる傾向性**である。ティラー／アインシュタイン・モデルでは、エーテルエネルギーは磁気的性質と負のエントロピー増大とに関係があるとかんがえられている。すなわち、**エーテル体のエネルギーは、細胞の規則性や組織化を進める作用をもっていることになる**。死後にからだが崩壊してしまうのは、エーテル体がからだからはなれるのと同時に負のエントロピーを増大させる力を失うためである。ひとたびエーテルの組織化力が消失すると、正のエントロピーにしたがい、細胞の破壊・融解という名のらせん階段をくだっていくことになる。**エーテルエネルギー／物質のこうした磁気的性質と負のエントロピー的性質は、サイキック・ヒーラーのエネルギー場にかかわっているものとおなじ性質である**。ヒーラーは組織化を促進するエーテルエネルギーを豊富にもちあわせているらしいのである。そして、共鳴現象を利用してその一部を患者体内に転送しているとかんがえられる。

ヒーラーがつくりだすエネルギー場も負の時空間エネルギーの作用によるものなので、水にたいしても磁場とおなじ影響をあたえるが、やはり従来の電磁波検出器では検出することができない。しかしスミス博士の実験以来、あたらしい測定装置が開発されており、ヒーラーのつくりだすエネルギー場の磁気的性質の確認を助けている。スミス博士は当初の実験で、高感度のガウスメーターをつかってもヒーラーの手の周囲に磁場を検出することができなかった。しかし、ジョン・ツィマーマン博士⑾によるＳＱＵＩＤ（超伝導量子干渉計）をつかったその後の実験では、極微の磁場も検出でき、施術中のヒーラーがかざした手の周囲に磁場の増大が確認されている（180ページ参照）。ヒーラーの手の周囲に生じた磁場のつよさは通常人体で測定される値の一〇〇倍であったが、スミス博士の酵素反応速度の実験で使用された磁場の強度に比較すればはるかに微弱なものであった。しかし、ほとんど検出することができないほど微弱なそのヒーラーのエネルギー場が、生物学的システムにたいしては、つよい磁場でしか達成できなかったような強力な作用をおよぼしていたということになる。

ヒーラーがつくりだすエネルギー場があまりにも微弱であるために、測定によってその存在を検出しようとする科学者は、メスメルの時代にかのベンジャミン・フランクリンが直面したときとおなじ困難につきあたる。科学的方法でエーテル体が実在する証拠となるデータを収集するには、いまのところは（酵素系などの）生物学的システム、（結晶化現象のような）物理学的システム、（高電圧写真スキャンで観察する）エレクトロニクス・システムにたいする二次的効果を観察していくしか方法がない。ヒーリング・エネルギーやエーテルエネルギーの場の実在を間接的に示す指標となるのは、ある系の内部に規則性を増加させる作用、すなわち負のエントロピーを増加させる力であろう。

現在では数多くの研究者が、ヒーリング・エネルギーには負のエントロピー増大作用があるということを理解するようになってきている。ジャスタ・スミス博士の研究が示唆したのは、ヒーラーの影響によって、異なる酵素系がすべて生体の組織化とエネルギーバランスが良好になるような方向にむかって変化していくということであった。酵素系の反応速度を高めることによって、ヒーラーは患者のからだにそなわった自己治癒力を向上させているのだ（じつは自己治癒力という概念も、まだ医学に認知されていない重要な原理のひとつである。医師は薬物や外科的治療、栄養補給などのさまざまな治療をおこなうが、それらの治療が患者に生来そなわっている治癒メカニズムをうまくサポートできたときにかぎって成功しているにすぎない）。ヒーラーは、患者のエネルギー系全体がホメオスタシスに復帰するために必要なエネルギーを注入することができる。ヒーラーから注入されたエネルギーは負のエントロピーをもち、自己組織化を促進するので、細胞は選択的にさだめられた発現のプロセスをへて、乱雑性のなかから規則性をつくりだしていくのである。

一九八二年、ヒーラーのエネルギーが負のエントロピーをもっているかどうかをテストする実験が考案された。オルガ・ウォーラル（スミス博士の磁場と酵素にかんする研究に参加したヒーラー）の協力をえてオレゴン州でおこなわれた、ある学際的な研究グループによる磁場と酵素にたいする実験である(12)。かれらは、ヒーラーが生体の自己組織化能力を高めるのではないかという仮説の検証を目的にしていた。かれらの推測では、ヒーラーの影響がベロゾフ―ジャボチンスキー（B―Z）反応という名で知られている特殊な化学反応にもあらわれるはずだった。B―Z反応では、薬液は浅いペトリ皿の溶液のなかでうずまき型のらせんを描きながらふたつの異なった状態を行き来する。そのなかに色素をまぜると、観察者は溶液の色が赤から青になったかとおもえば赤にもどるという具合に、色の変化をみることになる。この反応は「散逸構造」(13)とよばれる特殊な状態でのみおこる（イリヤ・プリゴジンは散逸構造理論の功績で一九七七年にノーベル賞を受賞した。この理論はB―Z反応のような反応系がエントロピーあるいは無秩序さによって生じるあらたな結合を利用することによって、いかにして高い規則性を獲得するにいたるのかを説明する、斬新な数学的モデルである）。

研究チームはヒーラーが自律的な化学反応系であるB―Z反応のようなエントロピー変化に影響をあたえる

ことができるかどうかに興味をもっていた。そこで、ヒーラーのウォーラルに、B―Z反応になんらかの影響をあたえるように指示したのである。結果は、ヒーラーが処理した溶液では、変化の速度が対照群にくらべて二倍になったと報告されている。べつの実験では、ふたつのビーカーにいれられた溶液の色の赤―青―赤という変化が、ウォーラルの処理後に位相がともにシンクロして変化するようになったという結果が報告されている。研究チームの結論は、ヒーラーがつくりだしたエネルギー場は負のエントロピーの法則にしたがって無機物にも高い規則性をあたえることができるというものであった。この結論は、紫外線による損傷を受けた酵素の構造と機能が（ウォーラルのような）ヒーラーによって修復できることを証明したスミス博士の実験結果と一致する。植物の生長やマウスの創傷治癒の促進もまた、ヒーラーによる細胞系の組織性と規則性を高める作用によるものだったのではないだろうか。

ヒーリングの生物学的作用にかんする多岐にわたる実験データは、ヒーラーが確実に病者にエネルギー効果をあたえるとする仮説を支持している。これまでの実験で検討された生物はすべて人間を対象とするものではなかった。実験対象から暗示や信念の効果を除去するために、動物・植物・酵素系などがもちいられたのである。しかし、ヒーラーと人間以外の対象とのあいだにエネルギー交換が成立することが確認された現在、ヒーラーと病気をもった人間のあいだになにがおこるのかは、だれもが知りたい点であろう。

ヒーラーが生物に測定可能な影響をあたえることができるという事実をみとめるとき、ヒーリング能力一般にかんする重要な疑問が生じてくる。それはこういう疑問である。「ヒーラーは生まれながらに希有の才能があたえられた人間社会のエリート集団なのか？　それともほかの技能のように、ヒーリング能力も訓練によって習得できるものなのか？　もしそうならば、ヒーリングを教育するにはどうすればいいのか？　ヒーリングは、科学的な医療技術をさらに完全なものにするためのエネルギー療法として、医療従事者の教育にとりいれることができるのだろうか？」　こうした疑問にたいしては、最近になってようやく意味のある解答ができるようになった。その状況は、日進月歩の医学界の底流でも微妙な変化がおこっていることを反映している。サイキック・ヒーリングが医学教育や看護教育のカリキュラムにどのように採用されはじめているのか、その実例をご紹介したい。

ヒーラーとヘモグロビン――セラピューティック・タッチの進歩

サイキック・ヒーリングの生物学的効果にかんするバーナード・グラッド博士の研究が発表されると、将来の研究の方向性を示唆するその先駆的業績にさまざまな研究者が注意をむけはじめた。グラッド博士の報告に興味をそそられた研究者のなかには、当時ニューヨーク大学の看護学教授をつとめていた(現在は名誉教授)ドロレス・クリーガー博士もいた。クリーガーがひときわ興味をそそられたのは、ヒーラーが処理した水で栽培された植物では葉緑体が増加していたという観察結果であった(14)。

植物の葉緑体は、人間のからだにたとえればヘモグロビンのような生化学的性質をもつ色素分子である。葉緑体は中心の金属原子がマグネシウムであり、ヘモグロビンでは鉄原子だという点が異なっているが、いずれの分子も金属原子のまわりにポルフィリン環という構造をもっているという点では類似している。ヘモグロビンが植物の葉緑体に似た構造をしている以上、ヒーラーのエネルギーにふれた人のからだにヘモグロビンの増加がみられるかもしれないと、クリーガー博士はかんがえた。また血液中のヘモグロビン量は生命維持におおきく寄与しているので、生化学的な測定の指標としてすぐれているのではないかともかんがえていた。

ヘモグロビン分子の中心部にある鉄原子を含む環状の部分はヘムとよばれており、おもに三つの作用をしている。ヘムの役割は生命の源である酸素を肺から全身へと輸送することにあり、これはもっとも重要な役割である。第二に、ヘムは細胞のミトコンドリア内のチトクローム系にも存在し、電子伝達系における担体分子としても機能している。ヘム属はミトコンドリアのはたらきをつうじて、電子にあたらしい代謝エネルギー中間物質（ＡＴＰ）を合成させる。そのプロセスのなかで、最終的にはヘモグロビンによって運搬された酸素が動員される。三番目のはたらきとしてヘムは、肝臓などの臓器に存在するチトクローム酸化経路にも関与している。肝臓では、さまざまな潜在的毒素やその代謝物質を分解して体外に排出する作業がおこなわれている。このように、ヘム分子は人間のからだの健康と各臓器の適切な活動のためには欠かせない分子であり、ヘモグロビン分子は直接的な測定が容易であることから、クリーガー博士はヒーリング・エネルギーが人間にあたえる影響を調査する指標にヘモグロビンをもちいることにしたのだった。

クリーガー博士はその調査を、心理的影響を排除した分析的な手法で進めていきたいとかんがえていた。グラッド博士やスミス博士の実験で「患者」としてもちいられたのは病気の植物や傷ついたマウス、破壊された酵素などであったが、クリーガー博士はそれらの結果にもとづくかぎり、ヒーラーとこうした患者とのあいだにはたしかにエネルギー効果がはたらいていると確信していた。そして博士は、人間以外の系を対象にしたこうした実験からの知見をもとに、人間にたいするヒーリング・エネルギーの効果を確認できるような実験系をくみたてようとかんがえた。

そこで、グラッド博士との共同研究を終えたばかりのエステバニー氏は、一九七一年、おなじような設定の実験への参加を依頼された。その研究とは、医師（オテリア・ベングステン博士）と透視能力者（ドーラ・クンツ氏）によるもので、かれらはその実験によってヒーリングのプロセスを解明しようとしていた。そしてクリーガー博士も、健康管理の専門家としての技能を買われ、フェローとしてその研究グループに参加することになった。

その研究はニューヨーク州のバークシャー山麓の牧場を舞台に、さまざまな病気をもつ大人数の患者を被験者としておこなわれることになった(15)。実験では、実験群として一九人の患者、対照群として九人の患者がもちいられた。被験者の年齢や性別の分布におおきな偏りはなかった。実験群はエステバニー氏による手かざし療法を直接受け、対照群はなんの治療も受けなかった。実験群の人たちはエステバニー氏によるヒーリング・タッチ以外にも、エステバニー氏の磁気エネルギーで「チャージ」されたコットンの玉（グラッド博士の甲状腺腫のマウスへの実験で使用されたのとおなじもの）があたえられた（なかには実験終了後一年たったあとでも、まだコットンからエネルギーが流れてくるのを感じたと報告した患者もいた）。クリーガー博士はヒーリング処置の前後で、両群の患者のヘモグロビン量を測定した。**博士は自分の当初の仮説どおりに、ヒーラーによる治療を受けた群の患者のヘモグロビン量が対照群の患者にくらべて大幅に増加していたことを確認した。**

クリーガー博士の実験は一九七三年に再度おこなわれた。二度目の実験は前回よりも大人数の被験者でおこない、前回の実験内容にたいする批判にこたえるため、はるかに厳密な対照群が用意されていた⑯。今回は実験群として四六人の患者を、対照群として三三人の患者をもちいた。二度目の実験でもほぼおなじ結果がえられ、実験群の患者のヘモグロビン量はエステバニー氏による手かざし治療のあと、対照群にくらべて著明に増加していることがわかった。ヒーリング・エネルギーがヘモグロビンの増加をうながす傾向はひじょうに強力であったため、化学療法による骨髄抑制で貧血がおこっているはずのがん患者でも、ヘモグロビン量の増加が観察された。

クリーガー博士はその結果におおいに満足した。患者のヘモグロビン量の変化を測定することによって、ヒーラーが患者に生体エネルギー的な変化を誘発するという自分の仮説にたいする、生化学的な証拠を入手することができたのである。エステバニー氏とともにおこなった二回の実験の両方でヘモグロビンの増加がみとめられたことは、ヒーリング・エネルギーによって誘発される生体エネルギー的および生理学的な変化が確実に存在することを立証していた。またヘモグロビンの変化にくわえてクリーガー博士がおどろいたのは、エステバニー氏の治療を受けたほとんどの患者において自覚症状の改善もしくは消失がみられたことだった。それらの患者たちの病名には、既知のあらゆる臓器系の疾患が——つまり膵炎・脳腫瘍・肺気腫・多発内分泌機能異常・慢性関節リウマチ・うっ血性心不全などが含まれていた。そうした多岐にわたる疾患をもつ患者たちのほとんど全員において、エステバニー氏の治療後に著明な改善がみられたのだった。ヘモグロビンの増加は、ヒーラーと患者間のある種の相互作用による生体エネルギー的変化を反映したものであることは明白だとかんがえられたが、おこった変化はじつはそれだけではなかった。

ヘモグロビンの測定はどこの研究室の設備でもかんたんにおこなうことができるので、**クリーガー博士はヒーリング・エネルギーの相互作用を分析するための高い信頼性をもつ尺度を手にいれることになった。**手かざし療法の真のエネルギー効果を確認することに成功した博士には、しかし、まだ答えることのできないおおきな問題がのこされていた。ヒーラーはなにかの必要があって、そのような能力を生まれながらに身につけてきたのだろうか？　それともその能力は、特別な教育課程をへることで身につけることができるのだろうか？

博士は看護学の立場から、そのユニークなヒーリング技術を習得することができるかどうかにつよい関心をいだいていた。博士はエステバニー氏に「ふつうの人にもヒーリングをおこなうことができるようになる可能性があるかどうか」と尋ねてみた。エステバニー氏の見解はこうだった。「ヒーリング技術を習得することなどできない。これは先天的にその能力を身につけている者だけがおこなえる技術なのだ」しかし、クリーガー博士の最初の実験に参加した透視能力者のドーラ・クンツはややちがった見解をもっていた。

クンツは、ヒーリングを教えるためのワークショップを開講し、ヒーリングを習得したい人はだれでも受講することができた。とうぜん、クリーガー博士も熱心な生徒のひとりとしてはやくからワークショップに参加した。クンツのたぐいまれな能力は、透視によって人間どうしの微細エネルギー的相互作用を観察し、また個人のチャクラやオーラのエネルギー場のブロック箇所を観察して診断するところにあった(17)。クンツは透視能力を駆使してヒーリングというプロセスを科学的に研究し、ヒーラーと患者のあいだに発生する微細エネルギー的な相互作用をしらべてきた。すぐれた直観的能力にくわえてヒーリング技術にかんする高度な秘教的知識をもち、神智学協会の会長をつとめていたこともあるクンツは、救いをもとめる人々を自分の手で救う方法を身につけたがっているクリーガーにとってはすぐれた教師であった。

クリーガー博士は、クンツのヒーリングにかんする教育を受けているうちに、この方法は多くの医療従事者が習得すべきものではないかとおもいはじめた。博士は仲間の看護婦のために、手かざし療法習得のカリキュラムをつくりはじめた。また、ヒーリング・タッチによってひきおこされる治療的相互作用の合理的な説明を他の医療従事者におこなうために、古今東西の思想から知識を収集した。サイキック・ヒーリングという用語は、多くの医療従事者にとって否定的な響きをもつ表現であったため、クリーガー博士はヒーリングのプロセスをあらわす、より受けいれられやすい名前を考案することにした。ヒーリングをさすあたらしい名称は、「セラピューティック・タッチ」におちついた。この名称は正確に技法の内容を記述しているだけでなく、好奇心がある半面、疑いぶかい看護婦たちの偏見を刺激することのない表現だった。セラピューティック・タッチの最初のクラスは、博士課程の教科として、クリーガー博士が勤務しているニューヨーク大学で、看護婦たちを対象におこなわれた。ヒーリングにかんするクリーガー博士の講座は、「看護のフロンティア――治療的な場の相互作用にかんする潜在能力の獲得」というタイトルでおこなわれた。

ヒーリングのメカニズムを研究しはじめたクリーガー博士は、ヒンドゥー教やヨーガにおける「プラーナ」の概念にいきついた。そして、環境中から吸収されるプラーナが、日光の微細エネルギー的な成分によって輸送される一種の生命エネルギーであるということを理解しはじめた。その微細エネルギーは呼吸にともなってからだにとりこまれるものなので、ヒーラーのからだにはそれが大量に存在するのではないかと博士はかんがえた。健康な人にはそのプラーナが豊富にあるのではないか。逆に病気の人は相対的にプラーナが不足しているのではないか。このばあいのプラーナは、物理的エネルギーに似た微細エネルギーだとかんがえていい。手かざし療法において、ヒーラーはバッテリー充電のためのコードのような役割をしている。ヒーラーのエネルギー系はいわば充電ずみのバッテリー（高電圧）であり、その高電圧のバッテリーが、病人の低電圧の微細エネルギー系を活性化（ブースト）するためにもちいられる。ヒーリング・エネルギーの流れは、高電圧から低電圧のバッテリーへと流れる電流のようなものである。この表面的な類似性をとりあげて、ヒーリング・エネルギーを「疑似電気」と称するヒーラーたちもいる。

クリーガー博士のクラスに参加した看護婦たちは、すこしずつ手かざし療法ができるようになっていった。クリーガー博士自身、訓練すればするほどヒーラーとしての腕が上達することに気づいていた。じっさいにやってみると、ヒーリングは微細エネルギー版の筋肉トレーニングともいえるものだった。時間と労力をかければそれだけ、ヒーリングの技能が向上する。さほど多い人数ではなかったが、クリーガー博士のクラスで訓練を受けた看護婦たちはじょじょに、病棟業務のなかで患者にたいしてヒーリングの実践をはじめた。なかには多少の違和感をいだいた患者もいたが、標準的な治療内容にセラピューティック・タッチをくわえたときには患者の回復がはやくなっているようにおもわれた。その看護婦たちは団結して、治癒の原因がセラピューティック・タッチにあるということを示すために、「クリーガーズ・クレージーズ」（クリーガー信奉者）というネームをプリントしたTシャツを身につけた。そして、「試験的治療」として希望者全員にセラピューティック・タッチで奉仕した。ときには病気の野良イヌや野良ネコが治療の対象になることもあったが、それでも劇的な治療効果がみとめられる例があった。

クリーガー博士は、育成された看護婦ヒーラーがもちよる結果を観察するうちに、サイキック能力をもっていなかった人でもヒーリング技法を習得できるというつよい確信をもつようになった。**そして、セラピューティック・タッチはもともと人間にそなわった能力であり、おおむね健康で（プラーナにめぐまれて）、病者を癒したい、手助けをしたいというつよい思いをもつ人であれば、だれでも発揮できる能力であると結論した。**ただし、そのような潜在的能力がある人でも、真のヒーラーになるためにはさらに念入りな教育を受ける必要がある。なぜなら、一見単純にみえても、セラピューティック・タッチをじっさいに意識的におこなうのはかなり複雑な作業であるとかんがえられるからである。

クリーガー博士は、エステバニー氏が患者のからだにおこしてみせた生理学的変化とおなじ変化を、看護婦ヒーラーたちもひきおこすことが可能だと信じていた。博士の以前の研究できわだっていたヘモグロビン量の増加という効果が看護婦ヒーラーにも再現できることが示せれば、手かざし療法の習得可能性が証明でき、研究室の検査でその効果が評価できることになる。クリーガー博士は、看護婦ヒーラーが患者にひきおこす生理学的変化の大きさを推定するための研究手順を考案した。

クリーガー博士は、自分の指揮下にある病院の正看護婦とニューヨーク市のほかの医療施設の看護婦を研究の対象とした。最終的には三二人の正看護婦と六四人の患者が研究の対象となり、以前エステバニー氏とともにおこなったものとおなじ実験内容にした。もちろん、エステバニー氏のような生まれながらのヒーラーではなく、クリーガーの主催した「看護のフロンティア」コースで訓練を受けたばかりの看護婦ヒーラーをつかう実験となった。六四人の患者グループは三二人ずつのふたつのグループにわけられた。すなわち、一方が実験群で、他方が対照群だった。対照群はヒーラーではない看護婦の介護を受けることになった。実験グループの患者は、クリーガーによって訓練された一六人の看護婦にセラピューティック・タッチを受けること以外は、対照群とまったくおなじ内容の介護を受けることになった。ヒーリングをおこなう前後に、両方のグループの患者のヘモグロビン量が測定された。

実験開始の時点と実験終了時のヘモグロビン量のちがいが比較された結果、対照群では、ヘモグロビン量にとくに変化はみとめられなかった。**しかし、看護婦ヒーラーの介護を受けていた患者では、統計学的にみてヘモグロビン量が有意に増加していた。**統計的検討の結果、この変化が偶然におこりうる率は一〇〇〇分の一以下であった。クリーガー博士は、訓練を受けた看護婦ヒーラーでも患者のヘモグロビン量を対照群に比較していちじるしく増加させられることを示したのである(18)。

一九七九年、クリーガー博士は『セラピューティック・タッチ』(邦訳、春秋社)という著書を出版した。その本の内容は、ニューヨーク大学での講座を受講した看護婦たちの経験にもとづいて書かれていた。クリーガー博士は同書で、三五〇人もの看護婦が修士課程や博士課程教育の一環として、彼女の「看護のフロンティア」講座を受講したとのべている。さらに博士は、アメリカとカナダ国内のさまざまな大学の医療教育プログラムをつづけることによって、四〇〇〇人の医療関係者にセラピューティック・タッチを教えてきたという。クリーガー博士の多くの教え子たちは、現在もセラピューティック・タッチをほかの医療従事者や一般の人々に教えつづけている。

病院のなかでおこなわれるこのヒーリングの技法から、数多くのユニークな応用法が生まれている。ニューヨークのある新生児病棟では、未熟児にたいする医療の一環として看護婦がセラピューティック・タッチを施術しはじめた。他の医療スタッフも施術を受けた新生児の驚異的な発達と体重増加のスピードに目をみはり、ためらいながらも関心を示しはじめた。しばらくたつと、新生児病棟の医師や看護婦全員が訓練を受け、治療にセラピューティック・タッチをもちいるようになった。わが子の健康を願い、可能なかぎりあらゆる治療の機会をあたえてやりたいとかんがえている親たちのなかにも、セラピューティック・タッチを身につける人があらわれた。また、ニューヨーク市内のべつの救急病院では、幻覚をうったえる薬物依存症患者の症状をやわらげるために、救急室の医師や看護婦たちがセラピューティック・タッチを利用しはじめた。そして、鎮静剤の使用量が減少するという興味ぶかい結果がえられた。医学界もセラピューティック・タッチにつよい関心をもちはじめていることは、国立保健研究所(NIH)のような政府機関から研究費があたえられるようになったという事実からもあきらかである。

クリーガー博士のパイオニア的な努力によって、サイキック・ヒーリングは医療従事者が手にする道具のひとつとして、確たる位置をえつつある。数多くの現代医学あるいはオステオパシー（骨調整療法）の教育機関が、教育課程へのセラピューティック・タッチの採用を検討している。

いわゆる「マグネティック・ヒーリング」（生体磁気治療）はメスメルの時代にはじまり、長い歴史をもった治療法である。しかし「サイキック・ヒーリング」という用語には、はばひろく多岐にわたる現象が含まれている。オルガ・ウォーラルのように、自分の方法は「サイキック・ヒーリング」ではなく「スピリチュアル・ヒーリング」だと主張するヒーラーも存在している。たしかにそのふたつの方法のあいだには微妙な相違があることも事実であろう。さまざまなヒーリング体験の相違を理解するためには、人間の微細エネルギー解剖学のレベルからこうした現象を再度みつめなおしてみる必要がある。

マグネティック・ヒーリングからスピリチュアル・ヒーリングへ
――ヒーリング・エネルギーの多次元的モデル

本章のはじめでふれたように、手かざし療法にかかわるエネルギーは磁場によく似た特徴をもっている。そうしたヒーリング・エネルギーを測定するためにデザインされた実験の結果、負のエントロピー作用を含む、磁気との興味ぶかい類似点があることがあきらかになった。エステバニー氏やセラピューティック・タッチの実践者によるヒーリングでは、多くのばあい、患者に直接手をふれて治療をおこなっていた。この種の治療ではときに、水や有機物（コットン）など、ヒーリング・エネルギーを吸収し患者に伝達できるような媒介物をもちいることもあった。しかし、なかには「遠隔治療」とよばれているもののように、ヒーラーから遠くはなれた場所にいる患者にヒーリング・エネルギーを伝達する方法もある。

前述したようにロバート・ミラー博士は磁場とヒーリング・エネルギーとの類似点にかんする研究をおこなった。博士のほとんどの実験は、オルガ・ウォーラルとアンブローズ・ウォーラルの協力をえておこなわれた。ウォーラル夫妻の手から発散する微細エネルギーは、水の表面張力を減少させ、硫酸銅の結晶の析出過程に変化をあたえ、処理後の水をとおして栽培された植物の生長を促進させたりした。しかし、そのような作用は強力な磁場をもちいても再現することができた。ミラーとウォーラル夫妻による過去のそうした実験のうちでももっとも重要な研究は遠隔治癒の効果測定である。その結果としてえられたヒーリング・エネルギーのおどろくべき特性は、ヒーリングというプロセスのエネルギー的次元を理解するうえで、きわめて示唆に富んだものである。

ウォーラル夫妻は手かざし療法をあまりおこなわず、たいがいは治癒的な意識状態にはいりながら、心のなかで患者を抱きしめ、祈るというやりかたをしていた。サイキック・ヒーリングの研究をしている心理学者のローレンス・ルシャン博士は、その意識状態を「透視的現実《クレイヴォヤント・リアリティ》」と表現している。こうした意識状態にはいると、人と人とをへだてている知覚の境界が溶解する。他者や世界との分離感が消失し、あらゆる生命とふかくむすばれ、その本来的な神性につつまれるという、ふかく内的な感覚がそれにとってかわる[19]。ミラー博士はすでに、ウォーラル夫妻のようなヒーラーによってチャージされた水を媒体にすれば、植物に生長促進のエネルギーがあたえられることを確認していた。そこでつぎに、遠隔治療というべつのタイプの心的ヒーリングによっても、植物の生長に影響があるかどうかをしらべることにした。

ミラー博士はライ麦の生長率を測定するために、特製の記録装置を製作した（それを最初につかったのはアメリカ農務省のH・クロイター博士であった）。この装置の微小なレバーが、測定しようとする草の頂部に接触させられる。植物が生長するにつれて、そのレバーはもちあがっていく。これにより信号の変化が生じ、ゆっくりと進む記録用紙に記録される。この装置は、一時間に一〇〇〇分の一インチ（約〇・〇二四五ミリメートル）というわずかな生長も正確に測定することができた。ミラー博士はウォーラル夫妻に、毎晩九時の祈りの時間にライ麦の苗のことをおもいうかべるという特殊な実験に参加してくれるよう依頼した。この実験で変わっていたのは、ウォーラル夫妻がボルティモアの自宅から約六〇〇マイル（約九七〇キロ）もはなれたジョージア州・アトランタにあるミラー博士の研究所にむけてヒーリングをおこなうという点だった。

実験に先だって、ライ麦の苗が先の装置に接続され、苗が一定の速度で伸びていることが確認された。記録計は持続した曲線を描き、その安定した生長率は一時間あたり〇・〇〇六二五インチ（約〇・一五三ミリメートル）であった。外からくる物理的因子がヒーリング実験に影響をあたえることがないように、ミラー博士は実験室に鍵をかけて閉鎖した。午後九時ちょうどになると、ウォーラル夫妻の祈りの時間に対応して植物からのデータは増加を示しはじめた[20]。**記録計に示されたライ麦の生長率は、朝までには〇・〇五二五インチ（約一・二九ミリメートル）に増加していた。これはじつに八四〇パーセントの増加であった！** その後、生長率はしだいに低下していったが、最初の値にもどることはなかった。そのヒーリングをどのようにおこなったのかという質問に、ウォーラル夫妻はこう答えている。「お祈りのあいだ、**その植物たちが光とエネルギーにつつまれているイメージをおもいうかべていました**」

ミラー博士はその実験結果に意をつよくして、ヒーラーのもつエネルギー効果を間接的に測定するためのあらたな方法をかんがえはじめた。そしてこんどは、極小のエネルギー素粒子がつくる軌跡を測定するための特殊な「霧箱」を使用して実験をおこなった。霧箱の内部には、冷却されたアルコールの蒸気が含まれており、観察者は、荷電した素粒子が通過するときにイオン化された分子によってつくられる「けむりの跡」をみることができる。ミラー博士はウォーラル夫人にたのんで、霧箱のうえに手をかざして、内部の蒸気に影響をあたえるように念じてもらった。夫人は直接に箱にはふれず、両手でつつむようにして、患者を相手にするときとおなじように治癒的な意識状態にはいった。すると、夫人の両手と並行する向きに波のパターンができていることが記録された。ウォーラル夫人が手の位置を九〇度かえてみると、その波形ももとの位置からちょうど九〇度回転した場所に移動した。これとおなじ現象は、透視能力者インゴ・スワンとふたりの物理学者の実験でもおきている。

ミラー博士は、ウォーラル夫人にボルティモアの自宅にいながら霧箱のまわりに手をかざしているイメージに集中してもらうというかたちで、同様の実験をくりかえした。霧箱内部のあらゆる変化はビデオに収められた。**ウォーラル夫人が手を霧箱のまわりにかざしている場面をイメージした瞬間、じっさいに夫人が霧箱のそばに手をかざしたときとおなじ波形が出現した。**ウォーラル夫人が手をうごかして霧箱のあちこちの場所に手をかざしている場面をイメージすると、まえの実験とおなじように、またもや手のうごきにあわせて波形が移動するという現象がみられた。その波形のうごきは、実験がおわってもまだ八分間ほど持続していた。**またしてもウォーラル夫人は、前回の苗の実験のときとおなじく、およそ六〇〇マイルもはなれた場所から霧箱に影響をあたえたのである**(21)。

ミラー博士の霧箱実験やライ麦実験の結果は、ヒーリングというプロセスの次元にかんするあらたな情報をもたらしてくれる。初期の実験では、実験室にヒーラーが物理的に存在していることが必要とされていたが、ミラー博士の今回の実験では、ヒーラーが何百マイルはなれたところにいても同様の現象が測定できることが示された。このことから、さらに異なる条件設定の実験をおこなえば、より広範な多次元エネルギーの効果が観察できるかもしれないという可能性がうかがえる。

六〇〇マイルもはなれたところからエネルギー変化をひきおこすウォーラル夫人の能力は、ヒーリングが電磁気エネルギーを介したものではないことの証拠になる。電磁気エネルギーの強度が距離の二乗に比例して減衰していくことは、よく知られているところである。物理学用語では、それは逆二乗則として知られる法則である。この法則は、電磁気エネルギーや静電エネルギー、重力などについて成り立つものである。しかしわれわれはこれまでにも、従来の電磁気学理論では説明できないような実験結果を何度も目にしてきた。負の時空間エネルギー（ME、すなわち磁電エネルギー）にかんするティラー／アインシュタイン・モデルによれば、この世界には光速以上の速度で運動するエネルギーが存在してもおかしくないことになる。ティラーのモデルでは、エーテルエネルギーは光速から光速の一〇の一〇乗倍のあいだの速度で移動するものと仮定されている。アストラルエネルギー（磁電エネルギーのべつのタイプ）は、光速の一〇の一〇乗倍から二〇乗倍のあいだの速度で移動するものとされている。そのような信じがたいスピードに到達すれば、宇宙をとびこえるにも瞬きほどの時間しかかからない。だとすれば、ウォーラル夫人のエネルギー作用が六〇〇マイルもはなれた場所に一瞬でとどいたことの理由はかんたんに説明することができる。あるいは、磁電エネルギーがヒーラーの頭から実験現場（あるいは患者）に移動するまでの所要時間は思考のスピードしだいであるにすぎないとかんがえることもできる。そのようなエネルギーは、エーテルエネルギー、アストラルエネルギー、またさらに高次のエネルギーレベルにおける波動的特性のあらわれであるといえよう。

それぞれのヒーラーがもちいる波動の周波数によって、ヒーリングがおきるエネルギーレベルはさまざまであるとおもわれる。そのいっぽうには、「マグネティック・ヒーリング」（生体磁気治療）とよばれる治療法が存在する。おそらく、二〇〇年まえにメスメルが研究した治療法もそのたぐいであろう。この種のヒーリングでは、患者のからだとヒーラーの手の直接的な接触が必要となる。あるいは、水やコットンなど、なんらかの中間的なエネルギー貯蔵媒体が必要である（クリーガー博士が教えた看護婦たちは、エステバニー氏による実験のばあいのように、コットンの玉にエネルギーをチャージさせて患者にもたせている）。いっぽうそれとはべつに、「スピリチュアル・ヒーリング」とよばれる治療法もある。スピリチュアル・ヒーリングの治療家は、瞑想をつうじて「神の力」に自分の意識を同調させる。そして患者に手をかざし、意識的にエネルギーを投射していく。

いずれの方法をおこなうヒーラーも、「自分は高次の源からくるエネルギーの『媒体』もしくは『通路』になっているだけだ」と表現することが多い。そしてほとんどのヒーラーは、そのエネルギーが神的なレベルに源をもっているものだとかんがえている。ヒーラーは、その高次エネルギーを患者の心身におくりこむための一種の波動的ガイドとしてはたらいているのである。いずれのヒーリング法のばあいも、患者の微細エネルギーシステムと生理学的システムにたいしてエネルギーが注入され、そのエネルギーの助けによって、病気の寛解やホメオスタシスの回復がおこなわれるのである。

手かざしによって患者に移送されたエネルギーが、酵素をはじめとする身体システムに測定可能なていどの影響をあたえることはすでに立証されてきた。ヒーラーのエネルギーがもつ負のエントロピーの特性は、変性し活性を失ったタンパク質分子を再生させ、ふたたび活動状態にもどらせるはたらきをする。分子レベルに影響をおよぼすヒーリングの研究につづいておこなわれたのは、酵素の反応速度にも選択的に影響をあたえるヒーラーの能力の研究であった。ヒーラーは、細胞の貯蔵エネルギーを増大させる酵素に影響をあたえるか、減少させる酵素に影響をあたえるかによって、その反応速度を調節することができる。しかもヒーラーがつくりだす酵素変化の方向は、つねに体細胞の知性が示す方向と一致したものになっているらしいのである。

ヒーラーが発生するエネルギーの性質は強力な磁場とよく似ており、また負のエントロピーを増加させる。どちらの性質も、エーテルエネルギーの推定された性質とかなり合致している。患者のエーテル体にむけて、特定の周波数をもつエーテルの（またはさらに高次の）エネルギーを供給することで、ヒーリング効果をえるヒーラーが存在してもおかしくはない。エーテル体がホログラフィックなエネルギーの鋳型であることはまえにのべた。この鋳型は、からだの分子／細胞系を補助して適正な組織化とエネルギーバランスをもたらす、一種の空間的な波動的ガイドとしてはたらいている。したがって、エーテル体の鋳型が健全で秩序を保っているかぎり、からだは健康な状態を維持していられる。しかしさまざまな原因によってエーテル体の鋳型が歪み、組織的なパターンが破壊されると、からだはじょじょに病気への道を進んでいくことになる。エーテル体の鋳型のもつ組織化の能力は、身体システムの細胞レベルでの秩序あるはたらきをコントロールしている。そして死にともなってエーテル体の影響が完全にとだえると、分子の構成成分は混沌とした無機物の状態にもどっていく。

われわれにそなわっているエーテル体の鋳型は波動的ガイドとして、生命エネルギーのからだへの流入をコントロールしている。病気のパターンは、細胞レベルに顕在化する以前にまずエネルギーレベルで発生する。エーテル体に発生する機能不全的な微細エネルギーの変化は、物質的身体／細胞の変化よりも数週間ないし数か月先に発生している可能性がある。そうであれば、肉体にあらわれた病気の治癒を促進するために、歪んだエーテル体を再構築し、健康なパターンにみちびくのは理にかなったことである。物質的身体レベルの治癒をうながすために、さらに高次の微細エネルギー成分に影響をあたえることも可能である。こうした方法がなぜ有効なのかを理解するには、物質的身体にエネルギーを供給している高次の波動エネルギー系の性質についてのこれまでの説明を読みなおしていただきたい。

マグネティック・ヒーリングは、主としてエーテル体と物質的身体のレベルに作用するようである。ヒーラーからは、手を介して患者のからだに直接エネルギーが流れこむ。手のひらには小チャクラがいくつか存在しており、そこがからだの内外のエネルギーの流れのセンターになっている。しかし、**スピリチュアル・ヒーリングのばあいは物質的レベルやエーテルレベルとの相互作用がおきるだけではなく、さらに高いレベルとも相互作用しているとおもわれる**（図27参照）。

エドワード・バッチ博士の時代から、医師たちは想念や感情が（すべてとはいえないまでも）多くの病気の原因になり、また病気の進行に重要な役割をしていると気づいていた。感情は、エーテル体にエネルギーを供給しているアストラル体に影響をあたえることで、微細エネルギーレベルに作用している。抑うつなどの感情

図27　治癒の多次元的モデル

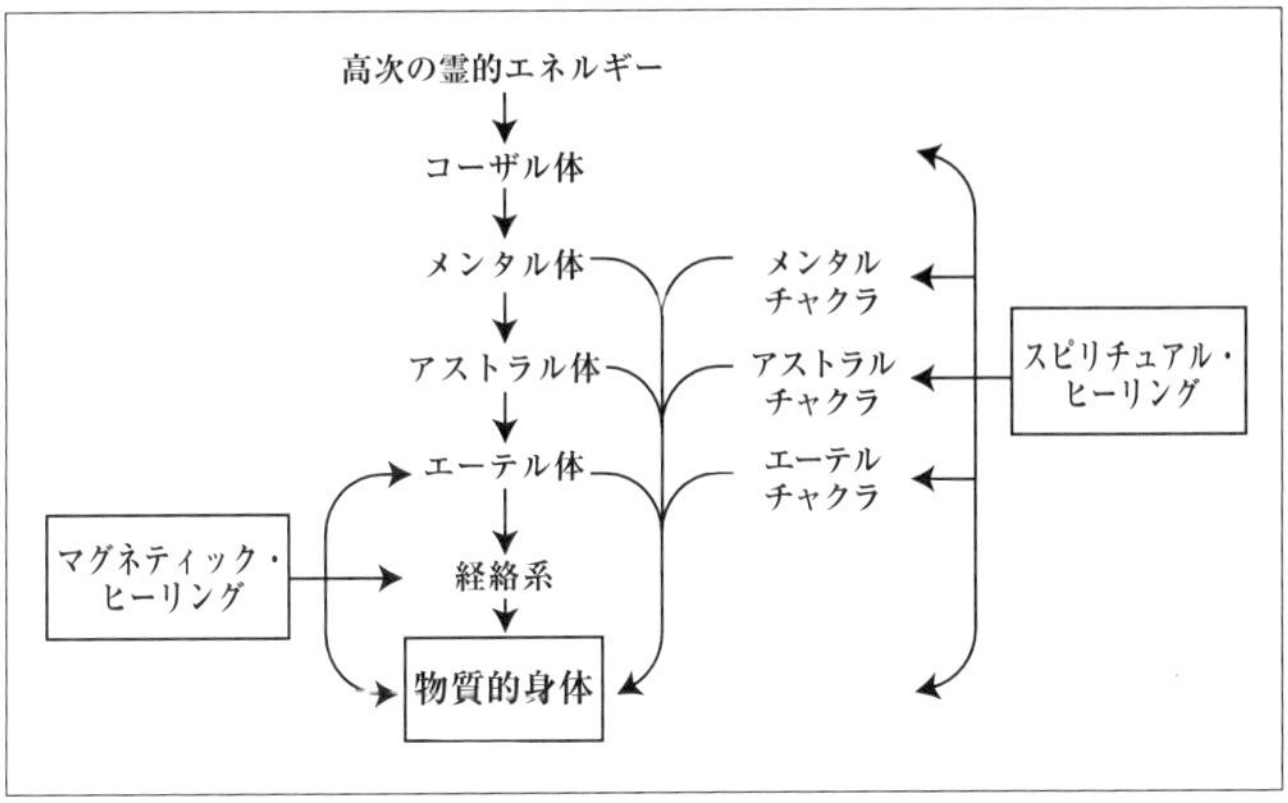

障害が原因となって、からだに本来そなわっている防御システムの活動が抑制されることは、すでにあきらかになっている。そうした免疫抑制状態はからだ全体の脆弱化をまねき、ウイルスや細菌などの外来の病原体や、がん細胞などの自己由来の病因による病気をひきおこしやすい。アストラル体レベルの歪みは、時間をかけてじょじょにエーテル体、物質的レベルにあらわれてくる。感情体、すなわちアストラル体レベルの変化が肉体的な病気として顕在化するまでに数週間ないし数か月を要するのはそのためである。

また、メンタル体の異常によるエネルギーの歪みも、物質的身体の適正な機能をさまたげる可能性がある。高いレベルから低いレベルへと順次下降する微細エネルギーの作用によって高い周波数のエネルギーの信号変換・伝達がおこなわれ、結局は物質的身体への影響として発現してくるのだ。そのプロセスは、コーザルレベルからメンタルレベル、アストラルレベル、エーテルレベルへと下方に波動周波数をつたえていくことによって進んでいき、最後に肉体／エーテル体接触面をつうじて、物質的身体レベルにいたる。

ここで重要なポイントは、**病気の究極的な原因がかなり高いエネルギーレベルに由来しているばあい、マグネティッ**

ク・ヒーリングでも対症療法的に肉体／エーテルレベルに発現している病気の治療はできるが、長い目でみたときの治療効果は期待できないということである。

生体磁気タイプの治療では長期間にわたる治療効果が期待できないという実例は、フィリピンの「心霊手術治療」にみることができる。治療をもとめてフィリピンをおとずれ、治療後に帰国して病院の客観的な診断によって「完全寛解」の証拠を確認したがん患者はすくなくない。しかしそのような患者のなかには、数年後にべつの部位に再発したがんの治療のために、ふたたびおなじ「心霊手術治療家」をおとずれることになるケースがある。一般的には、最初の治療をおこなったときには顕微鏡サイズだった微小ながんがおおきくなっただけだと解釈される症例であるが、微細エネルギーレベルで考察すると、肉体／エーテルレベルしか相手にしていなかったその治療家が、そもそも腫瘍の形成に寄与していた感情／メンタルレベルのエネルギーパターンを無視していたという可能性がかんがえられる。

マグネティック・ヒーリングとは異なり、**スピリチュアル・ヒーリングは病気の根治的な治療をめざしており、微細身体やチャクラのような高次エネルギーレベルにはたらきかけることを目標としている。スピリチュアル・ヒーラーはさまざまな周波数に対応できる電源のように、同時に数段階のレベルのエネルギーを患者に注入するのだ。**患者とヒーラーのチャクラのあいだに一時的なエネルギーリンクが形成されるという仮説もたてられる。チャクラどうしの結合によって、さまざまな周波数の微細エネルギーの直接的な共鳴転送が容易になるとかんがえられるからだ。その結果、患者の多次元的エネルギー構造が変化し、精神と身体と霊性とが完全にバランスのとれた状態に復帰していくのである。**ほとんどのマグネティック・ヒーラーが物質的身体レベルのみの治療をおこなっているのにたいして、スピリチュアル・ヒーラーはふつう精神と身体の多数のレベルにはたらきかける。**

エーテルエネルギーやそれ以上の高次エネルギーは負の時空間に属しているので、あらゆる時間と空間の制限をつきぬけて作用するという性質をもっている。知覚によって限定されている日常的意識は、われわれにとっては通常の（正の）時空間のなかに閉じこめられているが、高次のレベルに作用するエネルギーは、そうした正の時空間の枠組みを超越する。しかしスピリチュアル・ヒーリングが生じているレベルの周波数は、ハイアーセルフが存在し、作用しているレベルにまで到達することが多い。

それらの高次周波数エネルギーがもつ超越的性質は、ミラー博士がオルガ・ウォーラル、アンブローズ・ウォーラルとともにおこなった実験によって証明された。さきにみたように、ウォーラル夫妻は高次元とつながる意識状態になって、六〇〇マイル以上はなれた場所に植えられたライ麦の生長速度をあげることに成功した。ヒーリング・エネルギーは負の時空間というまったく異なる系のなかで作用しているので、実験室とヒーラーのあいだにある、正の時空間上のおおきな距離は無関係なのである。ウォーラル夫人がボルティモアの自宅にいながらアトランタの霧箱のなかに波形をおこしたのも、そうした高次エネルギーの性質をあきらかにするものである。

ウォーラル夫人がはたらきかけていたのがアストラルレベルか、より高次のレベルであったという可能性も否定はできない。アストラル体のばあいも、ある場所に思考を集中するだけで遠大な距離を一瞬にして移動することが可能だからである。そうしたアストラル領域の基質の特徴は、物質レベルの基質よりはるかに可塑的なものなのである（アストラルレベルの基質のふるまいについては163ページを参照）。もしウォーラル夫人が自分のアストラル体をつかっていたと仮定すると、夫人は患者のアストラル体と直接情報交換をおこなっているという可能性がでてくる。そこで、エルマー・グリーン博士夫妻とノーマン・シーリー博士（111ページ参照）は、夫人の遠隔治療のプロセスを実験的に研究するために、夫人が遠隔地にいる患者の生物学的リズムにどのような影響をあたえることができるかをしらべた。ウォーラル夫人は患者からはなれた一室に腰かけており、両者とも脳波計（ＥＥＧ）、心電図記録装置（ＥＫＧ）、皮膚電気抵抗測定器（ＧＳＲ）などの生理学的測定装置で測定を受けた。ウォーラル夫人が患者の喉の部分にアストラルレベルではたらきかけているイメージをおもいうかべているあいだ、患者はじっさいに喉の部分に熱感を感じ、チクチクする感覚をおぼえたと報告している。しかしさらに注目すべきは、ヒーリング・プロセスのあいだ、ヒーラーと患者の脳波変化をはじめとする生物学的リズムの変化が同期していたことである。

イギリスでは、マックスウェル・ケイドという研究者が、ヒーラーと患者のあいだにみられた同様の脳波同期現象を報告している。ケイドは、「マインドミラー」というコンピュータ化された脳波スペクトル解析装置を使用して研究をおこなった。その結果、すぐれたヒーラーの脳波だけにみられる複雑で特徴的なパターンを発見した。その波形はまた、そうしたヒーラーによる治療中の患者の脳波にも観察されることがわかった(22)。ケイドはその独特の同期パターンの測定をおこなったが、その波形は、ヒーラーが患者からはなれた場所で治療をおこなっても、直接患者と接触して治療したときとおなじようにあらわれた。直接おこなう手かざしでも遠隔治療でもヒーラーは患者の生物学的リズムに同調することができるという観察結果からは、治療におけるエネルギー共鳴の仮説とともに、高次エネルギーの性質を確認することができる。オルガ・ウォーラルのような人たちは、ヒーリング・エネルギーを伝送するすぐれたヒーラーにとって患者との距離はなんの障害にもならないということを、くりかえし示してきた。そのようなスピリチュアル・ヒーラーたちは主として、物質的身体の分子/細胞構造を支持し、組織化し、栄養をあたえている人間の高次エネルギー領域である、負の時空間レベルからはたらきかけているのである。

病気がけっして物質的身体レベルのみから発生するものではなく、多次元エネルギー構造内の数多くのレベルからも発生しうるものであることをわすれないでいただきたい。外界には細菌、ウイルス、環境有害因子、発がん物質など多数の病原が存在しているが、それらは心身ともに健全な人にとってはさほど重大な影響をあたえないことが多い。宿主の抵抗力という重要な概念は、病気が外的要因と内的要因のくみあわせによっておここるものであることを教えている。(ビタミンや適切な栄養が発がん物質の作用にたいするからだの防御反応を補助していることは明白だが) 内的要因は、現代医学の医師がかんがえている以上に重要なのである。たんに物理化学的な要素だけでなく、霊的な意識の領域を包含した高次エネルギーという要素も考慮にいれておく必要があるということだ。

人間の意識の霊的な諸レベルのなかには、知性や感情の歪みに影響されることのない、完全性とエネルギーバランスがそなわったレベルが存在する。そうした高次のレベルでは、魂が物質的身体を統括するエネルギーに積極的にはたらきかけているのである。輪廻転生の思想では、肉体は物質界におけるひとときの乗り物であるとされている。われわれの肉体的パーソナリティは、化学物質という衣を身にまとった魂の顕現であるかもしれないのだ。これはほとんどの医師がまだ理解していない人間のべつの側面なのだが、未来にあらわれる霊的な医師たちがいずれ語りはじめる次元の問題であるとかんがえることにしたい。秘教的思想家ロバート・ライクトマンは、こうのべている。

率直にいわせてもらえば、思考物質や感情物質、さまざまな身体の発現形のもととなる高密度の物質を利用して活動する、「魂の意識」の存在をみとめる医師や心理学者がいないということは驚愕に値する。かれらが本来のつとめをはたしていれば、生命のイデアと内的目的を識別するようになってとうぜんだからだ。内的目的とは、かれらが相手にしている形態に霊魂を吹きこんでいる当のものであり、イデアの顕現を助けているものである。わかりやすくいえば、たとえ肉体や感情体が病気になっても、内的存在や内的イデアは完全に健康であり、病んだからだの機能・パターン・物質を癒そうとしているということだ。医学はそのことを基本的な前提にしなければならない。それが生命とその発現にかんする、もっとも基本的な法則なのだ。

肉体と精神の病気にかんする生体磁気的な考察のなかには、真の医学革命の焦点となり、他の科学分野にも同様の革命をおこしうるようなものも存在する。さまざまな意味で、魂の意識を発見し、それと物質との関係を理解する方向に科学界全体をみちびいていくのは医学と心理学の役割である。それらは、物質の微細エネルギーレベルを直接あつかう分野だからである(23)。(強調引用者)

この章でみてきたとおり、ヒーリング能力が人間の生来の力であることを示す証拠はますますふえてきている。ヒーリングがおこりうるレベルは、物質/エーテルレベルにおける純粋に肉体的な治癒から、ハイアーセルフによる、物質的身体や肉体的パーソナリティの統合を目的とした霊的レベルの治癒にいたるまで多岐にわたっている。科学は、イエスの時代にさかのぼる聖書の預言者がのこした事柄を証明する段階にまで進歩してきたということができる。イエスはかつて、こういった。「わたしがおこなっていることは、あなたがたにもできることだ。あなたがたならもっと上手にできるだろう」

クリーガー博士は、他人を助けたい、癒したいというふかい内的欲求が発現したものがヒーリング能力だと説明している。それは純粋な慈悲であり、愛の最高の表現形である。いわゆる「治療家」たちがより多くの治癒をみちびくためには、無条件の愛をつうじて体験される患者とヒーラーとのあいだの一体感をめざめさせなくてはならない。より多くの医療従事者が自分にそなわったヒーリング能力を自覚し、活性化させるならば、われわれの社会における治療施設のありかたもおおきく変化することだろう。痛ましい分離を余儀なくされた人間存在の物質的次元と霊的次元との関係が、新時代の到来とともに多くの科学者や神学者によって修復されていくにつれ、われわれの文明は真に多次元的な観点から、健康と病気をふかく理解できるようになっていくことだろう。

【キーポイント】

1　手かざし療法は、世界中で何千年にもわたっておこなわれてきた。十八世紀のおわりごろ、フランツ・メスメルは、磁気的な性質をもつ微細な生命エネルギーがヒーラーの手と患者のあいだに流れると説いた。メスメルはまた、水にたくわえたその微細エネルギーを、治療を必要とする患者に転送できることも発見した。

2　一九六〇年代、バーナード・グラッド博士は実験をつうじて、手かざし療法のエネルギーが水に貯蔵可能であることを立証した。グラッド博士はさらに意欲的な研究をおこない、その微細エネルギーが植物の生長やマウスの創傷治癒をうながし、動物の甲状腺腫を予防する効果をもたらすことを示した。グラッド博士がおこなった創傷治癒の実験は、べつの研究所でも反復された。

3　ロバート・ミラー博士は、ヒーラーの処理した水と磁気で処理した水のおどろくべき類似点をあきらかにし、ヒーリング・エネルギーは磁気的な性質をもっているというメスメルの説を裏づけた。ミラー博士はまた、両者においては、水の表面張力や水素結合力を低下させる作用、硫酸銅の結晶化パターンを変化させる作用には差がないことを示した。

4　ジャスタ・スミス博士もまた、一九七〇年代初期に、溶液中の酵素の活性にあたえる影響が、ヒーラーが処理した水と磁気で処理した水とではおなじであることを示した。

5　スミス博士は、さまざまな酵素へのヒーリング・エネルギーの影響の変化を研究し、その変化の方向がつねに細胞の健康状態の向上にむかってはたらくことを発見した。

6　スミス博士は、ヒーラーが変性した酵素を修復できるということも発見した。これは、ヒーリング・エネルギーには負のエントロピーのはたらきがあること、すなわち系の秩序を高める作用があることを意味している。

7 スミス博士はヒーリング実験のなかで、鋭敏な磁場検出装置をつかってヒーラーから放出される磁場を測定しようとしたが、なにも検出できなかった。しかしジョン・ツィマーマンによる、超高感度のSQUID（超伝導量子干渉計）磁気検出装置をつかった一九八〇年代前半の研究では、施術中のヒーラーの手から放出される磁場は微弱だが測定可能なていどに増加していることが証明された。このように、手かざし療法のエネルギーはきわめて磁気に似た性質をもっており、いくつかの生物システムにあたえる影響のつよさは強力な磁場とかわりがない。ただし、従来の方法でそれを検出することはひじょうに困難である。

8 ヒーラーが放出するエネルギーの特徴は、負のエントロピーの性質をもっていること、質的にも磁場とおなじであるということにある。しかしそれは、従来の電磁気検出装置はでうまく測定できない。そうした特徴は、正と負の時空間にかんするティラー／アインシュタイン・モデルで存在が予言されている「磁電エネルギー」すなわち「負の時空間エネルギー」の特徴と一致するものである。

9 ドロレス・クリーガー博士は、ヒーラーに処理された植物の葉緑体含有量が増加するのと同様、ヒーラーの治療を受けた患者ではヘモグロビン量が増大することを示した。ヒーリング・エネルギーが人間にあたえる影響を測定するうえで、ヘモグロビンはその生化学的効果の定量的測定を可能にした最初のパラメータのひとつである。

10 クリーガー博士はさらに、訓練を受ければだれでもヒーリングができるようになることを示した。博士が養成した看護婦ヒーラーたちは、生まれながらのヒーラーとおなじように患者のヘモグロビン量を増加させることに成功し、ヒーリングが人間に本来そなわった潜在能力であり、学習可能でもあることを証明した。

11　ミラー博士は超能力者オルガ・ウォーラルとアンブローズ・ウォーラル夫妻との共同研究で、ヒーリング・エネルギーが約六〇〇マイル（約九七〇キロ）もはなれた生物・無生物システムに影響をあたえられることを証明した。

12　ヒーリング・エネルギーの種類は、そこでおこっている現象のレベルによって異なる。手かざし療法は、正確には「マグネティック・ヒーリング」（生体磁気治療）と表現されるべきであろう。その作用は肉体／エーテルレベルの調整にかかわっている傾向があり、治療はヒーラーが患者に手を接近させるかたちでおこなわれる。それにたいして、「スピリチュアル・ヒーリング」は肉体／エーテルレベルで作用するだけではなく、アストラルレベル、メンタルレベル、そしてさらに高次レベルの機能障害をも調整する。スピリチュアル・ヒーリングはさらに、患者がそばにいなくとも可能であり、ヒーラーと患者のあいだに膨大な距離のへだたりがあっても可能である。

第9章

クリスタルと微細エネルギー系

——古代からつづく癒しのわざ

これまでの各章をつうじて、本書では多次元的存在としての人間の現実像を描くべく努力をしてきた。人間とは、異なる波動周波数からなる複数のエネルギー身体が幾重にも織りこまれたものである。光にも似た高周波数の諸エネルギー身体とからだのチャクラとの相互結合を介して、われわれは至高の存在レベルからのエネルギーや情報を受けとっている。魂のレベルに存在するエネルギーおよび情報は変換されて、物質界にまでおろされてくる。変換された情報は物質界の分子や細胞のなかに、意識的パーソナリティとして顕在化してくる。線型的な表現レベルにある現在の物質としての「脳」には限界があるために、われわれの意識は、みかけ上の固定された時空間の枠組みに閉じこめられている。多次元宇宙は、われわれの未熟な洞察力でははかりしれないものなのである。

高次エネルギーは、ほとんどの人にとって不可視の領域に属するものだが、幸運にも透視能力をもったごく一部の人は、いともかんたんにその不可視領域の美をみることができる。しかし、人間の潜在能力を限定しているものは、その能力そのものの定義だけである。以前は特殊な透視能力者にしかみることができなかった事象の数々が、技術の進歩によってだれの目にもみえるようになったことをかんがえれば、**現在不可視の存在も**

いずれは可視のものとなるだろう。テクノロジーの進化が、われわれをあらたな段階におしやり、不可視の領域が可視になる機会がますますふえていくであろう。

たとえば電磁エネルギーの変換に結晶（クリスタル）をもちいる知識は、新技術の発展に重要な役割を演じてきた。結晶技術がつかえるようになって、エレクトロニクスシステムが発達し、科学者たちが宇宙を知る方法は飛躍的に進歩した。集積回路に使用されたシリコン技術とコンピュータ・システムの発達によって、われわれは記憶や情報の貯蔵量を拡大するための道具がかんたんに利用できるようになった。人間は結晶技術のおかげで、多くのあたらしい方法によって知識を操作し、変換できるようになったのである。

意識や宇宙にかんする人間の知識を変革するような科学上の大発見に、結晶は重要な役割を演じてきた。たとえば、一九六〇年初頭、ベル研究所の科学者がはじめてレーザー光を開発したときは、ルビーの結晶が不可欠の要素だった。第1章で論じたように、レーザー光やそれを使用して作成するホログラムは、ホログラフィー・モデルを生みだすもとになった。ホログラフィーに特徴的にみられるエネルギー干渉パターンは、神経科学者のカール・プリブラムなどによって、脳の記憶貯蔵のしくみの一側面を説明するためにもちいられた。ホログラフィー・モデルはさらに、多次元宇宙を認識するためのあたらしい方法をわれわれに提供してくれることになった。

レーザー光とホログラフィーをもちいた情報貯蔵技術にかんする研究は、結晶のあたらしい活用法をもたらした。一九七〇年代前半、ドイツのハンブルクにあるフィリップス研究所では、ホログラムとしてつくったデモ用の映画をニオブ酸リチウムの結晶に記録することに成功した。またその後、テネシー州のオークリッジ国立研究所でニオブ酸結晶と類縁の結晶を研究した結果、一個の結晶のなかに何千もの三次元画像を記録できる可能性があることが発見された。結晶をほんのすこし回転させるだけで、あらたに画像を記録する余地が生まれる。この発見にもとづく応用研究がめざすべきものは、膨大な量の情報を特製の結晶のなかにホログラフィー画像として貯蔵する技術であろう。文献の保存手段としての可能性もおおいに検討されるべきである。というのも、アメリカ全土の社会保障事業の情報をニオブ酸結晶に記録することもできるし、技術関係や人文関係の図書館すべての情報をまるごと記録することも不可能ではないからである(1)。

レーザー光とホログラフィーの理論的応用面はともかく、「レーザー鍼」などを含む医学や外科手術におけるまたレーザー光の実用面での発達によって、周波数特異的なエネルギーを利用した治療が現実のものになってきた。レーザー光をつかった通信技術の進歩は、光ファイバーケーブルをもちいて大量の情報を長距離転送するあたらしい方法をもたらした。ガリウム砒素のような結晶によっても、マッチの頭ほどちいさい固体レーザー発生装置ができる。光放出素子（ＬＥＤ、発光ダイオード）をつかって情報を表示する装置もつくることができる。

その後、科学は、「液晶」という新種の結晶にとりくみはじめた。液晶技術の実験は、安価な温度フィードバック装置、文字ディスプレイ、小型カラーテレビなどを生みだしていった。電流刺激で規則的に振動している水晶（クォーツ）の結晶を利用し、それを液晶ディスプレイ（ＬＣＤ）技術とむすびつけることによって、正確で安価な時計がごくかんたんに製造されるようになった。さらに、人工液晶の研究が進んだ結果、生物学者たちは人間の細胞膜などの細胞構造物の多くもまた液晶であることを認識するようになった。

電磁気学的な知識のおかげで、人類は天然のクリスタルや宝石の性質、その治療への応用などを研究する機会を手にした。科学者は結晶の成長過程を研究して、特殊なエネルギー特性をもつ純度の高い結晶を人工的につくりはじめた。太陽電池につかわれているシリコンなど、人工結晶の一部によって、われわれは太陽エネルギーを利用して、地上や宇宙空間内で使用されているハイテク装置に電力を供給することができるようになった。

情報の伝達と貯蔵、太陽光発電、レーザー光などのかたちで結晶を産業や医学に応用しているわれわれは、宝石や無機物には予想以上の利用価値があることに気づきはじめた。現代の知識人たちは視野がたいへんせまく、そのようなクリスタル技術を発達させたのはわれわれの文明が最初であるとかたく信じこんでいる。一般的に、現代の科学者は古代文明の技術水準が低いものだとかんがえる傾向にある。しかし、マヤ文明の高度な天文暦や古代バグダッドから発掘された電池、海底の沈没船から引きあげられたナビゲーション計算機の例をみれば、そうしたかんがえは現代文明の独善主義の反映であることがよくわかる。アトランティスという名の古代文明は現代の技術水準をしのぐほどのクリスタル技術を発達させていたといわれる。神話や伝説の詳細な研究は必須である。なぜならそうした神話に含まれている情報は、現代におけるクリスタル関連技術の発達を正確に予言してきたからである。現代の技術でおなじ結果が再現できてはじめて、古代の装置、イメージ、言語、遺跡の価値をみとめるのが現代人なのである。

クリスタルテクノロジーの秘教的歴史——シリコンバレーのルーツとしてのアトランティス大陸

古代にアトランティスという名の大陸があったという伝説をきいたことがない人はいないだろう。いまでは滅亡した文明となったその大陸の偉大さを語る物語は数多くのこされている。アトランティスにかんしては一九七〇年代末までにかぎっても、じつに六〇〇〇冊もの本が出版されている。過去においては、その手の物語は極端な懐疑の目にさらされていた。しかし、その大陸塊がかつて大西洋上に存在し、予期せぬ津波のために文明が破壊されて海底に沈んだという説を支持する情報は、現在までにかなり集積してきている。

かりにそれがたんなる寓話にすぎないとしても、アトランティス伝説は発達しすぎた技術力と慢心によって破滅の予言が成就した物語をつたえているという点で重要である。現代文明も当時のアトランティスのような円熟期にあり、その伝説を一笑に付すことはできない。われわれはいつ核兵器による破壊と「核の冬」を経験してもおかしくない危機の瀬戸際にいる。なかには現在のアメリカをあらたなアトランティスだという人たちもいる。こうした説の信憑性をたしかめ、古代アトランティスと現代アメリカとの共通点を比較するためには、かつての偉大な文明をめぐる伝説について知る必要があろう。

アトランティスは、現在の大西洋にかつて存在した大陸であるといわれている。現代の考古学者たちによると、人類の文明はここ数千年で発達してきたものとされるが、古い伝説によれば、アトランティス文明は少なくとも紀元前一五万年まえからおよそ紀元前一万年まえまで栄えたとされている。そして、おそらく聖書に記されている洪水によって海底に沈没したものと推測される。秘教的文献によれば、アトランティスはたった一回の洪水で破壊されたわけではなく、それ以前におこった二回の人為的大変動のために、いくつかの小大陸に分裂していたといわれる。そして最終的に洪水で消滅したのが紀元前一万年まえということになる。

アトランティス文明は一〇万年以上つづいたといわれているが、最初は純粋な農耕文明だったらしい。そして何千年もの時間をかけて、文明と社会が進歩していった。アトランティスの科学技術は、最後の三万年あまりの期間に最高水準に発達していたらしい。アトランティスの黄金時代ともよべるその最盛期において、かれらは建築・工学・天文学・農業・治療など、あらゆる面につうじた高度な文明へと成長をとげていた。

アトランティスの発達した技術は、現代の文明が達成してきたものとはかなり様相が異なるものであったという。つまり、現代科学が石炭や石油の潜在的エネルギーをとりだして熱や光、電力にかえ、日常生活を便利なものにしたのにたいし、アトランティス人は意識や生命力のもつ高次エネルギーにもとづいた技術を活用していたというのである。人智学者のルドルフ・シュタイナーによれば、

アトランティス人は「生命力」とよばれるものをコントロールすることができた。われわれが石炭から熱エネルギーをとりだして交通機関の動力にしたように、アトランティス人は未発達な胚がもつ生命エネ

ルギーの利用法を知っていた。以下のたとえ話でいくらかその意味がおわかりいただけるだろうか。ここに一粒の種子があるとする。その内部にはエネルギーが眠っている。そのエネルギーが発芽の原動力となるのだ。自然の力は、種子のなかで眠っていたエネルギーをよびさます。現代人には意思の力でそれをよび覚ますことはできないので、自然の力で発芽させるためには、種子を地中に埋めなければならない。ところがアトランティス人は、なんらかのべつの方法でそれをおこなっていたらしい。かれらは種子のエネルギーを機械的な力に変換する方法を知っていた。それは、われわれが石油からえられる熱エネルギーを運動エネルギーに変換するのとおなじことである。

アトランティスの時代には、植物は食物として栽培されただけでなく、内部に眠るエネルギーを商業や産業に利用するためにも栽培されていた。ちょうどわれわれが、石油の内部に眠るエネルギーを運動エネルギーに変換する装置で交通機関をうごかしているように、アトランティス人たちはいわば、植物の種子を「燃やし」て、生命力を機械的に利用可能なかたちに変換する装置をもっていたのである(2)。

フラワー・エッセンスにかんする章でもふれたが、花や宝石などの波動医学的エッセンスをもちいたヒーリングの技法は、じつはアトランティス文明にそのルーツがあったという説がある。それによると、アトランティス文明の初期には、数多くのフラワー・エッセンスや類似の治療薬が病気治療のためにつくられていた。高度に発達した技術力をもつ文明にありがちなストレス性疾患は、アトランティス文明に端を発しているともいわれている。だとすれば、初期のホメオパシーや波動医学的治療薬の起源は、現在のホリスティック医学の治療家たちが認識しているよりもずっと古いものである可能性がある。第7章で紹介した、グルダスの『フラワー・エッセンスと波動医学的治癒』によれば、フラワー・エッセンスは、アトランティスにおける治療体系の一部として利用されるようになっていった。というのも当時は、正統派の医師たちが研究している病気の原因は微細エネルギー的なものだったからである。採取された花は水面にうかべられ、日の出の太陽がもつプラーナのエネルギーにさらされた。アトランティス人は自然に即して生きることができなかったので、地球上ではじめて、多くの病気が人間に発生していたのである。

アトランティスの時代の人々は三つの階層にわかれていた。すなわち、「純粋に霊的な」人間と、物質的な科学と霊的な科学とを統合する「聖職者」に属する人間と、「純粋に物質主義的な」人間である。純粋に物質主義的な人間たちは物質的な探求のみをおこない、生命の起源を物質的に解明することに従事しているうち、自分たちの文明の基盤を忘れていった。その三種類の立場が、のちのふたつの医学、すなわちホメオパシー的な医学と、アロパシー的（現代医学的）な医学と、霊的な医学との基盤になっている。ホメオパシー的医学やアロパシー的医学からはなれて霊的な道を歩んでいった純粋に霊的な人たちはフラワー・エッセンスを利用し、それとよく調和した。霊的な道と物質的な道との中間の道程を歩んでいた聖職者たちはホメオパシー医学をもちいることが多かった。物質主義者にはアロパシー医学がなじみぶかいものになった(3)。

物質主義的、つまりアロパシー的な医学の実践者がごく一部の少数派グループであったらしいというのは興味ぶかい点である。アトランティス人たちは薬物療法よりも波動医学的治療を志向する傾向があったようである。だが、少数派とはいえ、現代のようなアロパシー医学の学派も存在したらしい。アトランティス文明の崩壊以来、人間の文化は、医学的にみると、アトランティスとは逆の発展をとげてきたかのようにみえる。現代文明においてホメオパシー医学は少数派であり、標準的な治療法は物質的なアロパシー医学である。

ところで、アトランティス人たちはホメオパシー薬やフラワー・エッセンスもよく使用したが、クリスタルのヒーリング・パワーにかんしても豊富な知識をもっていたという。アトランティス人たちが生命力を利用してさまざまな装置を駆動するための知識をもっていたらしいことはすでにのべたが、洗練されたアトランティス文明の大部分はクリスタルのエネルギー学的応用、とくにクォーツクリスタル（水晶結晶板）の応用に基盤をおいていた。アトランティス人たちも飛行船を含むさまざまな交通手段をもっていたといわれている。他の多くの移動装置とおなじく、飛行船も「大クリスタル」として知られる複数のエネルギー源によって、はるか遠方からエネルギーの供給を受けていた。そうしたクリスタルは「火の石《ファイヤーストーン》」ともよばれるもので、切子面には特殊なカットがほどこされており、太陽エネルギーを利用可能な動力に変換することができた。このクリスタルエネルギーははるか遠方にまで転送され、飛行船などの乗り物を駆動するために利用された。

クリスタルで太陽光線を把捉し、変換するという原理は、けっしてわれわれの理解をこえたものではない。いまでは、電卓、腕時計、発電機などでシリコン太陽電池がひろく利用されている。利用可能なエネルギーを遠隔地まで転送するというアイデアは、電磁気学の魔術師といわれたニコラ・テスラが、二十世紀初頭にも考案している。アトランティス人たちは、クリスタルのもつそうしたエネルギー的特性にアクセスするための高度な技術をもっていたのである。アトランティス時代の謎めいた技術の大部分は、大クリスタルとおなじ原理でつくられた、もっとちいさなクリスタルのエネルギーによってまかなわれていた。

アトランティス文明の基本は、太陽光線のなかに莫大なエネルギーが眠っているという重要な発見にあった。飛行船や伝達システムのためのエネルギーは、クリスタルの助けによって日光から手にいれることができた。フラワー・エッセンスと宝石エリクシルの開発によってかれらは、日光の微細エネルギー特性を自然界の波動と融合させることに成功した。かれらはまた、太陽光に含まれるプラーナがあらゆる生物の細胞にとって、微細エネルギー的に重要なものであることも知っていた。さらに、クリスタルのプリズムを光が通過して生まれる「色」が治療に応用できるということや、高次のオクターブの色光線に治癒作用があることも知っていた。またべつの秘教的文献によれば、

多くの文明がたどったコースとおなじく、アトランティス文明もテクノロジー進歩の最盛期に到達した。かれらは社会の維持・創造のために太陽エネルギーを利用していた。現代の人間は、もっとも重要な要素を無視して、太陽のエネルギーをあたりまえのようにかんじて生きている。われわれは太陽が生命にあたえる恵みをほとんど意識せずにいるが、アトランティス人たちはそれを知りつくし、活用していた。アトランティスの人々は太陽エネルギーを交通手段、建築、治療などにもちいただけでなく、霊的な生活のほぼすべての面に応用していた。そして、敬意をはらってそのエネルギーを使用していた。かれらがそれを知っていたのは、細胞を構成する物質が太陽からエネルギーを供給され、それぞれの細胞の内部に神性が宿っていることに気づいていたからである。かれらは、太陽のもつエネルギー供給因子と地球上の生命との相互関係を発見したのである(4)。

現代のクォーツクリスタルの応用法である電子回路が電気的エネルギーをはこぶものであるのにたいして、アトランティス人はクリスタルの微細エネルギー的な応用法、すなわち、負の時空間エネルギーを変換して利用する方法を開発していたとかんがえられる。(照明・情報伝達・交通など)日常生活を便利にするためのクリスタルの利用法ばかりか、治療器具としてのクリスタルエネルギーの利用法もひろく研究されていたらしい。現代ではレーザー手術をおこなうために多様な人工結晶が使用されているが、アトランティスでは治療だけでなく診断にもクリスタルが利用されていた。

病気についていえば、アトランティス人はその原因が肉体にではなく、高次の身体にあるとかんがえていた。したがって、肉体にではなく、つねに高次身体にたいする治療を試みていた。病気になった人は癒しの寺院につれていかれ、癒しの部屋に横たわった。その部屋は特殊なクリスタル系の石材でつくられており、調整された石材の形態と角度が太陽の力を拡散させ、多彩な色とエネルギーを含む光線がふりそそぐようになっていた。病人は部屋の中央に横たわり、病気の種類におうじて適切な色の光線の照射を受けた。

いうまでもなく、魂が進化し、高い意識状態にあった当時の聖職者たちには、病人についてのアカシックレコード（宇宙的記録）（193ページ参照）をよみとることができた。というのも、病気は現世にその原因があるとはかぎらず、原因をたどればいくつもの前世にさかのぼることもあるからだ。聖職者が治そうとしていたのは、その患者の病気の真の原因だったのである(5)。

アトランティスは何千年もの期間、強大な文明として君臨しつづけた。しかし、テクノロジー時代の初期には、大クリスタル群から各地に転送されるエネルギーレベルの設定が高すぎるものになっていたといわれる。アトランティスはその人工的なエネルギーの（地球のエネルギー環境との）バランスのみだれが原因となって、大地震にみまわれるようになった。テクノロジーの大半は失われ、大陸も分割されて、いくつかの島状の陸塊に変貌した。テクノロジーの誤用から生じた予期せぬ災害にくわえ、アトランティスは戦争によるあらたな崩壊の時代をむかえた。そこでもクリスタルの誤用と核兵器の使用が崩壊をうながすことになった。

伝説によれば、アトランティスが滅亡した理由は、文明のなかにイデオロギーの対立が発生したことにも関係している。ひとつの勢力は歴史的にも古い勢力であり、霊的な方向を追求する人たちの集団であった。かれらは、すべての生命が万物を包含する唯一無二の創造主、すなわち神の力とつながることによって統合されていると信じていた。そして簡潔に「一の法則」とよばれる思想原理にしたがって生活していたという。一の法則にしたがって生活する人たちは、利他と無私の精神に生きていた。かれらはまわりの人たちの精神的、身体的条件を向上させるべく、唯一神の顕現である宇宙の力と地球の力のバランスを保つことにつねに力をつくしていた。その集団の対立勢力として存在したのが、伝説では「ベリアルの息子たち」とよばれる集団であった。かれらはきわめて物質主義的、自己中心的な人間であり、快楽や権力をもとめる傾向があった。そして「一の法則」にしたがう人たちが発見したテクノロジーを、破壊や物質的な目的のために利用した。

敬虔な寺院の多くは「ベリアルの息子たち」のもたらした影響ですたれ、罪の寺院へと変貌していった。そこでは肉体的な欲求をみたすために霊的な法則が利用されるようになっていた。アトランティス人は現代人よりもサイキック能力が発達していたが、「ベリアルの息子たち」がその能力を誤用したために、各地で抗争がおこるようになった。抗争は特権階級に属する人たちと、支配階級にのぼりつめようとする人たちのあいだの摩擦へと発展した。生命力の遺伝子工学への応用にかんする知識が誤用され、醜いが肉体的に強壮で無知なミュータント人種がつくりだされた。ミュータント人種は労働者としてあつかわれ、ときには「もの」とよばれた。支配階級が低級とみなした仕事のほとんどは、奴隷のようにこきつかわれる「もの」たちがおこなうようになり、一種のカースト制度がかたちづくられていった。

やがて、ふたつの勢力の対立はいっそう激化しはじめた。みかけ上は「一の法則」にしたがう人たちが優勢にみえたが、「ベリアルの息子たち」はしだいに勢力を拡大させていった。そしてついに内乱が勃発した。太陽のクリスタルは無残にも弾圧、拷問、刑罰の手段としてもちいられるようになり、一般大衆のあいだでは「恐怖のクリスタル」として知られるようになった。紀元前一〇七〇〇年ごろには、「ベリアルの息子たち」によって社会道徳や人間の尊厳にかんする新法が制定されたが、その内容は自分たち以外の生命の尊厳を軽視したものであった。物質主義者たちによるクリスタルを中心としたテクノロジーの誤用が、アトランティスの大地をゆるがす大災害の続発をひきおこしたのである。

ではなぜアトランティス文明は滅亡したのか？　すべての文明が滅亡した理由とおなじく、「人間のあやまち」によってである。アトランティス人たちは高度な発達段階に到達し、宇宙の力にもアクセスすることができたにもかかわらず、その時代に特有の、現代人の理解をはるかにこえるほどのサイキック能力を適切につかいこなすだけの動機づけが欠けていた。創造主の意志やその神聖な計画を実現するためにではなく、かれらは自分たちの欲望を満足させるために、進化の結果えられた知識をもちいた。個人的な満足と利益のために、あるいは権力を手中にし、富を蓄積し、他者を支配するためにその知識を乱用し、自己の目的を達成するためにはいかなる代償もいとわなかった。アトランティス人にあたえられていた能力は、当初は建設的な目的のために活用されていたが、やがては破壊のために使用されるようになった。かくしてアトランティス文明は没落し、波にのまれて消えたのである(6)。

唯一神の教えにしたがう人たちは生得の透視能力によって、最後にのこった土地までが破壊され、アトランティスが崩壊するという事態がじょじょにせまっていることを感知していた。文明崩壊寸前にまでいった以前の人的災害の経験から、かれらは強力な力をもつクリスタルが誤用されれば、いずれは環境におおきな影響をあたえるということも知っていた。「一の法則」にしたがう人たちは、アトランティスから脱出する意志をもった仲間を三つのグループにわけることで、予期される大災害にそなえた。一部の人たちは、もともと交流があったエジプトにむかうことになった。のこりの人たちは北アメリカや中南米の、現在ペルーとユカタン半島とよばれている地域にむかう予定をたてた。人類の将来のために、かれらは保存できそうな技術や記録をおさめたレコードクリスタルを大量にもちだす計画でいた。さらに、無事生きて目的地にたどりついたときは、新天地に「一の法則」の信仰を導入することを目標としていた。そのレコードクリスタルは、エジプトや南米、ユカタン半島のピラミッド内部につくられた小部屋にいまでも安置されているといわれている。

およそ紀元前九六〇〇年ごろ、アトランティス文明を海中に沈めた最後の大災害がおこった。ある記録によれば、地軸のシフトで極地の氷塊が溶けたことが洪水の原因ではないかということである。大地震や地軸変動にくわえ、極地の氷塊が溶けて大洪水がおこれば、世界の陸地の境界線が変わってもふしぎではない。

アトランティスが海中に没したとされる時期、すなわち紀元前九六〇〇年前後にじっさいに大洪水が発生したことを支持する情報は現在も存在する。アトランティス文明崩壊にかんする現代の知識人の情報源は、たいがいプラトンの著作（『ティマイオス』『クリティアス』）である。プラトンは紀元前四世紀ごろのギリシャ人だが、アトランティスについての知識はかれの祖先にあたるソロンという人物の著作から学んでいる。ソロンはプラトンよりも二〇〇年ほどまえ（紀元前六〇〇年）に生きていたアテネの大法学者だった。ソロンがアトランティスについての知識をえたのは、エジプト旅行をしたさいに会話をかわしたエジプト人司祭からだったとつたえられている。その司祭はソロンに、アトランティス文明を海に沈めた大洪水は紀元前九六〇〇年ごろにおこったものだと語っている。アトランティス人の一部がエジプトに移住したという伝説が正しければ、そのエジプト人司祭の話の信憑性に一役買うことになるかもしれない。

古代の気象条件にかんする研究（古代気象学）によると、アトランティスの洪水がおこった時期はエジプト人司祭が語った年代と正確に一致するという(7)。一九七五年九月、マイアミ大学の科学者が、その時代に発生した広域にわたる大洪水について「サイエンス」誌に報告している。古代気象学者のセザーレ・エミリアニは仲間の研究者とともに、メキシコ湾の堆積土砂の中心部を調査した結果にもとづく、ある結論をだした。それらの堆積物には貝の化石が含まれていたが、化石形成の段階で貝にとりこまれた水の酸素同位元素が、北極の海水あるいは淡水に由来するものだと判定されたのである。その化石標本にもとづいて計算した結果によると、堆積層が形成されたころのメキシコ湾の塩分濃度は二〇パーセント減少していたことが判明した。かれらはさらに炭素法による測定で、その化石が紀元前九六〇〇年前後に形成されたものであると判定した。まさにアトランティス文明滅亡の時期とおなじである！

この情報は、なんらかの温暖効果によって淡水を含む北極の氷が融解したとする仮説に信憑性をあたえる情報である。温暖化効果をおこす原因はいくつもかんがえられるが、地軸のシフトもその原因になりうる。巨大な氷の棚がとつぜん南へせりだしはじめ、現在の北アメリカあたりにまでひろがってしまうような現象である。そうなると、氷の融解は急速に進んでいく。溶けだした氷河から流れでた水はミシシッピー河をくだってメキシコ湾にそそぎこみ、湾の塩分濃度をさげる。と同時に、発生した水はハドソン湾や北大西洋に逆流し、海水面を劇的に上昇させて、アトランティスのような沿岸低地には大洪水が発生する。

ほとんどの読者は「たかが神話にすぎない」とおかんがえであろう。しかしアトランティスの伝説は、現代文明にとって重要な問題であり、波動医学の研究にとってもとても重要である。というのもアトランティス伝説には、ホリスティックな治癒をめざす現代の運動の、もっとも初期の種子というべきものがみられるからである。輪廻転生という観点からみれば、あるいはアトランティスでホメオパシーやフラワー・エッセンスを推進し、アロパシー的な物質主義者（当時の少数派）を白眼視していた人たちが、現代の（多数派である）薬物療法や外科的療法の推進者として生まれかわっているとかんがえることもできなくはない。現代において、いまだに富と権力を追いもとめて闘争をつづけている一群の人々がそれを知るようなことがあれば、さぞかし皮肉な思いをすることだろう。これも、魂は事物のすべての面を経験するために何度でも生まれかわるという輪廻転生の原理の見本なのかもしれない。

アトランティスの物語は、テクノロジーを個人の権力や一部の勢力の拡大のために利用することの愚かさを警告しているという点でも重要である。こんにち、アメリカ合衆国はテクノロジーの面でもイデオロギーの面でも圧倒的な力をもち、世界に君臨している。情報伝達、太陽エネルギー、レーザーの開発などの分野において、アトランティスに由来するアイデアの多くが（アトランティス人の生まれかわりたちの手によって？）再度現実化している。われわれは、クリスタルがもつ真の潜在的エネルギーの存在に気づいたばかりである。現代の科学があきらかにしてきた事実はほんの氷山の一角にすぎない。原子力エネルギーがそうであるように、テクノロジーは治癒にも破壊にも利用できる。アルバート・アインシュタインなど一部の科学者たちは、つよい影響力をもつみずからの知識を世界に提供するとき、深刻に悩んだが、それは解放されるエネルギーがもたらす利益と危険をじゅうぶんに察知していたからであった。

アトランティスの伝説は、SFの領域だとかんがえられていたクリスタルによる治療技術へのイントロダクションとしてはまことにふさわしい。それによればアトランティス人は、クリスタル・エネルギーを治療に応用するための原理を数多く発見していた。また微細エネルギーの操作にもとづく高度なテクノロジーを発達させ、それらのエネルギーが人間の高次元諸身体（光の身体）と同一のレベルで作用することを理解していた。かれらは物質的身体と微細身体との真のつながりを知っており、その知識にもとづいて治療技術を開発していたらしいのである。

伝説上のアトランティス文明は、遠くない将来に考古学的な史実となる可能性がないとはいえない。アトランティスの神官が安全な場所に安置したという、ホログラフィーとして暗号化されたレコードクリスタルを発見するのは遠い未来のことではないかもしれない。興味ぶかいことだが、われわれのテクノロジーはようやく、アトランティスの「クリスタル図書館」に保存されているという知識が解読できうる段階にまで進歩してきた。アメリカや地球自身が突入しつつあるこの新時代は、アトランティス黄金時代後半の鏡像のようなくりかえしであるといってもよさそうだ。われわれはいま、当時のアトランティスとおなじように、物質主義者（産業優先）とホリスティック主義者（霊性優先）との対立に直面している。われわれがむかっている未来は、核兵器による大量破壊か平和的なニューエイジ運動かのいずれかであるようにもおもわれる。人類が過去のあやまちから学び、自己の誤謬によって不利益をこうむった過去の文明の教訓を活用することが期待される。幸か不幸か、われわれもアトランティス人たちが人類進化の先に到達することを願った未来の理想像にむかって進んでいる。すなわち、高度な文明が生んださまざまな道具が、それをじゅうぶんにつかいこなせるだけの霊的な進化をとげた個人によってつかわれる時代の到来である。

ついでながら、近年エジプトのスフィンクスと大ピラミッドの付近で考古学的な発掘がおこなわれたが、それを指揮したのはエドガー・ケイシー財団とスタンフォード大学の研究チーム、そしてエジプト政府であった。発掘場所は、ケイシーのリーディングでえられたサイキック情報にもとづいて決定された。その場所からは「記録のピラミッド」につうじる地下道の一部らしいアスワン花崗岩の屋根が発見された。レコードクリスタルを収めたアトランティスのタイムカプセルが発掘される日を待っているといわれるピラミッドである。エジプトの「記録のピラミッド」のような場所からそのタイムカプセルがほんとうに発見されれば、人類の歴史の大部分は書きかえられる必要がでてくるかもしれない。

クリスタルによる治癒の研究はこうして、幻想と現実のはざまをかいまみるような視点からおこなわれていく。

クォーツクリスタルによるヒーリング——病気を変容させる古代の技法

クォーツクリスタル(水晶結晶板)は、現代社会に普及しているエレクトロニクス機器につかわれている。すでにのべたように、クォーツクリスタルは時計の中枢部である。時間をきざむうえでクォーツクリスタルが便利であることの理由は、それが電流刺激できわめて規則正しい振動を正確にくりかえし、時間の単位の長さを計測し、表示するときの手頃なものさしとして利用できるからである。そうしたクォーツクリスタルの特性は「ピエゾ電流効果」のあらわれである。機械的な力が加わると、クォーツクリスタルは測定可能な電位を発生する。あるいは逆に、クリスタルに電流を流すと、結晶が機械的な運動をはじめる。ほとんどのエレクトロニクス装置には、クォーツをプレート状にスライスしたものが使用されている。それぞれのプレートは、大きさと厚みで決定される個々の共鳴周波数をもっている。そのクリスタルプレートに交流電流を通電すると荷電はプラス・マイナスの往復運動をくりかえし、共鳴周波数で振動をはじめる。

これは多くのエレクトロニクス装置にもちいられているクリスタル振動部がおこす基本的な現象であり、これによって正確なエネルギー周波数を発生させ、維持することができるのである。ピエゾ電流効果のもうひとつの例はオーディオ装置にみられる。レコード針についているクリスタルは、レコード盤の溝のパターンがつくる機械的振動を電気的な振動に変換する。その電気的振動が、レコードプレーヤーのエレクトロニクス技術によって音楽や言語に変換される。

クォーツクリスタルはじっさいには、二酸化ケイ素（SiO_2）で構成されている。クォーツクリスタルは無数のエレクトロニクス装置の部品としてつかわれているが、コンピュータや太陽発電技術でもちいられているのは元素のシリコン結晶である。科学者はその形成の段階で正確な量の他元素を混入させることによって、特殊なシリコン結晶が製造できるようになった。付加された元素の影響によって、さらに独特の電導性、光学特性、熱伝導性をもつシリコン結晶の亜型がつくられるようになった。そのプロセスを「ドーピング」といい、それによって特殊なエネルギー伝導特性をもった結晶をつくることが可能になった。

シリコン結晶の電子的特性を研究テーマとして選ぶ科学者がふえているが、微細エネルギー操作技術においても最大の可能性を秘めているのが、じつはクォーツクリスタルなのである。あらゆる結晶構造は数学的に正確で規則正しい原子の格子構造をとっている。さまざまな格子構造以外に、結晶構造はまたらせん配列が重ねて織りこまれているとかんがえる科学者もいる。結晶は、自然界でもっとも規則正しい構造であり、エントロピーが最低の状態をあらわしている。

結晶構造は、熱・光・圧力・音・電気・ガンマ線・マイクロ波・生体電気、または意識のエネルギー（想念波動あるいは想念形式）さえも含んだ多岐にわたるエネルギーにたいして、独特の反応を正確にくりかえしてくる。それらの多様なエネルギー入力に反応して、結晶の分子構造は独特のモードで振動をはじめ、その結果、特定の振動周波数のエネルギーを放出するのである。

クォーツクリスタルをつかうと、さまざまなタイプのエネルギーをいろいろな方法で処理することができる。そうした機能はたいへん豊富であり、受容・反射・屈折・拡大・変換・増幅・フォーカシング・転化・転移・貯蔵・静電容量・安定化・変調・調整・伝達・透過などがかんがえられる(8)。

本章でとくに論じたいのは、こうしたクォーツクリスタル（水晶）の機能を人間の微細エネルギー的治療に応用できないかということである。ＩＢＭの上級研究員を二七年間つとめてきたクリスタルの研究家、マーセル・ヴォーゲルのかんがえかたを紹介しよう。

クリスタルは完全性とバランスを内部構造にもつ中性の物体である。適切な形態にカットしたクリスタルに人間の精神がはいりこみ、その構造の完全性と関係をむすぶとき、クリスタルはその人の精神の力を拡張し、増幅するような波動を放出する。レーザー光線のように、それはコヒーレント（52ページ参照）で高度に収束されたエネルギーを放出し、そのエネルギーは物体や人々に自由に伝達される。

クリスタルは「心から心へ」というコミュニケーションにも利用できるだろうが、もっと高次の使用目的は（……）痛みや苦しみの除去をつうじて人類の福祉に貢献することである。ヒーラーは適切な訓練によって、患者の肉体に病気のパターンを発現させている否定的な想念形式を排除させることができる。

サイキック能力者たちがよく指摘しているように、人が感情的におちこんでいるとき、まず微細エネルギー身体に弱点が生じ、やがて病気の形成がはじまることがある。しかし、正しくカットしたクリスタルによって、ヒーラーは、外科医が腫瘍を切除するように、患者のエネルギー身体の否定的なパターンを排除させることができる。その結果、患者の物質的身体も全的（完全）な状態に復帰する(9)。

ヴォーゲル博士が提唱する概念の重要な部分は、クォーツクリスタルがヒーラーの自然なエネルギーを増幅して投射する作用をもっているというところにある。ヒーラーがつくるエネルギー場の微細エネルギーは、レーザー光同様、コヒーレントで収束している。ふつう、光はコヒーレントな状態ではなく、エネルギーの束が同時に多方向にむかってランダムに運動している。ルビーをもちいたレーザーでは、光束をクリスタルの作用で組織化し、コヒーレントで規則的なビーム状態にすることによって増幅効果を高めることで、莫大なエネルギー作用がもたらされる。クォーツクリスタルも、ヒーラーのエネルギーにたいしておなじように作用しているとかんがえられる。ヴォーゲル博士の著述からの引用をつづけよう。

サイキック・ヒーラーは、自分の手から放出されるエネルギー、または生体エネルギー場のあつかいに習熟しなければならない。自然な状態で放出されたエネルギーは、クリスタルの使用でえられるようなコヒーレントな状態ではないからだ。クリスタルはレーザー光とおなじように作用する。すなわちクリスタルは散乱したエネルギーの束をとらえて、エネルギー場をコヒーレントかつ単一の方向性をもつ状態に変化させ、莫大な力を――エネルギーがコヒーレントにならずに散乱するばあいよりもずっと強大な力を発生させるのだ。

愛情をもってつかえば、クリスタルには精神エネルギーをコヒーレントにする作用がある。クリスタルはそうしたエネルギーを、癒しをもとめている人の生命エネルギーに正確にあったパターンに変容させ、さらに治癒を増進させるように作用するのである(10)。

数多くのヒーラーが、生得のヒーリング能力を増幅するためにクォーツクリスタルを採用している。前章で紹介した、セラピューティック・タッチの生みの親であるドロレス・クリーガー博士も、ヒーリング・エネルギーを強化するためにクォーツクリスタルを使用している。博士はその技法を、心理学者でクリスタル・ヒーラーでもある、アメリカ先住民のオー・シナーから教わった。おもしろいことに、多数のアメリカ先住民のヒーラーをはじめ、世界の諸部族のシャーマンが、パワーオブジェクト(力の物質)のコレクションのひとつとしてクォーツクリスタルを所有している。南米のヒバロ族からオーストラリアの諸部族にいたるまで、クォーツクリスタルは広範囲にわたって、あらゆるもののうちで最強のパワーをもつとかんがえられているのだ(11)。

クォーツクリスタルはヒーラーの微細エネルギーを収束させる作用のほかにも、さまざまなエネルギー作用をもっている。クォーツクリスタルをとおして収束されたヒーリング・エネルギーは、患者のからだにはいると、もっともエネルギーバランスを必要とする部位に分布する。収束されたエネルギーは、あたかもからだの内なる知性にしたがうかのように、つねに必要とされる部位へとむかうのだ。治療のさい、ヒーラーはクォーツクリスタルをにぎった手で患者にふれる。すると、ヒーリング・エネルギーは手のひらのチャクラをつうじて患者に移送される。エネルギーはクリスタルを通過するときに増幅され、患者の微細身体のなかでエネルギーの再組織化が必要な部位にむかう。クリスタルにはエネルギー分布を適正化するはたらきが自然にそなわっているが、痛みを感じる部位の体表にクリスタルを直接おく治療をほどこすのもよい。

クォーツクリスタルは、機能障害をおこし、「ブロックされた」チャクラを浄化し、そのバランスを調整するためにも有効である。チャクラを浄化するときには、特定のチャクラに対応する部位にクリスタルをおき、クリスタルをつうじてエネルギーを注入する。「浄化」という作業は、ヒーラーのエネルギーによっても、チャクラのバランス調整を必要としている患者自身のエネルギーによっても進めることができるようだ。ヒーラーを活力にあふれたエネルギー源にたとえれば、そのヒーラーが自分の手のひらに意識を集中しているあいだに、手のひらのチャクラから微細エネルギーが放出され、クリスタルを通過して、患者のアンバランスなチャクラに到達するということになる。逆に患者自身がクリスタルの先端を自分のチャクラのうえにかざすことでチャクラの浄化をおこなうことも可能だ。このテクニックをもちいると、チャクラをつうじて体内からエネルギーをそとへだし、かざしているクリスタルに注入させることができる。

クリスタル・ヒーリングは、数々のイメージ法のテクニックとも併用することができる。たとえばチャクラのうえにクリスタルをかざし、吸気とともに特定の色の光がもつエネルギーを吸いこむ光景をイメージし（白色光のイメージがもっとも効果的である）、そして、その光にチャクラを通過させて、呼気とともにはきだすところをイメージするという方法もある。この方法は音や詠唱の併用によってさらに効果的になる。たとえば、チャクラをつうじてエネルギーを呼気とともにはきだしながら、さまざまな聖音を唱えるのもよい。また音を光のエネルギーとしてイメージし、それを窓（チャクラ）をとおして体内に射しこませ、特定の部位にみちびきいれるという方法もある。

クリスタル・ヒーラーのデール・ウォーカーが利用しているチャクラ調整の方法は、患者とヒーラーが共同作業をおこなうものである。ヒーラーは患者の主要チャクラ上にひとつのクリスタルを順次おいていき、そのクリスタルを介して患者にエネルギーを移送し、患者は自分のチャクラのエネルギーバランスを表示する半円型の「エネルギーメーター」をイメージするように指示される。メーターにはゼロから一八〇度までの目盛りがある。患者はメーターの針が、チャクラの完全なバランスと整列、つまり「健康」をあらわす九〇度をさしているとイメージするように指示される。冠チャクラからはじめて、ヒーラーはそれぞれのチャクラのうえに順次クリスタルをうごかしていく。そして患者は、針がじょじょに完全なバランスにむかっていくところをイメージする。針のイメージが垂直のイメージとなり安定したときに、患者はヒーラーに合図をおくる。それを確認したヒーラーは、それぞれのチャクラが安定するまで順番にその作業をつづけていく。

このばあいもやはり、クリスタルから放出されるヒーリング・エネルギーは微細身体のエネルギーレベルに作用するとかんがえられる。クリスタルは、ヒーラーのエネルギーが最初期での機能障害を補正するのを助ける。物質的身体レベルの病気が発生する以前には、たいがいエーテル体レベルに変化が生じている。まえにのべたように、メンタルレベルやアストラルレベルのエネルギーはエーテル体にも情報を伝達する。感情障害のエネルギーパターンはアストラル体の変化をひきおこし、それはついでエーテルレベルのエネルギーパターンの変化となる。そして最終的には物質的身体の変化として固定されるのだ。

クリスタルをつうじて放出されたヒーリング・エネルギーによって、アストラルレベルあるいはエーテルレベルの修正がなされると、微細エネルギーの鋳型がつくりなおされ、組織の正常な生長や痛みの緩和など、各エネルギーレベルの協働作業がおこなわれやすくなる。

クリスタルなど、微細エネルギーによるヒーリングがおこなわれるときの問題点のひとつに、病気の再発にかんする問題があげられる。患者の微細エネルギー場に存在する否定的な想念形式からは、特定の痛みや病気が何度でも発生してくる。この想念形式とは、長い年月にわたって保持されてきた重苦しい思考や感情がエネルギーとして発現したものである。この想念形式は無意識レベルではじまり、当人がけっして積極的に語ろうとせず、解決しようともしないような問題とかかわっていることが多い。

想念形式はまた、特定の感情によって形成されることもよくある。ある想念形式を生みだした感情が強烈であればあるほど、その想念形式はその人のオーラエネルギー場に固着して、なかなか離れなくなる。そのようなとき、否定的な想念形式を氷解させるべくクリスタルで増幅されたエネルギーを移送したとしても、患者はまたべつの想念形式をつくりだすので、けっきょくおなじような病気を発症してしまう。患者の感情的・心的パターンが変化しないかぎり、それはつづいていく。このテーマは、第8章のマグネティック・ヒーリングとスピリチュアル・ヒーリングの記述でも議論したところである（393〜394ページ参照）。

サイキック・ヒーリング、あるいはクリスタル・ヒーリング受療後の再発という問題は、いまだ適当なかたちで表現されていない意識エネルギー場や微細エネルギー場に関係する、重要な問題を含んでいる。最良の治癒（治療効果がもっとも持続するもの）は、単一の治療法で実現できるものではなく、多数のアプローチの併用が必要となる。将来、真のホリスティック・ヒーリングセンターのような施設ができれば、そこでは栄養指導や、手技による脊椎矯正などを含む理学療法、多種多様の微細エネルギー療法、患者自身によるストレス対処を手助けする心理療法などを活用した多次元的アプローチがとられるようになるだろう。

もうひとつ、クォーツクリスタルの治療への興味ぶかい応用としては、治癒を誘発する想念形式をクリスタルにプログラミングするという方法がある。ヒーラーがクォーツクリスタルを手ににぎり、その場にいない患者にエネルギーを送信するイメージをおもいうかべるという方法である。ヒーラーは自分が送信する特定のエネルギーを、患者のからだの特定の部位に流れこんでいく「色」や「流れ」として視覚化する。ヒーラーはまた、健康で完全な自分自身の存在をおもいえがくことによって、患者の全般的な生命力が増進するというイメージにも集中する。したがってこのばあい、遠くはなれたところにいる患者はふたつのメカニズムを介してヒーリング・エネルギーを受けとることになる。**クォーツクリスタルは思念エネルギーの増幅器として磁電（ME）エネルギー**（176ページ参照）**のレベルに作用し、ヒーラーからの思念指向型エネルギー周波数を増幅し、瞬時に遠方の患者に送信することができるのであろう。**

また、クォーツクリスタルはかなり特定された周波数特性のヒーリング・エネルギーを吸収することから、一種の思念エネルギー・コンデンサーとしても作用するらしい。ヒーラーは投射したいエネルギーパターンをクォーツクリスタルにチャージさせたあと、そのクリスタルを手にもつように患者に指示する。ヒーラーがいないときでも、クリスタルにチャージされたヒーリング・エネルギーは患者の手のなかで放出される。数分あるいは数時間を費やしてクリスタルにチャージしたヒーリング・エネルギーは、患者が手にもった瞬間に放出される。クリスタルがこうしたかたちでもちいられるときは、電気的なコンデンサーと同様に、微弱なエネルギーを長時間かけてたくわえるが、そのエネルギーは一回の強力なバーストとして「放電」されるのである。

治癒を誘発する想念形式を受容し、保存するクリスタルの能力は、フロッピーディスクのような磁気記憶媒体に似ている。クリスタルは、意識の高次エネルギーをもちいた特殊な情報でプログラムされる。ヒーラーの心にうかぶ思考あるいはイメージが明晰であればあるほど、クリスタルにたくわえられるエネルギー情報イメージも正確なものになる。クリスタルにプログラムするエネルギー機能は、一度にひとつだけに限定する必要がある（記録用クリスタルのように、一個のクリスタルには大量のエネルギー情報をたくわえることができる。しかしそのばあい、すべてのデータは同一の情報機能にかかわるものである）。

クリスタルのエネルギーメモリーには、磁気記憶ディスクのように、一度にひとまとまりのデータしか入力できない。クリスタルをあたらしいエネルギー想念形式やエネルギー機能でチャージしたければ、まず既存の情報を消去しなくてはならない。磁気ディスクをあたらしい情報で入れかえるときに古い内容を消去しなければならないのとおなじことである。一般的に、クリスタルを個人用あるいは治療用として使用するときには、最初にクリスタルにのこっている古い波動エネルギーを消去して、古いプログラムによるエラーが発生することなく無事に機能がはたされるようにする必要がある。

古いエネルギープログラムの消去を完全におこなうための方法はいくつかある。むかしからおこなわれているものとしては、直射日光に数日間あてる、一日ないし二日間のあいだ塩のなかにいれる、二日間から七日間ほど地中に埋めたり塩水につける、また一日から七日間ほど流水にさらすなどの方法がある。しかしもっとも所要時間を短くする方法は、ボウルに蒸留水または泉の水をいれ、ミント（ペニーローヤル）のエッセンスを数滴たらして、そのなかにクリスタルを静置するというものである。ほかの方法では何時間あるいは何日もかかるが、この方法ならば数分で作業は終了する。この作業によって、クリスタルの古いエネルギーを洗いながし、持ちぬしの望みと意識におうじたエネルギー機能を受けいれるべく、完全に「消磁」することができるのだ。このプロセスによって、微細エネルギーを変化させるというクリスタルの能力を長く保つことができるので、どのクリスタルもときどきクリーニングをおこなう必要がある。

クォーツクリスタルはこのように、ヒーラーがいなくてもヒーリング効果をもたらすという特殊なエネルギー特性をもっている。クリスタルは否定的なエネルギーを吸収して、肯定的で有益な周波数だけを放出することができるので、自然の微細エネルギー純化装置であるとかんがえられている。ドロレス・クリーガー博士が師事した、心理学者でヒーラーのアメリカ先住民、オー・シナーによれば、

ヒーリングに使用されるクリスタルは、それ自身のパワーとエネルギーをもっており、ヒーリングを必要とする者にちかづけるだけで作用する。手にもつだけで、クリスタルは特定の病気にたいするプログラム化を受ける。そしてヒーラーの意図を増幅し、その純粋性をとおして自然と精神の力を結合させ、ヒーリング・エネルギーを輸送する。さらにクリスタルはとくに外力の助けなしに、痛みを軽減し、波動レベルを上昇させ、明晰性を高め、感情の浮沈を調整し、不調和なエネルギーを遠ざけ、陰イオンを排出し、陽イオンをあつめ、夢の内容にも作用する(12)。

クォーツクリスタルが人間におよぼす作用の一部は、人間の体内にあるクリスタル構造物とのあいだに生じる共鳴効果にかかわるものである。前述したように、科学の進歩は液晶という新種の結晶の存在を認識しはじ

めたが、その特徴は、それが半分結晶で半分液体の性質を示すところにある。生物学の最近の知見によると、人体内部の多くの物質や膜も液晶に似た機能をもっているらしい。微細エネルギー的な視点からいえば、肉体レベルにみられる多くの固体・液体のクリスタル構造は、神経系内の微細エネルギーや、体内における生命力の流れを調整する役目をもっている。ふたたびグルダスの『フラワー・エッセンスと波動医学的治癒』から引用しよう。

循環器系と神経系の中間では、このふたつの系のあいだの極性によって、電磁気的な流れが生じている。そのふたつの系のあいだには親密なむすびつきがあり、ともに生命力と意識に関係があるといわれているが、その詳細は現代科学をもってしてもまだじゅうぶんに理解することができないでいる。**生命力はおもに血液を介してはたらき、意識はおもに脳や神経系を介して作用する。どちらの系も、クォーツ的な特性と電磁気的な流れの双方を含んでいる。**血液中の細胞、とくに赤血球と白血球はクォーツ的な特性をつよくもち、神経系は電磁気の流れをつよい特性としてもっている。生命力と意識はそれらの性質をうまく利用して物質的身体に進入し、刺激しているのである。

物質的身体と微細身体には、波動医学的治療薬の効果を高める、さまざまなクォーツ様のクリスタル構造物が存在する。物質的身体においては、細胞内の塩類・脂肪組織・リンパ液・赤血球・白血球・松果体などがそれに含まれる。それらのクォーツ的構造は完璧なシステムをなしているが、現代医学の力ではまだうまく識別できず、じゅうぶんには理解されていない。

クリスタル構造物は、交感神経における共鳴にもかかわっている。物質的身体と微細身体、エーテルのもつクリスタル的性質は、各種の波動医学的治療薬、とくにフラワー・エッセンスや宝石エリクシルのクリスタル的性質と調和している。それらの身体的特性は、波動医学的治療薬のもつ生命力を、吸収時に認識できるレベルにまで増幅する。じっさいこうしたクリスタル的性質は、ほとんどのエーテルエネルギーが物質的身体を浸透するときの中継点になる。そのおかげで、さまざまなエネルギーが適切な周波数でバランスよく分配され、それが刺激になって体内毒素が排出され、健康がつくりだされるのである。ラジオ電波の周波数がラジオ内部のクリスタルに作用するときも同様である。そのさいクリスタルは電波のエネルギーを吸収して高い周波数と共鳴をおこし、からだが感知できる音声周波数帯として装置につたえるのだ(13)。（強調引用者）

この情報がもたらす興味ぶかい発見は、人間がある意味で生きたクリスタルであるということだ。人間のエネルギー系のある側面には、天然のクォーツクリスタルとおなじように変化する特性がある。**天然のクォーツクリスタルでからだの治療をするさいにエネルギーの移動がおこる理由の一部は、クォーツクリスタルとクォーツ様特性をもつ細胞クリスタルのあいだの共鳴効果によるものである。**そうした生体クリスタル的要素には、全身をめぐる特殊なエネルギー回路を流れる、生命力のある側面を増幅する作用がある。生体クリスタル系は、高次の波動エネルギーのからだへの入力にふかくかかわっているのだ。

からだのクリスタル構造物との相互作用を生じさせるもうひとつの方法としては、宝石エリクシル（ジェム・エリクサー）がある。宝石エリクシルには、直射日光にさらして水に刻印した特定のクリスタル（このばあいはクォーツ）のエネルギーが含まれている（334ページ参照）。宝石エリクシルを服用すると、そのエネルギーは直接患者の微細エネルギー系に移動する。クォーツからつくったエリクシルは、クンダリニー・プロセスとふかい関係をもつ松果体と脊髄のクリスタル構造にたいして共鳴効果があるので、瞑想効果の強化や強力な霊的覚醒の達成に役立つとされている。

自分ひとりでつかうばあい、クォーツクリスタルは瞑想の補助にうってつけのツールになる。瞑想をつうじて霊的な覚醒をえるために特定のクォーツクリスタルを使用するときは、その目的だけにしぼるべきである。すなわち、そのクリスタルはかならず瞑想のためだけにつかい、他の目的には使用すべきではないということだ。治癒を目的にクリスタルをつかうばあいは、そのためにもうひとつべつのクリスタルを選ぶべきである。また、一般的に瞑想用クリスタルは自分以外のだれとも共有してはならない。クリスタルには、その持ちぬし特有のエネルギー周波数がプログラムされる。自分以外の人物がクリスタルをにぎったり瞑想に使用したりすると、そのクリスタルには、混入したのぞましくない不協和な想念やエネルギーが刷りこまれることになる。

ひとつのクォーツクリスタルをつかって瞑想するときには、クリスタルは左手にもつのがのぞましい。その理由は、左手は神経学的に右脳と結合しているからである。右脳と松果体とのあいだには特殊なクリスタル様結合が存在し、それがハイアーセルフの高次意識エネルギー場に同調しているようである（309ページ参照）。左手にクリスタルをもつことによって、クリスタルから放射する微細エネルギーは、ハイアーセルフに同調している右脳とむすびついている微細エネルギー回路にむかって直接に入力される。クリスタルとイメージ法を併用した瞑想のテクニックは、クォーツクリスタルと直接結合できる右脳の性質を利用しているのである。

左手にクリスタルをもつ方法以外に、ふたつのクリスタルを使用する方法もある。両手にひとつずつクリスタルをもって瞑想する方法である。単極のクリスタル（一端だけがとがったかたちに成長した結晶）をふたつ使用するときには、右手にもつクリスタルは先端をからだの外がわにむけ、左手のクリスタルは先端を自分のからだのほうにむけてもつのがよい。そうすると、両手をむすぶ自然のエネルギー回路が成立し、エネルギーは左手の手のひらからとりいれられ、右手から放出される。

両極のクリスタル（両端がとがったかたちに成長した結晶）は、瞑想用としてはとくに便利である。両極のクリスタルは単極のものより強力で、微細エネルギー回路との結合性にすぐれている。多数のクリスタルをつかった、さまざまな幾何学的な配置にかんする研究がおこなわれている。いずれの幾何学的配置にも、それぞれの価値と応用面がある。たとえば、ややちいさめのクリスタルを〝第三の目〟(眉間)チャクラにテープではりつけると、両手のふたつのクリスタルとあわせて三角形の回路ができる。また、クリスタルで特別な幾何学的瞑想空間を構成し、そのなかにすわることによって強力な増幅効果をえることもできる。たとえば三角形と逆三角形がかさなりあう「ダビデの星」型に六個のクリスタルを配置すると、その配置から発生した特殊な微細エネルギー場と同時に、地球環境に含まれる不可視のエネルギー格子パターンを周囲に発生させることができる。その不可視の格子パターンには潜在的に、意識や治癒、さらに産業などに応用可能なエネルギーの通路がかくされている。格子パターンは、クリスタルを右手にもって先端は外がわにむけ、配置された個々のクリスタルを、点と点をむすぶようにして指していくと活性化される。

このプロセスは、吸気とともに冠チャクラから(白色光のような)エネルギーをみちびき入れるというイメージを想起するといっそう強化される。みちびきいれられたエネルギーは、呼気のあいだに心臓チャクラを通過し、右手のクリスタルをつうじてそとに放出される。そのプロセスのあいだじゅう、格子を形成するクリスタル群は使用者の意図や想念エネルギーとつながっている。使用者はクリスタルどうしを結合しているエネルギーの通路(あるいは光の通路)を、のぞましい幾何学的パターンができるまでイメージのなかでつくっていくことができる。幾何学的パターンを構成するとき、その中心にエネルギーパターンを増幅するようなクリスタルをおくと、そのクリスタルが船の錨《いかり》のような安定化作用をもたらして、ひときわエネルギー増幅効果がつよくなるとされる。

このように複数のクリスタルを特殊な幾何学的パターンに配置すると、「格子系」とよばれる統一エネルギー場が発生する(14)。それらの系は、複数のクリスタルがもつエネルギーを統合し、協働効果として発現させる。クリスタルのそのような配列での使用は、クリスタルと人間のエネルギー力学にむすびついた聖なる幾何学的原理にもとづいている。格子系をつくるさいの基本原理は、プログラムされたクリスタルを、それぞれが他のすべてのクリスタルと強力に共鳴するような、調和のとれた配列にしたがって配置することにある。それぞれのクリスタルの周波数は、同時に池になげこまれた複数の石がつくりだす多数の同心円状の波紋のように、たがいに干渉しあう。そして、交差しあう波紋はダイナミックなエネルギーのマンダラをつくりだす。輪の中心にすわり、クリスタルをそのような配列でもちいるときには、微細エネルギーのしかるべき統合・集束、方向づけを補助する「焦点クリスタル」(focal cristal)を手にもつのが最良の方法である。

クリスタルの幾何学的配列法には数多くのバリエーションがあり、特定の病気の治療に応用可能なものもある。クリスタルの幾何学的パターンをもちいて治療をおこなうには、複数のクリスタルが必要になる。治療対象となる疾患の種類や重症度によっては、きわだった治療効果を発揮するために、治療者によってひじょうに強力なエネルギー場をもつエネルギー格子が形成される⑮。

意識にたいしてさまざまな効果をおよぼすことによって、異なる形態のエネルギー格子がつくりだされる。エネルギー格子は円形のマンダラにもなりうるし、長方形にもなりうる。単純な格子パターンは、瞑想室の四隅にクリスタルをおくだけでつくることができる。またはそれにくわえて、五番目のクリスタルを部屋の中心におくか、天井からつるしてもいい。このばあいも、もうひとつのクリスタルを使用して能動的イメージ法をおこなう、つよい目的意識をもつなどによって、エネルギー格子を活性化することができる。瞑想の効果を増幅するには、瞑想者の意識に特定の作用をおよぼすようなクリスタル幾何学格子をつくればいい。その格子の中心にすわり、焦点クリスタルを手にもつことで、瞑想者はじっさいに格子のエネルギー・ネットワークの一部になる。瞑想の効果を増幅させるためにはクリスタル格子パターンのなかにすわるほかにも、イメージ法を含む数々の方法がある。

前述したように、クリスタルをつかって瞑想するさい、イメージ法のテクニックをもちいるとよい結果がえられるのは、右脳とハイアーセルフとが結合しているからである。強力な秘教的シンボルや元型的シンボルの使用にもとづく瞑想イメージ法はたくさんある。それらのシンボルやイメージを内面にむけてもちいることによって、瞑想者は瞑想用クリスタルのエネルギーを創造的に探求することができるようになる。クリスタル瞑想のテクニックや波動の同調をおこなうさいには、瞑想者はまず、自分を守るようにつつみこむ白色の光の球体をイメージする必要がある。これによって、エネルギーを撹乱する外界からの影響を遮断するのである。

クリスタルエネルギーの探求に効果的なテクニックのひとつは、イメージのなかで自分が小さくなり、クリスタルの切子面のひとつをドアのようにあけて、クリスタルの内部に進入していくイメージを想起するというものである。クリスタルの内部では、さまざまなイメージ法をつかうことができる。たとえば瞑想者は、クリスタルをつうじて流入してくるエネルギーを感じながら、クリスタル内部の自然のようすを楽しむこともできる。あるいは、クリスタル内部の廊下にそって、ラベルのついたたくさんのドアが並んでいるというイメージをおもいうかべるのもいい。廊下にでたら、たとえば「図書館」というラベルがついたドアのまえに立っているとイメージする。つぎにはそのドアをあけて、なかにはいってみよう。室内には、壁にたくさんの棚が並んでいるのがみえるだろう。棚には本ではなく、クリスタルがずらっと並べられている。自分が知りたいとおもうテーマをおもいうかべてみよう。特定のテーマについてかんがえながら、どのクリスタルが自分に必要な情報を提供してくれるかもかんがえてみよう。ふと棚に目をやると、あるクリスタルが輝きはじめているのに気づく。そのクリスタルにちかづいてみよう。それをつまみあげ、自分が知りたいテーマについて情報をえるために質問してみよう。その「ライブラリー・クリスタル」は感覚や映像、ときには声のメッセージをつかって、しらべたいと念じている人物の心に直接はたらきかけてくる。

このテクニックはもともと内的シンボルの操作にかかわる方法だが、パーソナリティや高次レベルの自己にかんする価値ある情報をえることにも役立つ。クリスタル瞑想の練習でもちいられていることからもわかるように、視覚的イメージのシンボリズムには、右脳にかくされた潜在能力をときはなつ力がある。右脳は、線形／言語モードの左脳にたいして象徴的／暗喩《メタファー》的な情報を処理している。シンボルがかくされた意味や力をもっているという事実は、夢の解釈がなぜサイキックな内的潜在力にアクセスする鍵のひとつとなるのかを説明するものである。象徴的イメージは右脳とハイアーセルフとのむすびつきを活性化するので、クリスタルをもちいた瞑想中に象徴的イメージをつかうと、魂の情報バンクに貯蔵されている膨大な情報へのアクセスが容易になる。

鉱物界の新展望——七つのクリスタル・システム（結晶系）

しかしクォーツクリスタルは、治癒、エネルギーの活性化、高次意識へのアクセスなどの目的で利用される、数多くの宝石のひとつにすぎない。われわれがこれまで論じてきたクォーツとは、石英科に属する水晶のことである。石英科に属するあらゆるクリスタルは二酸化ケイ素からできている。二酸化ケイ素の混合物のなかには微量の他の元素が混入しているため、クォーツにはさまざまな色や種類がある。たとえば、アメジスト（紫水晶）は紫色をしているが、その色は結晶構造内にごく微量のマンガンが含まれていることによる。アメジストのほかにも煙水晶、黄水晶、紅水晶、緑水晶、青水晶、内部に含有鉱物をもつルチル水晶、トルマリン水晶などがある。どの種類のクォーツにも、それぞれ独特の微細エネルギー特性とヒーリング効果がある。いずれにしても、クォーツは地球の鉱物界を構成する結晶の一タイプにすぎない。

鉱物界は顕教的（物質的）側面と密教的（霊的）側面の両方をもつ自然界に存在する、多数の領域のひとつである。自然界を構成するすべての「界」は、創造主の聖なる意識エネルギーがそれぞれ独特の様式で発現したものである。植物界においては、地上に繁茂する多彩ないろどりと多様なかたちをみせる花々に、その顕教的側面をみることができる。反対に、花の微細エネルギーやフラワー・エッセンスがもつ人間の意識を変容させる能力からは、その密教的あるいは霊的な側面をみることができる。鉱物界においては、顕教的な側面は、地球上のありとあらゆる場所に産する結晶や宝石の無数の色彩と形態にみることができ、これは自然界でおこる結晶の成長過程におけるサイズや形態の多様性をつうじて生じる。いっぽう鉱物界の霊的な側面は、結晶を成立させている内部の幾何学的構造をつうじて発現される。そうした結晶の内部形態、すなわち内部の分子構造の対称性についての研究は「結晶学」として知られている。

クリスタル、宝石、岩石は、結晶学者たちによって、その分子配列の対称からくる特殊な規則性にしたがって、系統的に分類されてきた。結晶は、結晶系を構成する七つの様式に分類されており、それら七つの項目は、結晶格子構造の幾何学的な相違点にもとづいてさだめられている。その項目とは、**三斜晶系、単斜晶系、斜方晶系、正方晶系、六方晶系、立方晶系、三方晶系**の七種類である（それぞれの性質については後述する）。

鉱物学者は三方晶系という分類を六方晶系の一部としてみなすことが多いが、六方晶系と三方晶系は高次エネルギー基質の異なるレベルに親和性をもっているので、本書ではべつの独立したグループとしてとりあげている。その特徴は、七つの主要チャクラの特徴（154ページおよび第10章参照）に示されているものと同様のものである。

すべての結晶系（クリスタル・システム）は、鉱物界における特定のエネルギー階層と親和性があり、微細エネルギー的共鳴をおこしている。自然界において、それぞれの鉱物階層はある種の聖なる想念形式あるいはエネルギーパターンを内在しており、その助けによって結晶の組織性がかたちづくられていく。結晶の原子配列パターンは、エーテルレベル（またはさらに高次のエネルギーレベル）で生じる微細エネルギーのレベルであらかじめ組織化されている。**結晶にみられるそのような調整プロセスは、細胞の活動や物質的身体の組織化現象の発現に先立って存在する、人間のエーテル体の構成と同様のプロセスであろう。**クリスタルも、生物体のように生長し拡大する性質をそなえているのである。結晶が成長するにつれ、原子は結晶界にそなわったエーテルエネルギーのガイドを受けるかのようにして適切な空間的位置へとむかう。エーテル体が物質をつつみこみ、浸透するという概念は、人間界だけではなく、鉱物界にも成立している。クリスタルと細胞のエーテル体レベルとのあいだに発生する共鳴効果に強力な力が秘められているのは、そのためである。エネルギーが石から放出され、また吸収されるのは、結晶のもつエーテル体の構造によるものである。たとえば、ウラン鉱においては、鉱物がエネルギーを放出する原理がはっきりと示されるし、鉛をみればエネルギーを吸収する能力があることがわかる。

第4章の最後で多少ふれたように（207ページ）、人間レベルから原子レベルにいたるまで、物質のあらゆる側面には意識が存在する。意識の質的・量的な特性は、それぞれの存在と発現のレベルによって異なる。あらゆる物質は結晶化した光の発現であり、純粋意識そのものである創造主のエネルギーの発現でもある。ここで「創造説」をとるか「進化論」をとるかは当面の問題にはならない。ビッグバンに由来しようと、おおいなる神の思念に由来しようと、そこから万物がかたちづくられてきた宇宙のエネルギーこそが純粋の意識エネルギーであり、それをわれわれは神とよんでいるにすぎないからだ。

いくつかの秘教的文献では、神は〝在りとしあらゆるものすべて〟と表現されている。なぜなら、神の身体は宇宙というタピストリーを織るための、はた織り機とつむぎ糸そのものだからである。素粒子レベルにいたるまで、あらゆる物質は凍結した光の粒子、つまり一種の収束した小エネルギー場からできている。その基本的なエネルギー単位のなかに意識が存在しているのだ。それは宇宙という建造物をつくるブロックの主原料である。この基本的なエネルギー特性は、創造のあらゆる側面に反映されている。原子や電子のようにエネルギーが粒子化したものはすべて、われわれが通常かんがえている人間の意識とはかなり異なるものではあるが、やはり原初的なかたちの意識なのである。

あらゆる原子に一種の意識が宿っているという前提を受けいれることができれば、クリスタルがそうであるように、原子に宿る意識のようなものが合体・融合することによって明確な波動パターンを表現するエネルギーの塊がつくられるとかんがえるのは困難なことではない。自然界では、その性質は「同通の法則」として知られているものであり、おなじ構造またはおなじ波動をもつ原子が集合して調和的に振動し、そのことによって物質の形態、すなわち原子の集合体が形成されるというものである。**それぞれのクリスタルの振動パターンは、自然における他の界に存在する特定の階層とエネルギー的関係をもち、それに対応している。**そして後述するように、**鉱物界の七階層のそれぞれが、人間の微細エネルギー構造の七大チャクラに対応しているのである。**W・G・リチャードソンとL・ヒューイットは、『宇宙の法則 宝石療法』(邦訳、中央アート出版社)でこう論じている。

地球にはなぜかくも多様な宝石や鉱物が存在するのか、疑問におもったことはないだろうか？(自然のあらゆる界にみられるように)質の向上と意識の拡大を基本目的とする、果てしない形態形成のプロセスがそこには存在しうるのではないか？　それらの鉱物の原子についてかんがえるとき、それぞれの界に対応する「意識」の発現形というものが存在しうるのではないか？　もし存在するとしたら、太陽系はすべての形態の集合体であり、おおいなる存在の身体そのものであるという概念を、われわれはかすかにでも感じとることができるのではないだろうか？　その「おおいなる存在」は太陽系をつうじて自己を表現し、中心となる目的を実現するために太陽系を利用しているという概念を。

「人間は大宇宙のなかの小宇宙にほかならない」(「上なるものは下なるものの如し」)という秘教的な教えを想起し、極小の原子の内部にも太陽系が表現され、その種類は中心電荷の周囲をめぐる電子の配置や数によって異なっているという事実に気がつけば、この主題が形態と表現を無限に変えながらくりかえされていることがわかるだろう。そして、われわれもまた「ひとつの全体」の一部をなす「すべて」であることがわかるだろう(16)。

この記述はある意味で、意識がさまざまな物質と物理的表現をつうじて進化するという基本的な前提をのべているると同時に、アトランティス人たちが「一の法則」とよんでいたといわれるものを反復するものでもある。創造の段階ではすべてが同一の意識エネルギーからなるものである以上、われわれはすべて不可視の統一原理の発現形である。これは、われわれすべてが単一の神的な根源意識から多様に発現したものであり、小宇宙レベルから大宇宙レベルにわたってくりかえされる特殊な幾何学的形態と配列をつうじて、その根源意識が発現されているということである。**あらゆる生命と物質の構成における秩序の諸レベルは、不可視の形態法則によって支配されている。形態を決定するさまざまな微細エネルギーは、原子から銀河系にまでわたる多様なシステムの発現に影響をおよぼす、幾何学的パターンと幾何学的形態のくりかえしとして存在している。**

鉱物界の原子は、物質界の特定の諸階層に存在する、特殊化した想念形式あるいは微細エネルギーパターンによって方向づけられている。それらの階層は、人間の七大チャクラのエネルギーレベルと並行的関係にある。主要チャクラはすべて、それぞれ異なる周波数と質をもつエネルギーと関連している。どのチャクラも異なる微細エネルギー特性をもっており、人間の物質的身体レベルにおける表現としての形態形成にも異なる影響をあたえている。くりかえすが、鉱物界の七階層のそれぞれは、七大チャクラのエネルギーに対応しているのである。

鉱物界のそれぞれの階層に属する想念形式は、おなじ波動的特性をもつ原子の安定した幾何学的組織化を方向づけ、それにかたちをあたえている。それゆえ、ある特定の系のパターンにもとづいて形成されるクリスタルには、ある種の共通の波動エネルギーあるいは微細エネルギー特性がある。しかし、おなじ種類の結晶系に属する宝石のエネルギー特性にも若干の幾何学的差異があり、それが微細な相違を生じている。

図28 七つの結晶系の微細エネルギー

結晶系	光線	微細エネルギー特性	影響をうけるチャクラ
三斜晶系	黄色	完全性	冠
単斜晶系	青紫	脈動、運動	眉間 (“第三の目”)
斜方晶系	オレンジ	保護、囲いこみ	咽喉
正方晶系	ピンク	バランス、安定	心臓
六方晶系	緑	生長、生命力	太陽神経叢
立方晶系	コバルトブルー	基本的・地上的性質	仙骨(脾臓/性腺)
三方晶系	赤	エネルギー賦与	根(尾骨)

ごく概略的にいえば、前述の七種の結晶系のいずれかに属する鉱物には、それぞれ微細身体の特定のチャクラや、特定の高次エネルギー（または光）とむすびついた特殊な微細エネルギー特性がある。それぞれの結晶系に関連する色彩の光線は、透視によってのみ知覚できるものから可視光領域に属するものまでを含む、高次の階調（色彩オクターブ）をなす。

特定の階層に属する宝石の概略は図28にまとめてある。分類上のおなじ枠組みにはいっていても、それぞれのクリスタルにはみな若干の相違がある。それぞれの宝石はおなじグループ（たとえば、正方晶系や六方晶系）の石がもつ共通の特性以外にも、独特のエネルギー特性をもっている。図28に示される結晶系は、からだの七大チャクラとの対応関係にしたがってリストアップされている(17)。それぞれの系に属するクリスタルは、特定のチャクラとの共鳴現象ばかりでなく、他のチャクラにもエネルギー効果をもたらしていることが多い。

それぞれの結晶系のエネルギー特性は、ひじょうに興味ぶかいものである。

たとえば、三斜晶系クリスタルにはトルコ石、ロードナイト（バラ輝石《きせき》）などがあり、内部のトライアド（三つ組）の構造は「完全性」をあらわしている。三つで一組という形態は、自然界や宇宙の階層構造のなかにくりかえしあらわれるものである。三斜晶系クリスタルには全体性、完全性という側面があり、人間の陰陽のエネルギーのバランス調整を助けている。つまり極性をもつエネルギーのアンバランスを調和させるのである。その性質によって、三斜晶系の宝石は偏りがつよすぎてアンバランスな状態にあるパーソナリティや行動を安定させる効果をもっている。それらの石をつかえば、高次の霊的次元における秩序に同調しやすくなる。三斜晶系クリスタルは、人間において最高のエネルギーレベルをもつ冠チャクラ（466ページ参照）と対応している。三斜晶系の石と冠チャクラのエネルギーをつうじて人は最高度の理解に到達し、最高のものを他者にあたえ、または最高のものを受けとり、最高のものを達成することができるようになる。

単斜晶系クリスタルにはアズライト（藍銅鉱《らんどうこう》）、翡翠《ひすい》、マラカイト（くじゃく石）、ムーンストーン（月長石）などがある。これらはたえず脈動するという独特の性質があり、持続的な収縮と拡大をくりかえす。これらの結晶は成長のためのシステムをもっており、それによって結晶は拡大をつづけ、ある点までくると破壊され、それからふたたび拡大をつづける。この脈動という性質は、すべての生命にとって重要なものである。それは活動と生長を刺激し、意識の拡大と収縮をもたらす。生長・拡大をつづける単斜晶系クリスタルには、方向づけという特性がある。それらは内的ヴィジョンにとっての障害物を除去する力となって、進むべき道を指し示してくれる。また、高次エネルギーレベルにはたらきかけて、ささいな問題を解決し、道を切りひらいてくれるのである。単斜晶系クリスタルは、人間のチャクラ・ネットワークにおける、〝第三の目〟チャクラ（眉間チャクラ）（466ページ参照）と対応している。この種のクリスタルを〝第三の目〟チャクラにむけると、多次元にわたる霊的な自己や他者が認識できるようになる。

斜方晶系の石にはペリドート（かんらん石）、トパーズ、アレキサンドライトなどがあり、エネルギーパターン、当面の課題、さまざまな問題、想念形式を囲いこむというユニークな側面をもち、遠くのものをひきよせ、ちかくのものを遠方に投影するという性質がある。いいかえれば、それらの石は一見ぼんやりしている問題をはっきりさせ、当面無関係な問題を片づけるのに役立つ。それらは意識を拡大して、ミクロコスモスからマクロコスモスに、あるいはその逆方向にと、切りかえをスムーズにしてくれる。斜方晶系クリスタルは、さまざまなレベルでの経験によって問題が解決できるようになるまで、その使用者がかかえている課題を切りはなして石のなかに〝たくわえて〟おくことができる。そうした側面は、問題解決には欠かせない部分である。障害物を回避するだけでは問題解決能力を発達させることにはならない。人生の課題は、そのうちにひそむ意味が完全に把握できるようになるまでは解決したことにならず、いつまでもそこにとどまり、変化しない。あらゆる課題はわれわれの内面の葛藤が表面化したものであり、そこには魂の生長のための潜在的な教訓が含まれている。斜方晶系クリスタルはエネルギーを囲いこむという特性だけでなく、保護的要素をあたえるという特性をもっている。この結晶系は、咽喉チャクラとの関係がふかい。このチャクラは、人間の意志の中枢だとかんがえられており、課題の受容または拒絶にかかわるはたらきをもつ〔468ページ参照〕。

正方晶系にはジルコン、モリブデン鉛鉱、黄銅鉱のような石がある。これらはバランスを調整するクリスタルで、エネルギーを「半分放出」し、「半分受容」する性質をもっている。この分類に属するクリスタルは、大地の否定的なエネルギーの多くを吸収し、肯定的な波動を強化する性質をもっている。吸収された否定的なエネルギーは、石のなかで肯定的な性質のエネルギーに変えられる。そのため、正方晶系の石は「変容石」(transmuting stone)などとよばれることもある。正方晶系の石は、人間の心臓チャクラに対応しており、心臓—心のもつ肯定的、保護的な側面と粗雑で否定的な側面の両方をつうじて、魂の性質を安定化する作用がある。正方晶系クリスタルは大地にむかう波動を介して、基本的構造と高次元構造との連結をつくりだす。正方晶系クリスタルには四角錐が上下にくみあわさったかたちをしているものがあり、その基本となるピラミッド構造と聖なる幾何学的形態との一致は、高次元レベルへのアクセスを容易にすることの理由のひとつになっている。

六方晶系クリスタル（エメラルドなど緑柱石科の石、ルビー、アクアマリン、アパタイト〔リン灰石〕など）は、立方格子配列のものよりも複雑なエネルギー特性をもっており、生長プロセスと生命力を賦活する傾向をもつ。クォーツには六方晶系と三方晶系の双方の性質があるとかんがえられているが、六方晶系に分類するほうが自然だとおもわれる。

この分類に属するクリスタルは治癒、エネルギーの調整、情報の伝達、情報の貯蔵にも利用されることがある。それらのクリスタルのエネルギーは「奉仕的」なはたらきと関係をもっていることが多い。このクリスタル群の応用範囲はひじょうにひろい。それらは内臓・内分泌腺、経穴・経絡への治癒エネルギーの収束に役立つ。すべてのチャクラと微細身体のエネルギーを再調整するという作用もある。意識に作用して創造性や直観力を発達させ、サイキック能力を強化し、ふかい瞑想への導入を可能にし、ハイアーセルフとの調和をうながすこともできる。六方晶系のクリスタルはすべてのチャクラに作用するが、もっともつよく共鳴するのは太陽神経叢チャクラである。

立方晶系のクリスタル（ダイヤモンド、ガーネット〔ざくろ石〕、フルオライト〔蛍石〕）は、ひじょうに基本的な性質をもっている。それらのクリスタルは、規模のおおきな問題、現世的・地上的な問題に対処するときの瞑想などでもちいられ、基本的構成要素となるエネルギーパターンを放射するような質をもっている。立方晶系のクリスタルは損傷を受けた細胞の修復を助けるエネルギーパターンを放射し、その作用レベルは、DNAなどの分子から骨格系にまでわたっている。立方晶系クリスタルは人間の微細エネルギー系のうちでも、仙骨チャクラ（脾臓チャクラ／性腺チャクラ／臍チャクラ）ともっともつよく共鳴する傾向がある。ダイヤモンド、ガーネット、フルオライトが立方晶系クリスタルの性質を示していることはたしかだが、個々のクリスタルには上記の基本的分類をこえた独特の性質もそなわっている。

三方晶系クリスタルはブラッドストーン（血玉髄《けつぎょくずい》）、カーネリアン（紅玉髄《こうぎょくずい》）、めのう、アメジストなどに代表される。三方晶系の石には、つねにエネルギーを放出しつづけるクリスタルが含まれている。それらはたえず（微細エネルギーレベルで）回転しており、肯定的でも否定的でもない安定した自然のエネルギーを放出している。したがって、三方晶系に属するクリスタルは、人体の微細エネルギーのバランスを回復させるために役立つ。たとえば経絡系のような構成システムに特定のエネルギーが不足しているときにはとくに有効である。また微細エネルギー系だけでなく、脳のエネルギーバランスもととのえる作用がある。三方晶系クリスタルの性質は六方晶系クリスタルと共通のエネルギー的性質をもっているが、三方晶系クリスタルの応用範囲は六方晶系よりもはばひろい。それらはエネルギーの目的指向性がつよいクリスタルであり、六方晶系のクリスタルよりもシャープな明断性の達成に役立つ。したがって、霊的修行のさいにからだの多次元的エネルギー系をととのえる助けになる。三方晶系クリスタルは、クンダリニー・エネルギーにかかわる尾骨チャクラ（根チャクラ）（485ページ参照）と対応している。後述するが、チャクラやクンダリニー・エネルギーをあつかうときには、三方晶系のそうした性質をもつブラッドストーンがひじょうに重要になってくる。

以上にのべたクリスタルの七つの分類は、宝石や石の微細エネルギー的特性を理解するうえで有用な枠組みになる。しかし、おなじ分類に属するそれぞれの宝石にも独自性があり、しかも数学的対称性に若干のバリエーションがある。そのため、エネルギー特性にも若干の差が生じてくる。七種類のクリスタルの分類を理解することは重要である。なぜなら、それらのクリスタルの内部には、（人間界を含む）自然界の随所にみられる対称性と組織化の反復的パターンが表現されているからである。クリスタルの微細エネルギー的特性はもちろん、その構造と組織も、エーテルレベルでのクリスタルの形態に由来していることはよく認識しておく必要がある。

チャクラ内のエネルギーレベルと、鉱物界のエーテル構造の形成を助けている物質レベルとのあいだには、微妙な対応関係が成立している（チャクラ系の特定のエネルギーについては、つぎの章で論じたい）。各階層のクリスタル構造はいずれも、独特のプロセスによって、人間の意識エネルギーの変容を助ける力をもっている。しかし重要なのは、分類よりも個々のクリスタルあるいは石の作用である。それぞれのクリスタルが霊性、エネルギー、治癒にたいしてユニークな特性をもち、その特性がバランスと全体性の探究に役立つのである。

大地の隠された贈り物——宝石と石の霊的・治癒的特質

それぞれの宝石や石がどのように微細エネルギーレベルの治癒に役立つかを理解するには、個々の宝石がもつ特性を吟味するのが最善の方法だろう。どんな宝石や石にもそれぞれの特徴的なエネルギー特性があるが、ここでは本書の文脈にかかわる領域、すなわち高次意識の発達や、微細身体へのはたらきかけによる肉体のバランス調整を補助する機能についてみていくことにしたい。

ユニークな特性をもち、クォーツクリスタルにふかい関係がある石として、三方晶系のクリスタルであるアメジストがあげられる。アメジストは石英の一種であり、結晶内に含まれる微量のマンガン元素などによって多様な紫色の色あいを示している。アメジストは古来から王家が賞賛してきた石であり、王者の石だとかんがえられていた。アメジストは秘教的文献では「変容をもたらす紫の炎」という神聖な階級に属するものだとされている。物質的・精神的／霊的のすべての面で、アメジストは錬金術的過程をあらわす宝石だからである。

歴史的には、錬金術は卑金属を貴金属に変容させるための試みとして理解されてきた。物質レベルでは、それは鉛を金に変えるプロセスとして象徴されているが、霊的レベルにおいては、そのプロセスは肉体的パーソナリティの、ハイアーセルフの表現形への変容を意味していた。物質性—精神性—霊性という三位一体の各レベルに作用するアメジストは、強力な活性化作用と変容誘発作用をもっている。また、低次のパーソナリティの表現から内なる神性の発現にいたるまでの習慣、発話、思考過程、感情の変容にも役立つ。

癒しの石としてのアメジストはきわめて効果的である。しかし、他のクォーツクリスタルのばあいとおなじく、治療にはその石をつうじてエネルギーをおくるヒーラーの存在が必要である。アメジストを身につけている人は、物質的性質のエネルギーと高次のメンタルなエネルギーの両方を吸収することができる。アメジストはまた、低次のエネルギーを純化し、高次の霊的レベルにひきあげ、否定的な性質をもつエネルギーをはねかえすこともできる。アメジストにはあらゆる微細エネルギーの治癒作用を純化し、増幅する性質がある。癒しのエネルギーを受けたいと願う人がこれを身につければ、アメジストはエネルギー受信の焦点として作用する。ヒーラーが身につければ、ヒーラーのメンタル・エネルギーがアメジストをつうじて患者に集中的に作用する。ヒーラーと患者の距離が遠くはなれているばあいも、双方がアメジストを身につけると効果が高まる。

アメジストの波動周波数はひじょうに高く、あらゆる存在の生命力と直接的に結合する。紫の色あいを放つアメジストは紫外線のスペクトルにも関係をもっている。紫外線が細胞の複製にふかく関与していることはつい近年発見されたばかりである。細胞レベルで生命活動に利用されている紫外線スペクトルは「分裂誘発放射線」とよばれている。紫色は浄化をあらわす色のひとつであり、その作用で多くの不純物が除去される。

アメジストは生命力の流れにかかわっているので、血液を媒体として生命エネルギーを輸送する静脈と動脈にも影響をあたえている。アメジストは、とくに動脈のうえにおかれたときは、血流の力にたいして微細エネルギーフィルターの役割をはたす。血液に作用するときは、アメジストは特定のチャクラに対応するエーテル体を介してそれをおこなう。障害部位のうえに石をおくのがもっとも効果的な方法であるが、血液が再生される心臓の付近におくのもよい。静脈血栓症や血栓性静脈炎などで血栓を溶かす必要があるばあいも、アメジストは治療に有効である。アメジストを血栓生成部位のうえにかざすと、血栓溶解のプロセスが進んで血栓が消退するので、血栓の一部がはがれて肺塞栓症をひきおこす危険性がすくなくなる。アメジストを使用するときには病変が存在する血管のうえに約一〇分ほどかざしておき、それからゆっくりと心臓にむかって移動させるといい。

アメジストは、エーテルエネルギーを再充電するためにも役に立つ。このアメジストの性質はヒーラー、とくに遠隔治療をおこなうヒーラーにとっては特別の意味をもっている。アメジストをエーテル体の充電用にもちいるときには、明るい日差しのなかで石を頭頂部にかかげるようにもつ。こうすることにより、太陽の微細エネルギーがアメジストをつうじてあつめられ、冠チャクラに注がれる。充電を終えたヒーラーは、つぎに石を〝第三の目〟チャクラのうえにおき、遠くで治療を待つ患者にむけ、石を中継して吸収したエネルギーを放射する。この石は、ヒーリング・エネルギーが患者のからだにはいって病変部位をさがしだすことを可能にするので、ヒーラーにとってはひじょうに価値がある方法である。この方法は骨折の治療にもおおいに役立つ。


このたいへん高貴な石には、地球全体の健康と治癒と安寧をうながす力がある。アメジストの中心部には愛の波動が封じこめられており、それがからだのあらゆる部分をひとつにまとめている。アメジストには苦痛を喜びに転化する力と、すみやかに調和を回復させる力がある。また、物質の分子構造を変化させる力ももっている。アメジストを通過してそそがれた太陽光にもおおいに利用価値があり、地球外からふりそそぐエネルギー光線を強化するはたらきがある。アメジストを月光にかざしてつかうこともできる。月からの反射光はアストラル体とスピリチュアル体に影響をあたえ、太陽光は物質的身体に影響をあたえることがわかっている。

アメジストは物質的側面と霊的側面の両方からからだによい影響をあたえるが、そのさいに、万人が納得できるよい目的に使用することがとくに重要である。また、それを使用する人のパーソナリティが非の打ちどころのないものであることもたいせつだ。というのも、石自体は死んでいるわけではないとはいえエネルギーの中継局にすぎず、当人のエネルギーが欠かせない源となるからである(18)。

血管や生命力の流れに作用する利用価値の高い宝石はほかにもある。それは六方晶系の石であるルビーである。ルビーには血流を促進するはたらきがある。それはエネルギー浄化装置としてではなく、体内のさまざまな部分への血液循環を促進する作用である。ルビーはアメジストとおなじく血栓にも作用するが、その作用機序はアメジストとは異なる。アメジストはヒーラーが自分のエネルギーを通過させて患者におくり、血栓を溶かすときに使用されるが、ルビーはプリズムとのくみあわせでもちいられる。

患者のちかくの治療台にプリズムをおき、屈折した白色光または太陽光が患者にとどくようにする。プリズムを通過した光は自然の虹とおなじスペクトルに分光され、壁に光の帯を投射する。そのとき、かならずしも虹の各色そのものが患者のからだに投影される必要はない。ルビーは色彩オクターブの微妙な倍音や高次の和音をとりだすことができるといわれており、血栓や血管壁に付着したコレステロールはその作用で溶解する。この種の治療にもっともひんぱんにもちいられるのは、ブリリアント・カットのダイヤモンドと同様のカットをほどこされたルビーである。ヒーラーは患者のつまった動脈や静脈の部位に石の先端をむけて、移動させていく。血栓の治療をおこなうときは、ルビーで血栓が生じている静脈上を心臓のほうにむけて、軽くなでるようにうごかす(この方法はアメジストのばあいとおなじである)。

ルビーには、視力の安定を維持するという興味ぶかい側面もみられる。低下した視力を回復する作用がルビーのエネルギーにあるわけではないが、それは現在の視力を維持することを助けるのである。ルビーのエネルギーが局所の血流を増加させ、眼球の周囲の微小循環を改善して、その効果をあらわすのだ。血管の細胞を安定化させることによって、血管自体も強化される。どんな病態の段階にあっても、ルビーが眼球への血流を維持させることができるのは、この作用のおかげである(ルビーのエネルギーは、とくに糖尿病患者に効果的である。この病気の後期には網膜の毛細血管がかなりの損傷を受け、進行性の視力低下が生じて、ときには失明すらありうる)。

ルビーには、全身への血流を調節するチャクラに対応した浄化作用がある。その作用をもっともつよく受けるのは心臓チャクラおよび太陽神経叢チャクラ(480ページ参照)、そしてそれより下位のチャクラである。ルビーには、太陽神経叢と密接にむすびついた感情体(アストラル体)のエネルギーを賦活し、太陽神経叢チャクラを刺激する作用がある。

霊的な観点からいえば、ルビーの心臓チャクラにたいする作用は、この石の「愛」にかかわる内的特性とふかくむすびついている。この宝石には特徴的なエネルギー特性がそなわっており、自己あるいは他者への愛や、自己に秘められた可能性を信じる気持ちへの集中をうながすことができる。

ルビーがうつしだす特性は「愛」であり、この特別な石には、愛の必要をみたす力がある。自己愛に欠ける人は、この特性をもつルビー色の石をもつことで瞑想がしやすくなる。ルビーをつかった瞑想によって、自己愛の不足がもたらす危機的な精神的外傷の多くを克服するためのエネルギーをえることができる。ルビーはまた、勇気という特質を内包している。それは「争いを辞さない」勇気ではなく、つねに真実をもとめていく勇気、正しいとおもう立場を守る勇気、自己の最高の可能性を真に実現する勇気を強化する。「勇気」はルビーにそなわる重要な特性であり、それはしばしば「剛勇」と表現されることもある(19)。

心臓チャクラに影響するもうひとつの石は、六方晶系の石であるエメラルドである。霊的レベル、精神的レベル、肉体的レベルをとわず、心臓が病気によって影響を受けるときはいつでも、エメラルドは心臓チャクラのエネルギーを強化・統合する。エメラルドには、心臓チャクラに関係するあらゆる高次エネルギー成分を統合し、全一感をもたらす能力がそなわっている。エメラルドのエネルギーに愛の波動がそなわっていることが、その理由のひとつである。高次元界では、愛はたんなる感情ではなく一定の波動周波数をもつエネルギーであり、それはエメラルドに封じこめることも、エメラルドをつうじて投射することもできる。エメラルドはまた、物質的身体の心臓の中心にも作用する。そのばあい、エメラルドは心臓の内部の血液よりむしろ血液循環にたずさわる心筋組織に作用している。エメラルドと心臓のあいだには、潮の干満をおこす月と地球表面の海水との関係に似た、引力的なエネルギーが作用している。

心臓チャクラにあたえる影響以外にも、エメラルドには太陽神経叢チャクラのアンバランスに由来する問題を解消する力がある。太陽神経叢チャクラはアストラル体／感情体とつよく結合しているので、感情障害の多くはこのエネルギー中枢の障害からくるものである。宝石エリクシルのかたちでエメラルドのエネルギーがあたえられると、無意識の不安感が軽減され、情動のバランスが正され、パーソナリティが安定してくる。

太陽神経叢チャクラにおけるエネルギーバランスのみだれに起因する疾患は数多い。そのひとつに糖尿病がある。これは、膵臓が太陽神経叢チャクラに支配されているためである。糖尿病体質から脱却する努力をサポートするために、エメラルドがもちいられることがある。エメラルドをそのような目的にもちいると、からだの波動共鳴率が上昇し、糖尿病からの脱却を可能にする。糖尿病治療のためにエメラルドをもちいるときは、二本の指で大型のエメラルドをもって太陽にかざし、通過した太陽光を患者にあてるようにする。この方法をもちいると、膵臓とおなじく太陽神経叢チャクラとエネルギー結合をもつ副腎が刺激されるので、ストレス対処能力も向上するとされている。

エメラルドには脊椎骨の転位や腰痛を癒す力もあり、腰痛をかかえる人はエメラルドの波動によって肉体的な力をとりもどすことができる。とはいえ、エメラルドによって大がかりな脊椎矯正が可能になるわけではなく、骨組織をつくる源になるエネルギー基質にはたらきかけて現在の状態のよい面を強化するのである。また、脊髄から分枝する脊髄神経を刺激することによって、坐骨神経痛の症状を緩和することもできる。

ほとんどすべてのチャクラに作用するユニークな石に、ブラッドストーン（血玉髄）がある。ブラッドストーンは、あらゆる時代の神秘家たちに重宝されてきた。この石はクンダリニー・パワー（315ページ参照）が座する場所として知られている、基底の尾骨チャクラ（根チャクラ）を刺激する力がもっともつよい。ブラッドストーンをもちいて尾骨チャクラを刺激すると、同時により上位のチャクラを刺激するエネルギーパターンも放出される。そのため、この石を正しくもちいれば、クンダリニー・パワーが正しい順番で脊椎を上昇していく。この強力なエネルギーは危険がともなうので、意識が覚醒に達していない人は手をださないほうが賢明である。ヒーラーがブラッドストーンをもちいて治療にあたるときも、とぎすまされた直観のみちびきにしたがって、いつ、どのように使用するかを決定する必要がある。

ブラッドストーンは熟達者がもちいると、エーテル体と高次エネルギー身体のすべてのチャクラを整列させるような、おもわぬ効果をもたらすことがある（この石も他の石と同様、その応用法にかんする内的知識なしに使用してもなんの役にもたたない）。

ブラッドストーンによる治癒の特徴は、人間における各センターの整列、存在の整列、諸身体の整列として定義することができる。治癒効果がからだのうえに完全にあらわれてくるためには、多くの領域における霊的レベルでの整列が必要とされる。この石は特定の疾患にたいして作用するわけではなく、すべてのエネルギー身体を整列させることで効果を発揮する。個々のエネルギー身体がもつエネルギーパターンはいくぶん散逸的であるようだが、ブラッドストーンの波動エネルギーは個々のエネルギー身体を活性化し、磁石が鉄粉をひきよせるように、エネルギー身体をまとめる機能をもっているのである。

〔ブラッドストーンの〕エネルギー波動は、ひじょうに振動率が低い。この石の特質は物質的なものではなく、そのエネルギー的な可能性を説明するのはむずかしい。しかし、その振動率が「高次の自己」を構成する多様な身体をまとめる作用をもっていることは間違いないだろう。目にみえないものにたいして、早急な判断をくだしてはならない。これは人間の目にはみることのできない次元の存在なのである(20)。

ブラッドストーンをヒーリングにもちいるときは、手に石をもち、うつ伏せになった患者の背中にそれをかざす方法をとる。脊柱にそって、それぞれの脊椎骨のうえで円を描くようにしながら、ゆっくりとエネルギーを頭部にまであげていくのである。ブラッドストーンはその名のとおり、血液の異常、とくに内出血や凝固に関連する異常に効果がある。その治療にあたっては、ヒーラーが自分の手に石をもち、患者の内出血部位付近のチャクラにかざす方法をとる。たとえば膣出血のばあいは、患者をあおむけにして石を尾骨チャクラのうえにかざし、出血性潰瘍においては、太陽神経叢チャクラのうえにかざす。ヒーラーの手からでたエネルギーは石を介してチャクラに到達する。治療時間はヒーラーの直観によってきめる。

ブラッドストーンを利用した治療における重要なポイントのひとつは、患者からのフィードバックをえることにある。たとえば、ヒーラーが手をかざしている部位の局所感覚を患者にそのつど報告させ、そのとき心にうかぶイメージもあわせて報告させるという方法がある。患者の心的イメージに特定の色や形態があらわれ、病変部位にエネルギーがそそがれると、それがじょじょに変化していくといった報告が多い。患者や病変の種類によって内容は変わるが、はじめは漠然とした泥のようなイメージや暗色のとげとげしいイメージをうかべるばあいがすくなくない。患者がいだくイメージの色が明るくなり、周波数が高まるにつれて(たとえば暗い赤系統の色から緑や黄色をへて、青や紫、白色光に変わっていくなど)、ヒーラーは上位のチャクラに手を移動させていく。ヒーラーはこのようにして、患者からのフィードバックをえながら直観で作業をつづけていくが、予想外の結果やイメージが出現してくることもまれではない。すべての患者がこのようなイメージを報告するわけではないが、そうしたイメージはヒーラーの治療をおおいに助ける情報として役に立つものである。

こうした技法はヒーラーが本来もっているエネルギーを増幅し、治癒エネルギーにあらたな質をくわえることに役立つ。もちろん、宝石や石の臨床的応用を確認するためには、さらに多くの実験的検討が必要である。いくつかの研究グループが共同で石、宝石、クリスタルの臨床的応用を研究する必要もある。というのも、個々の使用法についてはすでに大量の記述があるが、だれが使用してもおなじ結果がでるとはかぎらないからである。石にはそれぞれ相性があり、おなじ石でも人によって効果が異なるという事実も知っておく必要がある。また、石や宝石の治癒効果はヒーラーのエネルギー特性と石の微細エネルギー特性との相乗効果から生じるものであるという事実もおぼえておく必要がある。

クォーツクリスタルのばあいもそうだったように、複数の異なる宝石をつかうと、そこに共鳴複合体が形成される。それによって固有のエネルギー格子系パターンが形成され、治癒や瞑想の質を変える周波数が生じるのである。また、石と宝石をくみあわせて利用することもできる。ダイヤモンドのような結晶は天然のエネルギー増幅器であり、他の宝石と併用すればその宝石の微細エネルギー・パワーを増幅する。

宝石のもつエネルギー特性を変化させるべつの因子は、その形態である。ある種の宝石は、ある特殊なかたちにカットされたときに最高の効果を発揮することもある。混入した鉱物による微妙な色あいの相違も、独特のエネルギー特性を生みだす原因となる。たとえばアメジストには、つよい紫色を呈するものからほとんど透明なものまでがある。おなじアメジストでも、そのエネルギー特性は色あいによって異なる。

宝石と石の応用は、宝石エリクシルの作成によってさらに拡大する。これは334ページで紹介した、水に結晶構造特有のエネルギーとヒーリング特性を刷りこむ方法である。一般に貴金属はたいへん高価なので、これはとても経済的な方法でもある。また、ラジオニクス装置（272ページ参照）とくみあわせた使用も、クリスタルエネルギーのあたらしい利用法だといえる。ラジオニクス装置によって患者が必要としている特定の周波数のエネルギーを判定し、適当なクリスタルを選択し、ラジオニクス療法によって患者に適切なエネルギーを転送することが可能となる。クリスタルのエネルギーは「ウイットネス（証拠品）波動ガイド」(21)をつかって患者に発信することもできる（ウイットネスについては274ページ参照）。そうすることで、患者は宝石に直接接触することなく治療効果をえることができる。

クリスタルは本書で紹介した他の手法とおなじく、エーテルエネルギーの操作にもとづく治癒の新技術を一気に解放する鍵をにぎっている。クリスタルはその特殊な幾何学的パターンによって普遍的なエネルギーパターンへのアクセスが可能であり、また科学がようやく解明しつつある周波数領域にもアクセスできる。クリスタルの規則的パターンとそのエーテルエネルギー場との関係は、永久磁石の規則的な分子構造とその周囲につくりだされる磁場との関係と同様であり、そのことを科学者たちはまだ理解していない。固有のエーテルエネルギー場を内在させているクリスタルは、ティラー博士が磁電気（ＭＥ）（176ページ以降参照）とよぶエネルギーの源である可能性があるのだ。ヴィオラ・ペティット・ニールとシャフィカ・カラグラによれば、

魚が水中に棲んでいるように、われわれは周波数の大海に暮らしている。魚は自分が移動するさいの媒体である水に多大な利用価値があることに気づいていない。人間もおなじく、自分が生きている広大な周波数の海のはらむ可能性にまったく気づくことなく生きてきた。多くの周波数が、幾何学的パターンのなかをつらぬいてはたらいている。幾何学的パターンが変化すれば、その発現系も変化する。**クリスタルは周波数の幾何学的パターンを変化させる物質である。**それらの周波数パターンは大なり小なり安定しているが、ここで認識すべきは、クリスタルには強力な幾何学的パターンの力がそなわっており、それが周波数パターンを変化させうるということだ。それによって、人間の目的にかなったエネルギーが放出され、方向づけられるのである。

クリスタルは規則的に配列された分子構造をもっている。磁石も規則的な分子構造をもち、それが磁力線をつくりだす。**磁石には「物質的極性」ともいうべき、もっとも規則的な性質がある。クリスタルにも「精神的／霊的極性」ともいうべき性質がある。クリスタルの規則的な分子配列は、エーテルエネルギー場を発生させる。エーテルエネルギー場は電磁場とよく似ている。磁場が電気の発生に重要な役割をはたしているように、クリスタルのエーテルエネルギー場は磁電エネルギー（ＭＥ）の発生に重要な役割をはたしている。**

物質界における磁性は、等量ずつの正と負の電気（＊訳註1）が一時的にあるいは永久的にある一定のパターンで保持されたものである。磁界のなかに電導体をおき、磁界の向きにたいして適当な角度でうごかすことによって、磁石を正の電気と負の電気の部分にわけることができる（＊訳註2）。永久磁石は、正と負の電気が等量に存在して永続的な渦のパターンを構成するものである（＊訳註3）。クリスタルも等量の正と負のエネルギーをもつ誘電エネルギーの磁石である。そのエネルギーは、電磁エネルギーとひとしくもあれば反対でもある。その誘電エネルギーは精神的／霊的な極性をもち、いっぽう電磁エネルギーは物質的極性をもっている。**金属が電気にとって重要な存在であるように、この新種のエネルギーの活用にはクリスタルが重要な役割をはたすのである。**

クリスタルの形態は宇宙におけるエネルギー形成の方式における鍵となるパターンであり、エネルギーを建設的方向で解放するための重要な手段である。**原子爆弾はエネルギーを破壊的方向に解放する手段だった。それはあやまれる方式ともいうべきものである。クリスタルの形態にかんする知識はエネルギー解放の正しい方式とかんがえられ、それはクリスタルの形態と音をもちいる**もので、可聴領域の音、高周波の音、低周波の音をつかって諸力を操作し、方向づけるのである。われわれはすでに、クリスタルのカッティングによってさまざまな周波数における特定の音響効果をえる方法を発見している。その方法によって、エネルギーのさまざまな周波数を利用することもできる。人間はまだ、創造性の未開拓領域にいる。だが、真の創造的領域に足をふみこむ日はちかい。いずれはクリスタルの形態を利用してエネルギーを解放し、方向づけ、コントロールし、物質を変化させる方法を発見するだろう。宇宙が音によって創造されたことを想起してほしい。ごくちかい将来、科学者たちもそのことに気づくにちがいない。

磁石は「物質」の極性をもち、クリスタルは「精神―霊」の極性をもつ。創造はつねにこの両者のあいだで生じている。そうであれば、クリスタルと磁石との正しいくみあわせからエネルギーの創造的な効果が生じる可能性がある。あたらしいエネルギーシステムの構成要素は、クリスタルに照射された光と、磁石から発生する磁力線である。未来の照明は光輝くクリスタルになるだろう。クリスタルの形態を介したエネルギーシステムが構築され、クリスタルの種類によってエネルギーの質と量がコントロールされるようになる。そのシステムは、現在われわれが使用しているシステムに不可欠な「導線」を必要としない。そのエネルギーシステムから発生した光は、人間の物質的身体やエーテル体にとって、やさしく美しいものになる。クリスタルで構成される磁電エネルギーユニットが生みだす最初の製品は、おそらく「光」であろう。そして、その光は熱や機械的運動に変換可能である。**レーザー光の発見は、一連の発見の端緒にすぎないのだ**(22)。(強調引用者)

クリスタルと音との結合方法は、治癒を促進する「音波鍼」(ソノパンクチャー)の例にみることができる。クリスタルをつかったさまざまな音響周波数の活用は、まったくあたらしい治療法の最初の一歩にすぎない。音の波動エネルギーパターンは、宇宙における物質の発現と組織化のパターンを理解する鍵をにぎっている。「はじめに言葉ありき」といわれてきたが、言葉とは発声による音の波動エネルギーパターンである。科学者が音の波動エネルギーパターンと物質の構造との関係を理解しはじめたら、まったくあたらしい宇宙観にめざめ、エネルギーの治癒やテクノロジーへの応用に革新がおこるだろう。
もうひとつの重要なポイントは、エネルギー発現の基本的な極性とは「物質性」と「精神性—霊性」であるということだ。このふたつの発現様式は相補的であり、かつ対立的でもある。物質的極性は電磁エネルギー、すなわち物質的身体のエネルギーとかかわる。精神的／霊的極性とかかわるのは、磁電エネルギーとエーテルエネルギーである。磁電エネルギーの発生源でありエネルギー周波数の調整装置でもあるクリスタルをもちいることによって、精神的／霊的エネルギーを操作する新技術が可能になり、治癒効果をさらに高めることができる。

宝石やクリスタルをつかって治癒を促進し、意識の微細エネルギーにはたらきかける方法はかなり多様化している。どうやら人類は、クリスタルで電気エネルギーと微細エネルギーを操作するという、あたらしい局面をむかえようとしているらしいのだ。この展開はあたかも、最初に高度なクリスタル文明を築いたアトランティス人の転生にかかわっているかのようである。医療や産業にたいするクリスタル・システムの応用にははかりしれない恩恵が期待されるが、同時にそこに内在する危険性も無視できない。

本章のはじめに紹介したアトランティス文明の伝説は、人間の力と地球の自然なエネルギーがもつ力とのバランスを維持し、またわれわれの低次の自己のエネルギーレベルと、ハイアーセルフ（高次の自己）のエネルギーレベルとのバランスを維持することの重要性をおもいださせる警鐘である。われわれに自然の恵みをもたらす聖なるエネルギーとの内的なつながりが忘れられてしまうとき、人類がもはやこの地上には繁栄できなくなるような方向に、自然のバランスがシフトしてしまうおそれがある。

正しくつかいさえすれば、大地に眠っている鉱物界からの贈り物には、意識の向上や治癒など、人類が受けるはかりしれない恩恵がある。精神性／霊性にめざめた未来の科学者や医師／ヒーラーたちは、そうした可能性を開発すべく、直観的かつ責任ある方法で、クリスタルエネルギーの研究をおしすすめる努力をすべきだろう。すべての人に内在しているハイアーセルフの智慧にアクセスする方法さえ身につければ、われわれはアトランティス人たちの悲願であった平和的共生と霊的覚醒というあたらしい段階に到達するだろう。

【キーポイント】

1 エレクトロニクス、レーザー工学、情報保存における結晶技術の研究開発は、二十世紀後半における科学革命の重要な一角をしめている。

2 古代アトランティスはクリスタル技術を高度に発達させた伝説上の文明である。しかしその文明は、現代科学が重視しているものとは異なるクリスタルの特性を利用していた。かれらは微細エネルギーや生命エネルギーを操作するためにクリスタル・システムを利用していたとつたえられている。そして研究の末、その成果を治癒や技術革新に応用していったという。

3 アトランティス人たちは、クリスタル、フラワー・エッセンス、ホメオパシーなどを基盤とした治療体系を発達させていたという。かれらは病気の発症における微細エネルギー的な側面を重視し、そのアンバランスをただすために波動医学的療法を試みた。アロパシー医学の専門家たちは少数の急進派とかんがえられていた。

4 クォーツクリスタル（水晶結晶板）にはユニークな特性があり、電気エネルギーと微細エネルギーの双方を伝達・変換・貯蔵することができる。ヒーラーは自己の治癒エネルギー場を増幅し、コヒーレントなエネルギーを患者に投与するためにクリスタルを利用する。

5 治癒エネルギーはヒーラーの想念に影響を受ける。したがって、クリスタルで増幅されたエネルギーを患者の特定の身体部位に照射して各微細身体と生理学的身体のバランスを回復させるために、数々のイメージ法が利用される。

6　クォーツクリスタルは微細エネルギーを増幅し、微細エネルギーをつかってプログラミングすることもできる。微細エネルギーとは、負の時空間のなかで活動する磁電エネルギーのことである(176ページ以降参照)。

7　クォーツクリスタル(などの波動医学的手法)によってからだに移送された微細エネルギーは、共鳴をつうじて吸収され、体内の細胞構成要素のネットワークであり、クォーツ様の特性をもった生体クリスタル系に同化される。

8　多数のクリスタルが幾何学的に配置され、想念エネルギーの「指示志向」によって活性化されたものを「格子系」とよぶ。配列したクリスタルがつくる格子は、個々のクリスタルのエネルギーポテンシャルをひきあげるという特性をもつ。その結果、クリスタルはひじょうに効果的な治癒のツールあるいは瞑想のツールになる。

9　地球に産するさまざまなクリスタルと鉱物は共通の幾何学的対称性をもっており、その差異によって七種類の結晶系(クリスタル・システム)に分類することができる。どの結晶系もそれぞれエネルギー的特徴と幾何学的特徴をもっており、エーテルレベルにおける形態形成場と共鳴している。そしてどのクリスタル・システムもそれぞれ、七種類の主要チャクラとのエネルギー的関係を保っている。

10　ひとつひとつのクリスタルは所属している幾何学的分類に共通のエネルギー特性をもっているが、いっぽうで独自の治癒的特性も示す。

11　クリスタルはチャクラなどの微細エネルギー系および生理学的システムに作用するので、治癒のプロセスを促進するために、さまざまな種類のクリスタルをもちいて、エーテルレベルおよびさらに上位のレベルにおけるエネルギーパターンを再編成することができるとかんがえられる。

12 クリスタルの使用法としては、患者のからだに直接使用する、太陽光を利用した宝石エリクシル（ジェム・エリクサー）（334ページ参照）として患者が服用するなど、さまざまなものがある。

13 クォーツ（水晶）以外のクリスタルにも、それぞれ独特の治癒的特性がある。それらはヒーラー自身のエネルギー場を変換し、増幅することができる。

14 磁石には規則的な分子配列があり、それが磁場を発生させている。クリスタルも同様の規則正しい原子配列をもっているが、それらが発生させているのはエーテルエネルギー場である。磁石は物質的な極性の規則正しい配列をあらわし、電磁エネルギーを生みだす。クリスタルは精神的／霊的な極性のもっとも規則正しい配列をあらわし、磁電エネルギーを生みだす。

＊訳註1――相互関係はあるが、「電気」と「磁気」はべつのものであり、正確には「SとNの単位磁気」と表現すべきとおもわれるが、ここでは読者がイメージしやすいように「正と負の電気」という表現をもちいているのかもしれない。

＊訳註2――本文自体は電磁誘導のことをのべているように思えるが、それは、伝導体に電流を生じる現象である。あるいは、動かさなくても、鉄などの磁性体を磁界のなかにおくことによって磁化を引き起こすことができる。しかし、磁気のSとNをわけることはできないとされている。

＊訳註3――「等量に存在しているのはSとNの単位磁気である」と表現すべきであろう。

第10章

むすばれあう生命のネットワーク

――チャクラとはなにか

人間の本態が多次元的存在であるということを、各方面から反復して論じてきた。物質的身体、つまり肉体は、相互に作用している多数のエネルギー場のうちで、もっとも高密度なものである。それぞれのエネルギー場、つまり多次元にわたる光の身体は、エネルギーの糸からなる複雑なネットワークを介して、物質的な細胞構造にむすびつけられている。高次の波動エネルギーはクモの巣のように張りめぐらされた生命エネルギーの糸をつうじて物質的身体に発現している。波動エネルギーはそのさい、細胞の生長パターンと人間の意識の拡張をみちびく役割をはたしている。

多次元的ネットワークの存在によって、多様な波動特性をもつエネルギーがからだに流入し、細胞レベルと臓器レベルの活動に影響をあたえている。流入した微細エネルギーは最初の中継点においてレベルダウンをして細胞基質へと統合されていくが、その中継点としての独自の機能をはたすものが、第4章（154ページ）でも紹介した、「チャクラ」として知られてきた中枢である。チャクラは、特定の周波数特性をもつ波動エネルギーだけを処理する。チャクラはまた、エーテルレベル、アストラルレベル、さらに高次の波動エネルギーレベルの情報を変換し、内分泌系を介して生物学的変化として発現させている。

内分泌系は、細胞の遺伝子発現から中枢神経系の活動にいたるまで、広範な生理学的変化を調節している主要なコントロール・システムである。とすれば、チャクラは、内分泌（ホルモン）系の機能を介して脳にはたらきかけることによって、われわれの気分や行動にも影響をあたえうることになる。精神神経免疫学の最近の研究によって、脳・内分泌系・免疫系のあいだにはこれまでの理解をこえるふかい相互関係が存在することがわかってきた。ストレスや抑うつ状態と免疫力の低下とのあいだに関連があることは、最近ますます認識されるようになってきたのである（1）。チャクラはまた、さまざまな意識状態の変化においても重要な役割をはたしている。その影響力はとくに、感情の変化にともなってつよく発揮される。チャクラと微細エネルギー系が正常に活動しているときには内的な感情のバランスがとれていることが多く、チャクラ研究の進歩とともに、感情が病気や健康をもたらす原因が説明できるようになるはずである。

あたらしい疾患モデル――チャクラの機能障害としての病気

チャクラは人間と多次元宇宙とをむすびつける特殊なエネルギー中継点である。そして、その機能はさまざまなレベルで解明されてきた。チャクラは微細エネルギー身体に接続した多次元世界への入り口でもある。そこからとりこまれた高次の波動エネルギーはチャクラによって処理され、吸収されて、物質的身体に変化をもたらす。体内には全身に分布している小チャクラとよばれるものもあるが、ここではまず七つの「大チャクラ」の機能について論じたい。大チャクラとは、チャクラのうちでも主要な神経叢や内分泌腺と結合しているものをいう。

第4章の図11（157ページ）でみていただいたように、個々のチャクラはそれぞれの臓器系に関連している。たとえば、「心臓チャクラ」は心臓および循環器系に関連しているし、「咽喉チャクラ」は気管や甲状腺に関連している。それぞれの臓器系のバランスと細胞の機能が適正に保たれるには、それぞれのチャクラが正しく機能する必要がある。とはいえ、すべての病気がチャクラの機能障害によって説明できるわけではない。外界にはさまざまな有害環境因子、化学的因子、細菌、ウイルスなど、身体疾患をひきおこす因子が数多く存在しているからだ。

チャクラは体内の臓器系に供給される生命エネルギーの流量を調節している。チャクラが正しく機能していれば臓器系が強化され、バランスが保たれる。逆にチャクラに異常をきたすと、体内の特定部位の機能が低下してくる可能性がある。物質的身体と微細エネルギー身体の内部には連鎖するくみあわさったホメオスタシス機構があって、協働して個人の健康状態を維持している。どちらのシステムも一方のシステムと調和してはたらいており、エネルギーが流れる階層構造の順番にしたがって配列されている。われわれに観察できる変化は物質的身体における変化のみであるが、物質的身体は最終的産物にすぎず、そこに変化がおこっている以上、さらに高次のエネルギーレベルにおいても同様の変化がおこっている。本章の目的は、チャクラのエネルギーバランスのみだれがどのような過程をへて物質的身体の変化（健康や病気）をもたらすかをあきらかにすることにある。

この章でのポイントは、物質的身体の各部位に分配される〝養育的〟な微細エネルギーが、チャクラをつうじて供給されるという点にある。そのエネルギーはときに「宇宙エネルギー」「プラーナ」などとよばれることもあるが、その本質は生命エネルギーが発現したものである。プラーナがなんの障害もなく全身のエネルギーの通路や細胞・分子系を流れているときには、物質的身体の生命力はつつがなく維持されている。たとえば消化器系は、食物に含まれる栄養素というかたちで生化学的エネルギーや分子レベルの細胞構成要素を吸収しているが、同時にチャクラと経絡系とのむすびつきをつうじて外界から波動エネルギーをも吸収している。じつはこの波動エネルギーも、からだの適切な生長に欠かすことのできない役割を演じているのである。栄養素が分子レベルにおける細胞の生長やホメオスタシスを増進しているいっぽう、波動エネルギーすなわち微細エネルギーの流れは、チャクラや経絡系をつうじてはこばれ、エーテル体の安定性や統合性を保つ作用をおこなっているのだ。エーテル体は物質的身体が生長するためのエネルギーの鋳型として機能しているので、エーテルレベルでのエネルギー変化は、細胞レベルの変化よりも早期に観察される。それゆえ、エーテル体を健全に保つことがたいへん重要になってくる。

微細エネルギーは頭頂部にある「冠チャクラ」から体内に流れこむ。チャクラはからだの中心軸をなす脊髄や神経節と密接にむすびついており、流入したエネルギーは冠チャクラから下方にむかって流れていく。そして、体内の必要とされる部位に微細エネルギーを分配していく。個々のチャクラは、異なる波動エネルギーの周波数帯に対応している。これは、プリズムに入射した白色光が屈折によって虹の各色に分光されるようすにたとえることができる。白色光には各色のすべてが内在している。おなじように、冠チャクラにはいった宇宙エネルギーが屈折することによって、単一の高次エネルギーから波動エネルギーの七つの流れが生じる。それぞれの波動的な「色彩」をもつ微細エネルギーは、その「色彩」の周波数に対応したチャクラに分配される。

高次の波動エネルギーがチャクラに到達すると、そのエネルギーは生理学的な情報へと変換される。微細エネルギーは、それぞれのチャクラとむすびついている内分泌腺からのホルモンのかたちをとった信号に変換される。ホルモンのはたらきは強力であり、血流に放出される量がたとえごく微量であっても全身に影響をあたえる。さらにそれぞれのチャクラは、体内のおなじ領域にあっておなじ周波数で共鳴している複数の臓器にも生命エネルギーを分配している。

体内の各臓器はそれぞれ独自の周波数をもっている。周波数がひじょうにちかい臓器は、おなじ場所にかたまって存在する傾向がある。または、場所がはなれていても生理学的につよくむすびついていることもある。たとえば「太陽神経叢チャクラ」は、太陽神経叢に関係のふかい臓器と密接にむすびついている。そのなかには、胃や膵臓、胆嚢、肝臓などが含まれる。それぞれの臓器は消化吸収の前半の過程に関与している。太陽神経叢チャクラから消化器に分配された微細エネルギーは、消化機能を維持するはたらきを助けている。したがって、太陽神経叢チャクラにおける生命エネルギーの流れに異常をきたすと、消化性潰瘍や胆石、膵炎などの消化器疾患が発生してくる。チャクラにおける機能障害の原因は、感情的・精神的問題、霊的な問題、行動パターン上の問題など、太陽神経叢チャクラの機能にむすびついた多くの問題を含んでいるので、たいへん重要である。

これまでにも論じてきたとおり、チャクラはたんなる微細エネルギー変換装置ではない。むしろそれらは、微細エネルギー身体のがわに所属し、サイキックな知覚をつかさどる特別な器官としてかんがえるべきである。それぞれのチャクラに関係をもつサイキックな能力の種類は、個々のチャクラごとに異なっている。例をあげれば、〝第三の目〟チャクラは直観的洞察あるいは遠隔視に関係しているし、咽喉チャクラは遠隔聴覚（超聴覚）をはたらかせるときに活動する。心臓チャクラも遠隔知覚に関係がある。

チャクラが高次の知覚に関与しているとかんがえられる理由は、チャクラが「エーテル体」「アストラル体」「メンタル体」、そしてさらに高次のスピリチュアルなレベルという、あらゆる階層のエネルギー身体からおくられた波動エネルギーを最初に受けとる器官であるためである。じっさいにはチャクラは、各レベルの微細エネルギー身体にあるエネルギー中枢とかさなりあって存在している。たとえばメンタル体もアストラル体も、さらにエーテルチャクラもおなじ空間を占有している。メンタルレベルや高次の霊的波動レベルに起源をもつ微細エネルギーは、メンタル・チャクラで処理を受けてからアストラルレベルに降ろされる。メンタルレベルからアストラルレベルに降ろされたエネルギーと直接アストラルレベルに入力されたエネルギーは、ともにアストラル・チャクラで処理され、下層のレベルへと、前述の過程とおなじ過程がくりかえされる。エネルギーは、エーテル・チャクラを介してさらに下層のエネルギーレベルにまで降ろされていく。そしてその過程は、波動エネルギーがナーディ（158ページ参照）を介して、物質的身体をすみずみまで支配する神経・内分泌系の中枢に分配されるまでつづいていく。

第七チャクラ(冠チャクラ)

それぞれのチャクラはサイキックな知覚以外にも、人間の意識の発達にかかわる感情的事象および霊的事象にかかわっている。たとえば、**第七番目のチャクラである「冠チャクラ」は微細エネルギー身体における最上位の波動的中枢であると同時に、いっぽうでは「心」の深奥の探求、いわゆる「霊的探求」の領域にもつよく関係するチャクラである。**このチャクラは、人生の意味をさぐる宗教的・霊的探求をおこなうときや、進化する意識体としてのみずからの起源を内的に探求するさいにひじょうに活発になってくる。冠チャクラが開放されると、最高の意識レベルに到達することが可能になるといわれる。人はこの中枢を意識的に活性化することによって、霊的な完成状態に一歩ちかづくことができる。

物質的身体レベルでいえば、冠チャクラの機能は大脳皮質を含む神経系の活動に関与しているとかんがえられる。また、冠チャクラが適度に活性化すると、左脳と右脳が同期しやすくなる。冠チャクラはまた、松果体にもむすびついている。冠チャクラが完全に覚醒するためには、身体性・精神性・霊性のバランスが不可欠である。第七チャクラがひらいている人を観察すると、松果体と左右の大脳半球とのあいだにエネルギーの極性がみとめられ、これが第七チャクラに対応する。冠チャクラにおけるエネルギー流の障害は、精神病を含む多様な大脳レベルの機能障害として発現してくる可能性がある。

第六チャクラ(眉間チャクラ/〝第三の目〟チャクラ)

第六チャクラとは「眉間チャクラ」のことであり、「第三の目」とよばれることも多い。過去の神秘主義者たちのあいだでは、このチャクラが松果体と結合しているとかんがえられていた。おもしろいことに、進化の観点でみると、爬虫類のような下等な脊椎動物では、痕跡ていどにではあるが「第三の目」が存在していて、解剖学的にはたしかに松果体と連絡しており、さらによく観察すると、レンズ様の構造と網膜様の光受容器という完全な構造がそなわっていることがわかる。第七チャクラ（冠チャクラ）が活性化するとき、第六チャクラ（〝第三の目〟チャクラ）は松果体および下垂体というふたつの器官のあいだのエネルギー極性として観察される。第七チャクラが開放されていないときには、第六チャクラは下垂体と延髄（脳幹の一部）のあいだのエネルギー極性として観察される(2)。

〝第三の目〟チャクラは直観の座であり、いわゆる遠隔視にかかわる微細器官である。直観のするどさや意識の覚醒レベルは、このチャクラの活動性に左右される。〝第三の目〟チャクラは、さまざまなかたちでの瞑想修行によって発達させることができるサイキックな中枢のひとつである。「第三の目」が高度に発達した人は、「内的視野」の体得が可能になる。これも意識の一局面を観察するための技法である。この種の視覚的能力の本質は覚醒意識を内がわへとふかめていく能力であるが、外的世界や内的世界でおこる事象の真の原因を、高次の観点からより明晰にみぬくこともできる。透視（clairvoyance）ということばはフランス語で「明晰な視野」という意味でもある。

身体レベルでみると、〝第三の目〟チャクラは松果体、下垂体、脊髄、そして目、耳、鼻、副鼻腔などとふかい関連をもっている。**〝第三の目〟チャクラの障害が原因でおこる疾患は、魂の発達に重要でありながら当人の意識が意図的にみつめようとしない問題に関連して発生する傾向がある。**チャクラにおけるこうしたエネルギーブロックの問題は、副鼻腔の障害、白内障、内分泌異常など、多彩な身体的異常として発現してくる（それはこのチャクラが下垂体機能にも関係しているためである）。

第五チャクラ（咽喉チャクラ）

五番目のチャクラである「咽喉チャクラ」は、頚部の内分泌腺を含む主要臓器に影響をおよぼしている。そのなかには甲状腺、副甲状腺、口腔、声帯、気管、頚椎などが含まれる。また咽喉チャクラは副交感神経にも関係をもっている。自律神経に属する副交感神経の大部分は、第十脳神経である迷走神経に由来しているが、この迷走神経は脳幹部からでて頚部を下降し、心臓、肺、腹部臓器を支配している。

副甲状腺も咽喉チャクラからのエネルギーを受けているが、これは副甲状腺ホルモンを分泌して全身の骨細胞におけるカルシウム代謝を調節している。甲状腺は全身の細胞における基礎的な代謝活動を調節する甲状腺ホルモンを産生しているが、同時にカルシトニンというホルモンも産生している。カルシトニンは副甲状腺ホルモンとは逆方向で全身のカルシウム代謝と骨代謝に作用している。咽喉チャクラはそれぞれべつべつに骨細胞に作用する甲状腺と副甲状腺の両者にエネルギーをあたえているので、全般的な骨格系の活動に関与しているとかんがえることができる。また、このチャクラは口腔や声帯の付近に位置することから、コミュニケーション一般にも関係するとされている。サイキックなレベルでは、アストラルレベルの聴覚ともいえる遠隔聴覚をはたらかせるときに活動する。

咽喉チャクラの機能障害は、物質的身体／感情レベルにおいて、コミュニケーションの障害に反映される。人前で自分を表現することが苦手な人には、咽喉チャクラの障害がみつかることがある。自己表現上の問題は多くの感情的な問題が原因になっているとおもわれる。咽喉チャクラは詩歌の創作など、高度な創造性をつかさどる部位でもある。会話や音声は、われわれが波動的にコミュニケーションし、あたらしいアイデアを言語で表現するための手段である。**自己を創造的に表現する習慣のない人、自己表現がひじょうに困難な人は、咽**

喉チャクラがブロックされている可能性がある。

咽喉チャクラはコミュニケーション以外に、意志をつかさどる中枢としても知られている。ここでは、「自己表現が困難である」という問題点が「他者と本音で交流しようとする意志が不足がちである」というべつの問題点として姿をあらわす。意志力をコントロールする咽喉チャクラの機能は、自己が真に必要とするものを認識する能力とも関係している。チャクラにおけるエネルギーの流れに障害をきたすと、咽喉チャクラにエネルギー供給を依存している臓器の細胞の活動に異常が発生する。つまり、咽喉チャクラの機能障害によって、喉頭炎、甲状腺炎、副甲状腺腫瘍、喉頭がんなどが発症する可能性がある。

咽喉チャクラ周囲の臓器に発症する疾患のタイプは、付随する多くの因子によって変わってくる。特定のチャクラにおけるエネルギーブロックはさまざまな病気の原因として共通しているが、それと正反対の状況もアンバランスを生みだす。つまり、チャクラを流れるエネルギーが過剰なばあいもやはり病気をひきおこすのである。チャクラのブロックによるエネルギー不足が変性疾患や機能低下をともなう疾患（甲状腺機能低下症など）をおこすのにたいして、エネルギーの過剰は炎症性疾患（甲状腺機能亢進症をともなう甲状腺炎）や悪性新生物（甲状腺がんなど）をひきおこす。チャクラの機能障害については、この章の後半でさらにくわしくのべる。

第四チャクラ（心臓チャクラ）

第四のチャクラは「心臓チャクラ」として知られている。おそらくこれは、人間の微細エネルギー身体のうちでもっとも重要なチャクラのひとつである。**その理由は、心臓チャクラが「愛」の表現能力の本質的部分をつかさどっているからである。このばあいの「愛」には「自己愛」と「他者にたいする愛」の両方が含まれる。**

愛は友人や隣人にたいする「同朋愛」として発現したり、恋人どうしの「感情的な愛」や、「霊的な愛」として顕在化する。霊的な愛の最高形態はいうまでもなく、他者にたいする「無条件の愛」である。「愛」は、物質界に生きているあいだに学ばなければならないもっとも重要な課題のひとつである。**この課題を学ぶ過程で困難に直面すると、心臓チャクラに異常が発生し、それが結果的に物質的臓器である心臓にも障害をもたらすことになる。**

心臓チャクラの内的潜在力（「内なるハート」とよばれる）の発達に困難を経験している人は多く、その現状をみれば、心疾患で亡くなる人が多いのもうなずけることである。もちろん、喫煙や高コレステロール血症が心疾患のリスクファクターであることはたしかではあるが、心疾患と、心臓チャクラや愛の表現能力とのエネルギー的なむすびつきの重要性を、医師も患者もほとんど認識していないのは皮肉なことだ。患者がこの重要な精神エネルギー的関係性に気づくならば、人を心疾患にかかりやすくさせるエネルギーバランスのみだれのもととなる、あやまった精神や態度を医師が修正するときの手助けになるかもしれない。

心臓チャクラは臓器としての心臓に接続しているだけでなく、気管支、肺、乳腺にも養育的な微細エネルギーを供給し、循環器全体の機能に影響をあたえている。心臓チャクラのエネルギーバランスがみだれていると冠動脈疾患や心筋梗塞をきたすことがあるが、毎年何十万人もの発症がみられる脳卒中をもきたしうる。心臓チャクラへのエネルギー供給が不足すると、機能が低下した心臓の内部に血流がうっ滞してくる。心房内などで血流が低下すると血栓が生じる。そうして生じた血栓が血液循環に乗って脳内の小動脈まではこばれ、そこで動脈をふさいでしまうと生命の源である酸素（およびプラーナ）が脳組織に到達しなくなってしまう。その結果が脳卒中である（ただしこれは、心臓チャクラの機能障害が脳卒中となってあらわれるメカニズムのほんの一例を示したにすぎない）。心臓チャクラを流れる微細エネルギーの量は、各人が重視している「愛」の程度を反映し、その点にかんして各人の必要がみたされている度合を反映しているのである。

こうしたかんがえかたが理解できるようになると、喘息のような小児疾患の治療にも応用することができる。喘息をもつ子どもは、しばしば過保護の両親にそだてられ、両親のかたよった愛情によって「窒息」している。その結果、心臓チャクラに異常をきたす。心臓チャクラが気管支に影響すると、バランスを失ったエネルギーは気道の痙攣と呼吸困難をひきおこす。その傾向は、子どもの心に内的葛藤が存在していると、さらにつよくなる。

下位の四つのチャクラにおけるエネルギーは、古代において四大元素とされた「地」「水」「火」「風」を象徴している。心臓チャクラは酸素を体内にとりいれ、全身におくる臓器である心臓や肺とつながっているので、象徴的には「風」の元素をあらわしている。太陽神経叢チャクラは「火」の元素にむすびついている。「水」をあらわすのは「臍チャクラ」(第二チャクラ/脾臓チャクラ/仙骨チャクラ/性腺チャクラ)であり、「地」の元素をあらわすのは「根チャクラ」(尾骨チャクラ)である。下位の四つのチャクラが物質界をあらわすのにたいして、前述した高位の三つのチャクラはエーテル体やさらに高次の創造的エネルギーにむすびつけられている。心臓チャクラは、下位のエネルギーと高位の霊的なエネルギーの仲だちをする中間的なチャクラである。そして「風」の元素のように、天と地とをむすびつけている。

心臓チャクラは愛や慈しみの表現と密接にむすびついているため、心身の養育にふかいかかわりをもつとかんがえられている。心臓チャクラに関係をもつほとんどの臓器は、滋養供給および全身の生命力増進にかかわっている。肺は外界から酸素とプラーナを吸収する。心臓は血液を肺へとおくりだし、肺から吸収された酸素とプラーナを全身に分配する。消化器系では、より多くの栄養素が血液にくわえられ、血液循環によって全身にいきわたる。乳腺も心臓チャクラのレベルに存在する。乳腺は他者を養育するためだけに発達した、人体内でもおそらく唯一の器官であろう。

他者だけでなく自己を養育する能力も重要であるが、これにも心臓チャクラがもつ愛の本性の発達がかかわっている。**人が生長して自己と他者を無条件に愛するようになるにつれ、心臓チャクラはさらに多くの養育的エネルギーを全身に供給すべくひらいていく。**喘息は心臓チャクラの機能障害による疾患であるが、その実態は他者から受けた養育的エネルギーの過剰状態である。親の溺愛のあまり子どもの自立心の発達が阻害され、心臓チャクラのバランスが失われて、気管支が異常に刺激される結果となり、生命維持に必要な酸素の供給すら不足してしまうのだ。エネルギー的滋養の不足がマイナスの影響をおよぼすことはいうまでもないが、肯定的なエネルギーのばあいも「過ぎたるは及ばざるが如し」なのである。子どもは過多な養育エネルギーにおしつぶされ、さきにのべたエネルギー的なメカニズムを介して、じっさいに呼吸困難をうったえるようになってしまう。

心臓チャクラは心理レベルに作用して、さまざまな愛の対象とのきずなにかかわる感情を支配している。愛する人のことをおもっただけで胸が高鳴るという制御不能な感情的経験は、だれしも身におぼえがあろう。その感覚は愛の感情、とくにロマンティックな愛の感情が刺激となり、心臓チャクラにエネルギーが流入することによってひきおこされる。さきにのべた心身への養育的なはたらきは、愛、慈しみ、共感といったさまざまな感情によっていとなまれる。自分以外のものを育ててあげる力は、他者への愛と共感のつよさを反映したものであり、また、身体的にも精神的／霊的にも生長したいという自己の内なる欲求のつよさの反映でもある。**他者への慈しみと共感の発達は、心臓チャクラをひらいて高次意識を発達させるための第一歩である。**パーソナリティにそのような要素が不足しているときは、心臓チャクラになんらかのブロックが発生している可能性がじゅうぶんにある。

「胸腺」も心臓チャクラとつながりをもつ臓器のうちでもっとも重要なもののひとつである。長いあいだ、生長とともに胸腺が縮小して機能が低下していく現象は正常であるとかんがえられてきた。しかし、医師が心臓チャクラと胸腺とのあいだのエネルギー関係を理解するようになれば、そのかんがえかたは大幅な修正をせまられるかもしれない。すなわち、加齢による胸腺の縮小変化は普遍的なものではないという見解も存在しうるのだ。生長後に胸腺がいちじるしく退化した人では、孤独、抑うつ、心臓チャクラのブロック、内分泌機能低下がともなっていることがしばしばある。現在発展中の精神神経免疫学の研究者は、感情の変化と免疫力とのあいだの微細エネルギー的な関係をも今後あきらかにしなければならなくなるだろう。かれらは、感情と病気との生理学的な関係を探求しはじめたが、そこにはチャクラという、まだじゅうぶんに把握されていない秘教的な免疫学的特性もかかわっているはずだ。

こんにちの医学は、胸腺が免疫応答の調節において重要な役割をはたしていることを確認している。かつて胸腺は、小児期においてTリンパ球が特殊な免疫応答をするためにあらかじめプログラムされる場所であるとかんがえられていた。この特殊な活性化作業は、生長過程上、まだリンパ球が若い胸腺内にとどまっている時期におこなわれる。研究者たちは近年、胸腺から分泌される強力な免疫応答調節ホルモンの詳細をあきらかにしている。この胸腺ホルモンは「サイモシン」という名で知られるが、数種類のTリンパ球のはたらきを高めることによって生涯にわたる免疫抵抗力を左右している。

ということは、胸腺の分泌機能を調節することによって免疫異常に関連した疾患を治療することも可能であるかもしれないのだ。たとえば慢性関節リウマチは、免疫細胞が自己のからだを攻撃する「自己免疫疾患」のひとつである。この疾患は、実験的には放射線で胸腺の活動を抑制して治療することも可能である。確実に免疫異常によるとおもわれる疾患は多数存在するが、医師たちは他の多くの疾患に免疫学的な要素が存在する証拠をあきらかにしはじめており、それらの疾患は、これまでこのようなからだの機能とは関連づけてかんがえられてはこなかった。例をあげれば、最近の研究では冠動脈疾患の発症にも免疫系がかかわっていることがわかってきたが、この疾患は元来、コレステロール、食習慣、高血圧、喫煙とふかい関係があるとされてきたものである。ところが、原発性卵巣機能不全や副腎萎縮、あるいはある種の小児糖尿病のような機能低下をきたす多くの疾患の原因も、自己免疫応答による腺細胞の破壊とむすびつけてかんがえられはじめている。ここで重要な点は、胸腺による免疫調節の影響を間接的に受けている疾患が多岐にわたっている可能性があるということである。そしてその胸腺自体が、心臓チャクラの影響を受けているのである。

感情と病気との関係について研究してきた多くの科学者は、抑うつと悲嘆の感情が免疫力の抑制とつよく関連していることを確認している。がん患者との面接をつづけてきた心理学者の多くが、患者の生活史にはある興味ぶかい共通点があることをあきらかにしている。それは、ほとんどの患者ががんの発症に先んじて、かなりの抑うつ状態を経験しているということだった。ローレンス・ルシャン(3)による研究では、多くの患者ががんと診断されるまえのおよそ一二か月から一八か月のあいだに配偶者を亡くしていたことが判明している。それらの患者では、長期にわたる悲嘆と抑うつのために正常な免疫監視機構が抑制されていた可能性がある。免疫監視機構とは、偶発的に発生した単一がん細胞をいち早く発見し、破壊するための体内システムのことである。

このように、悲嘆によって免疫力が低下していると、正常な免疫力ならば容易に撃退できていたはずの腫瘍が免疫系の監視の目をぬすんで生長するすきをあたえてしまうことになりかねない。原因はともかくとして、免疫抑制状態の患者のがん発症率が若干高くなることは以前から知られている。自分の子どもが白血病であることを宣告されて悲しみに打ちひしがれていた両親が、やはり免疫抑制状態におちいっていることを血液検査であきらかにした科学者もいる。以上の症例は、悲嘆、ストレス、抑うつ状態が体内の免疫防衛システムにあたえる影響を説明するものである。

しかし、胸腺、ひいてはからだの免疫抵抗力の調節にかかわる決定的要因が心臓チャクラを流れる微細エネルギー（プラーナ）にあるという事実はまだ理解されてはいない。胸腺はサイモポイエチンなど、サイモシン以外のホルモンも分泌している。これらは全身のリンパ球の活動をコントロールしている。胸腺の影響を受けるのは、「Tリンパ球」あるいは「T細胞」とよばれている細胞群である。T細胞の名の由来は、細胞プログラミングの初期過程として特殊な免疫応答能力を、それらの細胞が胸腺（Thymus）において学習するからである。

Tリンパ球はさらに、「ヘルパーT細胞」と「サプレッサーT細胞」などに分類される。ヘルパーT細胞は、抗体の産生や、外界から侵入してきた「非自己」タンパク質を駆逐するのを助けている。また「キラーT細胞」という、がん細胞を破壊することで知られる特殊なリンパ球も存在している。これらの細胞は、いわゆる免疫監視機構をいとなんでおり、そのはたらきによって細菌やウイルスといった侵略者だけでなく、がん細胞自体の発見が可能になるのである。しかし、おそらくもっとも重要なT細胞はサプレッサーT細胞であろう。この細胞は免疫応答のつよさを調節しており、「非自己」タンパク質だけが攻撃の対象になるように、他のリンパ球に指示して番犬のように見張らせている。サプレッサーT細胞の数や機能が低下すると、この自己調節機能もおとろえてくる。そして免疫系が自己自身を攻撃しはじめる。このために、医学で多くの例が認知されてきている「自己免疫」疾患がおきるのだ。

自己免疫と関係があるとされる疾患は多岐にわたっている。それらの疾患においては、DNAやさまざまな臓器が産生したタンパク質にたいする抗体を、リンパ球がつくりだす。つまり文字どおり、からだの免疫系が自己にたいして攻撃を開始するのである。そのような自己免疫疾患の代表格のひとつが慢性関節リウマチである。ほかには、狼瘡《ろうそう》、重症筋無力症、多発性硬化症、橋本甲状腺炎、副腎不全、原発性卵巣機能不全、小児糖尿病の一部などがある。

そうした疾患の一部においては、ウイルス感染の関与を示唆する証拠もでてきている。特定のウイルスが体内のタンパク質をわずかだけ変化させて、あたかも免疫系にとっては外敵であるかのようにみせるケースも存在すると示唆している科学者もいる。外敵のタンパク質（外来抗原）に似たタンパク質が存在すると、免疫系はウイルス感染によって変化したタンパク質を攻撃するとともに、正常なタンパク質までをも攻撃しはじめる。また、ウイルス感染をおこしやすい傾向性、あるいは少なくとも自己免疫応答がおこりやすい体質をもつ人がいることを示唆する知見もある。たとえば、若年性糖尿病の患者のなかには、膵臓がウイルスの侵略を受けている所見がみとめられるとともに、膵臓を攻撃する抗体も検出されることがある。おなじ疾患をもつ患者は、HLAタイプとよばれる共通の遺伝子環境を背景にもっており、これは個人間の免疫学的な類似をはかる指標としてもちいられている。そうした患者（小児）の全身を循環する血液中からは、膵臓のインスリン産生細胞にたいする抗体が検出される。

ウイルスのなかには、免疫系の細胞内に棲みついて内部から破壊していくタイプのものもある。その結果、ウイルス感染を受けたからだ全体の防衛力が低下し、他の病原体の攻撃も受けやすくなる。もっともはげしい議論をまきおこした現代病のひとつであるエイズ（後天性免疫不全症候群）はウイルス感染によってT細胞が減少し、免疫抑制が進行する疾患である。エイズはまた、好んでT細胞だけに感染するウイルスがひきおこす病気であることも確認されている。また、抗体を産生するBリンパ球だけに感染する、ヘルペスに関連したウイルスが存在するらしいという知見も発表されている。

ウイルスがひきがねになる体内の疾患プロセスと直接関係はないが、ある微細エネルギー的因子がそろっていると、病原体との遭遇によって免疫疾患を発症しやすくなる。ウイルスに感染してもすべての人が重い疾患を発症するわけではない。免疫防御機構が健全な人は、からだからウイルスを除去するか、症状をインフルエンザ程度の最小限の症状にくいとめることができるのである。

強力な免疫抵抗力をつけるためには、胸腺のはたらきを助けている心臓チャクラに、健全な微細エネルギーを供給する必要がある。自己や他者にたいする愛が表現できず、心臓チャクラを流れるプラーナの流れがブロックされているとき、胸腺に達する生命エネルギーも微量になっている。ときには生命エネルギーの不足が、胸腺自体の病気となってあらわれることもある。たとえば、神経筋接合部にたいする自己抗体が産生される（そのため全身の筋力低下をきたす）重症筋無力症では、胸腺の悪性腫瘍の一種である胸腺腫を合併する率も高い。

心臓チャクラのブロックによって胸腺の機能がそこなわれると、深刻なウイルス感染症にかかりやすくなる。体内にはウイルス除去作業だけを専門におこなう種類のT細胞が存在するが、そのようなT細胞は、遠方にいるべつのリンパ球が分泌した、リンフォカインとよばれるホルモン様物質からの影響を受けている。また、胸腺で分泌されるサイモシンのような免疫調節ホルモンの影響もとうぜん受けている。それらの物質は、血流に乗って全身にはこばれている。心臓チャクラがブロックされた状態では、特定のウイルスへの感染をきっかけにして、免疫関連疾患を発症しやすい微細エネルギー状態となるが、ここではウイルス感染は二次的な重要性しかもっていない。かりに重く見積もっても、自己免疫疾患を悪化させるくらいである。

病気の発症はむしろ、愛情表現や心臓チャクラにかかわる感情障害と関係があるようにおもわれる。**心臓チャクラのブロックは、愛を表現する能力の欠如によって発生する。そして、もっともひんぱんにチャクラの障害をおこしているのは、自己にたいする愛の欠如であるらしい。**自己を愛する能力は、多くの心理学者が指摘している以上に重要なことなのだ。否定的な自己イメージを胸中に秘めたままでいると、心臓チャクラから胸腺にそって異常が発生し、現代の心理学者が想像する以上の生理学的損傷がもたらされる可能性があるのだ。

病気の人のからだをみると、多くのばあい、異常なチャクラはひとつだけではないことがわかる。あるチャクラを流れるエネルギーがブロックされると、その下位のチャクラに過剰なエネルギーが流入する。たとえば心臓チャクラがブロックされると、その下位の太陽神経叢チャクラに過剰なエネルギーが流れこんで、飽和状態になる。エネルギーのブロックという現象は、川に流れこんだ丸太の束にたとえることができる。丸太が集まることによって川がせきとめられ、その流域で洪水が発生する。いちばん下の根チャクラ（尾骨チャクラ）

でつくられたクンダリニー・エネルギーは、脊柱を上昇して冠チャクラにむかい、そのとちゅうのチャクラにつぎつぎとエネルギーを供給していく。上位のチャクラがブロックされていると、行き場を失ったエネルギーがはけ口をもとめ、下位のチャクラにエネルギーのうっ滞がおこる。病気の人の機能障害をきたしているチャクラが複数であるのは、感情的なブロックが複数であることが多いからである。それぞれのチャクラのブロックは、適切に表現されなかった特定の感情に関連している。さまざまな感情的および霊的な問題が、それぞれ異なったレベルのチャクラでエネルギー的に処理されているのだ。

感情的問題や霊的な問題は、悲嘆と歓喜という相反する感情をめぐるものであり、それが適切に表現されないばあい、心臓チャクラの機能障害をもたらす。人生が悲嘆、孤独、抑うつで彩られ、周囲の人々に愛を表現できずにいるときにも、心臓チャクラのバランスが失われる。こういった状況は、肉親や配偶者との別離や死別を経験した人、悪性の疾患で家族を失った人にとくにおこりやすい。愛する人との死別がまねく抑うつ状態は、適切な行動がとれなかったとか、それを未然にふせげなかったという罪悪感もその一因となる。のこされた人は、必要以上につよい自責の念をいだく傾向があるのだ。なかには、それ以来まったく喜びの感情が消失してしまう人もいる。そのような感情的レベル・霊的レベルのバランスのみだれが、心臓チャクラにおけるエネルギーの流れをブロックしてしまうのである。そして、そのエネルギー障害はいずれ胸腺における細胞の異常として発現してくる。

胸腺は疾患から全身をまもる多くの細胞に影響をあたえているので、その機能の異常は免疫抵抗力の低下をひきおこし、その結果、さまざまな細菌・ウイルス感染症にかかりやすくなる。胸腺はまた、特定のリンパ球、とくにヘルパーT細胞やサプレッサーT細胞に影響をあたえているので、特定の臓器の特異的な障害をひきおこすこともある。サプレッサーT細胞は、その自己免疫疾患への関与をあきらかにするために、以前よりもくわしく研究されるようになった。もしサプレッサーT細胞がうまく機能せず、免疫系の自己攻撃を制止できなくなったら、免疫系はコントロールをはずれた体内の特定部位にむけてはげしい攻撃をつづけることになる。

心臓チャクラ／胸腺のさまざまな障害によってサプレッサーT細胞だけが選択的に抑制されることもあり、そのときは全身の内分泌器官も障害を受けることになる。心臓チャクラ／胸腺からはなれている内分泌器官にたいする自己免疫反応の影響は、自己免疫性の甲状腺炎、副腎不全、原発性卵巣機能障害などにみられる。自己免疫応答によって特定の内分泌器官がそこなわれてしまうような病気の患者には、心臓チャクラおよび免疫学的異常をもつ内分泌器官に微細エネルギーバランスの障害が発生している。たとえば自己免疫性の副腎不全は、心臓チャクラとともに太陽神経叢チャクラの機能不全に関係がある。原発性卵巣機能異常は心臓チャクラ、性腺チャクラ（仙骨チャクラ／脾臓チャクラ／臍チャクラ）の微細エネルギーの阻害に関係がある。

性腺チャクラの障害となんらかの関係をもつとおもわれるべつの病気はエイズである。エイズとホモセクシュアルを関連づける主要なポイントは、患者のセックスの頻度が高いことにある。その頻度はゲイの男性でとくに高くなっている。真の愛をもたないままに一夜かぎりの情事を次から次へとくりかえすような生活をおくっていると、性腺チャクラに過剰なエネルギーが蓄積してくる。むろんそれだけでエイズが発症するわけではないが、セックスの頻度がふえればエイズウイルスに遭遇する機会も多くなる。ホモセクシュアルは社会から否定的な目をむけられるため、かれらは無意識のうちに否定的な自己イメージをいだくようになり、自己にたいする愛を失っていく。それが長期化すると心臓チャクラのバランスがくずれやすくなり、心臓チャクラにおける否定的なエネルギー変化によって胸腺の機能が低下し、エイズウイルスに感染しやすくなる。

エイズウイルスに感染すると病気にかかりやすくなる理由は、リンパ球に影響がおよぶからである。とくに、エイズウイルスは「ヘルパーT細胞」というTリンパ球に影響をあたえる。エイズの診断基準のひとつになっている検査項目は、ヘルパーT細胞とサプレッサーT細胞数の比である。エイズでは、この比が正常とくらべて逆転する。ヘルパーT細胞数およびキラーT細胞数が減少することによって、からだはウイルスや細菌の感染を受けやすくなる。そしてカポジ肉腫などの悪性腫瘍を発生しやすくなる。

秘教的立場からみると、リンパ球数の減少にかかわっているのはＨＩＶ（ヒト免疫不全ウイルス、つまりエイズウイルス）感染だけではなく、心臓チャクラ／胸腺系の機能障害もそこにかかわっているとおもわれる。この系の障害は、重症感染症の発症率を高めている。エイズ患者はＨＩＶ感染と関係があるのみならず、微細身体の心臓チャクラ、性腺チャクラなどにエネルギーブロックが生じてくるようである。未来のヒーラー／ドクターたちは、いうまでもなく、心臓チャクラにおける微細エネルギー障害や、愛の表現の問題に関連する病気を重視するようになるだろう。

第三チャクラ（太陽神経叢チャクラ）

第三のチャクラは太陽神経叢チャクラである。このエネルギー中枢はブロックをきたしやすく、その障害もたいへん興味ぶかい現象である。まえにのべたように、太陽神経叢チャクラは消化や解毒にかかわるほとんどの主要臓器に養育的なエネルギーを供給している。そのなかには、胃や膵臓、肝臓、胆嚢、脾臓、副腎、腰椎、消化器一般が含まれる（ただし、小腸、大腸は次節でのべる第二チャクラとむすびついている）。

感情的または霊的な観点からみると、太陽神経叢チャクラは「個人の力《パーソナル・パワー》」とつながっている。ここでいう「個人の力」とは、「自己の人生をおもいどおりに切りひらいていける」という感覚のことである。また「他者との関係のなかで自己をどうみるか」という点にも関係している。はたして世の人々は、自分の人生をコントロールできているとおもっているだろうか？　周囲との関係をここちよく感じているだろうか？　それとも他人の気まぐれにふりまわされているだけだろうか？　いわゆる「被害者意識」をもつ人たちは、自己の人生をコントロールできているという実感がもてず、いずれまた他人に利用されるにちがいないとかんがえ、しばしば太陽神経叢チャクラの機能障害をかかえている。世界を苦労や不幸のたえない舞台としてみることをやめ、この宇宙は自己を養い育ててくれる居心地のよい場であるという感覚をもつことができれば、太陽神経叢チャクラを流れる微細エネルギーの流れはおおきく変化するだろう。

めまぐるしくうごいている現代世界では個人の精神性・身体性・霊性にたいする負担が急激に増大しており、ストレスに由来する太陽神経叢チャクラへのブロックが病気を発生させる過程はたやすく観察できる。**支配、怒り、虐待という要因も太陽神経叢チャクラの異常に関係がある。**怒りの感情は、なんの罪もない隣人や同僚にたいしてむけられた、本人の内面的な無力感の表現であることが多い。また、太陽神経叢チャクラにエネルギーがうっ積している人の子どもは、しばしばそうした人の犠牲になる。これは太陽神経叢のエネルギーの誤用ということができる。

471ページでのべたように、象徴的には、太陽神経叢チャクラは「火」の元素をあらわしている。太陽神経叢のあるからだの部位は文字どおりちいさな太陽さながらであり、化学的な酸化反応をへて食物を燃焼させるようすは、一種の「内なる炎」とよんでもさしつかえないほどである。しかし、その内なる炎の調節が適正におこなわれなくなると、炎はこのチャクラに関連した周囲の臓器にもおよび、焼けおちた臓器には孔があいてしまう。十二指腸潰瘍がその例である。

太陽神経叢チャクラは、怒りや攻撃性などの座であるともかんがえられる。そうした感情は、しばしば個人の力、人生へのコントロール力によって変化してくる。このチャクラにかかわる問題が未解決のままであれば、心の内部に葛藤が生じて、他人を支配し、管理することばかりをかんがえるようになる。すると、問題は支配と服従のあいだの葛藤に変わってくる。**このように、太陽神経叢チャクラにかかわる人生上の問題をかかえた人は、攻撃性および独断的気質がそとにむかうために暴君的になるか、あるいはまったく逆の発現様式をとって、臆病でおとなしく従順な性格となる。**太陽神経叢チャクラにブロックがある人は、当人がおかれている状況によって、このふたつの性格パターンのあいだをゆれうごいている。消化器潰瘍と診断された患者の心理状態を研究した数々の報告によると、その多くは高い管理職のポストにあって重責をはたすことに腐心しているが、根底では受け身タイプであり、依存的で従順な性格傾向を示していることがわかる。

太陽神経叢チャクラのアンバランスは、そこからエネルギーをえている消化器系にあらゆる臓器の症状をもたらす。たとえば先のような管理職の人は、部下からの突きあげがきびしくなり、職場のストレスが増しはじめると、自分の生きかたは変えられないという無力感があたまをもたげ、容易に胃潰瘍や十二指腸潰瘍を発症する原因となる。太陽神経叢チャクラは副腎にもむすびついている（秘教的文献のなかには、副腎は根チャクラ〔尾骨チャクラ〕にも結合しているとするものもある）。副腎は、ストレス下のホルモン分泌において重要な役割をはたしている。太陽神経叢チャクラにブロックがあると、異常が発生して副腎が萎縮し、疲労や体力低下が目立ってくる。このように、太陽神経叢チャクラはエネルギーの中枢であり、パーソナリティの活力が外界にむけて発現されるうえで重要なチャクラなのである。

太陽神経叢チャクラの異常と関係があるもうひとつの疾患は糖尿病である。従来の医学においては、糖尿病の微細エネルギー的側面が指摘されることはなかったが、にもかかわらず、こうした観点は疾患の経過の病態生理学にとって重要であるとおもわれる。糖尿病患者では個人の力の低下がみられ、それは象徴的にいえば人生から〝甘美な幸福感〟が消えさってしまったという感覚と関係がある。太陽神経叢チャクラのバランス障害は、過去にたいする執着や後悔の念にも反映される。また、自己のコントロール感への内的な欠乏感が原因となってそのバランス障害が発生してくることもある。糖尿病患者のすべてが過去にこだわる、無力で悲しい人たちであるというつもりはないが、心の内部における感情的葛藤のほとんどは、通常意識で自覚されることも言語で表現されることもないままに、チャクラの機能に影響をあたえているのである。

チャクラのバランス障害によって発症する疾患の大部分は、いわば古くなったテープにあやまって記録され

たデータによるものである。その古いデータは、個人の幼少期において無意識層にプログラムされている。その テープは無意識層でくりかえし再生され、もはや現実の状況にあわなくなったメッセージを他人の声や自己のあやまった想念というかたちで、つねに本人につたえてくる。その内容が現実にてらして不適切なものであっても、無意識層では身体的な自己イメージや自己への価値観をつくりあげるときの参考としてもちいられる。チャクラにあるブロックやバランス障害を調整するためには、無意識層がみずからにつたえる否定的なメッセージの正体を認識して、それを訂正する必要がある。それをなしとげるためのもっとも単純で強力な方法は、言葉による「アファーメーション」（自己肯定の宣言）である。肯定的な言葉をくりかえし唱えつづけることによって、恐れや罪悪感などを含む不適当なメッセージが抹消され、安心感や自負心を含むメッセージで再プログラミングがおこなわれるのだ（344ページ参照）。

第二チャクラ（仙骨チャクラ／臍チャクラ／性腺チャクラ／脾臓チャクラ）

第二チャクラは「臍チャクラ」「性腺チャクラ」「脾臓チャクラ」「仙骨チャクラ」といったさまざまな名称でよばれている。**このチャクラは、性活動にかかわる微細エネルギーの座である。**このチャクラと脾臓との関係については、（第三チャクラとは異なり）文献によって若干異論がある。チャールズ・リードビーターのような霊視者によると、第二チャクラは脾臓を支配しているという。しかしじっさいには、太陽神経叢チャクラともっとも下位の根チャクラ（尾骨チャクラ）とのあいだに存在するチャクラはひとつではなく、ふたつであるという可能性もある（157ページ参照）。脾臓チャクラは物質的器官である脾臓に関係をもっており、秘教的文献のなかでは、微細エネルギー身体のすみずみにプラーナおよび生命エネルギーを供給する輸送路だとかんがえられている。この部位にかんしてだけ、西洋と東洋でふたつの異なるチャクラ系が独自に観察され、それぞれべつの臓器と関連づけられてきたということを示唆する証拠がある。そのふたつのチャクラ系が同列に論じられる過程で、さらにあたらしいチャクラ系がつくられたのかもしれない。しかしここでは議論をまえに進めるために、とりあえず第二チャクラを「仙骨チャクラ」とよぶことにする。

仙骨チャクラは性腺や生殖器、膀胱、大腸、小腸、虫垂、そして腰椎に関連している。精神エネルギー的な観点からみると、仙骨チャクラは官能的な感情や性欲の発現にかかわっている。個人の生活において感情エネルギーや性的エネルギーがいかなる割合をしめているかによって、そのチャクラを流れるエネルギーの種類や最適なエネルギー流量は変わる。性にたいしていかなる態度をとるかによって、性エネルギーは各人の人生に肯定的にも否定的にも作用しうる。東洋の一部の（タントラ・ヨーガなどにおける）瞑想法は、性エネルギーの流れが神秘体験の源泉であるとしている。しかし、高次の霊性や創造性の探求をおろそかにして性の追求にはしりすぎると、逆に否定的なエネルギー作用および生理的作用をおよぼすようになる。エネルギーの重心が仙骨チャクラに偏在している人は、人間関係を性的・官能的側面のみでかんがえるようになり、相手を性の対象としてしかみなくなる傾向がある。

仙骨チャクラの性エネルギーは、精巣や卵巣のライディヒ細胞におけるホルモン分泌機能にも関係がある。ライディヒ細胞は、テストステロンというホルモンを分泌する細胞である。このホルモンは、男女をとわず、「リビドー」すなわち性欲の発現にかかわっている。このチャクラは、象徴論的には「水」の元素に関係があるとされるが、それはセックスのクライマックスにおいて体液の放出がみられることを象徴しているからである。さらにこのチャクラは、「性腺」および「泌尿生殖器系」（尿の排泄をになう）あるいは「大腸」（水分の吸収をおこなう重要な場所である）とむすびついている。

子宮体がんや子宮頚がんを発症した女性に仙骨（性腺）チャクラのブロックや機能障害が発見されるケースはよくみられる。仙骨チャクラの機能障害が原因でおこりうる疾患には、大腸炎、過敏性腸炎、膀胱がん、小腸の吸収障害、前立腺炎、腰痛、性的機能障害などがあげられる。そうした疾患の多くには、細胞の機能障害をおこしうるさまざまな肉体的要因が関係している。その一例としてあげられるのは、喫煙と膀胱がんの関係である。仙骨チャクラにおける微細エネルギーの異常は、人体が発がん因子に暴露するときにとくにつよく作用し、膀胱がんなどの発症準備状態をととのえてしまう。**人体がウイルスや化学物質などの環境因子にさらされたとき、もっともおおきな損傷を受ける部位は、物質的身体と微細エネルギー身体の結合がもっともよわくなっている部分である。つまり、エネルギーバランスにもっともおおきな障害を受けたチャクラに関係する臓器がその影響を受ける。**

第一チャクラ（根チャクラ／尾骨チャクラ／基底チャクラ）

第一チャクラは「根チャクラ」「尾骨チャクラ」「基底チャクラ」などとよばれる。その名が示すように、**根チャクラは人間と大地とのきずなのつよさや自己の行動にたいする把握の程度を反映している。**大地とつよいきずなをむすび、毎日の地上的生活を有意義に生きぬいていく能力は、この根チャクラを流れるエネルギーの量にあらわれる。ひとことでいえば、「地に足をつけて生きているかどうか」という問題である。このような基本的能力は、日々の必要性にせまられてわれわれがくだす瞬間瞬間の選択をいかにうまくこなしていけるかに関係がある。象徴的には、根チャクラは「地」の元素をあらわしており、低周波数の濃密な存在領域を反映している。

心理学的観点からは、根チャクラは世のなかを生きぬいていくための本能的な能力と関係がある。根チャクラは、肉体的外傷にたいする恐怖感や、いわゆる「闘争―逃走反応」の根底にある原始的な原動力とむすびついている。根チャクラが個人の生存能力や「闘争―逃走反応」とむすびついていることから、根チャクラと副腎機能との関係を云々する文献も存在する。副腎はストレス負荷がかかったときにアドレナリンを分泌する体内の代表的器官である。副腎皮質からはコルチコステロイドホルモンが分泌されるが、前述したように副腎皮質の機能には太陽神経叢チャクラが関係している可能性もかんがえられるので、根チャクラはむしろ、副腎髄質からのアドレナリン様物質の分泌のほうに関係をもっている可能性がある。

根チャクラに過剰なエネルギーが集中したばあい、人は妄想的になり、すべてにたいして防衛的となる傾向がみられる。このように、根チャクラにエネルギーが集中しすぎると「弱肉強食的な精神状態」を誘発する。しかし逆に、根チャクラの活動が低下するばあいにもさまざまな有害な影響が生じる。ようするにこのチャクラは「生きる意志」に関係しているのである。

根チャクラは、このあとくわしく説明する「クンダリニー」の座としてもかんがえられている。クンダリニーは象徴的には、とぐろを巻いて仙骨チャクラから尾骨チャクラあたりにかけて鎮座する大蛇にたとえられる。とぐろを巻いた蛇は、いままさに飛びかからんと機会をうかがう蛇のすがたを象徴しており、発現せんとする強力な潜在的微細エネルギーをあらわしている。ここで適切な瞑想と意識変革が達成されたときだけ、クンダリニー・エネルギーは脊髄にそって正しく上行し、とちゅうのチャクラを活性化しながら冠チャクラにまで達する。クンダリニーは創造的な発現の力であり、修行者のチャクラを整列させ、うっ積したストレスを各中枢から解放して、高次の意識状態へとみちびいていく。

身体レベルでは、根チャクラは脊椎、排泄器官（直腸、肛門、尿道）、また仙骨とも関係がある。肛門や尿道括約筋のしまり具合の異常（痔核や直腸の裂傷）は、根チャクラの機能障害に関係していることが多い。このチャクラにむすびついている肉体的構造は、「解放」「手放すこと」を象徴しているようにみえる。仙骨チャクラは小腸、大腸に関係しているので、第一チャクラと第二チャクラは密接な関係にある。仙骨チャクラに支配される器官の生理学的なはたらきは、吸収・同化・貯留の過程をあらわしており、根チャクラに関係する器官は、消化された物質を排出している。「消化・吸収」および「排泄」というふたつの機能は、からだの恒常性維持のためにつねに調和していとなまれていく必要がある。必要な物質は吸収されるべきであるし、不要な老廃物は排出されなくてはならない。老廃物の排出が完全におこなわれないと、体内に毒素が蓄積していくことになる。**秘教的観点から考察すれば、このふたつのチャクラの機能障害は、「過去を清算できずに混迷している状態」を反映しているということができる。古すぎて現実ばなれした思考やプログラム入りの磁気テープをくりかえし再生するという前述の比喩がふさわしい例であろう。**大腸や直腸、肛門括約筋の疾患は、第一・第二チャクラの機能障害のあらわれであり、いわばごみ箱をカラにできないでいる状態に似ている。便秘は古いものを排出できない状態を反映しているが、下痢をともなう疾患は、(恐れなどのために)ものごとをきちんと消化せずに「捨てて」しまう状態を反映している。

いくつかの秘教的文献によれば、根チャクラは性腺とライディヒ細胞をむすびつけるはたらきもしているという。第二チャクラのところでふれたが、ライディヒ細胞はエストロゲンやテストステロンといった性ホルモンを分泌しており、男性の精巣や女性の卵巣、または副腎皮質にもみいだされる。性腺は第一チャクラと第二チャクラの両方に結合しているようであり、そのいずれがつよく結合しているかは、洋の東西で見解がわかれている。しかし性腺がもつ作用の二重性を考慮すれば、東西のちがいにも意味がないわけではない。すなわち根チャクラのレベルでは、精子や卵子の形成といった性腺の生殖機能にはたらきかけ、これらはあたらしい生命を生みだすための成分となる。いっぽう仙骨チャクラのレベルでは、性腺のライディヒ細胞から分泌される男性ホルモンがリビドーを刺激する。

秘教的観点からみると、根チャクラから放出される宇宙の創造的エネルギーは、あたらしい生命を生みだす生殖や、斬新な発想や発明による芸術的創造性の原動力となっている。創造的表現の例としては、文章や絵画、彫刻、あるいはあたらしい思想の現実化などがある。根チャクラの強力なエネルギーは赤子を生みだす原動力にもなれば、詩や音楽を生みだすもとにもなる。いずれの「表現形」も、創造力がそれぞれ別種の方向に発現したものにすぎない。根チャクラから放出されたクンダリニー・エネルギーは、熔鉱炉の燃料のように強烈な力で創造性を刺激しながら、高次のエネルギー中枢にむかって上昇していく。たとえば咽喉チャクラは、さらに洗練された芸術性、創造性をつかさどる座としてはたらいている。そのエネルギーがうまく制御されて適切に解放されると、クンダリニー・エネルギーは上位の各チャクラを同調させて、さらに洗練された創造性の発揮や高次の意識状態への到達を可能にする。

チャクラのダイナミズム——個人の進化のもつ霊的な意味

以上のように七大チャクラは、それぞれ特定の感情的・霊的な学習課題とかかわっている。チャクラは全身の臓器、内分泌腺、神経系と連絡して生命エネルギーをおくり、肉体を活性化するが、臓器などに流れこむ微細エネルギーの量は、それぞれのチャクラにかかわる学習課題を個人がどのていど達成できているかによって変わってくる。肉体はその微細エネルギーによって健康状態を維持しているので、不適切な行動パターン、自己嫌悪にそまった過去のメッセージ入りテープ、恐れ、罪悪感などによってチャクラに異常をきたすと、そこからの生命エネルギーを受けとっている臓器にも影響がおよぶ。特定の課題の習得を避けていると、しだいにチャクラへのブロックが発生し、関連する臓器への生命エネルギーの供給が障害されるのである。

チャクラの機能障害によって微細エネルギーが不足すると、関連臓器に変性疾患や破壊的な腫瘍性病変が発生してくる。また逆に、特定の感情的問題にとらわれすぎると、チャクラのエネルギー過剰状態が発生する。チャクラの活動過多は内分泌腺への過剰刺激や炎症をひきおこしたり、細胞の異常増殖（腫瘍）を発生させたりする。個々のチャクラに関連した学習課題とエネルギー機能については、図29を参照していただきたい。

図29　チャクラの微細エネルギー力学

チャクラ		位置	内的側面	力	性質
1	**根**（尾骨）	脊柱下部	「地に足をつける」	クンダリニー	生理学的
2	**仙骨**（脾臓/性腺）	臍下	感情、セクシュアリティ	プラーナ	
3	**太陽神経叢**	上腹部	個人の力（パーソナル・パワー）	低次アストラル	個人的
4	**心臓**	胸部	愛	高次アストラル	
5	**咽喉**	頚部	コミュニケーション、意志	低次メンタル	
6	**眉間**（“第三の目”）	額	直観、内的視野	高次スピリチュアル	精神的／霊的
7	**冠**	頭頂部	霊的探求		

図でわかるように、**下位のふたつのチャクラ**（根チャクラと仙骨チャクラ）**は生理学的なはたらきにかかわるものとして分類されている。**そのふたつのチャクラは吸収・同化・排泄・生殖など、生物の基本過程に関係している。このレベルでの基本的な学習課題は、地に足がついた状態、大地とのつながり、性欲と生存本能に関連するものである。いいかえれば、霊性の発達過程における「地上的」な部分であり、意識がより高い目標に到達するためには確実に習得しなければならない課題なのである。このふたつのチャクラが処理する微細エネルギーの力は「クンダリニー」と一般的な「プラーナ」の流れである。プラーナは全身をくまなくかけめぐるが、第二チャクラ（仙骨チャクラ／脾臓チャクラ／性腺チャクラ）はとりいれたプラーナを全身に分配するはたらきの中心であるとかんがえられている。クンダリニー・エネルギーは、創造・顕在化・高次意識形成のための基本的なエネルギーである。クンダリニー・エネルギーやプラーナは、肉体／エーテル体接触面とエーテルエネルギー全般とに密接な関係をもつエネルギーである。

太陽神経叢（第三）**チャクラ、心臓**（第四）**チャクラ、咽喉**（第五）**チャクラは、パーソナリティの生長と個性の発達に**

関係があるといわれている。そのなかには自己との関係、外界と自己との関係における個人の力の確立、愛の発達（自己と他者にむけて愛を表現する能力）、意志力（規律）の習得とコミュニケーション能力の習得も含まれる。この三つのチャクラは、周波数が低い順から「低次のアストラルエネルギー」「高次のアストラルエネルギー」「低次のメンタルエネルギー」を処理している。生理学的には、それらのチャクラは消化・浄化・循環・呼吸・免疫力、そして自己の統合の維持にかかわっている。

さらに高次の大チャクラ、すなわち「眉間チャクラ」「冠チャクラ」は基本的には霊性にかかわるものである。眉間チャクラは高次の霊的エネルギーが「第三の目」にむかうのを助ける（そのさい、高次のメンタルレベルから、その上位のコーザルレベルおよび高次の波動エネルギーレベルへと周波数が調整される）。眉間チャクラをつうじて外界から微細エネルギーが吸収できるようになると、直観的判断力も高まり、物質をこえたレベルで周囲を観察できるようになる（すなわち遠隔視である）。冠チャクラはその名のとおり、最高位のチャクラである。このチャクラが活発になるのは、人生の本質にかんする内的探究に精神を集中するとき、瞑想中、および霊的レベルの能動的探求をおこなうときである。

現実には、**最初の三つのチャクラ（根チャクラ、仙骨チャクラ、太陽神経叢チャクラ）は生理学的、現世的なセットを形成し、あとの三つのチャクラ（咽喉チャクラ、眉間チャクラ、冠チャクラ）は上位の霊的なセットを形成している**（咽喉チャクラはまた、遠隔聴覚のメカニズムをとおして、高次の波動を受信するはたらきをもっている）。**そして心臓チャクラは、下位の三つのチャクラと上位の三つのチャクラとをむすびつけているかけ橋である。そのかけ橋は高次の愛が発現しているときにのみ有効に活動し、両者のエネルギーを融合させることができる。心臓チャクラの究極的なはたらきは、「無条件の愛」と「キリスト意識の能動的実現」である。**心臓チャクラのより霊的な側面を発達させ、顕在化させることができれば、心臓および各臓器だけでなく、物質的身体全体から病気をとりのぞくことも不可能ではなくなる。

クンダリニー・エネルギー——チャクラの機能と高次意識の発達

ここまで、大チャクラと人体の正常な機能とをむすびつける微細エネルギー経路についてみてきた。それぞれの主要チャクラは、生理学的に統合されたからだのシステムの健康と恒常性を保つ、養育的なエネルギーを供給している。各人の感情的な成熟度と霊的な発達度は、それぞれのチャクラの機能および開放度に直接関係している。つまり、チャクラを流れるエネルギー流量が、物質的身体の臓器に生理学的影響をあたえているのである。チャクラがブロックされれば、各臓器は中枢からのエネルギーを受けとることが困難になる。病気の発生部位とパーソナリティにまつわる感情障害のタイプとのあいだには、象徴的な関連性がある。感情的な問題や霊的な問題が身体的疾患の原因となる理由を理解するためには、チャクラが身体的疾患や精神的疾患にどのような影響をあたえているのかを知っておく必要がある。

もし医師が、感情的あるいは霊的なブロックが間接的にせよ臓器の障害に影響していることを理解すれば、薬物療法や外科的治療だけでなく、心理療法の重要性にももっと目をむけるようになるだろう。通常医学は、すでに顕在化している疾患を治療するときには必要な手段であるが、波動医学的な治療は、それらの効果を増強することができる。さまざまなタイプの微細エネルギー的治療法（フラワー・エッセンス、宝石エリクシル、クリスタル療法、色彩療法など）はチャクラや微細エネルギー身体に作用し、エネルギーバランスの回復を補助する。本書で論じてきた波動医学のおおきな可能性を現代医学の医師が理解できないのは、チャクラや微細エネルギー身体、およびその病気との関係についての知識が欠如しているからである。

チャクラを開放し、活性化し、洗浄するためのもっとも単純で強力な方法のひとつは、おそらく「瞑想」であろう。瞑想はリラクセーション法として多くの人々が実践しているテクニックであるが、じつはそれ以上のものである。瞑想には心身にリラクセーションをもたらすだけでなく、ハイアーセルフ（高次の自己）のエネルギーにたいして心を解放する作用がある。現世的なパーソナリティがもつ、日々の些事《さじ》に一喜一憂する不安定な心が浄化され、高次レベルの情報が意識的に処理できるようになる。瞑想法にもいろいろあり、どれを実践してもあるていどそのような効果はみとめられるが、ある種の瞑想法はほかの方法よりもずっと強力な内面的コミュニケーションの加速作用をもっている。

高次レベルの情報をキャッチする入力チャンネルは右脳にある。人間の脳はふつう、日常生活においてはかなり左脳優位にもちいられている。そのため、人は論理的・分析的・言語的な思考をする傾向がある。公立学校の教育課程は読み、書き、算数など、左脳の機能を強化するような内容が中心になっている。われわれが左脳の意識をつかって現実世界を観察するとき、まわりの事物は言語的な意味をもった存在として認識される。ところが、眠っているときには右脳が活発になり、情報は象徴的な意味をもった存在として理解される。右脳の情報処理過程においては、事物は文字どおりの意味よりも、それがなにを象徴しているかということに重点がおかれるのである。

睡眠中は意識のスイッチがオフになり、右脳優位になっている。夢はかなり象徴的なものであり、多義的ではあるが、そこから最適な解釈を選択できるという利点がある。睡眠中、ハイアーセルフは肉体的なパーソナリティと連絡をとろうとしてくる。その目的は、通常意識レベルで表面化している感情的な問題や霊的な問題解決への助けになる情報をつたえるためである。ハイアーセルフが現実的パーソナリティに直接つながることに失敗したときには、その情報は夢のなかに象徴的言語のかたちで記録される。その夢の意味を解釈していけば、たいへん重要なメッセージをみいだすだろう。夢のなかでは、仕事や人間関係など、人生一般にかんする自己の本音のおもいや感情がさらけだされている。夢の意味を正しく理解するようになれば、自己の意識下の精神活動を把握することができる。また、まえにのべたような、何年間ものあいだ再生しつづけてきた否定的なメッセージテープのプログラムを、夢をつうじて修正することも可能になる。

その「メッセージテープ」の難点は、日常的意識よりも深層の無意識レベルで情報がやりとりされているところにある。そこは通常の覚醒した意識がアクセスすることのできない領域である。無意識は通常意識よりも下層ではたらいていて、その特性はいささか原始的であり、その論理能力はせいぜい六歳児ていどのレベルでしかない。無意識には、われわれが覚醒時に体験した内容がすべて記憶されており、そのさいパーソナリティや価値観、自尊感情についての特定のメッセージが選択的に強調されている。いっぽう、ハイアーセルフすなわち超意識は、通常意識より高いレベルではたらいている。ハイアーセルフは通常意識では認知できないような困難な状況を把握することができ、われわれがふだんかかえている多くの問題にたいする答えをにぎっている。それはハイアーセルフが、われわれがふだん遭遇するありきたりの日々の障害をはるかに超越した観点からものごとを観察しているからである。ハイアーセルフは、われわれが無意識のレベルで否定的な自己イメージのテープをくりかえし再生することで自己の真の可能性の発揮がさまたげられているときも、その状況に冷静に気づいている。ハイアーセルフはそこで、象徴的コミュニケーションのひとつである「夢」をつうじて当人の意識的なパーソナリティと連絡をとろうとしてくるが、なかなかうまくいかないことが多い。設定をあやまった人生プログラムや感情的ブロックのせいで当人が毎日さまざまな問題や病気にどれだけ悩まされているかを、超意識は右脳の比喩的言語をもちいて明らかにしようとしてくるのである。

ハイアーセルフとの内的コミュニケーションを効率的におこなうためのもうひとつの方法は、瞑想である。瞑想は意識的な思考プログラムをもつ心をリセットして、生体コンピュータである脳が高次の波動エネルギー情報を受けいれ、処理・分析しやすいような環境をととのえる。瞑想をつづけていけば、ハイアーセルフへのアクセスを容易にするだけでなく、全身の微細エネルギー的構造が変化してくる。とくに、チャクラはじょじょに活性化され、浄化されていき、最終的には根チャクラのクンダリニー・エネルギーも脊髄の微細エネルギー経路を上行して冠チャクラへと到達することができるようになる。

体内のほとんどのチャクラは、発達過程において、自然に、すこしずつ開放されていくものである。チャクラの開放度は、他者とのコミュニケーション能力、独創的・芸術的にアイデアを表現する能力、自己と他者を愛する能力、人生の高次の意味をもとめる切実さなどによって変わってくる。感情的に傷を受けると体内のチャクラのいずれかにブロックが発生し、人間的な生長がさまたげられることがある。ブロックがあると、脊髄を上行して上位のチャクラにむかう創造的なクンダリニー・エネルギーの流れが妨害されてしまう。人生の途上で受けるさまざまなストレスは、微細エネルギー身体の特定の領域と、それに関係した物質的身体の筋骨格系の領域にきざみこまれていくのである。

瞑想を毎日つづけると、数年のちにはクンダリニー・エネルギーの上昇がはじまり、根チャクラから冠チャクラまで、順を追って開放されはじめる。チャクラが開放されていくにつれて、人生につきものであった漠然とした得体の知れないストレスがすこしずつ解消する。チャクラのエネルギーブロックが解消していくのはクンダリニー・エネルギーの浄化と解放によるものであるが、それぞれのチャクラの活動を正しく維持するために感情的な課題や霊的な課題を達成していくことにもかかわっている。瞑想の習慣化によって、エネルギーブロックの原因をさぐることが容易になり、人生における重要な課題の習得にさいして助けになる。瞑想という行為をつうじてハイアーセルフが発信している「内なる智慧」に耳をかたむけることによって、重要な情報が意識的なパーソナリティに確実にとどくようになるからである。

瞑想によって、学習やコミュニケーションにかかわる微細エネルギー経路の形成が助けられ、肉体的パーソナリティと、意識の高次波動的構造にたくわえられた知識とがつながるようになる。その効果は瞑想の方法によっても若干の差があり、その差によって意識の生長の度合もいくらか変わってくる。たとえば、多様な声やマントラを反復して唱えるとパワフルな効果が生じる。ひとことでいえば、マントラをくりかえし唱えることによって、心から思考が追いだされるのである。それは左脳の活動がいったん脇におかれ、一時的に意識が沈黙する状態にたとえることができる。微細エネルギーレベルでみると、特定のマントラはきわめて特殊な音響波動エネルギーをもつ信号であり、意識をより高い霊的レベルへとひきあげる独特の作用をもっている。ある種のマントラは、それを唱えることによって神経系に微妙な影響をあたえるらしい。こうした瞑想にともなう脳の変化が意識構造の進化をもたらし、高次の波動エネルギーの入力を処理することが可能になる。たとえば超越瞑想（TM）の修練においても、マントラは受動的瞑想テクニックのひとつとみなされている。

さてここで、瞑想の体系・技法のもうひとつの柱である「能動的瞑想」についてもふれる必要があろう(4、5)。この瞑想体系には「創造的イメージ法」と「ビジュアライゼーション」（視覚化法）や、いわゆる「高次学習」（ハイアーラーニング）が含まれる。熟達した瞑想者はしばしば、自分が高次学習の学校に参加しているというイメージをおもいうかべることによって、「内なる教師」との共同作業をつうじて、じっさいにアストラルレベルの学習を進めていくことができる。

もうひとつの能動的瞑想法は、種々のリラクセーション法をもちいることによって意識と肉体を鎮《しず》め、ハイアーセルフに直接意識をむける方法である。自己の人生のある面（たとえば過去、現在、未来）についてハイアーセルフに質問したいとおもう瞑想者は、言語やイメージ、あるいは感覚というかたちでやってくる情報に静かに意識をむける。

またべつの能動的瞑想法として、ハイアーセルフとの内的対話によって高次学習に専心する方法がある。この方法は、オーラ場(6)およびチャクラ(7)の浄化作用をもつイメージトレーニング法とくみあわせることもできる。この方法によって、物質的身体と微細エネルギー身体の調整が可能になる。

第9章で紹介したクォーツクリスタル（水晶）をもちいる能動的瞑想法もある。クォーツクリスタルは意識エネルギーの増幅装置である。クリスタルを使用するときは、両手ににぎったり、瞑想中に〝第三の目〟チャクラのうえにおいたりする。たとえば、微細エネルギーが色とりどりの光線や白色光のかたちで自分のからだにはいってくるのをイメージするという方法がある。こうして体内にとりいれられたエネルギーは、からだの波動共鳴率を上昇させ、意識の周波数レベルをひきあげる作用をもっている。

クリスタルをもちいたビジュアライゼーションの技法は、瞑想とあわせておこなうことも可能であり、たとえば瞑想者自身がちいさくなってクリスタルのなかにはいっていくイメージなどがよくつかわれる。選んだ視覚的イメージしだいでは、クリスタル構造をもった「知識の部屋」のイメージがあらわれるばあいもある(8)。このユニークな「知識の部屋」は図書館さながらの空間であり、現世や過去世の情報を示してくれるだけでなく、歴史などについて何項目でも検索することが可能である。図書館のイメージをつかうと、想像力をつうじて高次の認知プロセスにアクセスすることが容易である(433ページ参照)。ビジュアライゼーションの技法は、瞑想とあわせてもちいることによって、人間にそなわっている生体コンピュータの再プログラミング(バイオフィードバックや自律訓練法のような)だけでなく、通常意識ではアクセスできない潜在意識の部分にアクセスすることもできる。ビジュアライゼーションとイメージ法は、思考に秘められたパワーを解放する鍵をにぎっているのである。

クリスタル図書館のような視覚的イメージは、高次意識がもちいることのできる資源とかくれた潜在能力を解放できる効果的な手段である。想像力は、ほとんどの心理療法家や教育者がかんがえているよりずっと重要な要素である。想像力は、高次レベルのリアリティ世界への入り口でもあるのだ。また象徴的イメージをもちいる能力も、創造性と洞察力の内なる根源にふれる鍵をにぎっている。瞑想はハイアーセルフと高次レベルの知識にアクセスする方法であり、瞑想のプロセスをつうじてつねに内面にたちかえることによって、他者との関係や自己の本質がはっきりと理解できるのである。

克服すべき障害について知り、その克服に必要な活性化のためのエネルギーについて学べば、物質界での生活がずいぶん楽になる。目標を達成するために必要な道具とエネルギーがすでに手のなかにあることを知っていさえすればいいのである。自己の「メンテナンス・マニュアル」をもたずに生まれてくるのは人間の不幸であるとはよくいわれることであるが、ある意味では、瞑想によって「メンテナンス・マニュアル」と同価値の情報にアクセスできる意識状態にはいることは可能なのだ。

必要な情報はすでに高次の「メモリーバンク」にたくわえられている。しかし問題は、ロックをはずすための特別なパスワードを入力しないかぎり、われわれの通常のパーソナリティが心の生体コンピュータをとおしてその情報にアクセスするのは、ほとんど不可能であるということだ。瞑想の利点はその特別なパスワードを意識のメカニズムに入力して、無意識や超意識レベルのメモリーバンクにアクセスすることで自己のかくされた面を詳細に知ることにある。つまり、象徴的イメージを処理することによって右脳へのゲートをひらき、高次の覚醒レベルにいたることができるのだ。こうした方法によって、人は人生の途上において生じるさまざまな障害やストレスの背後にある理由をよりふかく理解することができるようになるのである。

(とくにみずからがつくりだしていた)障害が克服されていくにつれて、内なる創造的なエネルギーの流れをさえぎるブロックが消滅し、クンダリニー・エネルギーが上昇しやすくなる。じつはほとんどの障害は、外界というよりむしろ自己にたいするあやまった認識のなかにこそ存在しているものなのだ。真実にたいする障害をとりのぞけば、自己が光の、愛の、創造主のエネルギーの顕現であることが実感できるようになる。瞑想というパワフルな手段によってわれわれは、高次の真実を自覚し、人生における苦しみとおもわれたものも、物質界で演じられているもののひとつにすぎないことが理解できるようになる。

瞑想、転生、病気——カルマ・エネルギー貯蔵庫としてのチャクラ

輪廻のサイクルのなかで、人間はいわゆる「地球という学校」に生まれてきては、人生のより高い価値について学び、仲間を助け、奉仕することを学んでゆく。その途上で直面する障害のほとんどは、みずからの思考方法が原因となって生みだされているものである。現実へのあやまった認識を反映するものとして、われわれ自身が障害をつくりだしているのだ。認識のあやまりによって他者と調和することができず、身体的疾患まで発症してしまう。

認識のあやまりの種類によって、特定の学習課題をつかさどるチャクラと共鳴しやすい臓器系に病気が発症する。もっとも習得困難な課題のひとつとして、愛の表現と受容がある。問題となるのは、愛の存在にたいする気づきを阻害するような認識障害である。すなわち、自分を愛している人たちに囲まれていながら、世界にたいする内なる恐怖を周囲の人たちに投影して世界を脅威として感じてしまい、愛の存在の認知が阻害されるのである。周囲の愛情を感じとり、また自分自身を愛するという課題の習得が困難なとき、心臓チャクラのエネルギーブロックは心臓、胸腺、気管支や肺の障害として表面化する可能性がある。

興味ぶかいのは、課題が習得できないという状態はかならずしも現世にはじまったことではないとおもわれることである。じつは、現在かかえている身体的疾患は過去世からの繰りこしであるかもしれないということだ。なんらかの異常な恐怖症に悩まされている患者には催眠による前世退行療法が有効なことがあり、それによって心的外傷の原因となっているつよい情動的体験から患者を解放にみちびくこともできる。患者がその恐怖症を前世からひきずっていることを想起したとたんに、症状は消えてしまう。前世に関係した特定の身体的疾患に悩まされているばあいは、べつのエネルギー経路もかかわっている可能性が高い。病気のカルマ的な発症の背後にある重要なメカニズムとして、チャクラがある。たとえば、心臓チャクラに関係する重要な課題を

まだ習得していない人は、アンバランスなエネルギー傾向性をもちこしたまま来世に転生することになりかねない。

エーテル体、アストラル体を含む微細エネルギー身体は、発生途上において、物質的身体にさきがけて形成される。胎児のエーテル体、アストラル体の内部に発達してくるチャクラは、魂が前世からもちこしてきたエネルギーの影響を受けている。もし胎児のチャクラに、特定の臓器の発達を維持するにじゅうぶんなだけのエネルギーが不足しているときには、その臓器の細胞構築が未発達のままでおわる。このように、過去世において愛の表現能力が欠如していたり、徹底した否定的態度(「石のような心」)で生きてきたために心臓チャクラに重大なブロックがある人のばあいなどは、現世に生を享けたときに先天性心疾患としてあらわれることがある(9)。カルマに由来する病気は幼児期までの発達異常が多いが、症状が中年になってから発生することもある。充電された電池のように、チャクラとはカルマのエネルギーを蓄積している充電器でもあるのだ。そしてチャクラは、前世における魂の生長にかんする微細エネルギーを吸収・保存する性質をもち、結果的に、未習得の霊的課題が存在することを本人に気づかせるために、物質的身体に変化をおこして病気を発症させているとかんがえることもできる。そうした病気は、現世にあるあいだに克服すべき問題や障害として、本人のパーソナリティに提示される。だからこそ病気は、障害物であると同時に自己変革あるいは霊的な転換のきっかけになりうるのだ。それは、苦痛の原因である病気の背後にある、秘教的な意味に当人が気づくことができるかどうかにかかっている(10)。

病気が前世と関係があるなどという説は一般にはかなり受けいれがたいものであろうが、それを理解するためにはまず、人間の微細エネルギー構造と輪廻転生の現実性を正しく認識する必要がある。病気の背後にある真の意味を理解し、真の健康を達成するために学ぶべきものを認識するために、瞑想は強力な道具としてつかえよう。瞑想は、相互に結合している物質的身体、アストラル体、メンタル体、さらに高次の微細エネルギー身体の性質を把握するために有効な手段である。人間にとって不可欠なそれぞれのエネルギー的要素は魂の多面的な発達をうながし、みずからの高次な性質を真に把握するために作用する。

この地球に一時的にたちより、経験をつんでいく魂は、愛、奉仕、養育といった無私の行動をつうじて、自己のより高い霊的な特性を理解していく。肉体的パーソナリティが魂の発達のためのもっとも基本的な課題を習得するのに困難をおぼえているときに、学習経験として身体的疾患があたえられるのである。パーソナリティのなかにある表現へのブロックの種類におうじて、障害をきたすチャクラは異なってくる。このとき、チャクラを流れる微細エネルギーの異常は、特定の身体的疾患というかたちに変換される。病気をかかえざるをえなくなった肉体的パーソナリティは、瞑想をつうじて病気のかくされた真の意味を理解していくのである。問題となっていた感情的・霊的な機能障害をただすことができれば、病気は改善し、ときには完全に治癒してしまうこともある。もちろん、カルマにはほかの要素もあり、それほど単純な図式では語れないが、基本的には以上のようにかんがえてもさしつかえないだろう。

瞑想の真の目的は、「悟り」を達成することにある。ここでいう悟りとは、「意識構造についてのより宇宙的もしくはエネルギー的な視野であり、あらゆる生命との一体性を実感し、物質界の背後にある霊的な活動を理解している状態」と定義できる。この高次の知覚がえられるようになると、やがて自己の人生の意味を、他者や宇宙とのむすびつきのなかで理解できるようになる。宇宙的な視野とはそういうことである。究極的には、人間は瞑想によって「創造主である神」に接近し、神についてのふかい理解がえられるようになるのである。

「悟り」にいたるプロセスは、大チャクラの正しい整列と機能に密接にむすびついている。すべての大チャクラが開放され、エーテル体のもつ生命力がじゅうぶんに発揮されたとき、人は最適な健康状態をたもち、高次意識レベルで生活をいとなみはじめる。パーソナリティが人生におけるより高い霊的意味を探求する方向にむかうときは、それがキリスト教、ユダヤ教、ヒンドゥー教、仏教、またはそれ以外のいかなる宗教をつうじたものであっても、七つの大チャクラの覚醒へといたる道のりとなる。瞑想はたんにその覚醒プロセスを加速する手段にすぎない。瞑想にはチャクラの開放をうながし、またチャクラを物質的身体および微細エネルギー身体にあわせて整列させる作用があり、これは献身や祈りのみではそれほどはやく、直接的に達成することはできない。

瞑想と悟りの生理学――心臓―脳共鳴モデルと「身体―クンダリニー」症候群

さまざまな研究機関が報告しているように、瞑想にはチャクラの微細エネルギー活性化以外にも、その生理作用がみとめられる。マハリシ・ヨーロッパ研究大学（Maharishi European Research University）の科学者たちは、長期間瞑想を実践してきた人たちの瞑想中の脳波の位相がコヒーレントになることを報告している(11)。すなわち瞑想者の左脳と右脳から生みだされる電気的活動は、普通人の脳波よりも規則的で調和しているのである。

脳波は、現在進行中の脳の活動を間接的に反映している。コヒーレントな脳波が意味するものは、コヒーレントなレーザー光とコヒーレントではない蝋燭の炎をくらべればよくわかる。光波がレーザー光のように調和して進むとき、そのエネルギーはとほうもないつよさで増幅される。脳波のばあいも、コヒーレントになればなるほど精神エネルギーの方向性がつよまる傾向にある。瞑想歴の長い修行者では、左脳と右脳のより高度の相互作用と協働作業がみられ、それが思考の柔軟性と創造性を向上させている。

ヨーガのような瞑想を長期間つづけると、自律神経系へのコントロール力が高まるようになる。数多くの西洋の科学者が、たとえばスワミ・ラーマのような修行者の特殊な能力を研究してきた。そして、かれらが意思の力で心拍数・皮膚温度・血流などを選択的に調節していることを立証した。さらに多くの研究によって、一部のヨーガ的瞑想修行法が喘息などの病気にたいして治療効果をもつこともあきらかにされている。プラーナーヤーマ（ヨーガの特殊な呼吸法）およびヨーガ的瞑想法を実践する喘息患者は、発作の回数が減少し、呼吸困難の程度が軽くなり、自分で呼吸がコントロールできるようになる。

瞑想がからだにたいして「急性効果」と「持続効果」をもつことは、科学者たちによって裏づけられている。瞑想の生理学的研究に新風を吹きこんだ科学者のひとりにイツァク・ベントフがいる。長年、超越瞑想の修行をつづけていたベントフは、同時に瞑想中の身体的変化を研究していた。心弾計（心拍にもとづくからだの振動を記録する装置）をもちいて、ベントフはふかい瞑想状態において脳と心臓の活動に変化があらわれることを発見した(12)。その研究成果にもとづき、かれは脳と心臓の特殊なむすびつきを介して瞑想が脳とからだの活動に長期的影響をあたえる現象をモデル化し、このモデルを「身体―クンダリニー」モデルと名づけた。

ベントフは物質的身体の生理機構の一部に、規則的に振動する特殊な系を発見した。瞑想中には、この系の活動は心臓からおくりだされる血液の拍出によって維持されている。ベントフによると、ふかい瞑想状態では、心弾計によって検出されるからだの規則的な上下振動が存在している。瞑想中には、全身にわたるそのゆっくりとした微小振動が規則的になり、かつ増強してくる。瞑想中に呼吸サイクルが変化するように、心臓の拍出リズムもまた変化しているのである。

心筋が収縮するとき、大動脈（最大の動脈であり、血液を心臓から末梢組織へむけておくりだす役目をもつ）をつうじて脈波が生じることはよく知られている。脈波の先頭が大動脈分岐部（大動脈が下肢へとむかう左右の細い動脈にわかれる部位）に達するときには、逆方向にむかう反射波も生じる。ベントフは、大動脈分岐部と心臓のあいだに存在する奇妙なフィードバック経路を発見した。そしてふかい瞑想状態においては、その経路が心臓のポンプ活動だけではなく、呼吸の周期的活動をも制御していることがわかった。心臓からおくりだされた血液が大動脈分岐部に達すると、心臓に信号がおくられて、心臓は反射波の波先が大動脈弁にとどく瞬間に正確にタイミングをあわせて、つぎの収縮を開始する。このことは、おなじ場所で同時に行き来する波先が存在することを意味している。大動脈内を下降する脈圧の位相と反射波の位相が一致したときには、定常波が生じる。この定常波の活動は、およそ七ヘルツ（一秒間に七回の振動）の周波数と一致する。循環器系にみられるその特殊な振動は、ベントフが卓越した瞑想者にみいだした心弾計のモニターにみられる上下運動とおなじものであった。心臓と大動脈のあいだの振動系に生じるこの微小な上下運動は、瞑想によって活性化される一連の体内振動子の最初の運動であり、この最初の振動子が振動しだすと、他の振動子も共鳴をおこして振動しはじめるような配置になっている。

からだの微小な上下運動によって、脳自体も頭蓋骨の内部において上下にゆれる。からだの上下運動はかなり微弱であるが（およそ〇・〇〇三〜〇・〇〇九ミリメートル）、それは神経系に変化をひきおこすにはじゅうぶんな程度である。頭部の上下運動によって、脳と頭蓋のあいだに微弱な衝撃が生じる。その運動は、頭蓋という閉鎖空間内で反響する音波（そしておそらくは電磁波）の平面波を生みだす。頭蓋骨内の平面波は、脳室という液体で充満している脳内の空洞に集中する。第三脳室や側脳室では、平面波の反射によって音の定常波が生みだされる。そうした定常波の基本振動数は、脳室の形態と長さの関数である。興味ぶかいのは、その結果生じる振動が周囲の脳組織につたわって中耳の神経に到達し、しばしば瞑想者に「内なる音」として知覚されるという事実である。多くの瞑想者が耳にする「内なる音」の周波数を同定した結果、それはベントフがかれの振動子モデルにもとづいて予測した周波数に酷似していた。

この一連の振動子ループでもっとも重要なのは、じつは最後に振動をはじめる振動子である。ベントフのモデルでは、振動子ループの最後に位置しているのは大脳皮質である。大脳深部の空洞である脳室で生じた定常波は、左右の大脳皮質をむすびつけている太い神経束（すなわち脳梁）を上下に振動させる。脳室からつたわった音波のエネルギーは、脳組織内で電気的エネルギーに変換される。脳梁からつたわってきたこの神経細胞の活動は、大脳感覚野にそったループにしたがって伝播する。

脳内の感覚野では、からだの各部位に対応した機能地図がある。感覚野においては、たとえばつま先の感覚をつかさどる灰白質は足首の感覚をつかさどる灰白質のすぐ隣にあるというような配列が、からだのすみずみまで成立しているのだ。手指、首、顔面、舌など、特定の触覚的刺激の感覚処理にかかわる部位は、灰白質の比較的ひろい面積をしめている。いずれの大脳皮質も、からだの反対側からの感覚を処理している。つまり右脳は左半身からの感覚入力をあつかっており、左脳は右半身からというぐあいである。大脳の感覚野を直接刺激する方法は初期の神経学者が脳の機能地図をつくるためにもちいたが、刺激されたときにはからだの特定の部位がじっさいにさわられたように感じるということだった。

ベントフのモデルでは、心臓から拍出されたリズムによって（液体でみたされている）脳室に生じる音波の振動は、その上にある神経組織に機械的かつ電気的刺激をひきおこす。第三脳室や側脳室の直上には、感覚野の下部や、ふたつの大脳半球をむすびつける脳梁がある。感覚野の下部に存在する脳梁の直上には、つま先に対応する感覚野が存在する。音波による機械的刺激は、感覚野内に脱分極（神経細胞の興奮現象）をひきおこす。電気的興奮は感覚野を上行し、つま先から足首、ひざ、臀部、体幹、そして頭部に伝わる。最後には起点からぐるっと一周して脳梁上の出発点にもどる（図30参照）。

ベントフは、修行をつんだ瞑想者では瞑想によって脳の感覚野への周期的な電気刺激がおこっているという仮説をたてている。そして、電波が灰白質内にそって進むにつれて、刺激となる電流の向きにそって灰白質が分極するという可能性を示唆している。脳組織の分極は、つま先からはじまって頭頂部におわるという順番で、身体部位にさまざまな感覚をひきおこす。瞑想のプロセスは、左脳よりも右脳におおきな影響をあたえるらしいので、こうした感覚はたいてい左半身からはまじることが多い。

じつは、ベントフのモデルは多くの瞑想者が自覚する、左半身から漸進的におこる特有の症状を説明するた

図30 身体―クンダリニー症候群の神経学的基礎

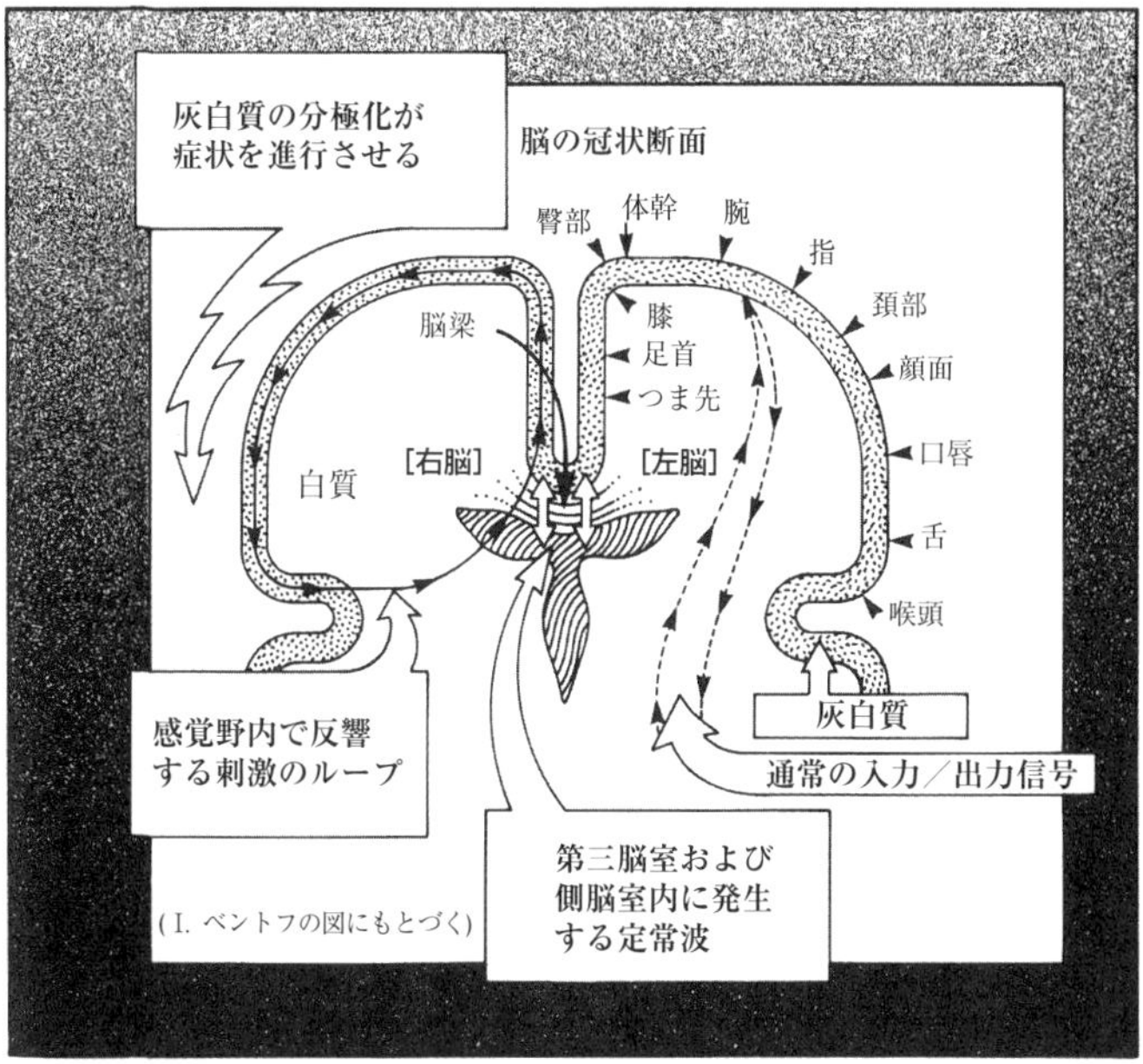

めに考案されたものであった。リー・サネラ医師は、瞑想歴のながい瞑想者を中心に、左足からはじまって上行性に進行する神経症状をうったえる多数の患者について調査をおこなっていた。多くの患者が、足先からはじまり、下腿をへて後頸部にとどく、するどい痛みや異常感覚をうったえていた。また、うなり声のような音、笛の音のような高音が頭のなかできこえたと報告する人も多かった。その後かれらは、まばゆい光がそそぎこまれるような感覚、そしてなんともいえない至福感が感じられたという。サネラ医師は、この漸進性の症状を「身体―クンダリニー症候群」または「身体―クンダリニー複合体」と名づけた。同様の症状をうったえたのは長期の瞑想経験者ばかりか、「自然発生的」なクンダリニー覚醒体験による強力なサイキック体験者たちだった。サネラは、瞑想者などが体験するこうした副作用は解放されたクンダリニー・エネルギーとなんらかの関係があるのではないかとかんがえた。そこでベントフは、瞑想中に脳が受ける影響という観点から、この不可解な症状複合体を一元的に理解しようとしたのである。

ベントフによる先の心臓―脳共鳴モデルは、足の痛みがクンダリニー・エネルギーの副産物であるという理由を説明するためにもちいられた。症状の進行は根チャクラ（尾骨チャクラ）におけるクンダリニー・エネルギーの解放と関係があるが、じっさいには、クンダリニー・エネルギーは脊髄を通過して冠チャクラまで到達する。そのとちゅうで、不純物やチャクラ・ブロックの原因となるものが放出され、「焼きつくされ」る。なかには、クンダリニーを細いフィラメントを流れる電流にたとえる人もいる。クンダリニー・エネルギー流は抵抗が高い箇所にさしかかると、ちょうど電球にみられるように光や熱の感覚を生む。冠チャクラにむかって流れるエネルギーにとって、チャクラ・ブロックは洗浄すべき抵抗部位となるのである。

ベントフは、微細エネルギーレベルのうごきにくわえて、毎日の瞑想修行でクンダリニー・エネルギーが活性化されると中枢神経系に付加的な変化がおこるという仮説をたてていた。そうした変化は、脳室内の振動波によってひきおこされる大脳皮質の分極化と関係がある。瞑想は共鳴をつうじて調律された振動子系を活性化

図31　神経刺激ループの形成

瞑想による心臓―大動脈系の共鳴

↓

頭蓋冠部の上下振動

↓

脳内に発生する音響平面波

↓

第三脳室および側脳室内に発生する定常波

↓

感覚野への機械的・電気的刺激

↓

刺激のループの反響

↓

神経内電流回路の反復

↓

電流の方向にそった皮質組織の分極化

↓

感覚連合野における、蓄積されたストレスの放出

し、その系は心臓の拍出にともなう振動エネルギーの音響的影響で強化される。瞑想者がひじょうにふかい瞑想状態を達成しているとき、呼吸数は低下し、呼吸自体も浅くなっている。そして心臓の活動は脳の活動に同調しはじめ、脳との共鳴的なむすびつきができあがる。振動をつづける脳内の電流回路は、感覚野を形成する灰白質が、循環的刺激のループのなかで完全に分極化したときに完成される（図31参照）。

　感情的ストレスが長期にわたり持続し、特定のチャクラや身体各部などに封じこめられると、脳組織自体にも、それと対応するエネルギーブロックが生じているという可能性がある(13)。振動に誘発された流れが先の共振回路を移動するにしたがい、灰白質はしだいにエネルギー流の方向にそって分極していく。そのゆっくりとした流れが感覚野の組織のなかの抵抗のつよい箇所に到達すると、信号はそこを通過してつぎの領域に到達するまで、何度もその部位を刺激する。この過程は、脳内のループ状の回路が古いストレスのある箇所やエネ

ルギー流のブロックをとりのぞくまでつづけられる。ゆっくりした流れがストレスやブロックのある箇所にいたると、それにともなってからだの関連部位に痛みが経験される。その痛みは大脳皮質のレベルで発生するが、本人にとってはからだの部位に由来する痛みのようにかんじられる。

誘発電流に最初にさらされる大脳皮質上の領域は足部とつま先に対応する部位であることから、この領域にブロックのある瞑想者は、足に異常な感覚を経験する。サネラとベントフは、身体―クンダリニー症候群をおこした瞑想者の多くが最初に足の症状、とくに左足母趾の痛みをうったえることに気づいた。反復される刺激電流が感覚野のなかの足にかんする領域にあるストレスを解放するので、その上のレベルにある抵抗も解放されていく。この現象によって、痛みがつま先からはじまってふくらはぎにいたり、脊髄へと移動していくことの理由を説明することができる。

大脳の運動皮質は随意運動のコントロールをおこなっている部位であるが、そこは感覚野に隣接した細長い領域である。これらの領域は、あわせて「体性感覚運動野」とよばれることもある。たしかに、身体―クンダリニー症候群をうったえる患者の多くは、筋肉の痙攣や頭部や頸部の筋肉の不随意的運動を経験する。この現象は、共振する刺激の回路のループにそった感覚野の近くに生じた電流による交差刺激で説明できるだろう。

感覚野に蓄積されたストレスが解放されると、電流はしだいに脳内に完全な刺激のループを形成しはじめる。瞑想の修行をつづけることはこのループの完成を助け、ひとたびループが形成されて反復刺激を受けることが可能になると、電流の強度が高まる。電流が流れる経路にもっとも接近した脳の組織は、大脳辺縁系であり、そこには快感中枢も含まれている。それらの領域は脳の比較的深部に存在しており、人工的に刺激するとこのうえない快感が誘発される。ベントフは、感覚野をとおる電流ループができあがり、その回路からあらゆるストレスが解放されるとき、このループ状回路を流れるエネルギーはその付近にある快感中枢も刺激するにちがいないと推測した。かれは、瞑想者が日々精進をかさねた結果、快感や至福感を経験するのはそのためであろうとかんがえている。

瞑想に誘発されて大脳皮質と辺縁系にできあがる共振回路には、「キンドリング」現象がかかわっている。キンドリング（発火）とは、感情や空間記憶の中枢である大脳辺縁系にたいしてくりかえし生じる微弱な電気刺激の影響を表現したものである。その名のとおり、キンドリングは「火をおこすための木片」のように作用する。このばあい、火というのは辺縁系の特殊な経路にある、即座に反応する神経細胞の興奮をさしている。キンドリングは本来てんかん発作のモデルを作成するにあたってもちいられた概念で、実験的に観察される現象であったが、のちに生化学的研究の結果によって否定された。科学者はタウリンというアミノ酸がてんかん発作を抑制することを発見した。しかしこれも、のちにキンドリングによってひきおこされる神経学的現象そのものには影響をあたえないことが判明した。キンドリングは、てんかんモデルとしての座は失ったが、クンダリニー現象になんらかの関係があるのではないかとかんがえた科学者がいたのである(14)。

辺縁系の特定の領域をくりかえし刺激すると、やがて辺縁系にある特殊な神経路にそって神経細胞の電気的興奮がおこる。その後の変化をたどっていくと、その電気的興奮によって近くの神経組織の「発火」がおこることがわかる。また、キンドリングにはその経路にそって存在する神経細胞の脱分極（興奮）の閾値を低下させる作用がある。その結果、ほんのちいさな刺激でも「てんかん」波をひきおこす可能性がでてくる。てんかん発作は、電気的に不安定な神経細胞の発火、すなわちエネルギー放電が原因でひきおこされるが、その放電は山火事のように一気にひろがり、広範な電気的興奮の嵐が吹きあれる状態となる。しかしクンダリニーのばあいには、特定の神経細胞群に刺激されたのち、同様の電気的な嵐は辺縁系内の一定の経路に厳密にそって、周囲には影響をあたえずに移動していくとかんがえられる。

キンドリングは辺縁系の内部のみで発生し、大脳皮質や視床、脳幹部ではみられない現象のようだ。クンダリニー効果の根底には辺縁系が共鳴的な刺激を受けるという現象がかかわっているとする研究者も存在する。

瞑想中の脳にかんするベントフのモデルにしたがうならば、感覚野をつうじたループ状の刺激回路が形成されたとき、キンドリングはすでに作動している。そして感覚野を含む回路が共振パターンをおこしはじめればループはさらに拡大し、扁桃体複合体のような側頭葉内の辺縁系構造物をもまきこんでいくことがかんがえられるのである。

感覚野刺激ループの近傍にある扁桃体などの、快感中枢をつかさどる場である辺縁系組織をくりかえし刺激すると、辺縁系内の特殊な経路が賦活されることがある。つまり扁桃体などの辺縁系組織への反復刺激によって、キンドリング効果が生じるのだ。その効果で組織興奮の閾値が低下し、さらに賦活がつづく。このように、感覚野をとおるループが形成されてしまえば、瞑想の修練をつんでいくと、辺縁系を通過するエネルギー経路と快感中枢はかんたんに興奮するようになる。以上をまとめると、（心臓―脳の共鳴効果をつうじた）瞑想による辺縁系のキンドリング現象は、脳というハードウェアにあたらしい配線をもたらすということができる。

キンドリング効果は辺縁系快感中枢への刺激につづいて、左右両がわの大脳を活性化する放電パターンの形成をおこなう。たとえば片がわの扁桃体を刺激すると、神経の放電は反対側にもおよび、対側の扁桃体をも賦活する。そこから放電パターンは順番に移動していき、海馬にまで到達する。これは空間的に記憶にふかく関連する辺縁系の構造物である。さらにそこから後頭葉（視覚情報の処理の場）へと移動し、最後には前頭葉（決断や未来の見通しなどにかかわる）にいたる。

このように、感覚野ループからの刺激による特殊な回路で辺縁系が賦活されると、最終的には後頭葉が賦活されることになり、非日常的な視覚的体験がおこったりする。身体―クンダリニー症候群を克服して瞑想をつづけた修行者は、まぶしい光にみたされるような視覚的体験をすることがあるが、それは「至高体験」とよばれている。

ベントフのモデルにしたがえば、感覚野において誘発されて生じるこのエネルギー回路は、神経系内に蓄積されたストレスを瞑想とクンダリニー・エネルギーによって放出するための生理学的なしくみであるということになる。以前のべたように、瞑想という行為は分析的かつ論理的な左脳よりも直観的かつ象徴的なはたらきをもつ右脳にかかわっている。これに対応して、共振ループにおける変化は左脳よりも右脳において早期におきる。右脳が支配するのは左半身であるため、これはほとんどの瞑想者が身体―クンダリニー症候群からくる痛みや異常感覚をまず左半身に感じる理由となろう。ただし、痛みや異常感覚は瞑想者全員にあらわれるわけではない。おそらく発症するのは、体内および神経系内におおきなストレスをためこんできた人だけである。体内および神経系内にほんのわずかなストレスしか存在しない人では、身体―クンダリニー症候群によるからだの各部の異常な感覚はひじょうに軽微なものでおわり、瞑想によって活性化されたストレス解放の過程によってからだがおおきく影響されることはない。

ベントフは身体―クンダリニー現象が自然発生的に生じることもあるとしている。そのばあい、症状の発症者が、自然の瞑想過程によって脳を刺激する(四ヘルツから七ヘルツという)周波数での音声的、機械的、または電磁気的刺激を持続的に受けつづけていたことが原因であるとかんがえられるケースもある。このような環境由来の振動エネルギーの発生源は、電気製品や調整不備な自動車のサスペンション、エアコンの配管の振動などである。振動エネルギーによる刺激が蓄積するために、**とくに敏感な神経系をもつ人では身体―クンダリニー症候群が自然発生しうる。**これは、環境中のエネルギーによる刺激を受けるばあい以外にも発生するとかんがえられる。これは、クンダリニー・エネルギーが上昇し、チャクラが未熟なままに開いて活性化して、ふつうなら長期の瞑想体験の後におきるような上行性のエネルギー入力を神経系が統合しきれないときに生じる。ベントフによれば、自然発生的にクンダリニーが賦活されるタイプの人では、瞑想者のそれよりもつよい症状がながくつづく傾向があるという。

クンダリニーは瞑想の修練によって生じてくる過程であり、それまでに物質的身体や微細エネルギー身体内に蓄積してきたストレスの放出に役立つ。またクンダリニーは、人間が高次レベルからの波動エネルギー入力に同調し、創造的表現をする経路をひらくための手段ともなっている。ひとたび大脳皮質内のループが完成すれば、それまでのストレスが解放されるだけでなく、それ以後の脳とからだのストレス処理も容易なものになる。神経系のこの変容過程をつうじて、クンダリニーは心身からすみやかにストレスをとりさり、さらにあらたなストレスの蓄積も予防する。蓄積された古いストレスが除去されるにしたがい、脳内にあたらしい神経路が形成されていく。べつのいいかたをすれば、古い脳が再組織化されて、エネルギーと情報を処理するあたらしい方法をつくりだすのである。このあたらしい回路は、未知の能力や可能性を将来開花させる準備なのかもしれない。

辺縁系は感覚野のループから流入した刺激に影響を受けるが、また自律神経系の活動にもふかくむすびついている。ベントフは、瞑想や身体―クンダリニー反応で形成されたあたらしい神経の結合によって、脳―脊髄、自律神経系の結合がより堅固になり、意識的にコントロールしやすい状態になるとかんがえている。呼吸や心拍などは無意識的な自律神経機能であるが、潜在的にはこれらも大脳皮質と意識的思考によってコントロールできる可能性が秘められている。ヨーガの修行者が心拍や血流を意思によってコントロールできることは、西洋の科学者が証明したとおりである。

クンダリニーの過程によって放出されるエネルギーは脳およびからだのストレスを解放するとともに、脊髄内を上昇しながらチャクラを活性化していく。ベントフによれば、クンダリニー・エネルギーの経路はつま先から下腿をへて脊髄にいたり、頸部まで上昇して顔面に分布し、それからからだの前面を下降するという。脊髄を上昇するときには、エネルギーによってチャクラの奥部が刺激されるが、この部位は脊髄にそって分布する神経叢と結合している。エネルギーが頭部をとおったあと胸部および腹部前面を下降していくときには、チャクラの前部が刺激される。この部位が刺激されると、チャクラに対応する身体前面部位に、うずくような痛みをおぼえることがある。クンダリニー・エネルギーが通過する経路は、脳内の感覚運動野内のループを分極電流が流れていく経路を反映しており、どちらも瞑想のプロセスによって活性化する。

おもしろいことに、ベントフが報告したエネルギー経路は古代インドのヨーガ文献に記載されている古典的クンダリニー経路とは異なっている。しかし、道教系の行法にかんする文献に記載されている「小周天」とよばれる鍼灸―経絡エネルギーの経路とは共通したものである⒂。透視能力者の観察結果とあわせて、いずれ高性能の微細エネルギー測定装置をもちいることができるようになっていけば、瞑想の実践やクンダリニー・エネルギーの活性化による生理学的・波動医学的な変化にかんする新知見をえることができるようになろう。未来の研究はおそらく、ベントフのモデルを検出可能な脳内変化というかたちで証明することになるだろう。

しかしながら銘記しておくべきは、瞑想によって、多次元的構造をもつ人間に物質的身体レベルだけでなく波動エネルギーレベルでも多くの変化がおきるということである。ベントフのモデルが主張しているのは、脳機能の「物質的」側面であり、神経系にそなわったストレス放出機構によっていかなる現象がおこるかを説明しているにすぎない。しかしこのモデルは、ふかい瞑想によって共鳴的現象がおきるときにみられる、心臓と脳というふたつの臓器のユニークなエネルギー的関係について特異な見解を示唆してもいる。

瞑想は脳内の回路を変化させ、心臓と肺の活動の同期現象、チャクラの活性化などをもたらすが、それにくわえて、人間の意識の進化にもおおきな影響をあたえる。瞑想をつうじて、われわれの通常意識からひきはなされた多くの秘密がふたたびあきらかにされることになるだろう。そのなかには、各人の人生において選択された特定の課題への解答も含まれている。肉体的パーソナリティが対処すべき課題の内容や、その理解への障害をあきらかにしていくことによって、われわれは感情的（アストラル）次元、メンタル次元、霊的な次元の存在にはたらきかける、よりよい方法を身につけることになる。知覚をさまたげる障害物を除去し、問題となる行動パターンが改善されれば、まず高次レベルで発生した病的状態が癒され、しだいに縮小していくだろう。

われわれがチャクラの機能や、人間の意識の発達および自己表現とのかかわりについて目をむけるようになれば、つぎつぎに新知見がえられ、未来のヒーラー／ドクターたちの疾病観や治療観も変化していくことだろう。

【キーポイント】

1　大チャクラは特殊なエネルギー変換装置であり、微細エネルギーをとりいれてからだの主要な内分泌系器官、神経その他に配分している。

2　各チャクラの機能は意識がもつ種々の側面、とくに感情に関係している。感情はこれらのエネルギー中枢を通過するエネルギーの流れに影響をあたえる。感情的問題をかかえて、感情体（アストラル体）に機能障害をおこしているとき、特定のチャクラとそこを通過する微細エネルギーの流れが変化する。

3　七大チャクラのいずれもが、特定の感情的、霊的問題の影響によって正しく機能しなくなるおそれがある。未解決の感情的問題をかかえたままでいると、チャクラの機能障害が発生してくる。そのようなチャクラ機能障害が存在すると、そのチャクラにつながっているからだの臓器や内分泌器官に養育的な微細エネルギーが供給されなくなる。チャクラにあるブロックが慢性化すると、細胞のバランス障害、ついで疾患の発症にいたる。

4　種々のチャクラにおいて微細エネルギーの流れが変化する現象は、持続的ストレスがからだに否定的な影響をあたえる一因になっている。

5　おそらく最大のチャクラ機能障害は、心臓チャクラの障害であろう。なぜなら、このチャクラは自己と他者への愛をつかさどる部位だからである。心臓チャクラは、心臓および血液循環、肺、胸腺などのからだの臓器に養育的な微細エネルギーを供給している。心臓チャクラの慢性化した機能障害は、心臓病、脳卒中、肺疾患、あるいは種々の免疫異常をひきおこし、からだを細菌やウイルス、がん細胞にたいして無防備状態にさらすことにもなる。

6　チャクラは胎児の発達中の臓器にもエネルギーをおくっているため、過去世からもちこされた重大な感情的ブロックがあると、カルマ由来の先天性障害が発生することになる。そのようなカルマ由来の疾患は幼少期に発症するか、あるいは遅延効果によって人生のなかばに発症する。

7　瞑想はチャクラを開放し、活性化し、浄化するためのたいせつな方法である。とくに積極的ビジュアライゼーション（視覚化）の技法と併用すると効果的である。

8　根チャクラ（尾骨チャクラ）は、人間に生来そなわった強力なクンダリニー・エネルギーが貯蔵されている場所である。クンダリニー・エネルギーは、体内のすべてのチャクラを活性化し、整列させる作用をもつ。そしてチャクラの開放とともに霊的な覚醒をもたらす。クンダリニー・エネルギーは、毎日の瞑想の結果として、自然に解放されてくるものである。

9　イツァク・ベントフやリー・サネラ医師は、未解決のストレスにともなう一連の身体的問題と、それがクンダリニー上昇による自然発生的なチャクラの開放にもたらす効果を研究してきた。かれらはその身体レベルの障害を「身体―クンダリニー症候群」と名づけた。この症状は瞑想の持続的実行者にもっともひんぱんにみられるが、自然発生的にもみられることがある。

10　ベントフは瞑想中に活動をはじめる一連の振動子を体内に発見した。心臓と大動脈のあいだにある独特のフィードバック系を介して、瞑想中のからだの微弱な振動は脳内の特定の経路における、電気的―音響的な刺激をひきおこす。

11　ベントフのモデルによると、長期の瞑想修行によって感覚運動野に電気的ループが形成され、やがて脳内に蓄積された過去のストレスの解放がはじまる。身体—クンダリニー症候群をもつ瞑想者が自覚する種々の症状は、蓄積されたストレスが脳から放出されるさいに発生するものかもしれない。

12 長年にわたる瞑想は脳内にあたらしい神経回路を形成し、あらたなストレスの蓄積を予防する。そしてじっさいに脳内の快感中枢を刺激する。このように、瞑想やクンダリニー上昇の過程は、ベントフがいうように人間が生来もっているストレス発散機構であるとかんがえられる。

第11章

近未来の医学

――ホリスティックな癒しとパラダイムシフト

われわれは人類史はじまって以来のおおきな転換点に立たされている。人間は文字どおり、あらたな時代の幕あけを迎えようとしている。過去三〇ないし四〇年間に、われわれのあつかう知識量、情報量は飛躍的に増大した。これは有史以来、空前のできごとである。あたらしい情報システムの出現や書籍の普及によって、われわれが歴史をつうじて蓄積してきた豊かな知識は全人類の共有財産となった。コンピュータなどの機器によって情報の記憶・送信が可能になったばかりか、過去のデータを統合し、その存在こそ知られてはいたがいまだ完全には理解されていなかった事象をべつの次元から理解することを可能にするまでに、科学が発達したのである。

そのようなコンピュータテクノロジーは、われわれをあらたな探求へといざない、文字どおり「不可視」の領域に足をふみこむことさえ可能にした。そこからえられるあたらしい視点は、人間の心身における最奥部のいとなみを理解するという目的にこそ応用すべきである。電子顕微鏡やＣＴスキャン、ＭＲＩスキャナーなどのような画像診断装置の発達によって、医師には人間の解剖学的構造や生理学的知識の詳細をえるあたらしい道具があたえられた。そして、さらに重要なのは、その画像診断装置が脳の機能にかんするあらたな情報を提供してくれるようになったことだ。脳は人間の「意識」の座である。歴史がはじまって以来はじめて、脳の内部の活動に肉薄できる時代がようやく到来した。また、意識の発現に脳内の神経学的構造がいかにふかくかかわっているかについての理解も進みつつある。

さまざまな領域の科学者たちが化学と物理学、生理学にまたがるあたらしい関連性をみいだしはじめている。ノーベル賞学者のイリヤ・プリゴジンらのような先駆者たちは、多くの未知のシステムがしたがっている数学的法則をつきとめた。プリゴジンの「散逸構造論」を科学の諸分野に応用すれば、化学反応のような単純な現象と脳のような複雑な神経細胞構造との共通点が浮き彫りになる(1)。また、カール・プリブラムのような神経科学者たちも、レーザー物理学やホログラフィーの発見にもとづいて、脳の情報保存法についてのあたらしい理解への道を提示している(2)。物質の微細構造をさぐる高エネルギー素粒子物理学の進歩によって、自然界およびこの物質界の根底をなす統一性についての理解も進んだ。人間が物質的身体を介してはじめてその機能を実現する存在である以上、物質が凍結したエネルギーであるという素粒子物理学の発見は、科学者が人間の微細エネルギー構造を理解するさいに、おおいに参考になる。

急速にふくれあがった膨大な科学的データをまえにして現代の思想家が変貌しつつあるように、現代の科学者もまた「有情《うじょう》の存在」としての人間と、その「宇宙における位置づけ」にかんする認識をおおきく変えつつある。そして旧来のニュートン力学にもとづく機械論的な還元主義とはまったく異なる革新的な発想が、すでに多数生まれている。量子力学やホログラフィーの研究者も、そうした新種の科学者のさきがけだといえるだろう。かれらは人間と環境とのあいだに成立している、複雑なエネルギー相互作用の研究を進めている。近年発表された多くのベストセラー出版物が語るように、われわれ現代人はニュートン的プラグマティズムにねざす機械論から脱皮して、ホリスティックで相互に関連しているアインシュタイン的宇宙観へとむかう、大規模なパラダイムシフトのまっただなかにいるのである。

あたらしい世界観・自然観が生まれ、その複雑なエネルギー・モデルをもちいてわれわれが自己についての理解をふかめるにつれ、われわれと宇宙とをつなぐ統一的な構造があることに気づく多くの科学者があらわれてきた。興味ぶかいことに、量子力学と素粒子力学の発展のすえにえられた人間と自然にかんする統一的見解は、古代中国や古代インドの思想家たちが書きのこした宇宙と人間の微細エネルギー的な関係論とほぼ同様の内容になりつつある(3)。古代東洋の思想家と現代の科学者のアプローチの相違点は、一方は瞑想と宇宙へのサイキックな内的探求によって真理にいたり、もう一方は機械的、電気的、経験的方法によって結論に到達したという点にある。瞑想をつうじて内的探求を進めても、科学的測定装置をもちいて外界を探索しても、究極的にえられる結論には、両者のあいだにおどろくほどの一致がみられるのである。

第1章でのべた宇宙のホログラフィー・モデルは、あらゆる物体間に作用する不可視のエネルギー的結合を理解するためのあらたな基礎になる。古代東洋の先人たちはつねに、人間と環境との統合的関係を直観的に感じとることができた。ところが現代では、人間の内的知覚についての理論的基礎がようやくつくられはじめたところである。アインシュタイン的な視点からみると物質はエネルギー粒子であるが、それは人間がみなおなじ素粒子という部品から構成されていることを示している。小宇宙的観点からみれば、われわれはおなじ宇宙エネルギー粒子から構成されていながら、その粒子は複雑に配置され、ひとりひとりが個性的な存在をなしている。科学者も宗教家もこの宇宙を多様な形態をとりながら進化しつづけるエネルギーとみなすようになっており、両者はしだいに共通の土台をみいだしつつある(4)。ある意味で、われわれは宗教と科学がふたたび融合しはじめている現場を目のあたりにしているともいえるのだ。その両者ともが、宇宙にたいして再度、統一した見解をもちはじめているからである。

あらゆる生命、あらゆる無機物は、この物質的宇宙に存在する共通の材料からつくられている。天文物理学者の推定によれば、地球上の生物のもととなった物質は太陽とよく似た第二世代または第三世代の恒星から生まれたのではないかとされている。地球にみられる大量の元素の起源は、分子進化をつづける物質塊であった。太陽では水素が融合してヘリウムを生じ、三重のα反応によりヘリウムが融合して炭素を生じている。このようにして元素の連鎖反応が進行し、惑星進化に必要な要素がととのって、生命が誕生する。しかしそれらの元素のみなもとは、みなおなじ「星の材料」である。宇宙のすべてがそのおなじ材料から構成されている。その材料が宇宙の「ちり」に由来するものであろうが、多少は洗練された「水素」であろうが、あるいは「アストラル質」であろうが、その基本的性質が凍結した粒子状のエネルギーであることにちがいはない。あらゆる物質はエネルギーまたは光が種々の形態をとったものなのである。

このような宇宙の過程を成立させるために不可欠な最後の材料、それは惑星と生命体の進化プロセス全体に影響をあたえている「意識」である。多くの読者にとって、これがジグソーパズルの最後の一片であるということは、なかなか受けいれがたいかもしれない。しかし「意識」は進化の原動力をなす、ひじょうに重要な因子である。じっさいのところ、**意識そのものがエネルギーの一形態なのだ**。意識はエネルギーの最高レベルの形態であり、生命という過程にたいして統合的に作用している。意識が生命エネルギーの根源的な特性であり、その表現形であるとかんがえれば、「霊」がさまざまな形態の物質と相互作用し、多種多様な物質をつうじて外界にはたらきかけるしくみが理解しやすくなる。**じつは、進化のプロセスにもっともつよい推進力をあたえているものは、物質世界を旅してまわる「霊」の存在なのである。**

われわれは自分たちが受けついだ不可視の霊的な遺産にかんする偉大な真実に目をむけていったとき、はじめて人間の生命現象についての高次元の側面を真に理解することができるようになる。ニュートン学派の科学者が試みてきたような単純な化学や物理学による説明では、人間の生理現象のジグソーパズルを完成させることはできない。生命の方程式に物理学と化学の高次元的要素がくわわったとき、多次元的存在としての人間を構成するエネルギー系の全体像がはじめて統一的に理解されるのだ。「霊」の実在性は科学の法則を否定するものではない。必要なのはただ、物質の高周波次元をも包含するべく、従来の法則を拡張することだけである。それは、ちょうどアインシュタイン物理学が古典的ニュートン力学を包含しつつその適用範囲を拡張したプロセスとよく似ている。

微細エネルギー的な視点からみると、われわれは「光」の性質についても再検討し、無機物の性質を理解するための基本概念としてだけでなく、生きた有機体の行動を理解するための概念としても拡張していかなければならない。その進展とともに、人間に適用できるあたらしい医学・心理学の基礎が確立されていく。現実には当の医療関係者でさえその原理をようやく理解しはじめた段階にすぎないが、ほんの一握りにすぎないとしても、先駆的な医師たちはエネルギー・物質・意識のあいだの真の関係を正しく理解すべく探求をはじめている。従来の医師や科学者は、身体機能も精神機能も機械論で説明できるという立場に固執している。厳密な実験データによる科学的事実が提出できなければ、かれらの理解をえるのは困難であろう。しかし、ドクターでありヒーラー（癒し手）でもあるあたらしい集団がかかげるあたらしい仮説の意義を評価できるような技術が開発される日は、いつかおとずれるにちがいない。

「ホリスティック医学」に関心をむける医療関係者がふえるにつれて、「ホリスティック」とはなにかという問いがますます重要になってきた。「ホリスティック」ということばは、ふつう健康やウェルネスという意味でもちいられているが、本来は、心とからだだけでなく、「多次元的な霊的エネルギー」も含めた三者のバランスを意味している。しかしこの第三の要素の意味あいは、一般にほとんど理解されてはいない。**じっさいには、われわれが肉体として知覚しているこの媒体をうごかし、生命の息吹をふきこんでいるものは「霊」の力である。「霊」の存在を否定または無視する現代医学の体系は、いつまでたっても完成することはない。なぜなら、人間存在のもっとも基本的な特質である霊的次元をおきわすれたままだからだ。**医師が医療技術者から脱皮してヒーラーとしての自覚をふかめるにつれて、健康を左右する因子としての「霊」が視野にはいってくるはずである。

本書はこれまで、人間が神経・筋肉・骨からなる物質的存在以上のものであることを示すべくつとめてきた。人間は多次元的なエネルギーと光の存在であり、その肉体はダイナミックで巨大なシステムの一要素にすぎない。いいかえれば、人間は精神・身体・霊の複合体であり、実在のより高次のエネルギー的次元とのダイナミックな平衡状態を維持している存在である。われわれの肉体を形成している組織は酸素、ブドウ糖、栄養素だけで維持されているわけではなく、高次の波動エネルギーの供給を受けて成立している。その供給があってはじめて、生命の諸特性と創造性の発現をともなう物質的構造が維持されるのである。

微細エネルギーには階層構造があり、高いレベルからステップダウンしながら低いレベルへと作用し、物質的身体レベルにまで降りてきて、ようやくわれわれの目にふれるようになる。高次の波動エネルギーは「意識」という組織化構造をなし、それが時空間のある物質界における表現媒体として、物質的身体を利用しているのだ。われわれの肉体とパーソナリティは高次の霊的意識の延長であり、この地球という学校での学習をへて進化することをもとめている。より高度な意識へとむかう「霊」の進化への推進力は、輪廻転生のシステムをうごかしている力とおなじものである。輪廻転生のプロセスをつうじて物質的身体のなかにはいり、多くの人生を経験してはじめて、高度な意識が達成される。「霊」はこのように、教育と学習の手段として物質という形態を利用しているのである。物質的身体は有限のものだが、物質的身体をつうじて習得された経験や知識は永久的にのこる。

では、高次エネルギーが物質的身体に流入するメカニズムはいかにして統制されているのだろうか。それは「チャクラ／ナーディ系」と「肉体／エーテル体接触面」をつうじてである。肉体／エーテル体接触面はたいへんユニークな微細エネルギーレベルとのかけ橋であり、そのなかには経絡系も含まれている。臓器／分子的形態とエーテル体の組織化エネルギーとをむすびつけているのは、この肉体／エーテル体接触面である。エーテル体はホログラフィックなエネルギー場である。それは生長のための鋳型としてもはたらいており、物質的身

図32 人間の生体エネルギー系

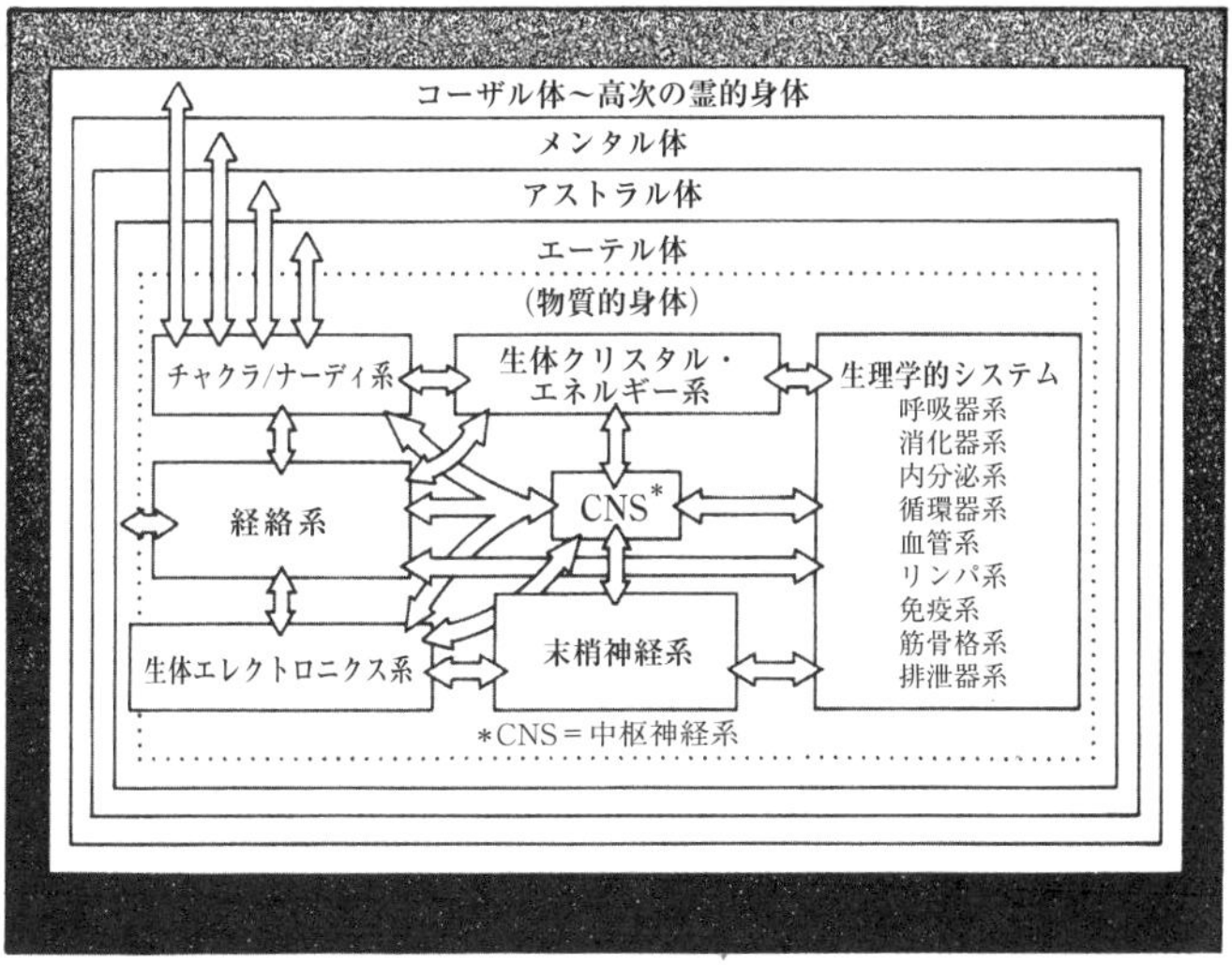

コーザル体〜高次の霊的身体
メンタル体
アストラル体
エーテル体
(物質的身体)
チャクラ/ナーディ系
生体クリスタル・エネルギー系
生理学的システム
呼吸器系
消化器系
内分泌系
循環器系
血管系
リンパ系
免疫系
筋骨格系
排泄器系
経絡系
CNS*
生体エレクトロニクス系
末梢神経系
*CNS＝中枢神経系

体を構成する細胞基質内の構造パターンを決定している。エーテルエネルギーは波動的ガイドとしても機能しており、細胞の構造と機能を組織化している。それらは波動エネルギー、遺伝子、分子メカニズムをつうじて協働し、生命活動をいとなんでいる（図32参照）。

高い周波数をもつエネルギーがチャクラに流入すると、ナーディの精緻なネットワークをつうじて全身の臓器に分布される。この高次エネルギーは微細エネルギーレベルの栄養と組織化の力を供給し、物質的身体を構成する細胞における分子レベルのバランスと秩序を保っている。人間のトータルなバランスと健康状態は、物質的身体レベルと高次レベルのホメオスタシスとによって維持されている。生理的・エネルギー的階層のどのレベルに障害が発生しても物質的身体レベルに障害が発生し、病気がおこってくる。したがって、すべての機能が整然といとなまれ、バランスが維持され、高次の微細エネルギーと物質的身体の力が協調していないかぎり、健康は維持できない。エーテルレベルやさらに高次のエネルギーレベルの構造で流れに障害がおこれば、それはいずれ物質的身体レベルの細胞障害として発現してくる。

輪廻という観点からみれば、じつは病気も、地球という学校における学習課題のひとつである。病気の発生部位や病気の性質は象徴的な情報を秘めていることが多く、それを解読することさえできれば、自分では気づいていなかった感情面や精神面の問題を発見する手がかりになる。それらの障害はカルマに由来していることもあり、過去世におけるトラウマ的な体験の影響で現在でも感情／知性の基盤に障害があることを反映している。感情レベル、知的レベル、霊的レベルのエネルギー障害をうまく修復することができれば、エーテルレベルのエネルギー鋳型が再編成され、チャクラの機能も改善される。物質的身体の障害はこのように、根本原因のレベルから治癒にみちびくことができるのである。

量子レベルではあらゆる物質が凍結した光の粒子であるという物理学の発見によって、異なる周波数をもつ物質が同一空間内に共存できるという説の信頼性が高まった。ラジオやテレビの電波のように、異なる周波数をもつ電磁波がたがいに干渉することなく同一空間に共存することができるのだ。人間の微細エネルギー構造では、物質的身体、エーテル体、アストラル体、それ以上の高周波数をもつ波動エネルギー身体が相互浸透的に存在している。この点については第1章で、ホログラフィー画像とエーテル体の構造の類似点について検討しながら、詳細に論じたつもりである。

ホログラフィー・モデルには、もうひとつの応用面がかんがえられる。それは、この宇宙がダイナミックに変化しつづけている巨大なエネルギー干渉パターンであるとする仮説の応用である。ホログラフィー・モデルは、宇宙エネルギーの波動的パターンが体系化された情報をいかにして不可視のレベルに貯蔵できるのか、どうすればその情報にアクセスして情報を解読、さらに操作できるのかを教えてくれる。人体もそのようなエネルギーパターンである以上、自己の本体から、よりおおきなリアリティ、さらには宇宙の構造にいたるまでの膨大な情報が集積されている教材のひとつなのである。

多次元的な構造という観点から人間をみることができれば、それは高次の波動エネルギー身体、チャクラ、ナーディ系、経絡系などから成り立っていることがわかり、急激に成長しているあたらしい代替療法の理論の多くが理解できるようになる。そうした巨視的な構図がじゅうぶんに理解されてはじめて、一見「非科学的」な多くの代替療法の効果に実用的な説明がなされることになるだろう。

本書の目的は、従来の医学の立場からはつよい懐疑のまなざしをむけられている種々の癒しの技法を統一的に説明することにあった。しかしそのための説明の多くも、ドグマに縛られた既成の科学者からは、相変わらず猜疑的で偏狭な反応しかかえってこないだろう。著者としては、本書がなるべく多くの偏見のない科学者の目、できることなら霊的な自覚をふかめた科学者の目にふれることを期待したい。現在の医学の限界をひろげ、その水準をひきあげるための基礎として本書を利用していただければ幸いである。

還元主義からホーリズムへ——波動医学とホリスティック医学

波動医学は、病気へのあらたな対処の方法を提示するものである。微細エネルギー医学を採用している治療家は、人間の構造と機能を統合している不可視の領域の調整によって機能障害を修正しようとする。微細エネルギーレベルの調整によって治癒の誘発が可能であることの根拠は「あらゆる物質はエネルギーの一表現形である」とするあたらしい物理学にある。かつてジョセフ・リスターなど少数の先駆的な研究者が提唱していた「不可視の病原体が多くの疾患をひきおこす」という説に懐疑的であった医学界全体が、顕微鏡の発明を契機にその説を一八〇度転換したように、科学技術がさらに進歩して不可視のものがみえるようになったとき、多くの科学者や医師がその見解をあらためることは火をみるよりあきらかである。

初期の生命科学では、人間の構造と機能のほとんどが謎につつまれていた。当時、人間は「ポンプ」「ピストン」「ギア」「滑車」からなる精緻な機械として理解されていたが、それはモデルとなるものが「機械」しかなかったためであった。人間のしくみが当時の科学水準が生みだした最高のものと比較されたのはとうぜんのことだったのだ。病気の治療法も伝統的方法にしたがっており、薬物・湿布・下剤・外科手術がおこなわれた。あたらしい治療法を提唱するパイオニアもしばしば出現したが、そのような医師たちはニセ医者、ヤブ医者よばわりされていた。しかし、研究データがじゅうぶんに蓄積し、あたらしい治療法の有効性が科学的に証明できるようになると、リスター、パスツールのような人々はヤブ医者から一気に「パイオニア」「革新者」とたたえられる地位にまでかけのぼることになった。

試行錯誤をくりかえしながらさまざまな治療法が考案され、「効果あり」と評価されて普及するものもあったが、危険視されて葬りさられてしまうものもすくなくなかった。長年、医療現場における実践の多くは、科学的に同意がえられているものが基盤になっていた。そして「医学モデル」であれ「新概念」であれ、ひとたび認知された治療体系は、福音書さながらに権威的なものとみなされた。瀉血《しゃけつ》や下剤などによる治療法、あるいはヒルの吸いだし療法にさえ全盛時代があったことが、その事実を物語っている。

科学がさらに洗練され、あたらしい「医学モデル」がつくられた。しかし、残念ながら現代においても、依然として人間を精密機械とみなすモデルが最有力モデルとしてつかわれている。人間という偉大なしくみを構成する「歯車や滑車」のサイズがどんどんちいさくなっただけで、基本はなにも変わっていないのだ。**たとえ科学的理解がさらにふかまったとしても、「人間は機械である」とかんがえる医師はのこりつづけるだろう。**たとえば、人間の存在の中心である心臓《ハート》は、疲れを知らずに規則正しく拍動し、全身に血液を循環させているポンプだとかんがえられている。しかし、心臓は魂が宿る場であるというモデルをとる人々もあり、かれらにしたがえば、心臓は「生命力を物質的身体につなぎとめる座」ということになるのである(5)。

通常の医師たちは心臓を機械として観察し、最高の強度と正確性をほこる「体内エンジン」とみなしている。そしてその機能を模倣した人工心臓の開発に挑戦しつづけてきた。しかし人間の心臓を人工代用物でおきかえようとする試みは多くの問題をかかえている。もっとも高頻度に発生する問題は脳梗塞とその後遺症の神経障害だった。この神経合併症はていどにこそ差はあったものの、人工心臓をうめこんだ患者のほとんど全員にみとめられた。脳梗塞の発症率があまりに高かったために、ＦＤＡ（食品医薬品局）は心臓移植をひかえた患者にたいする一時的措置としてしか人工心臓の適応をみとめない方針を打ちだした。機械的モデルからかんがえれば、脳梗塞がくりかえし発生するのは、機械的ポンプの「なにか」が血栓形成を促進するように作用し、生じた血栓が血管を流れて脳に達するからだということになる。心臓外科医は合併症予防の目的で患者に抗凝固薬の使用を試みたが、それでも脳梗塞の発生は止まらなかった。

この事態を、心臓チャクラというモデルで説明してみよう。心臓チャクラは心臓に養育的なエーテルエネルギーをおくっているが、そもそも心機能が低下する原因そのものが心臓チャクラの高次エネルギーレベルにある。興味ぶかいことだが、自己と他者への愛が表現できないという感情的ブロックに起因する心臓チャクラの障害は冠動脈疾患や心筋症などの心臓の障害ばかりでなく、血液循環不全による脳梗塞をもひきおこす。おそらく、人工心臓を装着された患者の心臓チャクラが機能障害をおこしていて、たとえ人工心臓自体に欠陥はなくても、そこに微細エネルギー的な混乱が生じ、脳梗塞を反復するような状態になっているのではないだろうか。

だとすると、患者がその後、生体心臓移植を受けたとしても、患者があたらしい心臓を受けいれ、快適にすごしていくためには、心臓チャクラの障害を修正するための精神エネルギー的手法が有効であるようにおもわれる。ここでいう精神エネルギー的手法とは、たんに瞑想やイメージ療法、心理療法のような心理学的治療法をさすだけでなく、ホメオパシー、フラワー・エッセンス療法、宝石エリクシル療法、スピリチュアル・ヒーリングなどの種々の微細エネルギー療法をも含むものである。奇妙におもわれるだろうが、従来の外科的アプローチ（心臓移植）および薬物療法（拒絶反応を予防するための免疫抑制剤サイクロスポリンの使用など）と、種々のエネルギーレベルで同時に致命的な疾患に対処するための微細エネルギー療法をくみあわせてもちいるという方法がかんがえられるのだ。機械論モデルでは、あきらかに治療法選択の幅をせばめる可能性がある。

医師が心疾患の患者をまえにしたときにとるべき選択肢は数多く存在する。心疾患は、現代医学の治療法とホリスティックな治療法との比較ができる完璧なモデルになりうるものである。従来の医師は重症心疾患の患者にたいして、一般的なものからいくぶん実験的なものまで、何種類かの診断法・治療法を駆使している。たとえば「心エコー検査」「負荷心電図検査」、タリウムをもちいた「心筋血流スキャン」などの非侵襲的手段がとられる。しかし、どうしてもはずせない検査法は「心臓カテーテル検査」である。レントゲン透視下で挿入されたカテーテルをつうじて注入された造影剤によって、拍動する心臓の観察や、心筋へのエネルギー供給路である冠動脈の狭窄の有無や、微妙な心室の壁運動などを確認することができるからだ。

たとえば、コレステロールの蓄積による冠動脈内腔の狭窄がみつかったとき、その治療のためにさまざまな内科的・機械的・外科的手法が試みられる。心筋組織にじゅうぶんな酸素を供給するために、薬物によって冠動脈をその最大径にまで拡張させる方法もある。胸痛をはじめとする狭心症のさまざまな問題点が薬物療法によって軽減しないばあいは、ほかにも多くの手段が試みられる。

従来は、狭心症にたいする次善の対処法は「冠動脈バイパス手術」であった。しかし近年ではさらにあたらしい「物理的」治療法が利用できるようになった。現在もっともひろくもちいられている手法は、「バルーン血管形成術」である。これは先端にバルーンをとりつけたカテーテルをレントゲン透視下で挿入し、病的変化をおこしている冠動脈内腔まで到達させる方法だ。そこでそとから空気をおくってバルーンを拡張させる。薄い円筒形のバルーンは蓄積されたコレステロールを押しかえし、血管内腔の拡大とともに血流量が増加する。この手法の成功率はいまのところ病院によってまちまちであり、胸痛が再発したり心筋梗塞が発生したときには緊急バイパス手術が必要となる。しかし、それでも最初からバイパス手術をおこなうよりは侵襲性がすくない。

やや実験的な段階にある治療法として、「レーザー血管形成術」がある。レーザー光線がアンギオスコープとよばれる血管内視鏡の光ファイバーのなかを進んでいく。外科医は、スコープをとおして病変部位の血管の中心を観察することができる。そして蓄積されたコレステロールの層が発見されれば、レーザー光線を照射してそれを選択的に蒸散させることができる。こちらの治療効果もまだ症例ごとにまちまちであるが、治療に純粋なエネルギーがもちいられているという点ではユニークかつ興味ぶかいものである。しかし、この治療法の基礎となる疾患モデルはまだ機械論的なものである。すなわちコレステロールを物理的に除去するという目的はおなじで、レーザーは強力な回転ドリルのかわりに利用されているにすぎないのだ。

さらに実験的色彩が濃い治療法に、「心筋内血管造成術」(LMR)(6)といわれるものがある。典型的な開胸式バイパス術のように心臓を冷却して心停止させた状態で、不全におちいっている心筋壁にレーザー照射によっていくつもちいさな孔をあける。その理論は、外部につくったこれらの孔が治癒していく過程で、心筋の内部に血脈洞や導管ができ、血流が再開し、機能障害におちいっている心筋組織の循環と酸素供給が改善するというものである。レーザー血管形成術およびLMRは、治療に純粋なエネルギー（レーザー）がもちいられるという点でひじょうにユニークなものである。このようなアプローチでは、レーザーは外科手術の道具としてもちいられてはいるが、従来の医学からエネルギー医学への移行期における過渡的なものとかんがえることもできる。

　ヒーリングにおけるレーザー技術の発展は今後もつづき、とくに微細エネルギー的なアプローチにおいて真価を発揮するようになるだろう。その領域で注目すべきは「レーザー鍼」、もしくは鍼治療の効果を促進するための低エネルギーレーザーによる経穴への刺激である。これらの高度に波動医学的治療法は、従来の医師が人間を生理学的な閉鎖系ではなく、多次元的な磁電的環境とのダイナミックな平衡関係を保っている開放エネルギー系としてみなすようになれば、自然にひろくもちいられるようになるはずだ。

　さて、心疾患にかんする従来の治療法に話をもどそう。ここまでは薬物療法、血管形成術、バイパス手術についてふれてきたが、レーザー療法にはまだ多分に実験的要素がのこされており、利用できる施設はかぎられている。冠動脈の塞栓や閉塞による広範な心筋障害で、修復がひじょうにむずかしく、残存心筋の量もじゅうぶんではないとき、とるべき手段は「バルーン・パンピング」や心臓の全置換しかない。さきにのべたように、そのなかには一時的な人工心臓の装着と、適当な提供者がみつかった時点での心臓移植が含まれる。

　これまでの心疾患の治療技術の成否をきめるものは、外科的および内科的装備のくみあわせにかぎられていた。すでに紹介した治療法にくわえて、冠動脈を拡張させて冠血流を増加させるさまざまな薬物もある。収縮力が低下した心筋を強化したり、致命的な不整脈を予防する目的でもちいられる薬物もある。従来の医学では、それ以外には選択肢はほとんどない。では、将来はどうか？　万能をほこる夢の強心剤があらたに開発される可能性はそれほど高くないだろう。ひとたび一定水準以下に低下してしまった心臓の機能を回復させる方法はほとんど存在しないのだ。循環器科の医師はときおり、「死んだ馬を鞭打ってもしかたがない」といった怨言をもらすことがある。重症の機能障害をおこした心臓をたちなおらせようとして失敗におわり、頭を壁に打ちつけんばかりの悔しさを味わうことがすくなくないのである。となると最後の望みは心臓移植しかない。しかし、人工心臓であろうが生体からの移植心であろうが、たやすく手にはいる施設は多くはない。

だがホリスティックな観点をもつ医師は、心疾患治療のためのさまざまな代替的治療法を知っている。なかでも、もっともおおきな議論をまきおこしているものは「キレート療法」であろう(7)。キレート療法にたいしてはたんなる「化学的ドリル」ではないかという批判もあるかもしれないが、それだけのものではなさそうだ。キレート療法は、数週間から数か月間のあいだ、EDTAとよばれるキレート剤を静脈内注入で反復投与する方法である。この化合物は循環血中のカルシウムを吸着するさいに、硬化して狭小化した冠動脈などの血管腔からカルシウムを除去する。

多くの人はキレート療法がホルモン療法であることを理解していない。EDTAの注射は、カルシウム濃度を調節する副甲状腺ホルモンの分泌をうながす。このホルモンは、キレート療法が完了してもさらに数週間のあいだ血管拡張を持続させる作用をもっている。たとえば、キレート療法家のあいだでは知られている事実だが、プロプラノロールのようなβ遮断薬は副甲状腺ホルモンの作用を抑制する効果をもち、それがキレート療法の効果をにぶらせる結果をもたらす。プロプラノロールのような薬物を使用している患者がキレート療法をおこなうときには、その使用を中断するべきである。

注射製剤にかわる第二のキレート剤としてさかんに推奨された経口キレート剤もあるが、ほとんどのホリスティック医はEDTA療法のほうが強力だとかんがえている。キレート療法をほどこした患者の心機能が改善したと報告しているホリスティック医はたしかに存在する。これは核医学的な手法で確認された事実であるらしい。残念なのは、そうした研究が主流の医学雑誌に掲載されることがごくまれで、その多くはホリスティック医学雑誌や代替医療雑誌に掲載されておわってしまうところにある。

キレート療法は波動医学的治療として分類することはできないが、革新的な化学療法、あるいは薬物療法として一部に認知されている。コレステロールやカルシウムの沈着をレーザー光で焼灼したりバルーンで圧排するかわりに、キレート療法は化学的あるいは内分泌学的に血管の硬化を抑制し、冠動脈の血流を改善する。その効果のほどは、治療をおこなうタイミングにも左右される。動脈硬化が長期化しているケースでは治療効果はえられにくくなる。ホリスティック医にとってキレート療法は、冠動脈疾患を治療するための化学的治療としては最後の選択である。

最近になって従来の医師のあいだでも活発に議論されるようになった重要な治療法に食事療法がある。食事内容の改善によって沈着したコレステロールが消えてしまうと信じている医師はまだごく少数だろう。しかし、食事療法の推進者であったネイサン・プリティキンが死去したとき、その剖検結果はかれ自身の主張を裏づけるものであった。プリティキンは、若いころから冠動脈疾患という診断を受けていた。冠動脈カテーテル検査の結果によって、その狭窄度までが確認されていた。しかし、数年間の厳格な食事療法ののち、死去して病理解剖がおこなわれたが、その結果、かれの冠動脈のどこにも狭窄《きょうさく》部位を発見することはできなかったのである。

プリティキンは脂肪の摂取量を極力制限するようにアドバイスしていた。また、全身の血液循環を改善するために運動も推奨していた。しかし、あたらしい食習慣や運動習慣を導入するのはたやすいことではない。また、発作がおきてからはじめて生活改善をはじめるという順序の人のほうが多い。

ライフスタイルの改善は、従来の医学のなかでも病気の治療、予防目的で導入することができる数少ないアプローチのひとつであろう。こんにち、多くの医師が患者に食習慣や運動習慣を調整するように指示しているが、これは従来の医学も全体としてホリスティック医学の方向に進みつつあることを物語っているものである。

しかし、ホリスティック医学の未来は、じつは波動医学的治療を日常診療にとりいれられるかどうかにかかっている。ホリスティック医は、人間の健康を**「生活における身体的・知的・精神的／霊的な要素のすべてがバランスよく統合されている状態」**として理解している。現在、心理療法やカウンセリングをおこなう臨床家の多くは、感情的な要因と霊的な次元を重視するようになっている。しかしわれわれはまず、霊的次元と生命力の流れのバランスとの関係を正確に理解しておく必要がある。それについてはこれまでにもすこしふれてきたが、とくに将来のホリスティック医が健康増進の目的で微細エネルギーレベルの調整をおこなうときには、さらに高度な理解が必要になる。

前述したように、心疾患を治療するための波動医学的アプローチには、心臓チャクラに微細エネルギーを投与し強化する方法も含まれている。心臓チャクラは心臓に養育的エネルギーを供給している。したがって、心疾患にともなう弱点を補強し、心臓チャクラからのエネルギー供給を確立することが重要になる。チャクラ、ナーディ系、経絡系におけるエネルギー効果は、エーテルレベルすなわち物質以前のレベルに作用し、物質的身体の各臓器の健康を維持している。そのレベルにおける変化は、細胞レベルの変化がおこるよりもかなりまえに発生している。疾患の治療にあたるさいに、なるべく原因にちかい部分にアプローチする必要があるのは、そのためである。

究極的な癒しの方法は、疾患をひきおこす微細エネルギーレベルの異常をとりのぞくことにある。それが通常の現代医学と、未来の霊的医学／ホリスティック医学のあいだの決定的な相違点である。疾患に機械論モデルを適用する従来の医師は、疾患の二次的な側面を治療しようとしているにすぎない。すでに心不全におちいった心臓の機能を薬物的方法あるいは外科的方法でなんとか修復しようとしているのだ。最近では、心臓につごうのいい代謝環境をつくりあげるという目的で食事療法が推奨され、コレステロール値の低下や減量に寄与し、また禁煙、リハビリ目的の運動プログラムなども実施されている。それらは健康追求の目的にかなった妥当な試みだとおもわれる。しかし、さらにエネルギー医学という観点を導入することによって、従来の医学が達成しえなかった治療効果をもたらすことが可能かもしれないのである。

波動医学的アプローチでは、心臓を安定させる非破壊的な微細エネルギー環境をととのえることを目標とする。それは、より自然な方法で心臓の機能回復をうながす方法であるともいえる。心疾患にも応用可能な治療法はたしかに存在する。これまでに紹介したとおり、治療者の熟練分野によってフラワー・エッセンス療法、宝石エリクシル、ホメオパシー療法など、多くの方法をを選択することができる。経絡回路内部のエネルギー障害は、EAV（252、259ページ参照）などの診断装置をもちいれば分析が可能になる。そして患者に不足している周波数をもった波動エネルギーの処方も決定することができる。投与された宝石エリクシルやフラワー・エッセンスなどが的確であったかどうかも、EAVを利用して確認することができる。

さらに、心臓チャクラを強化する目的で、色彩のもつエネルギーを利用することもできる。心臓チャクラに有効だとかんがえられるルビーなどのクリスタルも、よいエネルギー効果を生むための治療に利用できる。サイキックあるいはスピリチュアル・ヒーリングも単独でもちいられたり、クリスタルと併用されたりするが、いずれもその目的は心臓のエネルギー障害の是正にある。心疾患は、心臓チャクラ以外のチャクラの障害が原因になっていることもある。患者体内のチャクラの機能とエネルギーパターンを観察するために透視能力者が協力することもありうるだろう。

患者のかかえる病気の精神的／霊的な原因を把握するための情報収集の一法として、オーラの観察によって患者の否定的な想念形式を検出する方法も利用することができる。思考パターンが微細な磁気エネルギー的性質を帯び、その性質は心理療法だけでなく微細エネルギーレベルの身体的治療にも利用できるということはすでにのべた。じっさいに、不活性ガスを使用して、患者のオーラに含まれる否定的な想念形式を消滅させる実験系も作成されている。しかしそのような実験的治療はくりかえしおこなっていく必要がある。その理由は、治療対象となる想念形式を生みだす原因である思考パターンが全身にくまなく分布しており、本人の意識が変革されないかぎり、一度消えた否定的な想念形式がなんどでも複製されるからである。微細エネルギーレベルの問題を診断するためには、透視能力者の観察にくわえて、ラジオニクス装置（272ページ参照）も利用可能だろう（熟達した専門家が必要であるが）。そのためには、まず患者の個々のチャクラを検査することからはじめて、しだいにエーテル体の特性をしらべていかなければならない。

しかし、おそらくもっとも強力な治療手段は、患者自身の心を活用した方法であるにちがいない。霊的なレベルをひきあげてくれそうな積極的アファーメーション（自己宣言）は、無意識レベルでくりかえし再生されていた否定的なメッセージテープの内容の修正におおいに役立つ。自己変容的な癒しのイメージも有効であり、アファーメーションとくみあわせて活用すればいっそう効果的である。前章でみたように、チャクラの機能障害はしばしば患者の思考パターンにおける心理的・霊的なブロックに起因するものである。なんらかの疾患を発症しているときには、その臓器とむすびついたチャクラが感情的ブロック解消の鍵になることが多いのである。

したがって、どのような波動医学的治療をもちいるばあいでも、チャクラの機能障害をもたらしている否定的な知覚パターンを修正する努力は並行しておこなっていく必要がある。波動医学的治療の種類によらず、その治療効果を長時間持続させるためには、患者が発症以前からかかえている否定的な微細エネルギー状態の調整をおこなわなければならない。治療効果を増強するためにビジュアライゼーション（視覚化法）を併用するときのように、患者本人の意識が治癒を促進する方向にむいているときには、治療の経過中に増強効果が確認されるはずである。この原理は、代替医療のみならず、通常医学の治療でもじゅうぶんにあてはまる。外科的治療および薬物療法にリラクセーションやビジュアライゼーションの技法を併用する患者ははやく軽快する可能性が高いし、治療自体もうまくいく確率が高くなっている。

アファーメーションや積極的ビジュアライゼーションのプログラムは、ブロックされたチャクラの修正に有効であり、そのメカニズムは、精神エネルギー的な（のちに身体的な）障害の原因になっていた思考パターンを修正することによるものである。チャクラの機能障害を是正することによって、身体レベルよりも根本的なレベルで治療を進めることができる。従来の医学が薬物療法と外科的治療のみによって身体レベルの疾患パターンを変化させることに終始しているのにくらべると、この方法は対照的である。エーテル、アストラル、そしてさらに高次のエネルギーレベルへと治療を進めながら各身体をたどっていくと、病気は肉体レベルに発現するまえに修正され、消滅してしまうことになる。肉体レベルにあらわれる以前に疾患が消滅したことを証明するためには、エーテル体構造における病的変化を画像化するような装置の開発が必要であることはいうまでもない。

こうした診断・治療体系は、未来の医学がとるべき究極的な方向である。現在はとくに症状がなくても、患者のエネルギー状態が疾患を発症しつつあるかどうかがチェックできれば、健康管理ははるかに容易なものになる。そのような高い診断精度を実現するにはＥＡＶ、ラジオニクス装置などのような微細エネルギー技術の導入が有効である。ただし、**ラジオニクス装置などは診断者の意識活動の延長であるから、それらの装置の効果はもっぱら医療従事者の精神的／霊的な発達の度合に依存していることを忘れてはならない。**

病気治療の鍵は、そもそも疾患発生のメカニズムを理解することからはじまる。従来の医師もしだいに疾患の素因という概念を理解しはじめている。病気はそとからやってくるとはかぎらない。その原因がわれわれ自身のからだや生体エネルギー場の状態に由来していることもよくある。通常医学も、疾患が特定の病原体と接触したときにかぎって発生するわけではないことを理解しはじめている。病因は外因性のものとはかぎらず、内面に由来しているばあいもあるということである。医学の世界では近年になって、ようやく宿主の防御因子など、個人の素因にかんする因子について認識がなされるようになってきた。

何世紀にもわたって、疾患の原因はほとんど理解されずにきた。「目にみえない」病原微生物の有害作用によって疾患が発症するという最初のモデルにもとづいて提唱されたのが、いわゆる「感染症」という概念であるが、当時の多くの医師にとって、みえない存在による発病効果などという概念はそもそも理解することすら困難だった。当時の外科手術においても微生物による発病など想像もつかないことであり、手術室の環境はおよそ「清潔」「無菌的環境」とはかけはなれた状態だった。当時の外科医たちは、ほかの患者や遺体にふれたままの素手でつぎの手術に臨んだものだった。厳格な手洗いの規則など存在するはずもなかった。無菌操作なしにおこなわれた手術の結果として、縫合部には感染による奇妙な合併症がつぎつぎと発生した。「みえない」病原体の存在が証明されたのは、顕微鏡という新技術が開発されてからのことだった。そしてパスツール、リスターらを筆頭とする先駆者たちの長年にわたる膨大な実験ののちに、やっと微生物が疾患の発症にかかわっていることが認識された。内科・外科の両分野にまたがるさまざまな医療の現場に「手洗い」の習慣と「無菌操作」が導入されたのは、結局、そうした発見ののちのことであった。

こんにち、われわれは感染症の全貌をふたつの要素からなる関係式で理解することができるようになった。感染症は、病原体への接触のみによって発症するのではなく、病原体にたいする免疫学的防御システムが破綻している人が接触したときに発症する。もちろん、その人が暴露した病原体の感染力も重要な要素である。外因性ストレスが強力であればあるほど、発病の可能性は高まる。有害化学物質のばあい、その有毒性は安全基準量にくらべていかに大量に摂取したかで発病の可能性がきまる。また、安全基準量以下の微量の有害物質に長時間さらされつづけることによっても病気の発症を誘発しうる。後者のような影響の作用機序は、第2章でのべたホメオパシーにみられるエネルギー原理と同様のものである。すると、現行の有毒物質にたいする安全基準が妥当なものなのかどうかという疑問がわいてくる。しかし、このテーマは本章の最後でさらに議論することにしよう。病原体のばあいは、微生物の感染力と暴露量がおおきいほど、感染のリスクは高くなる。

逆に、各人の免疫系の状態は、疾患発症の等式のうえではマイナス方向に作用する。たとえば、大量のステロイドを服用中の患者、化学療法中のがん患者やエイズ患者などでは免疫力がいちじるしく低下し、ふつうの人には無害な外界の常在菌に接触しただけで重症の感染症をきたすことが多い。免疫抑制状態の患者にとっては、いかなる弱毒菌の感染も致命的になりかねないのだ。免疫抑制の程度にはさまざまな段階があるが、免疫抵抗力に影響をあたえる因子は身体レベルと微細エネルギーレベルの両方にわたり、その数ははかりしれない。

宿主の抵抗力という問題を理解するためには、まず免疫系をになう要素について理解しておく必要がある。身体レベルにおいては、宿主の抵抗力はリンパ球、リンパ系、細網内皮系によって維持される細胞レベルの現象である。Tリンパ球とBリンパ球および組織球は、いわば沿岸警備隊の隊員である。それらはつねに領海内をパトロールし、危険な領海侵犯者の攻撃をふせぐ。しかし、それらの管理下にはもっと好戦的な部隊もおり、へたに暴れて壊滅的な打撃をあたえないように厳重にコントロールされている。

免疫系は体内の細胞環境を調整するために夜昼となく活動しつづける。免疫系のネットワークは継続的に体内環境の調査をおこなっており、「非自己」と認識されるタンパク質などが存在すると、即座にそれを感知する。そうした異常タンパク質の正体は、ウイルスの殼タンパク、細菌の細胞壁、がん細胞の細胞膜などである。そのように免疫系は、戦略防衛システムだけでなく体内の「品質管理」を維持するために、自己—非自己のスクリーニングを継続的におこなっている。

波動エネルギーレベルでは、免疫系の特性や自己の維持・防衛機能は、心臓チャクラ／胸腺系を流れる微細エネルギーの量におおきく影響されている。ところが、その心臓チャクラは個人の意識における精神エネルギー・バランスの影響を受けている。心臓チャクラは、日々の人間関係において自己と他者を愛する能力によって影響を受ける。他者への愛が表現できない人を「石のような人」などというが、これを微細エネルギーレベルでみれば、心臓チャクラが閉鎖またはブロックした状態である。そしてその状態は、心臓の冠動脈の硬化を促進しうる。

象徴的なレベルでは、血液循環は自己と他者のあいだの愛の循環に関連があるとかんがえられている。心臓チャクラと、心臓チャクラから微細エネルギーを受けている臓器は、愛にかかわる個人の特質をつよく反映している。脳すなわち生体コンピュータの記憶装置によって、否定的な自己イメージやメッセージが無意識層でくりかえし再生されていると、自己の内的イメージと心臓チャクラのバランス、開放度などが影響を受ける。心臓チャクラは胸腺ともエネルギー結合をもっているため、免疫系にも結合しているとかんがえられ、自己および自己愛などの精神的／霊的な要素は、細胞レベルの発現とからだの自己統一性の維持に密接にむすびついているのである。

抑うつ状態や愛する者との死別などによって心臓チャクラに悪影響をあたえる無意識の感情的葛藤が存在するとき、それにともなって免疫異常が生じ、あらゆる種類の疾患の発生を助長する。感情的ストレスによって免疫系が抑制されたり、無力感に打ちひしがれたりしていると、からだはますますウイルス、細菌、がん細胞の侵襲を受けやすくなる。ストレスが高まると、免疫系のある種の細胞を混乱におとしいれてしまうことさえある。免疫系は自分のからだにむかって攻撃をはじめ、「自己免疫疾患」の状態になるのだ。

免疫系がその機能を最大限に発揮できるかどうかは、生理的・心理的ストレスの多寡《たか》にかかっている。ハンス・セリエのような先駆者の業績によって、医師たちはこの四半世紀で、免疫系にたいする慢性ストレスの強大な影響力について認識をふかめることができるようになった。ストレスの研究は、ホリスティック医学と現代医学を統合する方向にある研究である。いずれのグループも、ストレスが心身に悪影響をあたえることはよく理解している。ストレスが一時的に免疫力を低下させるということも共通の認識である。ストレスや心身相関にたいする注目が集まってきたのは、ストレス性疾患のおかげである。当初、「ストレス性」の定義をごく少数の疾患に限定していた医師たちも、しだいに患者の大部分にストレス性症状がみとめられることに気づきつつある。

ストレスが喘息発作や消化性潰瘍、潰瘍性大腸炎などの誘発因子であることを従来の医師がみとめるようになったとはいえ、心理的要因がそれらの疾患に影響をあたえていることを直接的に示す試みはほとんどおこなわれていない。ストレス性疾患の患者にたいして心理療法をすすめる医師もふえてはきたが、治療内容は相変わらず薬物療法に重点がおかれている。ストレスが疾患の悪化をもたらすという説も認識されるようになっており、ジアゼパムなど、強力な抗不安薬を製造する製薬会社が調査にのりだしている。

それらの薬剤は急性ストレスにたいする一時しのぎの治療には役立つかもしれない。しかし、ストレス反応の原因を無視して主要な症状を抑圧するだけである。心理的ストレスをうまく処理するための方法には、バイオフィードバック法、瞑想法、イメージ療法、漸進的リラクセーション法などがある。ホリスティック医が採用する代替的なアプローチは、一般に患者のセルフコントロールを可能にし、症状の発現をおくらせる作用をもっており、これはたんに抗不安薬への依存傾向をつよめる現代医学の方法とは異なる。

従来の薬物療法の機械的モデルにもとづけば、不安や恐怖、パニックなどの感情を抑制するあたらしい薬物療法も開発できるはずである。しかし、ホリスティック医学の観点からみたときに、そうした治療法ははたして真の治療とよべるものだろうか？　ホリスティック医の目的は精神性・身体性・霊性のバランスを調整し、統合することにある。ジアゼパムのような薬物は忙しい医師が手のかかる患者を治療するにはたいへん便利なものであるが、ホリスティック医学のモデルにもとづくより高い目標の達成からはほど遠い治療法である。

二十世紀をつうじて、医師は身体と精神がはっきり分離される要素だとかんがえてきた。そしてその仮定にもとづいて、疾患の治療はもっぱら身体にむけられてきた。ところが、精神と身体とは、以前かんがえられていたほど分離されてはいないことを示す証拠がそろってきた。生理学的ストレスが心身にいかにつよい否定的な影響をあたえ、病気の発症をうながすかを示すデータは、医学の見直しが開始される原動力となった。しかし医師がストレスと疾患との関係についての理解をあらためはじめたとはいえ、治療法は以前のままであり、からだの治療に焦点をあてている。従来の医師たちは、人間全体を治療するのではなく、いぜんとして特定の臓器系を直接治療することを目標としているのである。

医学の発達とともに、医師のかんがえかたは変化しつつあり、人間を身体的・精神的・感情的・霊的な性質をもった複雑なシステムとしてみなす医師もでてきている。人間的な医学をめざす潮流は、医療におけるホリスティック運動のゆくえをも左右してきた。人間をさまざまな部品の集まりとみる還元主義的モデルは、病気の治療法開発において全面的な成功をおさめたわけではなかった。また健康をつかさどる人間のよりおおきな本質を理解することも不十分だった。人間は、内臓と神経系という物質的要素の寄せあつめ以上の存在である。物質的身体だけをとってみても、それがたんなる閉鎖した系ではないことはあきらかだからである。

人間は肉体として知られている統合的な生理学的メカニズムをその一部とする、全体的な存在である。肉体は意識エネルギーの流れと、（肉体に流入して）物質界における生長と存在を可能にしている生命力とを仲介する、複雑な微細エネルギー構造およびネットワークと接触している。この多次元的な人間とは、物質的および高次元波動的な身体という媒体をつうじて、輪廻転生をくりかえしながら進化する魂のあらわれである。意識のエネルギー流は微細身体と物質的身体との協働的メカニズムをつうじて活動して、その創造性を表現し、物質界における活動をつうじて、みずからの本性についての学習をふかめていく。近未来においては、霊的にめざめた医師たちが、この広大な視野に立って人間を理解しはじめ、人間がしばしばまねきやすい病いの治療に手を貸すことになるだろう。病いに苦しむ人たちを真に助けるために、医師たちは病因の一部が人間のエネルギー系、とりわけ個人の感情表現構造の障害にあることを理解していかねばならない。その障害こそが「霊」の活動を阻害し、個人のより高い意識へのめざめを阻害しているからだ。

人間が病気になる理由と、その病気を治す方法を理解するためには、われわれは人体の複雑な調節システム、および物質的形態と相互作用する意識という微細な媒体についての理解をふかめなければならない。健康と病気にかんするホリスティックなアプローチは、医学のそうした思想形成にちかづくためのおおきな一歩である。ホーリズム（全体論）の思想によって、われわれは感情のさまざまな作用を人間というよりおおきな視野から統合的に理解し、ストレスと病気との微細かつ不可視の連関をイメージすることができる。精神性・身体性・霊性という多くの要素間の相互作用にもとづく人間の生理にたいしてアプローチできるさまざまな体系をもちいることによって、医療の専門家たちはじょじょに多様な微細エネルギー療法を活用するようになっていくだろう。それこそが、病気を癒し、健康と幸福を促進し、霊的な生長をつづける道なのである。

ストレス、病気、ウェルネス――健康と全体性のあたらしい定義

現代医学とホリスティック医学の相違点を理解するためには、まず両者の治療の目標がそもそも異なるということを知っておくべきである。その差が生じる理由は、それぞれが主張する「健康」「機能障害」「病気」の概念がまったく異なっていることに起因している。

現代医学の典型的な内科医は、治療をもとめてやってくる患者の診療に追われている。ほとんどの患者は、日常生活に支障をきたしている症状の緩和をもとめて医師のもとをおとずれる。かれらが病院をおとずれる動機は痛みや疼き、咳などの感冒症状、倦怠感といった不快感をもたらす、ありとあらゆる症状なのである。ところが、経済的な理由から治療にかける時間が制限されている現代医学の医師たちは、患者がうったえる医学的問題を即座に解決して、てっとりばやくもとの状態に復帰させようとする。

ここ数年のあいだに、医学教育は「問題解決志向型アプローチ」（ＰＯＳ）に重点をおくようになってきている。この種のアプローチをもちいると、医師はもっぱら患者がうったえる特定の問題にのみ注意をむけるよう

になる。その結果、そこで認識された問題点だけを解決することが当面の治療目標になる。かりに診察中に話題にのぼらなかった問題点があったとしても、それは問題リストにあげられることなくおわってしまう。こうして、潜在的に重要な患者の生活上の側面はしばしば無視されていく。時間に追われる現在の医療体制においてはこの診療体系もたしかに便利ではあるが、とうてい理想的なシステムとはいいがたい。

患者が報告する症状の経過もたいせつだが、医師による診察もきわめて重要であり、血圧、肝臓の腫大、貧血の徴候など、患者が意識していない問題点の発見に役立つ。したがって、問題志向型アプローチは患者の愁訴をとりあげる方法というだけではなく、症状の経過と診察所見の評価も含んでいる。患者のケアを重視したばあい、この情報収集法は基本的にはすぐれた方法だといえるだろう。しかし、最初の段階で問題点として認識されなかった患者の生活上の側面が無視される傾向があることは否めない。

ほとんどの医師は、患者が症状を自覚しない状態に復帰させようとして躍起になる。これは、患者が体調をたずねられたとき、たとえ異常なところがあっても「正常」と判定される可能性があるということでもある。たとえば診察や血液検査によって問題点が発見できなければ「問題なし」と判定されて、翌年の健康診断までこなくていいといわれる。だがじっさいには、その「問題なし」の状態とはニュートラルな状態、すなわち、たんに「症状がない」状態にすぎないのである。従来の診療はそこを治療の目標としており、患者が症状をうったえなくなるか、検査や診察で問題点が確認できなくなった時点で治療が終了する。

ここではまさに、**問題点として定義される事項はすべて「観察者の目」に映るものであり、医師の判定にかかっている。ある項目が重視されて問題として採用されるかどうかは、医師の思惑しだいなのである。**このように、問題が採用されるかどうかは、診察における医師の質問の角度によって限定され、また、患者の生活にかんする情報も医師の興味をひく特定の部分にたいしてしかえられない。問診の範囲をこえる事項にかんしては、医師の診察や医師がオーダーする検査の精度に依存している。

現実には、健康と病気はそれぞれ連続的なスペクトルの一局面にすぎない。その中間点は、「問題なし」と表現されるニュートラルな点である（図33参照）。多忙な毎日をおくる多くの医師にとっては、そのニュートラル状態が治療行為の目標である。症状があらわれると、ようやく「ニュートラル状態」から「病気の状態」に移行する。もしその病気が重症でもはや手遅れのばあいには、あたえられた行き先は「死亡」しかない。従来の医学では、そのような限定された範囲における健康と病気の定義は自明のこととして疑われない。医療従事者は、人間を「生」と「死」というふたつの対極にはさまれた存在としか認識していないのだ。その観点からいくと、病気や機能障害はそのあいだのどこかに位置するものでしかなくなる。しかし、「生きている」ということは、人がたんに身体的症状なしに存在していることをさすのだろうか？　ニュートラルな状態をこえた「生」のありかたが存在することに疑いの余地はない。ホリスティック医学では、治療の目標はニュートラル状態への復帰ではなく、むしろ最大限の健康状態、または「ウェルネス」と表現される状態である。

「問題なし」という状態と「ウェルネス」状態のあいだには相当なへだたりがある。ホリスティック医学ではウェルネス状態を**「身体性・精神性・霊性の三要素の統合が最適におこなわれている機能状態」**と定義している。ウェルネス状態にある人は幸福かつ健康であり、みちたりている。そして自己の人生に意味や目的意識をみいだしながら生きている。従来の「健康」の定義をこえた「ウェルネス」の定義にこめられているのは、あたらしいかんがえかたの習得を楽にし、自己の理解にあらたな意味をみいだし、精神的、霊的な生長を促進する意識の変革なのである。

治療的観点からみれば、ウェルネスに焦点をあてるという態度は、ホリスティック医が心身双方の観点から医学的問題を検討していることを意味する。心がからだにあたえる影響の問題を検討するさいには、身体的疾患にたいする感情的反応だけでなく、疾患の発症や悪化をもたらすおそれがある心理的要因の問題も含まれる。ホリスティック医はヒーラー兼心理療法家であるだけでなく、教師でもなければならない。かれらは患者に

図33　健康（ウェルネス）／疾患連続体

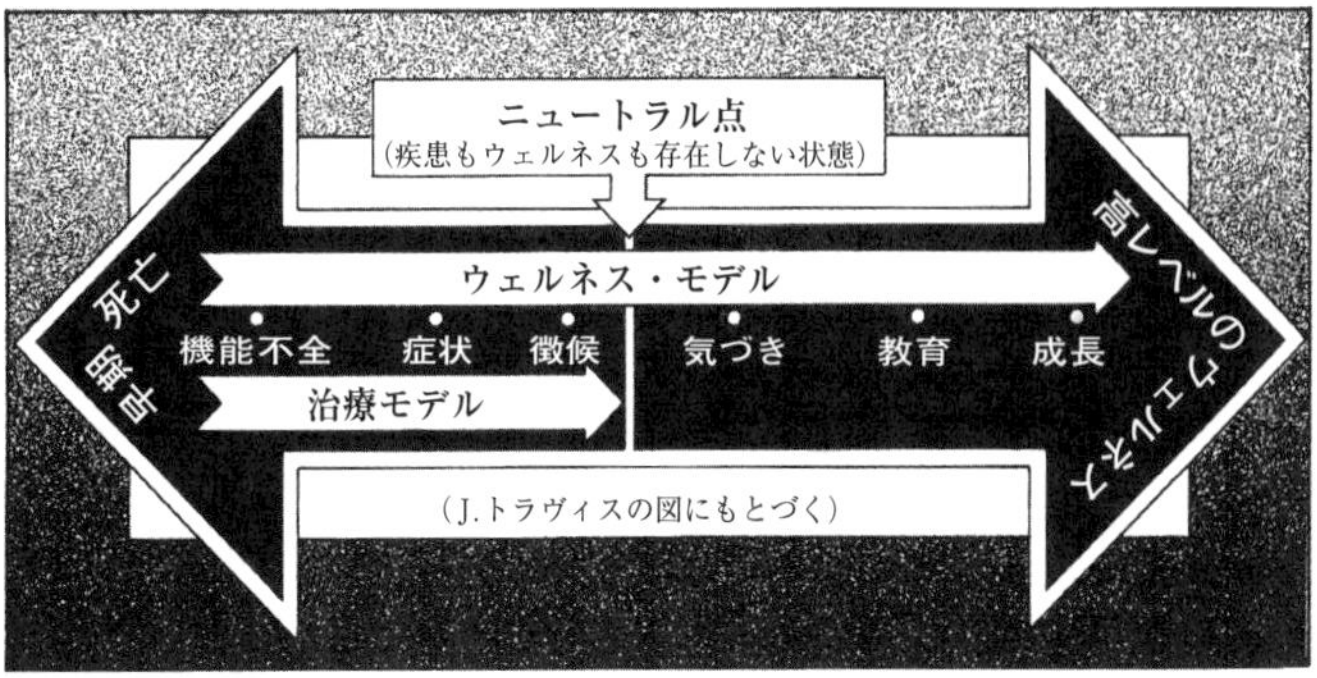

「心身相関」がいかにデリケートなしくみであるか、そして一見無関係にみえる感情と身体的症状がいかにふかくむすびついているかを教えられるべきである。

ただし、心とからだがたがいに影響をあたえあっていることは、ふつうの医師でも知っている。からだに否定的に作用するものは、感情的な苦痛をもひきおこす。身体的疾患は感情的ストレスの原因にもなるのだ。その逆に、感情的問題自体も身体的症状の発現に寄与する。うつ病の身体化現象やストレス性の身体機能障害がその例である。ホリスティック医は身体機能障害を診るとき、かならず感情的側面にも注意をはらう。そして患者に、自分の感情状態や家庭、職場、人間関係上の種々のストレスについてたずねる。そのような質問は重要であるにもかかわらず、従来はふれられずにおわるばあいが多かったのだ。

クリニック形式の診療施設ではたらくサラリーマン的医療従事者の大規模ネットワーク化は、経済的な必要性とあいまって、時間に追われる効率志向の診療活動を助長している。そうしたクリニックでは、患者との接触についやされる時間はひじょうに短く、たいがいは診療にあたる医師も毎回顔ぶれが異なり、さらに身体的症状しか問題としてとりあげられない。米国にはＨＭＯ（健康維持組織）など、会費を支払うだけで定期検査が受けられることを売り物にしている組織もあるが、コスト削減を理由に診療時間がどんどん短縮され、内容も簡略化されているのが現状である。そうした健康管理システムの目的は、受診者の「無症状」状態を維持することをめざしているだけで、それ以上でも以下でもない。

いっぽう従来の医療の主流ではないとはいえ、患者の感情的な要求にこたえる医師はこれまでにも存在していた。抑うつ状態をいち早く発見し、早期に治療を開始するための、医師にたいする教育セミナーも開催されている。ストレスと病気との関係は、ほとんどの医師が認識していることなのである。近年、医学の世界でも、ストレスが原因でからだに症状があらわれるまでの精神生理学的な経路の存在がはっきり認識されるようになってきた。従来の医師たちは、ストレスと病気の関係を認識してはいるが、患者にたいするアプローチはバラバラのようである。治療法にしても、診断法にしても、現代医学の医師とホリスティック医とのあいだにはおおきな相違がある。両者のあいだのもっとも重要な相違は、病気の発症にかかわるストレス要因にたいする認識の差にあるといっていい。

人間に影響をあたえるストレスにはさまざまな種類がある。心理的ストレスは最近とくに目立つようになり、それこそ巷にあふれている。しかし、ストレスとはあるていど、当事者の受けとめかたによって変わるものであることを理解すべきである。すなわち、ストレス反応は自己にたいする脅威をどのように認識するかによって変化するものなのだ。その脅威は現実であるばあいもあれば、当事者の意識あるいは無意識のなかだけで脅威として感じられるものであるばあいもある。

発現してくるストレス症状のつよさにも個人差があり、それは個人のストレス対処法の巧拙に左右される。ストレスの対処が巧みな人はストレスによる身体的症状をうったえることがすくなく、その免疫機能も正常に保たれている。免疫系が正常に活動していればそれだけ、かぜもひきにくいし、それ以外の感染症にもかかりにくくなる。

あるていどのストレスは生長に不可欠だという事実も重要である。たとえば、全身を支持する骨格も、地球の重力に抗して体重をささえることによってたえずストレスにさらされている。骨格にかかるこのストレスは、骨格の正常な発達のためには必要なものである。顕微鏡でしらべてみると、骨化現象は骨組織に作用する力線にそって観察される。それらの骨組織にみられる、重力がピエゾ電気的な変換をへて細胞の結晶化をおこす現象は、結果的にその骨組織がストレスにもたえうる状態へとみちびいている。もし重力のストレスがとりのぞかれてしまったら、長い宇宙飛行を終えて帰還した宇宙飛行士や病気でねたきりになっている患者のように、骨中のカルシウムが血液中に再吸収され、骨はひじょうにもろくなってしまう。

というわけで、適度なストレスは健康を維持するためにはむしろ有用である。ストレス研究のパイオニアであるハンス・セリエ博士は、生体にのぞましいストレスを「ユーストレス」（良性ストレス）とよんだ。ストレスが過度になってはじめて、機能障害が発生して患者に「ディストレス」（苦痛）をひきおこす。したがって、まったくストレスのない環境などというものは、必要もないし、そもそものぞましいものではない。あるていどのストレスや障害は生長をうながし、必要にせまられてあたらしい状況にたいする対応策をあみだすための刺激として作用する。効果的な対処法がとれれば、臓器系が機能障害におちいる可能性を最小限におさえることができる。そしてストレスにさらされている本人も種々の極限的な環境下で最善の行動がとれるようになる。重要なのは、その対処法が効果的かどうかである。

ほとんどの人は、ストレスにたいするからだの防御や対処の技術を試行錯誤から学んでいく。過去において困難な局面をきりぬけるときに役立った反応を、われわれはあらたな局面にたいしてもそのまま反復するものである。そして、その方法が効果的であるか有害であるかに関係なく、あたらしい対応策を習得しないかぎりは、いつまでも古い方法をくりかえしていく。たとえば、ストレスに直面したとき、内にひきこもる人もいれば、そこから逃げだす人もいる。分裂症を含むさまざまな精神疾患は、たえがたいほどの環境的ストレスや心理的ストレスから自己を切りはなすための適応手段であるかもしれないのだ。内に閉じこもり、ただひたすら食べることでストレスを解消しようとする人もいる。それでストレスをうまく切りぬける人もいるが、神経症的な強迫観念をもち、体重にたいして過度の脅威をおぼえてしまう人もいる。ストレス対処戦略は環境への適応手段である。しかし、多くのばあいにおいて、以上のような方法はすぐれた適応法とはいえず、メリットよりもデメリットのほうが多い。

治療という観点からは、患者はストレス・リダクションの技法を学ぶことによってストレスへのあたらしい対処法を身につけることができるようになる。じっさいのところ、ほんとうにリラックスするすべを心得ている人はめったにいないものである。しかし、ストレス・リダクションの技法はだれもが日常生活のなかで身につけることができる。ストレス性疾患に悩む人たちにとって、そうしたアプローチは最大の恩恵になることだろう。そうした技法を利用すれば、だれでも感情の安定と平静さを増進することができる。心身の健康増進のために推奨できる予防的アプローチのうちで、教育的効果をのぞむことができる代表的なリラクセーションの方法は、いうまでもなく瞑想である。リラクセーション法にはほかにも、マントラや漸進的筋肉リラックス法、誘導イメージ法などがある。

ストレス・リダクションのもうひとつの方法は、活発な運動をすることであろう。運動はその日の生活や思考活動によって筋肉に蓄積したストレスを解きほぐすには適当な方法だとかんがえられている。しかし、一日に生じた悩みや不安をとりさってくれるのは運動にかぎったことではない。ストレスや悩みによって生じた筋肉の「凝り」をほぐすにはマッサージ療法もいい。残念なのは、この方法はひとりでおこなうのがむずかしいことにある。

自己学習できるリラクセーション法の利点は、くりかえしおこなうことによってあたらしい神経反応パターンが形成できるというところにある。自宅のおちついた雰囲気で、そのような内的・静的な方法を実践していくと、「リラクセーション反応」を誘発するべく神経系の条件づけをすることが可能になる。神経系の再学習が完了すれば、リラクセーション法は職場でも役立てることが可能となり、ストレス症状が本格的に発現するまえに筋肉の凝りをとったり、頭痛をとるためにも活用できるようになる。

　前章で論じたように、毎日の瞑想はひじょうに効果的であり、ふかいリラクセーション状態を達成し、心理的ストレスの悪影響を受けにくくする。何年ものあいだ瞑想をつづけてクンダリニーの活性化に成功すれば、究極のストレス解消法を習得したことになる。クンダリニーが活性化すると脳の神経回路が再編成され（501～513ページ参照）、ちいさなストレスやトラウマ（心的外傷）が蓄積することはなくなる。**神経回路にクンダリニーサイクルのストレス解放系が形成可能であることが判明すれば、おそらく、もっと多くの人が瞑想を実践するようになるだろう。**瞑想はまた、創造性、知識、霊的ガイダンス、インスピレーションの根源であるハイアーセルフ（高次の自己）へのアクセスを可能にする。

　活発な運動や瞑想、リラクセーション法にくわえて、適当な栄養の摂取もまた、ストレスの多い状況下でのからだの反応性を最大にしておくために有効である。ビタミンのサプリメント（補助食品）については、現代医学とホリスティック医学の立場をとる医師のあいだで是非をめぐる議論があるが、サプリメントも心身のストレス対処能力を高めるにはたしかに有効である。ビタミンCとBの複合体の大量投与、微量元素を含むマルチビタミン製剤は、神経系を強化してストレス反応が過度になるのを予防する[8]。

　個人的な経験になるが、著者自身、ビタミン剤がなかったらきびしい研修医時代を無事に切りぬけることができなかったかもしれない。徹夜の三六時間当直勤務のときなども、ビタミン剤の処方をつづけることで、なんとか意識を清明に保ちつづけることができた。うっかりビタミン剤を部屋にわすれたまま出勤しようものなら、勤務がおわるころにははげしい疲労感で倒れそうになったものだ。というわけで著者は、自身の体験と患者からのフィードバックにもとづき、ビタミン大量療法が過剰なストレス反応を予防する効果をもっていることを確信している。

じゅうぶんな量のビタミン類はからだの活動を最大限に保つのみならず、エーテル体を強化し、物質的身体と微細エネルギー身体の双方のストレス・病気への耐性を強化する。正統派の分子医学者たちも、ビタミンCの作用によって免疫系の活性が飛躍的に増強されることには注目している。その効果はとくに伝染性単核球症やウイルス性肺炎などのウイルス性疾患に有効で、通常医学的にはそれらにたいするよい治療法はみつかっていない。ビタミンは、全身のエネルギー利用を含む多様な生理学的反応における補酵素として機能している。

生化学的な反応における触媒効果にくわえて、多くのビタミンは活性部位に金属イオンをもっており、その作用によって細胞レベルの電子伝達反応に重要な役割をはたしている。ビタミンは細胞における電子伝達をつうじて適当なエネルギー流を維持することに役立っている。それらの生体電子系は、生長、複製、修復などの基本的プロセスの調節をおこなっている。ビタミンは細胞レベルの電子伝達への影響をつうじて、エーテル体と物質的身体の相互作用を強化する作用ももっているとする見解も提出されている。そのため、ビタミン療法は波動医学の重要なトピックとしてあつかう意味がある。ビタミンが細胞レベルの健康と波動エネルギー（生体エネルギー）レベルのウェルネスに貢献するとしても、べつにおどろくにはあたらない。

ビタミンにかんする議論の一部は、ホリスティック医学と通常医学のあいだにみられる視点のちがいに起因している。通常医学は、長いあいだ、バランスのとれた食生活をしていればじゅうぶんなビタミンが摂取できるとかんがえてきた。ビタミン補充療法という概念は、医学教育でもつい最近まで軽視されていた。従来の医師は、ホリスティック医や一般人がビタミンをあらゆる疾患に有効な万能薬のように盲信して濫用しがちであると批判してきた。ビタミンの効果をめぐるこの議論は、ニュートラル状態とウェルネスという、双方の医学の目標の差にねざしたものでもあった。

従来の医師は、周知のＲＤＡ（Recommended Daily Allowance 毎日の標準的な献立）をひきあいにだして、バランスのとれた食生活が健康に必要なすべての栄養を供給できるという根拠にしている。従来の医師や栄養士は、RDAであらゆるビタミンが供給できると主張している。そしてその量はバランスのとれた食事をしていれば自然に摂取される量だとし、ビタミンの補充療法など必要ないと主張してきた。そもそもRDAは、ビタミン欠乏症の発症を予防するためには最低どのくらいの量が必要かをあきらかにする研究にもとづいて作成されたものである。たとえば、ある人が五〇ミリグラムのビタミンCを摂取したとする。そうすれば壊血病をおこさずにすむだろう。しかし「非壊血病状態」、すなわち病気でも健康でもない状態は、じっさいには究極の健康状態とは、はるかにかけはなれたものなのである。

その問題は、ビタミンCの発見者であるアルベルト・セント・ジェルジと生体電気メカニズム説を支持する人たちが議論していたころには、とても重要な問題だった。従来の医学者たちは、ビタミンCが壊血病のようなビタミン欠乏症の治療以外に利用できるということを、なかなか理解することができなかった。なかには術後の患者にビタミンCを投与する外科医もいたが、その目的はコラーゲンの産生を促進することにあり、その結果、術創の治癒速度がはやまる作用があった。しかし、そういう治療を慣習的におこなう医師はほとんど皆無だった。

通常医学の医師たちが欠乏症のとき以外にビタミンを投与しない理由は、かれらが「ニュートラル状態」を治療の目標とすることにあまりにも慣れてしまっているからである。ビタミンCを大量に投与することは、あきらかに免疫系をはじめとする生理機能を最大限に保つうえで有効である。身体システムが栄養学的にストレスに対抗できるように準備されていれば、免疫抑制状態や感染、病的状態になる機会はすくなくなるはずである。

正統派分子医学の医師たちも、特定の疾患を単一の栄養素を大量に投与することで治療しようとするが、そこにビタミンを生理活性物質として利用するか、薬理学的効果を期待して投与するかのちがいがでてくる。従来の医師たちは、ビタミンを細胞の基本的な「生理機能」を促進するために使用する。しかし、ホリスティック医のばあいは、単一のビタミンを大量に投与してその「薬理効果」を期待する。いいかえれば、疾患を治療するためにくすりを投与するのと似たような目的で使用される。もしある薬剤の投与量が不足していれば、その薬剤による治療効果をじゅうぶんにのぞむことはできない。ビタミン類はいまや、それとおなじように利用される段階まできているのである。

たとえば、硫化マグネシウムの経静脈投与は、妊娠中毒症の診断を受けた妊婦にたいして子癇（てんかん発作の一種）の予防目的で長いあいだおこなわれてきた。薬理学的作用量のマグネシウムは、神経や筋組織の興奮性をおさえる作用がある。硫化マグネシウムはもちろん栄養素の一種なので、抗てんかん薬よりも安全なのではないかとかんがえられてきた。多くのホリスティック医のみならず、循環器科の一部の医師たちは、それ以外にもマグネシウムのつかいみちがあることに気づいている。その一例として、心筋梗塞を発症した患者にときに出現する不整脈を抑制する効果があるとかんがえられてきた。栄養学を専門とする医師のなかには、心筋梗塞につづいて発症したものにかぎらず、あらゆる慢性不整脈の患者に経口投与する者もいる。

さらに最近では、大量の葉酸とビタミンB12を喫煙者や女性に投与することで、細胞の異常をもとに復帰させられることが立証されている(9、10)。アラバマ大学栄養科学部門の部長をつとめるチャールズ・E・バターワース博士は初期の論文で、喫煙者の喀痰細胞診で検出される細胞異常（異型細胞）や、スメアテスト（擦過細胞診）で検出された婦人科系の異常細胞が、毎日一〇ミリグラムの葉酸と五〇〇マイクログラムのビタミンB12の継続投与で正常にもどったと報告している。ただし、この投与量は、RDAで推奨されている量のじつに二五倍の葉酸と一六六倍のビタミンB12である。

特定のビタミン摂取量の最大値が存在することはあきらかであり、正統派の栄養学者でさえも大量投与療法のガイドラインをもっている。現代医学の医師は、ビタミンCの摂取がオキザロ酸の尿中排泄を誘発するため、

図34　さまざまな生物学的ストレス

心理的ストレス
体力の疲弊
急激な温度変化
薬物の副作用
栄養障害
アレルギー
環境汚染
低レベル放射線
微生物学的汚染
電磁気学的汚染
地理的(ジオパシック)ストレス
否定的な思考エネルギー

ビタミンC大量療法はオキザロ酸由来の腎結石の生成をうながすと警告している。しかし、ビタミンC大量療法をおこなった患者のなかで腎結石を発症したという報告はごくまれにしか耳にしない。その理由はおそらく、通常、ビタミンCはビタミンB複合体とともに服用されるからであろうとかんがえられる。ビタミンB複合体はピリドキシン（ビタミンB６）を大量に含有している。ライナス・ポーリングらは、二五グラムから五〇グラムのビタミンB６を毎日内服すると、尿中へのオキザロ酸の排出が減少すると報告している。その結果は、いうまでもなく腎結石の生成がおこりにくくなるということだ(11)。

この事例はさらに、単一ビタミンの大量摂取はのぞましくないが適度のバランスをとった他のビタミンとの併用療法は有効であることを示している。ビタミンC大量療法は、銅などの体内微量元素の量を減少させることが知られている。そのため、ミネラルや微量元素を含んだマルチビタミン剤を使用することがのぞましいとおもわれる。現在、この種の治療法の詳細にわたる情報を提供してくれる数多くの情報源が存在する。ビタミン療法はストレス・リダクションのための単純なステップでもあり、心身が毎日のストレスをうまく処理できるように調整するものである。

感情的ストレス以外にも人間の生体エネルギー場に悪影響をあたえ、異常な生理反応や病気をもたらす因子が多数存在することに、多くの人は気づいていない。心理的ストレスは、病気を発症させる可能性をもつ現代社会由来の微妙な因子の一例にすぎないのだ。

図34は、ふだんの生活ではストレスとは評価されない内因性、外因性の多くの要素を示している。にもかかわらず、それらのひとつひとつは、じつはストレスとして作用して心身を正常状態から逸脱させ、その強度と作用時間の長さにおうじて病気を発症させる。それぞれのストレスの性質は異なるが、いずれも生体の活力を減退させるという点では共通している。さらにそれらのストレスは、最終的には免疫力を中心とする体内の調節システムを狂わせるものである。その結果、健康状態をくずそうとするさまざまな内外からの攻撃に、からだ全体が屈しやすくなってしまう。

従来の医師とホリスティック医の医学観の相違は、日々の生活における多様なストレス要因が疾患の発症にどのような影響をあたえているかを認識しているかどうかにあらわれるといってさしつかえない。従来の医学の世界では、図で紹介した項目の多くは、ストレス要因として認識すらされていないものである。われわれは、認識されやすい「物理的な」ストレス要因や、あまり認識されていない微妙なストレスにいたる多様なストレス要因からの攻撃をやりすごし、それらのひとつひとつが健康状態にいかに影響をあたえるかを吟味しながら生きていかねばならない。

心理的ストレス

感情的ストレスについてはすでに論じた。感情の抑制など、否定的な認知状態が存在すると相対的に免疫抑制状態をきたし、病気にかかりやすくなる。また、特定のタイプの感情的な不安定傾向は、それに対応したチャクラと関係があり、それが生みだしたエネルギーブロックに関連した疾患をのちに発現する可能性がある（第10章参照）。

ストレス度の高い労働条件、および気候

仕事のしすぎや睡眠不足からくる過労などの純粋な肉体的ストレス源は、感情的・身体的異常の共通の原因となり、ますます病気にかかりやすい状態をつくっているといえる。また、労働のサイクルが昼夜の転換をともなう不規則なものであると、からだの適応メカニズムには相当のストレスがかかる。結果として、疲労感は増大し、生命力も低下し、疾患の発症を容易にする。

ほかにも身体的ストレスの発生源はいくらでも存在する。極端な温度の変化は体内の機構を不安定にし、病気にかかりやすい環境をつくる。古代中国では、過度の冷えや湿気を危険な環境因子としてあげている。喘息患者はしばしば、夏の暑い日の野外と寒気がするほど冷房がきいた部屋とを行き来すると、急性の喘息発作を経験することがある。

薬物によるストレス

それ以外の生理的ストレスとして、処方されたり店頭でもとめられるさまざまな薬物による副作用がある。さらに現在では、コカイン、ヘロイン、ＬＳＤ、アンフェタミン、マリファナなどの非合法的な薬物が存在している。これらの嗜好的な薬物は慢性の嗜癖状態を生みだし、精神力の減退や病気の根源となっている。それ

らの薬物は物質的身体の神経系だけでなく微細エネルギー身体にも長期的に作用するが、そのことはまだ通常医学ではあきらかにされていない。これらの向精神薬がもたらす感情障害、精神障害は、薬物が微細エネルギー身体にいかなる強力な影響をあたえるかを推測する手がかりになる。ふつうに処方されるくすりのなかにも、潜在的にあるいは明白に身体機能を低下させるようなものがあり、これは従来の医学界でも認識されている。現代の社会はますます薬物依存的なものになりつつあり、そこからストレスを受ける機会はふえているが、そのようなストレスは認知されることなく、放置されたままである。

栄養ストレス（欠乏症、過敏症）

栄養素の欠乏症は、機能発現に必要な要素が不足した状態下でからだに活動を強いるので、やはりストレスになる。相対的な栄養障害は、こんにちのファーストフード社会において、どこにでもみられる問題である。たとえば、脳卒中などの神経障害や関節炎をもつ体調の悪い老人は活動範囲がせまくなり、自分の食事をつくることもできないのがふつうだ。これが、高齢者がビタミン欠乏症になりやすい原因となっている。処方薬の内服によって特定のビタミンの欠乏症になることもある。

現代の医学がなんらかの検査機器の感度を向上させるにつれ、医師たちはさらに膨大なビタミン様物質のリストを発表してきた。そのなかには、微量元素やミネラルなど、からだの健康維持に必要なものが含まれている。しかし、リストはそれでじゅうぶんというわけにはいかない。波動医学的測定法の利用によって、理想的な健康状態を達成するには金《きん》などのようないくつかの貴金属も必要であることがわかってくるだろう。秘教的文献に登場する微量金属の多くは、全身にくまなく存在する波動医学的、すなわち生体エレクトロニクス的システムの一要素を構成しているのかもしれない。世界最高のチャネラーであったエドガー・ケイシーによるリーディングの記録には、多発性硬化症の原因のなかでも金の欠乏症は重要であるという報告がある。それによれば金の欠乏症は消化器系の障害をひきおこし、つづいて内分泌系、神経系の障害をひきおこすという。このように、栄養障害にはビタミンやミネラルの不足だけではなく、いまだ認知されてはいないが、金、銀、ケイ素、炭素などの不可欠な微量元素の欠乏もかかわっているとおもわれる。

われわれの食事に不足しがちなビタミンと微量元素にくわえて、食物中の自然発生物質という問題もあり、これらの物質もわれわれにたいする生理学的ストレスの原因となりうる。大脳のフェノール誘導体にたいする身体的アレルギーや大脳の過敏性はまだ一般に認識されていないが、この物質は多くの食品に含まれているので、広範囲にわたる機能障害をきたす可能性がある。そのような過敏反応は、まだ解明されていない経路によって免疫系が障害を受けることが原因ではないかとおもわれる。そのような微量な環境因子への過敏性の認識から、「臨床環境学」というあたらしい分野の研究がはじまっている。

従来の医師のなかには、患者の食物アレルギーの問題にさほど注意をむけない人がすくなくない。その理由は、食物にたいするアレルギーや脳の過敏性が原因でかゆみ、湿疹、喘息発作以外に気分の変調、抑うつ状態、極度の疲労、筋肉痛などの症状がでるとは、つゆほども信じていないからである。ましてやほとんどの医師は、脳の過敏性にもとづく障害が存在することすらみとめないであろう。というのも、そのような脳の過敏反応をひきおこす免疫反応の経路はまだ知られておらず、見当のつけようがないからである。

食物アレルギーを診断するさいの難点は、患者自身がどの食品にたいしてアレルギーをもっているかを認識していないばあいが多いところにある。従来の皮膚テストでは役に立たないケースが多いし、患者が自覚する症状は、当人の頭のなかでは、特定の食品を摂取したこととむすびついていない。臨床環境学はまだあまり知られていない分野であるため、食物アレルギーの診断が重視されることはめったにない。それゆえ、患者はひととおりの標準的な検査しか受けないことになる。その結果どんな徴候もみいだせなかったばあいは、さまざまな専門科をたらいまわしにされるか、精神科へまわされるかのいずれかであろう。ふだん意識せずに口にしている食物が生理学的ストレスをひきおこしているとかんがえるのはむずかしい。しかし、時代がそのようなかんがえかたを要求していることもまた事実なのである。

環境因子にたいする過敏性の評価がむずかしいのは、ほとんどの検査法が時間を要することと、検査自体が苦痛をともなうものであることに起因している。アレルゲンとなる食品を迅速に判定できる装置にＥＡＶがあるが、その原理は電気鍼の方法を応用している（252ページ参照）。このシステムは経絡系の生体エネルギー・ネットワークと直接相互作用しているので、従来の血液検査や皮膚テストよりもはるかに感度が高い。

ＥＡＶをつかえば、数多くの物質にたいして過敏性、すなわち免疫応答の異常をごく短時間で検査することができる。さらに重要なことに、ＥＡＶは患者におこっているアレルギー反応を中和するために必要なホメオパシー薬の力価を正確にさだめることもできるのだ。

ＥＡＶを代表とする微細エネルギー的な電気的皮膚診断装置は直接に経絡系と相互作用するため、肉体／エーテル体接触面の情報をえることができる。それが意味するのは、慢性か急性かをとわず、疾患が顕在化するまえの段階でＥＡＶがエネルギー障害を検出できるということである。

そうしたアレルギーを検出するときの問題点は、従来の装置をさがしてもＥＡＶなみの感度をもつ装置がほとんどみあたらないということだ。ＥＡＶは血液検査や皮膚テストのようなかたちで結果を表示するのではなく、もっぱら異常な微細エネルギー反応を特定するものである。じっさい、過敏反応とはあるていどまでは物理化学的な侵襲であるが、そこから先は微細エネルギー学的な侵襲となる。したがって従来の医学にもとづいた方法では異常が検出できないのも無理はないのである。過敏反応はひじょうに微妙なものであるため、現在の医学の世界でもちいられている装置では感度が鈍すぎて検出不能である。しかしその結果、多くの医師たちが血液検査やレントゲン、ＣＴスキャンで確認できない患者のうったえをすべて「気のせい」にしてしまうようになってしまったのは残念なことである。

べつのことばでいい直せば、**医学における異常とは、既存の検査装置の結果のみで定義されるものである**ということになる。ここで紹介したような、現代生活にともなうストレスの一覧をすべてみてしまえば、EAVなどという異様に高感度の装置の使用を医師が躊躇するのもむりからぬことかもしれない。現代社会生活に由来するストレスがはかりしれないほどひろい範囲にわたっていることを目のあたりにして、空恐ろしくならない人がいるだろうか。現代の医師がいくら丁寧に診察しても、いかなる装置をつかって検査しても、患者の生理学的異常が客観的に測定できないとすれば、もはや医師の頭のなかには「異常」の文字は存在しないもおなじである。この種のあやまった理論的帰結としてみちびかれる結論は、ひじょうに深刻である。環境汚染に由来するストレスを検討するとき、われわれは同様の一方的な説明のしかたに、まさにいたるところで直面するのである。

環境ストレス、汚染、ミアズム

人体に有害作用をもたらしうる物質の種類は増加している。ある物質が有害であるかどうかは、ラットなどの動物に大量に投与し、解剖してがんなどの異常が発生しているかどうかを確認することによって調査される。また、エイムズテストも発がん性をしらべるための方法であるが、これは元来、細菌に発生する遺伝子突然変異の確率をしらべる方法である。たばこ産業のロビイストの一部は、いまだに喫煙と心疾患や肺がんは無関係であると主張している。しかし現代の医学界では、肺がんの発症は喫煙とつよい関係があるとする見解が多数派をしめている。受動喫煙者にたいするとらえにくい影響や、胎児にたいする影響についての研究がおこなわれはじめたのは最近のことである。しかしほとんどの研究は、発がん性など、たばこのもつ化学物質としてのあきらかな有害性にしか注意をむけていない。

化学物質による有害作用を判定する方法がかぎられているので、環境化学物質が人間に有害な作用をあたえているかどうかを正確に判定することは、ひじょうにむずかしい。従来の科学的方法による汚染物質の検出感度があまりにも低すぎるからである。さまざまな食物アレルギーの悪影響を証明しようとするさいにもおなじ点が問題になる。有害作用が科学的に判定されるまでは、医師たちもある物質を有害物質と認定することができない。通常、有害物質認定を確実にする証拠の当否は、異常な生理学的反応を測定する装置の感度におおきく依存している。従来の実験室でおこなわれている試験ではおおまかすぎて、環境物質による食物アレルギーや過敏反応の測定に使用することは困難なのである。波動医学や微細エネルギー診断システムの開発が重要であるという理由はここにもある。あたらしい食品添加物、薬物、職場における化学物質などが健康にあたえる影響を正確に評価できるようになるためには、より高感度の検査法が尊重されてしかるべきであろう。

人間の健康に目にみえない悪影響をあたえる因子のほとんどは、従来の医学的手法では検出不可能であり、疾患の背後にひそむ多種多様の原因物質がつきとめられないままになっている。二酸化硫黄や一酸化炭素が大気中の有害物質であることはよく知られている。それらの化学物質はからだの生理学的状態に異常なストレスをもたらし、比較的敏感な人に疾患を発症させる。**ある原因物質に暴露したときの疾患にたいする感受性を左右するのは、からだの免疫力による生理学的防衛システム、および生命エネルギーレベルの防御システムの強度である。**

環境由来の疾患は、ＦＤＡの安全基準濃度以下の化学物質であればぜったいに発症しないとはいいきれない。**従来の安全基準は、有害物質の微細エネルギー的効果をまったく考慮していないからである。**波動エネルギーレベルの有害性など理解できるはずもない科学者たちが、有害物質濃度の基準をじつにあまく設定しているのである。また従来の科学的検査法では、人間の生理学的状態におよぼす微細エネルギー効果の測定には不適当であるため、ＦＤＡも具体的になにが原因物質なのかを断定することができず、ましてや正確な安全基準濃度などをさだめることは至難のわざなのである。

第2章では、治療用のホメオパシー薬が無限にちかい希釈をつづけた結果つくられることをのべた（96ページ参照）。この製法の目的は、物質の微細エネルギー的特性を抽出するところにある。同様にかんがえていけば、環境中の物質も無限希釈された結果として微細エネルギー的特性をもちうるはずだが、従来の科学的方法でそれを測定することは困難である。重要かつ興味ぶかいテーマにアルミニウムの潜在的毒性の問題がある。その機能性と低コストという利点のために、アルミニウム製品は家庭台所用品として日常化している。しかしアルミ製の鍋をつよくこすって洗浄したとき、あるいはアルミ製のボウルでホイップしたときなどには、食品中にごく微量のアルミニウムが溶出している可能性がある。その金属は料理に含まれる水に溶解し、いずれは消化管に吸収される。最近の調査では、フッ素を含む水道水をつかって調理したばあいは、さらに多くのアルミニウムが放出されることがわかっている。

痴呆症の原因として年々増加しているアルツハイマー病の研究によると、アルツハイマー病と診断された患者の大多数において、脳内アルミニウム濃度が増加していたという報告がある。だからといってアルミニウム製品がアルツハイマー病の直接の原因になっていると断定するのは早計であるが、疾患発症の過程になんらかの関与をしている可能性はあるだろう。ともあれ、アルミニウムの毒性とアルツハイマー病の関係についての問題は、アルミニウム製品の安全性についての疑問を喚起している。

微量のアルミニウムがもつ毒性のつよさは、消化管におけるアルミニウム吸収機能、排泄機能に左右される。たとえば、「ボブ・ホープ・パーキンソン病研究所」では、ＡＭＩ（本山式経絡臓器機能測定器）による測定がなされた。そして、パーキンソン病患者の多くで、消化器の経絡にエネルギーバランスのみだれが観察されたという報告がなされている（229ページ参照）。パーキンソン病患者で神経系と消化器系の問題がひんぱんに観察される理由は、消化器と脳の関連性になんらかの異常が存在していることを示唆しているのかもしれない。しかし、そのつながりは間接的なものである。というのも、疾患の発症は潜在していた生理学的弱点を表面化させるような、第三の因子によるとおもわれるからだ。**吸収や排泄などの機能の異常は、ある種の有害物質が脳内に蓄積することによって発現しているのかもしれない。**有害物質を過剰に摂取して、それが脳内に蓄積すると、パーキンソン病のような神経障害が表面化するのではないだろうか。消化管の異常と神経系の問題とのつながりは、じつはエドガー・ケイシーのリーディングにも記録されている。もしその推測が正しければ、アルミニウムをはじめとする重金属の摂取による毒性は、消化管経絡のエネルギーバランスがくずれている一部の敏感な人にはいっそうはげしい症状を発現させるのかもしれない（たとえば、アルツハイマー病患者など）。

そうした仮説の是非はともかくとして、現在の医学的研究における技術水準では測定の感度があまりにも低すぎる。いま必要なのは、アルツハイマー病、パーキンソン病など、まだじゅうぶんに解明されていない疾患の研究に力を入れることである。ＥＡＶやＡＭＩのように微細エネルギーが計測できる装置は、われわれの情報源を拡大するために使われなくてはならない。そうしてえられたあたらしい情報によって、「不治の病」の経過に変化をよびおこせるようになるかもしれないからだ。

われわれの環境中には、アスベスト、ＰＣＢ、ダイオキシン、ホルムアルデヒドなどの多様な物質が存在している。そうした物質の有害性は、つい最近、指摘されるようになったばかりである。しかしじっさいにはおそらく、われわれのまわりの侵襲的な人工環境から生じる、まだ知られていない有害物質の種類のほうがはるかに多いことだろう。くりかえすが、人体システムにたいする侵襲性を判定するための方法は、その検査装置の感度に左右される。その点、ＥＡＶなどの高感度装置を使用すれば、安全だとかんがえられていた多くの物質がじっさいには目にみえない障害をひきおこしていることが判明する可能性がある。現代社会に氾濫しているアルミニウムは、そのような物質の代表格なのかもしれない。

有害な金属としてつぎにあげられるのは水銀である。歯科治療において水銀の合金（アマルガム）はつめものに使用されている。最近、つめものに使用されている水銀が多彩な慢性疾患の原因となっていることを示唆する情報が集まってきた[12]。ひじょうに高感度の微細エネルギー診断装置であるラジオニクス装置をもちいた調査でも、アルミニウムや水銀と身体的疾患の因果関係があきらかにされている。K・メイソンによれば、

身体レベルおよびエーテルレベルの障害は、感染によって発生するとはかぎらず、人体に侵襲的な環境因子に由来するおもわぬ影響が原因となっている可能性があることは特筆すべきである。そのなかでも重要だとおもわれるのは、調理や食品の保存にもちいられ、生活にすっかり定着しているアルミニウム容器であろう。これは、通常の体内の化学反応ではありえないような悪影響をおよぼすものである。つまり、食品が吸収したアルミニウム中のなんらかのエネルギーによって体内の調和がくずれてしまうような影響がおきているかもしれないということだ。この種のアルミニウム汚染あるいは中毒は、これまでにあまり認識されたことはなかった。しかしその影響は広範囲にわたり、ラジオニクス装置による分析ではしばしば重要な有害物質として検出される。

アルミニウムや歯のつめものに含まれる水銀や銀などの有毒金属の吸収が長期にわたってつづくと、物質的身体やエーテル体におもいもよらぬ影響をあたえうる。じっさいのところ、そうした多様な有害作用はあきらかに多様な疾患や特定の症状の原因となっている。また、全般的な生命力の低下も生じるだろう[13]。

よく知られた重金属による微細な有害作用にくわえて、通常の医学では無視されてきた環境由来の有害作用も注意すべきである。第7章では「ミアズム」という、疾患を誘導するエネルギー状態についてのべた（318ペー

ジ参照）。ホメオパシー医は、通常の医師の見解とは異なり、このミアズムが人間の生体エネルギー場における微細エネルギー障害によってひきおこされているのではないかとかんがえてきた。グルダスが著した『フラワー・エッセンスと波動医学的治癒』（303ページ参照）の技術的な情報の提供者であるケヴィン・ライアーソンによると、われわれ人間は、あらたな病因的エネルギー状態の存在を最近知りはじめたばかりであるようだ。そうしたミアズムのなかでももっとも重要なものは、重金属、石油化学物質、放射線によるミアズムであるらしい。医学界は診断にもちいられるX線の危険性について危惧を表明したことはあったが、バックグラウンドとなる自然放射線の影響はずいぶん低く見積もってきた。つよい放射線によって白血病やがんが発症するメカニズムはともかく、放射線による微細な影響のメカニズムはまだよくわかっておらず、疾患をひきおこす原因とはかんがえられていない。おなじく、石油化学製品やその派生物もどんどん環境中にはいりこみ、診断の対象になる以前の異常状態をひきおこす原因をふやしているようだ。

ミアズムの状態になると、生命体は系全体の潜在的エネルギー障害または疾患準備状態におちいる。ミアズムは人間の生体エネルギー系への生命力の流入をさまたげることが多い。そして、さらに多様な疾患が発症しやすい状況をととのえてしまう。そうしたミアズムによる障害は、生命力のバランスを保つことを目的とする波動医学的手法で治療することができる。特定のフラワー・エッセンスや宝石エリクシル、ホメオパシー薬などは、波動医学的なエネルギー安定手段の好例である。しかしながら、ミアズムがさまざまな疾患をひきおこしていることが認知されないかぎりは、それをとりのぞこうとする治療も公式には成立しないだろう。従来の医学界はミアズムの存在自体もその病因論的な重要性も認知するまでにはいたっていないからだ。

ミアズムは人間に内在する微細身体レベルからオーラ場、分子・遺伝子レベルにいたる生体エネルギーのパターンを反映している。いくつかのミアズムはおもに、物質的身体の細胞レベルで記憶されている。通常の医学研究者は、それとは知らずに、あとにのべる「スローウイルス感染」という現象の研究をすることで、一種のミアズム病の発病メカニズムをあきらかにする研究に着手したところである。

現代の科学では、特定のウイルスに感染したとき、症状が消失しても細胞内の遺伝子にウイルスＤＮＡの一部がのこされるらしいということをみとめはじめている。ウイルス由来のこの遺伝物質がとりこまれるのは、ヒトの染色体内部である。もし生殖細胞に到達すれば、ウイルス遺伝子は子孫にも受けつがれていくことになる。そして、未確認のある種の生理学的ストレスが休止状態のウイルス遺伝子をめざめさせる作用をもつといわれている。

ある病気が「後天的ミアズム」のモデルとして作用しているケースを検討してみよう。まれではあるが、（はしかなどの）幼少期のウイルス感染が数十年後に活性化され、ＳＳＰＥ（亜急性硬化性汎神経炎）のような疾患をおこすことがある。その原因が休眠状態のウイルスによるものなのか、宿主の細胞にあらたに運びこまれたウイルスＤＮＡなのかは、現在のところ不明である。しかし、もとのウイルスの有害性が分子レベルで作用しつづけ、べつの疾患の病因となっているという推測も否定できないのである。

多発性硬化症も、先行するウイルス感染にひきつづいておこりうる疾患である。ある疾患モデルでは、先行するウイルス感染によって神経線維の髄鞘に変性がおこり、正常な髄鞘と変性した髄鞘の両方にたいする抗体がつくられる。その結果、神経系全体にわたる髄鞘の自己免疫性破壊をきたす。そして最終的に神経の伝達が阻害される。科学者はその種の遅延性ウイルス感染を「スローウイルス感染」とよんでいる。現在認知されているスローウイルス疾患のほとんどは、痴呆症状や中枢・末梢の神経障害をきたすものである。

ウイルスによるその遅延性の有害作用は、人間が病原体に接触したときにミアズムが形成される経路についての一例を示している。しかし、**ミアズムは細胞レベルでの身体的変化だけによって発生するわけではなく、高次の波動エネルギーレベルにも関係している。**休眠するミアズムをめざめさせて身体的疾患を発生させるストレスには、心理的なもの、環境に由来するもの、そしてときにはカルマに由来するものなどがかんがえられる。ストレスに誘発されたエネルギー障害や生理学的機能障害によって、分子レベル、微細エネルギーレベルでのミアズムのパターン変化がおこる。そして障害を受けた遺伝物質の発現というかたちで微細エネルギーレベルの「時間爆弾」が爆発し、ミアズム病が発生する。**ミアズム病は、正常な微細エネルギー的監視機構や生理学的監視機構が破綻したときにのみ、身体レベルに発現する。**スローウイルスのばあい、免疫系の機能低下がひきがねとなって、眠っているウイルス由来のDNAをよびさますことになる。そのようなミアズム的性質は、長年にわたって微細エネルギー身体の内部にとどまる。そして、ストレスやカルマのパターンによって生体エネルギー環境が変化すると準備がととのい、疾患が肉体レベルへと発現してくる。ミアズム的性質が微細エネルギー身体から物質的身体の細胞・DNAレベルに降りてきたときに、いわゆる病気が発現するのである。

　ホメオパシー医のあいだでは、病原体による後天性ミアズムにくわえて、（石油製品、重金属、放射線などの）環境汚染因子への長期間の暴露もミアズムの形成と病気の発症につながることがあるとかんがえられている。ミアズムをひきおこす可能性をもつ重金属のうち、アルミニウム、水銀はたいへん重要で、つづいて鉛、砒素、ラジウム、フッ素などがあげられる。鉛はガソリンに含有されていたので、環境中に急速に増加してきた。水銀も水中の食物連鎖をつうじて魚類の体内に濃縮され、中毒をおこす事件が各地でふえている。また、歯科治療でもちいられる水銀を含むアマルガムも微細身体由来の疾患の原因となっている可能性もある。このような多様な無機金属は何千年もの長いあいだ環境中に微量に存在していたが、人間はそれらにたいする自然の抵抗力を発達させてきた。しかし二十世紀にはいってから、大気や水におけるそうした有毒物質のレベルが急激に上昇してきた。そのようにして、後天性ミアズムによる遅発作用以外にも、急性の中毒症状が発現することになったのである。

　重金属および石油化学ミアズムはアレルギー、脱毛、水分貯留、ウイルスにたいする易感染性、カルシウム吸収障害をもたらす。放射線性ミアズムは老化を促進し、内分泌異常、骨組織の脆弱化、貧血、関節炎、狼瘡《ろうそう》、白血病や皮膚がんなどの多様な悪性腫瘍をひきおこす。ミアズムを認識するうえでの問題点は、その影響が微細で、従来の測定機器では検出するのがむずかしいことにある。しかし、最近ではそれもすこしずつ観察可能になってきている。通常医学では病気をひきおこす多くの微細な要因が着目されることはないが、波動医学的治療はミアズムのもつ否定的なエネルギーパターンを解消させるために効果をあげている。世界中で増加している環境汚染の問題を考慮するとき、波動医学的治療は微細エネルギーレベルの毒性にかんする問題に解決法を提示することで、将来もっと重要な位置をしめるようになるだろう。

ある意味で、それらの病気は霊的な病気であるともかんがえられる。病気を生みだす傾向性であるミアズムは、人間の「霊」が身体的疾患をつうじて自己の神性を再認識しようとする苦闘のあらわれともいえるのである。放射線、石油化学物質、重金属ミアズムは、エコロジカルな進化にたいする霊的な要求のあらわれなのかもしれない。これまでの章で、慢性化した感情的もしくは知的／霊的なブロックによってハイアーセルフが自我（すなわち意識的パーソナリティ）をつうじて発現できなくなるときに病気が発生することがあると説明した。ミアズムのかんがえかたは感情的なブロックと霊的なブロックのつながりについて、統合的に説明することができる。グルダスの『フラワー・エッセンスと波動医学的治癒』によれば、

ミアズムとは霊への帰還を希求する人間の潜在的な願望を集合的に反映するものであり、神性の受容と認知が阻害されたときに病気が発生する。いうまでもなく、その阻害は多くのレベルでストレスを生み、それらがミアズムを活性化し、病気を発生させるのである。**結晶化させる。**まず必要とされるのは、梅毒や淋病の克服を含む、基本的なセクシュアリティのレベルからの上昇である。つぎに必要なのは、呼吸法をもちいてさらに霊的に上昇し、結核を克服することである。そして最後に、環境を克服して支配するという目標がある。かくして、現在では放射線、石油化学物質ミ

アズムが出現し、まもなく重金属ミアズムが出現している。ミアズムは、人間がまだ克服していない、意識の生長におけるブロックを反映しているのである(14)。(強調引用者)

かならずしも多くの人に認識されているわけではないが、われわれのハイアーセルフのもつ神聖な本質は、人生につきものの多くの障害をのりこえて学習しながら前進していくための原動力である。否定的な感情は物質界への霊的エネルギーの流入を阻害し、自我はもちろん、物質的身体にも問題をひきおこす。思考や感覚パターンの障害はチャクラをつうじて生じるエネルギーのうごきを阻害し、やがては物質的身体内部の生理的バランスを乱す。あやまった信念体系の犠牲になると知覚的ブロックが発生し、神聖な高次エネルギーの供給が停止する。自己と世界にたいする知覚の誤謬は不調和を生み、無意識レベルにおけるストレスとなるのである。

霊的な根源から切りはなされたとき、人間はこの文明がつくりだした「安楽の欠如《ディス・イーズ》」すなわち「病気」の犠牲になっていく。そうした病気の多くは、人類のうちにおこっている、「内なる神性」を再発見するための苦闘の反映なのである。それぞれの疾患は人生上の異なるハードルであり、そのハードルは霊的進化のはしごをのぼるために克服しなければならないものなのだ。感染性や毒性をもつ環境因子には無視できないほどの否定的な影響力があり、対処しなければならないが、そうした因子にたいする脆弱性は、個人の意識の進化レベルや霊的なバランスを反映していることがすくなくない。微細でありながら強力な病原性微生物や有害物質に対抗する力は、潜在的な障害作用をもつ環境因子にたいする抵抗力とともに、われわれが神聖なハイアーセルフとのつながりをどう感じているかによって変わる。

霊的な根源とのつながりの重要性を理解することが、なによりもたいせつである。霊的な要因は健康とウェルネスの重要な側面であるにもかかわらず、ほとんどの医師は健康の方程式からそれを除外してかんがえている。先の引用がのべているように、病気の種類とミアズムとのあいだには象徴的な対応関係がある。**ミアズム**

は、人類の霊的進化と覚醒への歩みをおくらせてきた原因として無視できない因子であり、またそこから学ぶべき経験である。われわれは刹那的な自己満足と愛のないセックスが横行し、それが精神的・肉体的に文化に深刻な影響をあたえている時代に生きている。霊的な観点からみれば、人間が心のつながりに目をむける必要をかんじはじめた時期にヘルペスやエイズなどの性病が蔓延してくるという事実には興味ぶかいものがある。性病にたいする世界の不安から、下位チャクラのエネルギーの過剰発現というあらたな問題が注目されている。性病は、人間を病気にいたらせる感情的、霊的なエネルギー障害にたいする注意をあらたに喚起しはじめているのである。

霊的なアンバランスと、否定的環境因子に由来するミアズムの影響とがかさなり、多くの人の免疫系にかなりの障害が生じている。そのために、人々はエイズウイルスなどの多様な病原体によりいっそう冒されやすくなっている。波動医学的治療によるエネルギー系の修正は物質的身体のバランスを回復するだけでなく、人間の意識を高め、霊的調和と気づきのあらたなレベルにひきあげるためにも役立つ。そこにも、従来の治療法と波動医学的治療法との根本的な相違がある。薬物治療とは異なり、波動医学的治療は物質的身体だけに作用するわけではない。とくにフラワー・エッセンスや宝石エリクシルは、高次意識、微細エネルギー身体、チャクラ、経絡系などに作用する。現代の生化学的な薬物は病気の症状を抑制するが、波動医学的治療法は複数のエネルギーレベルに変化をおこし、持続時間の長い治療効果を生みだす。もちろんその持続時間は、病気の誘因となる内外の微細エネルギー的因子を変化させられるかどうかにかかっている。たとえば波動医学の治療家は、患者のライフスタイルや心のありかたを変化させることによって内的な機能障害を是正しようとする。それによって否定的な習慣を消しさる効果が生まれ、古い知覚パターンの修正を助ける。さらに、有害な環境因子の影響を除去し、波動エネルギー的に中和するという効果も期待できる。

電磁気学的汚染

すでにのべたストレスのほかにも、人間の健康に影響をあたえる因子としての微細ストレスがある。そのひとつに電磁放射線があげられる。環境中の有害物質による不可視の微細な有害性についてふれたときにものべたが、化学物質、バックグラウンド放射線、電磁波などについての安全基準は「発がん率」というきわめて粗大で強力な有害作用を指標にして設定されている。現在普遍化している測定法はあまりにも感度が低すぎるため、微細な生物学的作用の検出はほとんど不可能である。このように、環境にともなう危険因子の影響はかなり軽視されているのが現状なのだ。高架線や電子レンジ、ブラウン管など高電圧を処理する機器にかこまれた生活には、未確認の否定的な生物学的作用がかくされているのではないか。最近の研究では、高架線付近の家庭で小児がんの発生率が高くなっていることを示唆する報告がある(15)。ほかにも、ELF(極低周波数の)電磁波にさらされたとき、妊娠したラットとその胎児に学習障害がおこりうることを示した報告もある。現在では、電子レンジのマイクロ波に日常的にさらされることによって、わずかだが白内障の発症率が増加していることも証明されている。ロシアはマイクロ波放射のもつ微細な生物学的影響を熱心に研究し、アメリカよりもかなりきびしい安全基準を設定している。

地理的ストレス(ジオパシック・ストレス)

電磁波汚染に由来するエネルギー障害でなく、地球自体によって生みだされる正常なエネルギー場も、健康に害をおよぼしうることが研究によってあきらかになってきた。あらゆる生物は地球のエネルギー場のなかで生活している。地球自体がもつ自然なエネルギー振動のなかで生活することによって、生物の体内にも特殊なエネルギーリズムが存在しているとおもわれる。われわれの体内の生物時計が「概日リズム」という、太陽の運行に関係した周期に影響されているように、生体エネルギー場が惑星のエネルギー場やリズムによる影響を受けている可能性があってもおかしくはない。

地球の電磁気、重力、そして微細エネルギー場といったエネルギー特性は、けっして一様ではなく、地理的条件によって異なる。たとえば人工衛星による調査によって、重力に変動がある地域も発見されている。さらに、地下に結晶の巨大な鉱床や水脈が存在すれば、その周辺地域の電磁場は変化する。地球にも、経絡系のような「レイライン」とよばれる微細エネルギーの経路が存在することを示唆するデータもある。EAVの検査からは金属が微細エネルギーをつたえるらしいことが示されたが、鉄筋のビルディングのような構造物は微細エネルギーを伝達し、エネルギー流のパターンを変化させているとおもわれる。

生物に地球のエネルギー場が影響しているとすれば、地域ごとにのぞましいエネルギーパターン、のぞましくないエネルギー場があってもふしぎではない。古代の中国人は、環境中を流れるエネルギーパターンの存在に気づいていた。東洋では、現代でも家を建て、商売をはじめるときに、エネルギー状態が良好な場所を選ぶ習慣がある。そのような知識は「風水」という一種の環境診断体系としてまとめられている(16)。

また逆に、「理想からかけはなれたエネルギー場のなかで生活するとどんな影響があるのか」という疑問をいだかれる読者もあろう。**特定の地理的条件にともなう異常なエネルギー場のなかで生活することによっても、人はストレスを受ける。これを「ジオパシック・ストレス」という。**ドイツやイギリスにおける研究によって、ジオパシック・ストレスは病気を発症させるだけでなく、病気にたいする治療の効果まで半減させることがわかってきた(17)。

ある研究者グループはEAVと同様の経絡エネルギー診断装置である「ヴェガテスト・システム」を使用して、血液にも「旋光性」のような性質があることを発見した。ある種の分子には右旋性と左旋性のものが存在することが知られている。そのような物質を水に溶かして透明な水溶液にすると、極性をもった光の振動面が時計まわり（右向き）または反時計まわり（左向き）に回転する。一般に、生物はそのどちらか一方のみを好んで利用する傾向があり、細胞レベルの生化学反応で利用されるアミノ酸などによく観察される。ヴェガテストをともにもちいた研究者は、**正常人の血液に時計まわりの極性をもつ微細エネルギー的性質が存在することをみいだした。**ところが、**ジオパシック・ストレスをともなう地域に生活する人の血液には反時計まわりの極性をもつ傾向があること**も判明した。その人が生活圏をほかにうつすと、時計まわりの正常な極性が回復してきた。

血液に反時計まわりの極性があるということに関連して、ふたつの興味ぶかい発見がある。まずひとつめは、**極性が狂った患者では、微細エネルギー的治療にたいする抵抗性がみとめられ、おおかたの波動医学的治療の効果がでにくい**ことである。このように、ジオパシック・ストレスは微細エネルギーのバランスを回復させるための波動医学的治療が無効になるような状態をつくりだす。もうひとつの研究では、ヴェガテスト・システムと回転テスターとをもちいた臨床経験によって、**がん患者のほとんどが反時計まわりの血液極性をもつことが**わかった。

そのような発見は、特定臓器のがん発症率と特定の地域や家系になんらかのむすびつきがあるのではないかというあらたな疑問を生じさせる。そこにみとめられる共通因子は、共通の遺伝形質とかその土地特有の有害物質への暴露だけでは説明しきれないのではないか。がんが多発する背景にはジオパシック・ストレスという共通因子が存在している可能性がある。もちろん、血液の極性を逆転させるジオパシック・ストレスがが発生の直接原因であるといっているわけではない。ジオパシック・ストレスの存在は、数多く存在する発がん因子のひとつにすぎないであろう。しかし、**地理的環境によるエネルギー場は、おそらく食事、遺伝、発がん物質、ウイルス、電磁波、微細エネルギー異常などの多様な発症因子とかさなって作用するのであろう。**

ジオパシック・ストレスの影響を中和する方法はいくつか存在している。もっとも簡便な方法は、患者や患者の持ち物をべつの場所にうつすことである、経済的事情をかんがえれば、つねに推奨できる方法ではないが、たとえばダウジングの能力者にたのめば、危険な職場環境や家庭環境を検査し、対処法を教えてくれる。鉄やスチール棒を地中のある一点にうめこんだり、特定の場所にクリスタルを配置したりすることで、異常なエネルギーパターンの発生を防止し、ジオパシック・ストレスを軽減することもできる。また電気鍼や、モーラ装置のようなラジオニクス装置も存在しており、それは直接に患者の異常な血液の極性を是正し、波動医学的治療に反応しやすい状態にととのえることができる。

多次元的エネルギー場に由来するストレス

否定的な想念エネルギーがうずまく環境で仕事をつづけることも、エーテルレベルの見地からみてひじょうに有害である。最後にあげたこのストレスは、おそらく定義することがもっとも困難なものである。しかし、不可視のストレス要因を紹介するという意味では、説明する価値はあるだろう。想念や思考もエネルギーの一形態であるから、われわれの思念は、身体周囲のオーラ場に特定のエネルギーパターンをつくりだしており、これらのエネルギー場に接触する者は、無意識にではあるが、微妙な影響を受ける。チャクラ系やオーラ場にブロックや「もれ」を生じて、「エネルギー蛭《ひる》」のようになっている人もいる。それらの人々は、意識的あるいは無意識的に、まわりの人たちからエネルギーや生命力を吸いとっている。たしかに、ほんのすこしのあいだ一緒にいただけなのになぜかとても疲労感をおぼえ、エネルギーを吸いつくされたような気分になる相手がいることはだれでも知っているだろう。そのような「吸いとり型」の人間は無意識のうちに「エネルギー蛭」の役割を演じているのだ。こうして、否定的な想念パターンや感情障害は、当人に健康上の問題や生命エネルギーの問題を生みだすだけでなく、他人にも同様の影響をおよぼしうる。

もうひとつの霊的な障害に「聖なる不満」として知られる内因性ストレスがある。これはある種の内的葛藤であり、今後人々のあいだにひんぱんにみられるようになるだろう。この種のストレスは、高次エネルギーレベルから下方レベルへの内的な圧迫によって生じるもので、ハイアーセルフの神聖な理念にしたがって（無意識的あるいは意識的に）もっと自己表現する必要性をおもいおこさせようとする力である。この種の微細エネルギー的な不満はしばしば、高次意識に接近するとともに出現してくる。したがって、瞑想修行などを何年もつづけた人によくみられるものである。

聖なる不満は、想念形式がじょじょに変化し、内なる直観のみちびきと高次の霊的ガイダンスに耳をかたむけられるようになった時期に生じてくる。その内なる声は当人になんらかのパーソナリティ変容の必要性をうながし、内的葛藤と不満を緩和するための最善策を提供してくれる。それはたとえば、心のありかたであったり、行動様式、ライフスタイル、仕事の方向性であったりもする。しかし、現在のライフスタイルとハイアーセルフからの助言とのあいだにおおきなへだたりがあるときに心の不調和がおこり、そこから「聖なる不満」が生じてくる。人はときに、型にはまった生活のなかで、現在の自分から脱出することなどできそうもないと感じることがある。「魂の内なる指示にしたがっていない」という声が、どこからともなくきこえるという状態である。そうした葛藤を解決するには、内なる霊性のみちびきにそった方向にゆっくりと移っていくことしかない。

目にはみえない数多くのストレスの存在を知っておくのは重要なことである。心理的ストレスはよく研究されてきたストレスの一タイプにすぎず、その生理学的影響にかんする知見は比較的表面的なものである。ここでとりあげようとしているのは、むしろ（従来の医学では）定義されてこなかったストレスである。それらは人間の健康にさまざまな影響をあたえるが、目にはみえない。波動医学の目的は、微細エネルギー系と高次エネルギー身体の構造に注目しながら、不可視のストレス因子の生理学的な実態のみならず、それらの影響を中和するための治療法を探究していくことである。未来の医師たちは患者がどのレベルでストレスフルな環境因子や有害因子の影響を受けているのかを理解することによって、物質的身体レベルと微細エネルギーレベルの両面から治療を進められるようになるだろう。そうしたドクター／ヒーラーは、疾患の背後にひそむエネルギーバランスのみだれを修正することによって治療をおこない、治癒の過程を自然な方法でサポートすることができるようになるだろう。

これまでみてきたとおり、現代の医学モデルは、おもに表面的な診断・治療、健康管理にかんして、医師と患者との相互作用のレベルを向上させてきた。従来の医師は、現在でも病気の身体的レベルの病因解明に固執している。また、可能なかぎり早期に正確な診断をつけ、正確な処方をおこなうことにもエネルギーをついやしている。いっぽう、ホリスティックな立場をとる治療家たちは、医学的アプローチへの変化を代表する存在である。ホリスティック医は従来の身体的疾患にも目をむけるが、感情的ストレスや食物アレルギー、栄養障害といった、あまりよく定義されていない病因にも注意をはらっている。ホリスティックな治療家は感情的あるいは身体的因子によって健康を規定するだけでなく、しばしば伝統宗教的な思考様式にしたがって「霊的な健康」についても言及する。

ホリスティック医学は、基本的には正しい方向にむかっているとおもわれる。しかし、多くのホリスティック医が採用している習慣的アプローチには、集積しつつある膨大な波動医学的データにもとづいて修正されなければならない部分もおおいにある。たしかに、多くのホリスティック医がバッチのフラワーレメディやホメオパシー、電気鍼診断システムをとりいれはじめているように、その変化はすでにはじまっているという見解もある。波動医学は微細エネルギー生理学に科学的見識をあたえるものである。その科学的枠組みがしっかりしてくれば、現代医学の医師たちも理解をふかめ、人間の生体エネルギー系にたいするさまざまなストレスの影響への治療に応用するようになるだろう。あたらしい微細エネルギー的診断装置をもちいれば、「ストレスとはなにか」という疑問にたいする解答が正確に定義できるようになるだろう。そして、人間の健康・生長・ウェルネスに必要な要素を多次元的に規定することができるだろう。

新時代のテクノロジーは確実に進歩し、微細エネルギーレベルの疾患を画像化し、波動エネルギーの不均衡状態を複数のエネルギーレベルで測定することができるようになりつつある。そのような診断システムが普遍化すれば、患者の生活における潜在的なストレス因子や有害因子を検出するドクター／ヒーラーの能力が向上するだろう。その因子が食物アレルギーであってもミアズムであっても、あるいは微細な環境汚染であっても検出は可能である。さらに未来の医師は、慢性・急性の否定的効果をおよぼす微細レベルでのストレスの定義をもとにして、患者のエネルギー的必要性にマッチした適切な波動医学的治療が処方できるようになるだろう。未来のドクター／ヒーラーは、物質的身体のレベル、感情、心のレベル、霊的レベルのエネルギーバランスのみだれを、波動医学的治療、瞑想療法、人間的生長の技法などを駆使して是正し、患者がたんなるニュートラル状態から健康へ、さらに人間的生長をへてウェルネス状態へと到達できるように助けていけるだろう。

【キーポイント】

1 われわれは現在、物理学から医学、生物学にわたる自然科学全般の大規模なパラダイムシフトをむかえようとしている。その変革には、機械的ニュートン・モデルから、複雑だが相互結合しているエネルギー場としての宇宙という、アインシュタイン的モデルへの移行も含まれる。

2 意識はエネルギーの一形態である。輪廻転生の思想で説明されているように、意識は自己表現のための物質的媒体を通過しつつ相互作用することによって進化していく。それは、生物学的な進化をうながす高次の霊的レベルの原動力ともなっている。

3　人間は精神・身体・霊の複合体である。その複合体は、つねに高次エネルギーの各次元とのダイナミックな平衡状態を維持している。それらの高次エネルギーは、物質的身体という媒体に「生命力」と「創造的表現力」を賦与している。

4　高次エネルギーの物質的構造への流入を制御しているのは、チャクラ／ナーディ系と経穴（鍼灸点）からなる「接触面」である。それらは体内の生体クリスタル構造および生体エレクトロニクス的ネットワークと協調してはたらいている。

5　心臓病を治療するには、さまざまな方法がある。従来の医学モデルは、薬物、外科的治療、また心機能を改善するための血管形成術などのさまざまな保存的治療をもちいる。ホリスティック医はビジュアライゼーション（視覚化法）やストレス・リダクションにくわえて、代替療法としてキレート療法をもちいることがある。

波動医学の治療家は、さらに微細エネルギーレベルの疾患誘因因子（たとえば心臓チャクラの機能障害など）をあつかう。それには、さまざまな波動医学的療法、すなわちフラワー・エッセンス療法や宝石エリクシル、クリスタル療法、ホメオパシー療法、経絡のバランスを調整する療法、霊的な内的対話をうながすカウンセリングなどが含まれる。理想的には、単一の治療法のみにたよらず、たがいを補完し、強化する目的で、異なる理論にもとづいてつくられたそれぞれの治療的オプションをもちいることがのぞましい。この「統合医療モデル」は、多次元的方法であらゆるタイプの疾患を治療すべく拡張されたモデルとなるだろう。

6　現行の医学モデルは治療にあたるさいの方法論として、教育内容に「問題志向型アプローチ」をとりいれている。これは、治療者がその方法をもちいて患者の問題点を分類できたときにのみ病気として診断され、治療がおこなわれることを意味している。したがって、健康上の問題点を認識する能力は、診断装置の感度と個々の臨床家の姿勢と臨床能力に左右される。

7　現代医学がさらに細分化していき、診療にさらにきびしい時間制限が課されることになれば、医療関係者は急性症状と表面的問題しかあつかわなくなっていく。ＨＭＯ（健康維持組織）の医師は「緊急性」あるいは「医学的重要性」を根拠に、「些細な問題」と評価された症状をますます無視するようになるだろう。そのような目にみえにくい問題点は、健康システムのありかたを検討するうえで、長期的にみればひじょうに重要な問題である。

8　さまざまな治療法のあいだにある相違は、「健康」の定義の相違に由来している。通常医学の医師が、症状のない「ニュートラルな状態」あるいは「ＯＫ」の状態に患者を復帰させることに躍起になっているのにたいして、波動医学またはホリスティック医は「ウェルネス」状態を治療目標に設定する。ひとりの患者をウェルネス状態にまでみちびくには、個人に即した治療メニューが必要となり、面接時間も長くなる。しかし長期的にみれば、患者をウェルネス状態にみちびいたほうが国民の健康水準が上昇し、あらたな疾患発症の予防にもなる。

9　人間が健康を維持し生長をつづけるためには、あるていどのストレスが必要である。それを「ユーストレス」（良性ストレス）という。機能障害は、心身が外界のストレス負荷にたえかねたときに発生する。そうしたかたちで、良性ストレスも「ディストレス」（苦痛あるいは悪性ストレス）に転化しうる。心理的ストレスは、家庭や職場の環境が苦痛かどうかを示す個人の心理学的態度をあらわしているにすぎない。

10　栄養補給と適切な食事、瞑想、ストレス・リダクション法には、一般的な感情的ストレスや生物学的ストレスをやわらげる効果がある。

11　世のなかには目にみえない有害ストレスが多数存在する。そのなかには、心理的ストレス、栄養的ストレス、時間生物学的ストレス（睡眠サイクルの変化）、化学物質（薬物、汚染物質、食物や微量毒素）による環境ストレス、細菌、ウイルス、電磁波放射、ジオパシック・ストレス（異常な地球のエネルギー場）、否定的なサイキック・エネルギー場などがある。

12　波動医学的診断システムは、それらの多様な有害ストレスの影響を特定し、治療法を決定することができる唯一の方法であるとおもわれる。

第12章

個人の進化と地球の進化

——波動医学と人類の未来

人類はおわりなき進化の途上にある。それは「意識」が進化と生長をつづけているからである。現在、人々の生活様式や思考パターンはじょじょに変化しており、心身の相互作用が健康に深刻な影響をあたえていることが理解されるようになってきた。人間は真空のなかで生活しているわけではない。われわれがみずからつくりだし、そのなかで生活している環境は、われわれに心理学的、生物学的、微細エネルギー的な影響をおよぼしている。現代では、自己の行動にたいして責任をもつべき範囲はゆうに個人の枠をこえ、一気に地球レベルにまで拡張されている。われわれひとりひとりのちょっとした判断・決定も、個々の霊性の発現様式も、この「地球共同体」全体におおきな影響をあたえうる段階にまできてしまっているのである。

ひとりの人間が変化すれば、地球全体の意識もさらに一歩進化する。まさに、「上なるものは下なるものの如く、下なるものは上なるものの如し」である。個人の「気づき」が蓄積して、最終的には地球規模の巨大な変化が生まれる。病気やエネルギーブロックについての内面的理解をふかめながら霊的な生長をはじめている人たちは急速にふえている。自己の神性に気づいていくにつれ、微細エネルギーレベルではすべての人が相互につながり、さらに宇宙全体ともつながっていることが、おのずからわかるようになるだろう。たとえ人類のうちちいさな一部分だけでも意識の覚醒が進行すると、この惑星全体の意識をさざ波のようにゆるがし、ついにはおおきな影響力をもつにいたる。波頭のようにせりあがる意識の覚醒にともなって、ある種の宇宙的な共鳴効果がおこり、さらに多くの人たちに影響がおよんでくる。それがじゅうぶんな数におよび、意識が変革を完了して「臨界点」に到達したとき、地球全体の意識があたらしい癒しと覚醒の状態へと移行する。それは、われわれ人類にとっても新時代の幕開けとなろう。

人間が魂の進化のパターンを反映したダイナミックなエネルギー系であるという概念は、波動医学の基本原理である。波動医学がわれわれに提供する知識はじつは古いものである。そのような知識があたらしいものだとして評価される理由は、古代の神官たちが何千年もまえに理解していた知識をわれわれが再評価するにいたるまでに、これだけの長い年月を要したからにすぎない。現代において装いをあらたに登場しつつある神官とは、おそらく「ドクター／ヒーラー」であろう。進化の過程における最終的な形態である「ドクター／ヒーラー／神官」は、古代の神秘的な宗教と現代の科学とをむすびつけて治療の幅をひろげ、あらゆるレベルに拡張できるような存在だといえよう。

本書ではこれまで、波動医学というユニークな洞察や人間の微細エネルギー構造にかんする知識が将来の医師たちにどのような影響をあたえるかを検討してきた。今後の課題は、ハイアーセルフ（高次の自己）や微細身体とのつながりを、それに気づいていない人たちにどうつたえ、それがわれわれにどのような影響をあたえるのかをあきらかにすることである。ドクター／ヒーラーが診療する患者にはどのような変化があらわれてくるだろうか？　肉体レベルだけではなく、感情体、メンタル体レベルで、さらに高次の霊的次元においても癒されるような真の癒しを達成するために、個人はいかに変わる必要があるのか、それが問われなければならない。

第11章では、通常医学がいかなる事情で時間に追われる診療体制をつくりあげてきたのかをみてきた。そして患者の立場にたち、個々の問題点を効率よく明快に解決する方法に着目してきた。現在の医師の多くは、医療とは患者の症状をおさえるための正しい薬剤をみつけるシステムであるとかんがえている。いっぽう患者のほうも、自分の症状を迅速かつ安易に消してくれる解決法をもとめて医師のもとをおとずれる。忙しい生活をおくっている患者は、できるだけ安く、はやく、苦痛のない方法で故障を「修理」してもらいたがっているのである。薬剤を服用すればなおるという観念にしばられ、それが現代人の通念にすらなりつつある。たしかに、症状の原因をなす不健康なライフスタイルを改善するよりも、即効性のある薬剤を内服するほうがはるかに楽である。いずれかを選択する機会があたえられても、ほとんどの人が楽なほうを選ぶのはとうぜんのことだろう。

安易かつ迅速な解決にたいする欲望は、大多数の人の思考パターンのなかに巣食う「自己責任の欠如」のあらわれである。なるほど人生はストレスにみちたものであり、正しい食生活や規則的な運動を実行することはむずかしい。ついつい、手近にあるものを食べ、職場のつきあいでの昼食にアルコールやたばこを多少たしなみ、昼間のうっぷんを晴らすために夜おそくまでテレビのまえでゴロゴロしたりということになる。

患者を健康にみちびこうとする熱心な医師の立場からみれば、ライフスタイルを変えさせることは至難のわざである。人々は心筋梗塞など、かなり重症の疾患の発症という破局をむかえるまでは、本気で生活習慣をかえようとしない。それまでは、医師にかかっても、「このからだを預けます。なんとか六時までに修理してもらえませんか」といった態度をとりがちである。自分の責任で自分の生活をととのえなおすことは望まない。自分の生活習慣はたなにあげて、自分を健康にするのは医師の責任であるとかんがえがちなのだ。とはいえ、国民のウェルネスにたいする関心の向上や熱心な患者教育の効果によって、そうした態度がしだいに変化しつつあることも事実である。

健康を維持するには自己の生活に責任をもたなければならない。もっとも保守的な現代医学の医師でさえ、ていどの差こそあれ、患者の自己責任について言及している。薬剤の処方についていえば、たとえば感染症の患者に抗生物質を処方するように、医師は特定の疾患に特定の薬剤を処方する。しかし、その処方を受け、くすりを指示どおりに服用するかどうかは患者がわの責任である。患者が医師の指示をまもるという責任を放棄し、その結果、健康が回復しなかったとしても、それは医師の責任とはいえない（患者の多くはそうはおもっていないようだが）。そのように、自己責任は、もっともありふれた「患者—医師関係」のなかでも重要な役割をしめている。医師は多くの点で治療者であると同時にアドバイザーであり、教育者でもある。しかし、のぞむべき健康状態を達成するためにそのアドバイスにしたがうかどうかは患者しだいなのである。

西洋医学の初期の疾患モデルは、自己のそとに病因をもとめるものが大半であった。病気は外傷や中毒、感染など、外的な原因によって発生するとかんがえられていた。しかし前章でのべたように、病気とは多元的な因子によって条件づけられるものである。病気の状態とは、外因性因子、そして内因性の否定的因子の集積なのだ。そのような内因性の因子について、前章では「宿主の抵抗力」という一般的なカテゴリーをつかって論じてきた。ホメオスタシスや免疫力を維持する能力が、栄養や体調といった身体的因子のみならず、精神的・感情的な諸因子によっても影響されることはあきらかである。

最後に論じるべきカテゴリーである「感情が健康にあたえる影響」は、最近まで現代医学に過小評価されてきた領域のひとつである。いまでは、ホリスティック医のみならず、ふつうの医師も感情的ストレスをつよく意識するようになってきており、病気をひきおこす重要な因子としてかんがえられるようになっている。前章では、感情的葛藤、無力感、自己愛の欠如が大チャクラにいかなる退行的影響をあたえるのかを論じた。チャクラは微細エネルギーを各臓器に供給しているものであり、感情的ブロックや葛藤が生じると、生理学的な諸システムに流れるエネルギーは異常をきたしてくる。その異常なエネルギー流はいずれの臓器にも微妙な影響をあたえつづけ、それが長期化すると、深刻な事態をまねきかねない。

チャクラ障害のうちでも、心臓チャクラのブロックはもっとも深刻な結果をもたらす。**心臓チャクラは、チャクラ／ナーディ系**（154ページ参照）**のなかでも中心的なエネルギー中枢である。**それは、三つの高次チャクラ（冠、眉間〈〝第三の目〟〉、咽喉）と三つの低次チャクラ（根〈尾骨〉、仙骨〈脾臓／臍／性腺〉、太陽神経叢）を統合する連結機能をはたしている。心臓チャクラはいわば、人間存在の中心でもある。なぜなら、われわれは心臓チャクラをつうじて愛を表現することができるからだ。**おそらく愛の表現は、この物質界に生まれてきた人間に課せられている最重要課題のひとつであろう。愛がなければ、存在は無味乾燥なものにしかならない。われわれは他者を愛するだけでなく、自分自身をも愛する必要があることを学ばされるのである。**

われわれはまた、自己の生活を維持し、豊かな暮らしをめざして生産活動をするだけではなく、仲間の生活をすこしでもよくするために、さまざまなかたちの奉仕によって他者にあたえかえすことを学ばなければならない。すでに指摘したように、真に他者を愛することができるようになるには、まず自己を愛することを学ばなければならない。自己を愛することができず、貧しい自己イメージをいだいたまま生活していると、エネルギーのブロックがまず心臓チャクラに発生し、それが胸腺に影響して免疫力に障害をもたらす。機能が低下した免疫系は、常在ウイルス、細菌、あるいは致命的ながん細胞など外因性・内因性の原因にたいして、いともかんたんに屈服してしまう。心臓チャクラから心臓へとむかう微細エネルギーの流量が欠乏していると心機能も低下し、冠動脈疾患、心筋梗塞、脳卒中などをおこしやすくする。心臓チャクラは養育的なエネルギーを肺へもおくっているので、心臓チャクラにブロックが発生すると呼吸器疾患もおこりやすくなる。

患者が医師に診てもらっている病気のほとんどは、厳密にいえば、外的な傷害因子との接触によるものではない。**われわれの病気はしばしば、感情的な不安や霊的なブロックの、すなわち「安楽の欠如《ディス・イーズ》」の、象徴的なあらわれである。**波動医学および輪廻という観点から患者を観察すれば、これはかなり正確な見かたであるということができる。だとすれば、即席治療で急性症状や不快感を一時的に抑制するだけの治療法は理想的とはいえない。微細な感情的要因やエネルギー的要因がその病気の原因であることを患者に気づかせ、健康な状態へとみちびくことが、霊的にめざめた未来の医師の仕事となろう。現在じょじょに出現しつつあるそうした医師は、経絡系やチャクラ、感情体（アストラル体）、メンタル体の異常状態を検出する作業に熟達しているはずである。未来のドクター／ヒーラーはまた、深層の精神的／霊的アンバランスの反映である患者のオーラ場のなかに、否定的な想念形式を検出することもできるはずである。

新時代の重要な特徴は、感情の状態やハイアーセルフとの霊的結合のていどによって健康や病気が左右されるということに、ふつうの人々が気づいていくという点にある。感情や内的調和いかんによって健康にも病気にもなりうるということが理解できれば、人間は自己との関係、他者との関係に責任をもつようになるだろう。波動医学的治療をおこなう医師との共同作業によって、患者はみずからの行動・思考・感情パターンの修正法を学び、ウェルネス状態をもたらす内的環境をととのえることができる。こんにち、ストレスのマイナス面が注目され、ストレス・リダクション教室が急増しているのは、社会が正しい方向にむかっていることを示してはいる。しかしリラクセーションは、そもそも病気の真の原因となっている深層の精神的／霊的要因に変革をもたらすための、全学習コースのほんの一部にすぎない。

通常医学は、想念や感情が病気の発症に寄与するという説に明確な解答がだせないまま逡巡《しゅんじゅん》をつづけている。多くの医師の意見はこうだ。「感情が病気の原因になるという説を採用する医師は患者に罪悪感をいだかせ、患者をくるしめるだけである」感情ががんの発症に寄与しているなどという説を口にだすことにたいして、不安をおぼえる医師がまだまだ多いのだ。がん発症の心身相関性に否定的見解を示す科学者があまりに多いので、感情と健康にかんする研究のために計画された保健関連財団の研究基金はほとんど枯渇してしまった。精神神経免疫学というあたらしい分野の受容にじれったくなるほどの長い時間を要したことは、通常医学の保守性をよくあらわすものである。

通常医学の医師が感情と病気の関係に目をむけようとしないのは、感情という因子がひじょうにコントロールしにくく、その治療も困難だからである。おまけに、心理社会的要因や霊的な要因はいっそう診断がつけにくく、とくに現在のようにかぎられた診察時間ではほとんど発見が不可能である。感情ががん患者にあたえる影響について調査した現代医学の研究の多くは、質問表や表面的な面接の結果にもとづくものである。感情的ブロックと疾患発生の関連性の立証が困難なのは、ひとつには患者がかならずしも正直ではなく、自己の心理的欠陥を自覚していないということにくわえて、表面的な調査では患者の深層をさぐることができないからである。家族にかんする問題など、患者にはふれられたくないことがいくらでもあるし、問題を問題として気づいていないばあいもすくなくない。質問表の問いはとるに足りない問題であり、（医師が治してくれることになっている）自分の病気とはなんの関係もないとかんがえてしまう。こうした風潮はがん患者にかぎらず、あらゆる疾患の患者に共通する問題点である。

とはいえ、現代医学の世界でもデータは集積しつつあり、キャロライン・トーマス博士による性格特性と感情的傾向性の研究のように、がんや心疾患の発症が家族関係や心理的因子から予測可能であることを示唆するものもある(1)。トーマスは、一九四八年から一九六四年のあいだにジョンズ・ホプキンス大学医学校を卒業した一三〇〇人の学生を対象にして、長年にわたって追跡調査をおこなった。博士は、当時ジョンズ・ホプキンス大学に在籍していた医学生全員の詳細な家族歴情報を収集し、さらに被験者の身体所見と心理学的データをあつめたのである。やがて、中年をむかえた被験者の医師たちがさまざまな病気で倒れるようになると、博士は過去のデータをひもとき、特定の疾患を発症した医師のグループ内に共通の心理学的因子がないかどうかをチェックした。

すると、がんになった人たちのグループに一定の心理学的共通点がみいだされた。興味ぶかいことに、のちにがんを発生した人のグループの特徴は、自殺したグループの心理特性とよく似ていた。かれらの多くが、両親とのあいだに感情的な不和があったと報告していたのである。がん集団のメンバーは、父母のあいだに感情の不和が多いと感じてもいた。じっさい、自分のごく若いころから家族関係が良好でなかったと感じていた人の割合がもっとも多かったのは、がん患者の集団であった。ローレンス・ルシャン(2)によるべつの心理学的研究は、多くのがん患者が習慣的に自己の感情を押し殺しており、とくにマイナスの感情を抑制する傾向があることを示している。家族からのこのような疎外感は人生の後半における深刻な抑うつ状態に影響をあたえているかもしれない。

こうした否定的な感情パターンは、自己および他者への愛を表現する能力とも関係している。初期の親子関係が原因で否定的な条件づけの影響を受けている人もいる。幼児期の歪んだ自己イメージは後年の対人関係能力に影響をおよぼし、他人との自由な交流を困難なものにしてしまう。そして表出されない怒りの感情や敵意が内部にうっ積していく。こうして、自己や他者を愛する能力をそこなうような感情のブロックがつくられ、それは心臓チャクラの異常をひきおこす。そうした異常なエネルギーパターンが存在すると、免疫系をはじめとする臓器系の活力も低下して、しだいに深刻な臓器障害をきたすことになる。

がん患者の否定的な思考や自己イメージを修正することに情熱をかたむけているカール・サイモントン博士のような治療家たちは、進行がんからの生還に「生存へのつよい態度」と「強固な生きる意志」が肯定的な作用をはたしていることをみとめている(3)。かれが作成したプログラムは、患者の免疫系を動員させること、瞑想、イメージ療法などの技法をつうじて異常な感情パターンや態度を変化させることを目標にしている。サイモントンの結果が示すように、「生きる姿勢」だけで進行がんの生存率が変化するものかどうかを追試しようとした医師もいた。残念ながら、希望をもったがん患者と、それにくわえてイメージ療法によって免疫系を積極的に賦活している患者の生存率とを統計学的に比較するのはじっさいには不可能である。肯定的な態度が生存率にあたえる影響について厳密に解析することでサイモントンの研究結果を一般化するのはむずかしいのだ。また逆に、肯定的・否定的な態度の影響だけにもとづいてサイモントンの研究を否定することもできないのである。

一九八五年六月一三日号の「ニュー・イングランド・ジャーナル・オブ・メディスン」誌に発表された論文は、感情的傾向性と進行がんの患者の生存率には相関関係がみられないと結論している。その著者らは初期および中期のがん患者については、その生存率やクォリティ・オブ・ライフに肯定的な態度が影響をあたえないと主張していたわけではない。しかし、あまり思慮ぶかくない医師や一般の人がその論文を読んだとき、心理的因子はがん患者の生存率に影響をあたえないと解釈してしまう可能性はじゅうぶんにあった。その研究の中心メンバーのひとりであるバリー・カシレス博士ははやくからその誤解の危険性を指摘していた。カシレス博士は感情が人間の健康を左右し、生きようとする意志の力が重要であると確信していた。博士は自分の研究成果が、肯定的な感情、信念、笑い、生への意志力が治癒過程に直接影響をあたえうるというノーマン・カズンズらの主張を否定するための恰好の材料として利用されることがしばしばあったために、ひじょうに困惑していた。しかし、この件にかんするメディアの誤解にみちたあつかいかたによって、残念ながら、懐疑的だった多くの医師たちにさらなるあやまった確信をあたえる結果になってしまったのだった。

それでも、現代医学の文献には感情が健康に影響をあたえることを示す証拠は集積しつつある(4)。もしそれが真実だとしたら、われわれは自己の想念や感情のいだきかたに責任と自覚をもつ必要があるということになる。しかしながら、われわれが質の高いウェルネスを達成し、身体性・精神性・霊性の統合と調和をえるためには、微細な病因にたいして敏感な「めざめた医師」の協力がどうしても必要になる。だれしも、その内なる源にはハイアーセルフという力強い味方がおり、われわれのうえに特定の病気や機能不全を顕現させることによって、「汝自身を知れ」と教えようとしている。病気がもたらす苦痛は、それまでの生きかたに付随していた楽しみをうばうものである。病気は行く手をさえぎる障害物のようにおもわれがちだが、じつは「人生のペースをスローダウンして、自分がこれからどこへ行こうとしているのかをかんがえなさい」という、ハイアーセルフからのメッセージなのだ。病気とは、なにかがまちがっている、最悪の事態になるまえに修正が必要だと教える、ひそかな警告である。だれにもあたえられている内なる叡智の声に耳をかたむけるすべを身につけさえすれば、われわれは自分が自分に課した障害をのりこえ、幸福と健康をえて、霊的に覚醒した状態に到達することができるだろう。

病気の発生は、多次元的身体に流れる生命エネルギーがさまたげられていることの信号である。いっぽう、健康やウェルネスは、高次の波動エネルギーが身体/精神/霊の複合体をとどこおりなく流れていることの反映である。ひとりひとりの人間は、多種多様なエネルギーが流れる水路であり、導管なのだ。それぞれの人が食物を摂取し、水、空気、光、音、多様な感覚刺激、さらに、それとは気づかずに微細なプラーナや気、精神的/霊的エネルギーを摂取している。多次元的身体の各レベルにおいて、われわれはそうして入力されたエネルギーを利用可能なかたちに変換し、からだの維持や再生、治癒に利用している。それにつづくのは、多様なエネルギー表現形である。そこに含まれるのは、二酸化炭素、汗、尿、便といった生物物理的なエネルギー代謝の副産物であり、身体運動や、会話・接触をとおしたコミュニケーションであり、感情、知的・芸術的な創造表現である。さらに高次のレベルでは、微細身体とチャクラを介した、高次レベルの精神的/霊的エネルギーの表現とコミュニケーションがなされる。

健康を享受するには、体内を一定の生命エネルギーが妨害を受けることなく、同時に、複数のレベルにわたって流れつづけることが必要である。どのレベルにブロックによるエネルギー流通障害がおこっても、疾患がもたらされる。エネルギー入力の障害には単一エネルギーレベルの障害もあれば、複数レベルの障害もある。また、エネルギーの排出障害もからだ全体にとっての損失となる。排出されずに蓄積された圧力は、いつか一気に放出されることになる。蓄積されたストレスはさまざまな身体システムの過剰な活動によって発散されるが、そのさいに異常な生理活動を生じ、結果的に疾患を発生させる。これまでの通常医学の医師は、肉体レベルへの基本的なインプット障害から生じる問題に注意をはらいがちであった。汚染した空気や水が原因で発生した病気や、栄養不足による病気に目をうばわれがちだったのである。しかし最近は医療従事者のあいだにも、心理的エネルギーがからだにも影響をあたえうるという認識がひろまりつつあり、その傾向は通常医学の心身相関にたいする認識にも反映してきている。質の高いウェルネスを達成し、維持するためには、そのような感情的エネルギーレベルにおける適度なアウトプットも重要なのである。

配管作業のたとえをつかえば、水が水路全体に適切に流れるための条件は、適当な水が流入すること、パイプに詰まりがないこと、そして、排水バルブがひらいていることである。どのレベルにブロックが発生しても、水の流れが止まる。人間のばあいもまったくおなじである。物質レベルと微細レベルにおける多様な栄養による適度なエネルギー供給にくわえて、健康な動脈と静脈という詰まりのないパイプが必要であり、経絡系の左右のバランス、詰まりのないチャクラやナーディ、そして、生命エネルギーを吸収し、有効に利用できるような健康な臓器の構造も必要である。もうひとつ、蓄積されたエネルギーの適度な表出も必要だ。それがないと、からだに高レベルのストレスが蓄積して危険な状態におちいる。

これはわれわれが生物レベルの老廃物を排出するだけではなく、感情的な老廃物も排出する必要があるということでもある。他人のあやまちを許すことができず、過去にいだいた敵意、未解決の怒り、罪悪感、古い心の傷をいつまでももちつづけていれば、その否定的な要素が集積し、あたかも有害物質に汚染されるように、その集積にのみこまれてしまう。否定的な感情をためこみ、高次の霊的エネルギーがせきとめられた状態がつづくと、健康は確実にむしばまれる。自己を否定的なエネルギーでつつみこみ、愛のエネルギーがはいりこむ余地がなくなったら、自分自身を傷つけることしかできなくなる。怒りや緊張、敵意をためこまないためには、感情を適切に表現するすべを身につけることしかない。表出されない感情は音もなくくすぶりつづけ、無意識にある種の「圧力」を高める。そして、多くのエネルギーレベルからなり、複雑に相互作用する連鎖のなかでもっとも結合がよわい部分が決壊をおこし、そこから否定的エネルギーが一気に噴出してくるのだ。親や兄弟姉妹、配偶者、子どもを含む他者と自分自身に愛を表現するすべを身につけることは、何度くりかえしても足りないほど重要なことである。それはおそらく、人間が学ぶべきもっとも重要な課題であろう。もし人類全員がたがいに愛しあい、あやまちを許しあえるようになれれば、そして自分自身を愛し、自分のあやまちを許すすべを知れば、苦痛や病気は激減するにちがいない。

人間は感情表現能力にくわえてさまざまな能力をもった、生まれながらにして創造的であり知的な存在である。われわれは文章を書いたり、絵画を描いたり、発明したり、芸術的表現をしたりと、あらゆる表現の探求にその能力を投入するべく運命づけられている。そのような創造的エネルギーの流れをブロックしたままにしておいてはならない。創造的なクンダリニー・エネルギーの流れがせきとめられれば、チャクラ内部の圧力が必要以上に上昇してブロックが生じ、生理学的な機能障害をへて、最後に病気をひきおこす。それぞれのレベルのエネルギーの出入りを秩序正しく維持するためには、自己の習慣やライフスタイルを定期的にみなおして、自己責任をひきうけることが、どうしても必要なのだ。

病気の発症は、多次元的な自己のいずれかのレベルにブロックが存在することを示す重要な徴候である。われわれ人間は物質レベルのエネルギー導管であると同時に、霊的覚醒というより高いレベルからの情報やガイダンスの通路でもある。ハイアーセルフからのメッセージには病気という象徴的なかたちをとるものもあるが、その目的は、けっして病気をした当人に罪悪感を感じさせるためではない。病気は意識の高次レベルからの

「健康と幸福を享受しつづけたいなら生活を変えなさい」という指示であるとおもわれる。必要な変化が、たんに休息とバランスの回復だけということもよくある。また、栄養状態の改善、感情面の再検討、有害な環境因子の除去を必要としているばあいもある。さらに、霊的な覚醒と調和を必要としているばあいもある。新時代が進行するにつれて「聖なる不満」をいだきはじめる人たちがふえているが、これは人類全体の霊的覚醒と充足にたいする欲求の反映である。

ここでわれわれが真剣に学んでおくべき重要事項は、自己のからだをもっと子細にみつめるということであろう。われわれは右脳特有の「象徴としてのからだの言語」をつうじて、ハイアーセルフがつたえようとしているメッセージである自己の身体的症状に虚心に耳をかたむけなければならない。

具合が悪くなると、われわれは専門家の助けをもとめる。健康を回復するためにはそれもたいせつである。しかし、患者自身が治療に積極的に参加することなく、どんな病気のときにも医師にすべてをまかせてしまうのは問題である。すべての管理と責任を専門家にゆだねてはならない。患者は治病チームの一員として、医師と協力すべきなのだ。その医師も、波動医学や微細エネルギー療法につうじている人なら、表層的な病気であれ根のふかい病気であれ、的確な診断をつけることができよう。未来の医師は、患者に病気の根本的な原因との正しいとりくみかたを教えるようになるだろう。そして患者も、(現在おこなわれているような)即席修理的な治療は深層の慢性的エネルギーブロックという真の問題を糊塗《こと》しているだけであることを理解しはじめるようになるだろう。

霊性にめざめた未来の医師は、カウンセリング、ビタミン療法、ストレス・リダクション法、瞑想などをもちいて患者と協力し、当人の感情パターンの機能不全を改善しようとするだろう。患者はフラワー・エッセンス療法、宝石エリクシル、ホメオパシー療法などの微細エネルギー療法をつうじて、意識の高次エネルギー成分を調整するだろう。しかし、治癒効果や内的バランスの調和を永続させるためには、患者が思考・感情・食習慣など、ライフスタイル全般の様式を改善することが重要であり、前述のような治療はあくまで補助的に受けるべきなのである。**真の病因さえ把握できれば、人は同時に複数のレベルで治癒がおこるような、ライフスタイルの永続的な改善を実行するものである。それは自分の人生にたいする責任を受けいれることである。**

われわれはつねに、なにかを選択をしては特定の方向にむかって行動をしている。その行動に責任をもち、行動の結果についてもっと自覚的になる必要がある。われわれはようやく、「たんなる思考や感情」が健康に有害な作用をおよぼしうることを自覚するようになった。心ある医師からその知識をあたえられた患者は、感情や思考パターン、自他への愛の表現の多寡《たか》などが健康に重要な影響をあたえていることを自覚しはじめている。あとは、ひとりひとりがどう変わっていくかだけなのだ。その変化のための技法として、本書はこれまでに心理的技法や精神エネルギー的療法の数々について説明してきたのである。

とりわけ重要なのは、からだ・精神・感情と霊的エネルギーとの相互関係についての知識である。人間が有限な肉体をつうじて生活をいとなむ霊的な存在であることが理解できれば、意識のありかたが変わってくる。病気の真の原因が把握できるような、めざめた意識状態にちかづくと、人はより肯定的な方向へとむかっていく。真の原因を知りながらそれを無視するとすれば、症状が悪化しても文句はいえまい。それは医師には手がだせない領域なのだ。医師にできるのは、患者の協力のもとで、生命エネルギー的な援助をすることだけなのである。くすりの処方や外科手術の施行はできても、医師が患者の責任を肩がわりすることはできない相談である。

将来のドクター／ヒーラーは、患者の行動・感情・環境がからだに否定的な影響をあたえているプロセスに着目し、質の高いカウンセリングをおこなうだろう。その否定的な影響力を理解した患者は生活を変え、多次元的身体を流れるエネルギーの障害因子を除去して、ふたたび病気がおこらないようにつとめる。

そのさいに患者がとりくむべき感情的問題の解決には、第10章でふれたチャクラについての基本的知識が役に立つ。さまざまな感情的問題は、人類がいずれは達成すべき霊的な覚醒にむかう自己変容の歩みをさまたげるものである。もっとも基本になるのは「地に足をつけること」「セクシュアリティ」「個人の力《パーソナル・パワー》」にまつわる、下位の三つのチャクラにはたらきかけることである。ある意味で、地に足をつける（大地に根ざす）ことは基本中の基本である。それは、われわれが住んでいる地球との関係にかかわることだからだ。地球とのつながりの自覚は、環境を安全に保ち、天然資源を尊重・保存し、自然の高次エネルギーに同調するための力をあたえてくれる。

セクシュアリティはここ数十年、ますます重要な問題になってきた。性的表現や個人の性的快楽にまつわる課題はなにもあたらしいものではない。それは歴史の黎明期から存在していた課題である。しかし、われわれのあくなき性への欲求に由来するさまざまな葛藤は、第二チャクラのエネルギー流を抑制または活性化しすぎるという肉体的な問題を生じている。性病の蔓延は、地球の表面にあたらしい霊的なめざめがおこりつつあるいっぽうで、セクシュアリティへの不適切なエネルギーの集中がおきていることを反映している。下位チャクラを基盤とした古いセクシュアリティについやされる時間が長すぎて、上位のチャクラにかかわる霊的探求にじゅうぶんな注意がむけられていないのだ。

「個人の力《パーソナル・パワー》」という問題は過去においても重要なものであった。しかし、おそらく現代ほどその点が強調されている時代はないだろう。西洋社会は、自分が独自の方法で仕事を進める自由と能力が容易にあたえられる社会である。性別や人種に関係なく、人生を自己の希望のままにコントロールする能力が、これほど容易に手にはいる時代はかつてなかった。しかしほしいものが手にはいらない人が、自分の手のとどかないほどの地位や富を手にしている幸運な人たちを羨望のまなざしでみるとき、そこに摩擦が生じる。そうした無力感は、感謝の気持ちももてずにマンネリ化した仕事を漫然とつづけている人、昇進や進歩をあきらめた人によくみうけられる。いっぽう、他者に指示や課題をあたえる立場の専門家や管理者には、逆にエゴイスティックなまでに個人の力を肥大化させすぎることがあるが、これもおおきな問題である。個人の力と、家庭や職場で他者と協調できる力とは、ともに社会的統合をはたすための基本的な課題である。地に足をつけること、セクシュアリティ、「個人の力《パーソナル・パワー》」という三つの基本的な問題は、高次チャクラの精神的／霊的な表現に集中してとりくむ以前に解決されるべき問題である。

愛を表現し、受容する能力は、心臓チャクラの基本的な機能である。本書では第11章と第12章において、心臓チャクラの訓練がいかに重要かを紹介してきた。心臓チャクラというエネルギー中枢のバランス異常が生命エネルギーの流れをとどこおらせると、深刻な事態になる。心臓、肺、気管、甲状腺はすべて心臓チャクラからエネルギーの供給を受けている。その微細エネルギー中枢が閉鎖し、感情がブロックされていると、心臓病や呼吸器疾患、虚弱体質、感染症、悪性腫瘍をきたす可能性がある。また、小児期のトラウマや過去世の問題に由来する心臓チャクラのブロックが存在するばあいは、チャクラが開放されるときに心臓がつよいストレスにさらされる。愛の表現という課題は、けっして長いとはいえない物質界における人生のうちに習得しておくべき、重要な課題のひとつである。高度な自己犠牲と同朋への無私の奉仕は重要な愛の訓練の一部であり、家族への愛や個人的な人間関係、自己の変容におとらずたいせつな課題である。心臓チャクラを開放して愛と喜びのエネルギーを流通させることができれば、さらに上位のチャクラが開放しやすくなる。**個人の霊的な変容は、心臓チャクラの開放に依存している**。心臓チャクラの開放が進むにつれて、生きとし生けるものにたいする慈悲の心がめばえ、神聖な無条件の愛（キリスト意識）が表現できるようになる。「キリスト意識」とは、われわれがめざしている霊的な覚醒状態のひとつの理想形である。

上位チャクラ、とくに咽喉チャクラの開発にかんしてもうひとつ重要なのは、意思の表現のコントロールと自律心である。独善や放縦が蔓延しているこの時代にこそ、個人的および霊的変容にとって、自律心が重要になってくる。食習慣をあらため、意識的に運動をし、瞑想を日課とするといったことはすべて、身体／精神／

霊の真の健康をえるためには不可欠の自律的行動なのだ。

　コミュニケーションも、咽喉チャクラがかかわる重要な要素である。それはだれもが発揮できる能力ではあるが、かならずしも明快に正直に自己表現できるとはかぎらない。コミュニケーションとは、たんなる「言葉のやりとり」以上のものである。コミュニケーションは、声の調子や身ぶり、顔の表情、接触、そしてみえない微細エネルギー経路をつうじてもおこなわれる。われわれは、自己の思考と感情を他者に——とりわけ関係性が濃い他者に——的確につたえるすべを身につけなければならない。重要なことをつたえず、他者との的確な交流をおこたると、生命エネルギーの流れが制限される。そして緊張とストレスがつのり、やがてそれが病気や苦痛というかたちで表面に噴出してくる。家族関係や社会との関係の明晰さとふかさは、明快で効果的、さらに正直なコミュニケーションがあってはじめて実現するのだ。

　高次のサイキックな中枢である眉間チャクラ（〝第三の目〟チャクラ）や冠チャクラは、高次意識をつうじてえられる霊的充足とパーソナリティ変容の探求とにかかわりがある。内的ヴィジョン、直観力、霊的な覚醒などは、西洋社会においてもしだいにその重要性が認識されるようになっている。意識の覚醒をもとめる人の数はどんどんふえており、その傾向は、伝統的なキリスト教、ユダヤ教など西洋の宗教、さらに東洋の仏教、道教、スーフィズム、ヒンドゥー教などをつうじて多くの人が霊的充足をえようとしているうごきにもみることができる。瞑想や祈りにたいするここ二〇年間における関心の高まりも、無数の人が霊的な覚醒をもとめていることを示している。

　われわれはいま、数えきれないほど多くの人が霊的な変容をとげはじめる時代をむかえようとしている。山積した社会問題、経済問題、環境問題、地球レベルの諸問題を解決するために、覚醒した高次意識の結集がどうしても必要とされる時代なのだ。高次元世界からの強力な推進力がはたらき、それが多くの人の霊的変容と覚醒の過程を加速している。瞑想をおこない、ハイアーセルフのみちびきに耳をかたむけるにつれて、人々は自己治癒とウェルネスのための多大なエネルギーを励起させられるようになるだろう。潜在していたクンダリニーの力が瞑想によって発現し、やがて神経系におけるストレス処理能力が飛躍的に改善されるようになるだろう。さらに、そうしたサイキックなエネルギーが各チャクラと脳を浄化して潜在能力を解放させ、かくれていた高次意識の力を活性化していくだろう。

新時代の霊的波動に敏感にこたえる人がふえるにつれて、眠っていた無数の人たちの心が愛と癒しのエネルギーにめざめはじめ、地球を平和と調和の場に変えていく力になるだろう。われわれが自己を癒しはじめ、多くの病気・不幸・苦痛の真因が恐れと誤解にあることに気づくとき、憎悪・偏見・不信が消え、愛と協調が生まれるだろう。

低次の意識レベルにあるとき、人は自己の不満や無能さを周囲の世界に投影する傾向がある。自己の悩みや無能を周囲の人たちに投影するとき、人間は恐怖と偏見をつのらせ、悪循環におちいる。自己のうちに恐れ・不安・短所をみとめることが怖いのだ。そうした恐怖心に対処しようとして、**われわれは自己の恐怖感や狂気を世界に投影しはじめる。**そして、問題はそとからやってくるとおもいたがる。しかし、その問題はもともと、われわれ自身のエゴから生じたものである。**思考の混乱と病気という悪循環を断ちきるための唯一の方法は愛と許しであり、愛のもつ潜在的な治癒力にたいする大いなる気づきである。**自己の欠陥を受けいれ、自己を許し、まだ生長の道がのこされていることを正直にみとめたとき、高次の霊的レベルから物質レベルにいたるすべての領域において自己治癒がはじまるのである。そのときはじめて、われわれは自己を愛し、受けいれることができるようになる。自己を愛することができるようになれば、他者を愛することはたやすい。

だからといって、現代の世界そのものに混沌や不穏が存在しないといっているのではない。この危機の時代において、対立や不和はいたるところに存在している。あたらしい時代が到来するまでは、社会の情勢は悪くなっていくばかりであろう。ときに狂気ともみえるこの社会に対処していくために必要なのは、自己の内部に平和の中心点をみつけ、平和と調和のエネルギーを、それを必要としている周囲の世界にまで拡大することである。平和の中心点をみつけ、霊性への理解をふかめることができれば、治癒は自然におこってくる。そしてわれわれは善良な地球市民のひとりとなり、世界秩序への奉仕者のひとりとなり、仲間となる。外にでていき、地球を癒すまえに、まずわれわれは自身を癒さなければならない。長い道のりの最初の一歩は、自宅にいてはじめることができるのだ。

再生の宇宙的サイクル——新時代に生きる古代の智慧

波動医学は癒しと霊性の発達という領域を真に変革しうるものである。微細エネルギー医学は身体的疾患の治療だけではなく、そもそも疾患の発生にかかわった個人の意識そのものを変える力をひめている。病因となりうる有害な環境因子と相互に作用する個人の精神エネルギー的要素を変えることによって、身体レベルに作用する対症療法以上の、永続する治療効果がえられるのである。波動医学は治癒というプロセスにかんする知識を拡大するために不可欠なものである。なぜならそれは、「自己」の多次元的本質にたいするはばひろい理解にもとづくものだからである。

波動医学的治療が有効なのは、肉体のほかにエーテル体、経絡系、チャクラ／ナーディ系、アストラル体、メンタル体、コーザル体、さらに高次の霊体など、目にみえない人間の微細な身体構造の各レベルに直接的な影響をあたえることができるからである。こうした多次元エネルギー生理学および霊的生理学の機能と統合性が概観できたいま、そのような知識を、われわれがこの惑星地球のうえではたすべき聖なる目的といかに合致させるべきかを問わなければならない。高次の微細身体の解剖学と、その日常生活や健康にたいする影響を理解することは、人間が「魂」という、たえず進化しつづける聖なるエネルギーといかに緊密にむすびついているのかを理解する助けになる。

肉体および高次の微細身体は、高密度の地球において魂の意識の自己表現を可能にするための、特殊化した媒体である。個人の魂の意識は、じつは、われわれが「神」とよぶより広大な霊的意識が特殊化した「分霊」の意識である。さまざまな霊的伝統は、神がすべての魂を同時に創造した時点をもって宇宙の創造の時期だとしている。宇宙の進化と神学を統合的に解釈すれば、ビッグバンは原初の光や星間物質である水素元素の創造以上のものであることがわかる。ビッグバンはまた、創造主が無数の人間の魂を誕生させ、それらが聖なる意識エネルギーの爆発的な特殊化作用によってあらたな宇宙にやどった時期でもあるのだ。

神はその聖なる姿に似せて人間を創造したといわれている。最初の瞬間に個々の魂が創造されたとき、神は光という微小な存在に分裂し、それが原初の広大な存在のエネルギー的表現になっていったのである。それらちいさな「神々」の意識の進化と宇宙のホログラフィックな結合性をつうじて、巨大な「神」はさらに豊穣さをまし、おそるべき多様性と、至高の意識に内在する自己認識を発達させていったのだ。光という根源的な存在、すなわち魂は、濃密な物質的形態による表現をつうじて、意識がもつエーテルエネルギーの発現方法を発達させた。魂は肉体とよばれるその濃密な形態にともなう感覚をつうじて、進化しつづける惑星地球の驚異と美を経験することができるようになった。また、人間の肉体と肉体、肉体と環境、感覚をもつ他の生命体（みな輪廻のサイクルのなかで、みずから選んでその生命体として地上に生まれてきた）と肉体との相互作用をつうじて、感情表現の実験をすることも可能になったのである。

肉体という濃密な物質的媒体にあたえられている人生一回分の短い時間では、いかなる存在もじゅうぶんに発達をとげることができないので、連続的な再生サイクルである「輪廻転生」というシステムが創造された。一回の生を生きるたびに、再生した魂は多岐にわたる経験をして、人間存在の驚異、喜び、悲しみを探求する。試行錯誤し、また報酬や懲罰を受けながら、肉体に投影された魂の意識は、人間という形態におこりうるあらゆる経験をつみ、地球での生活を学習していく。それぞれの魂は輪廻転生のサイクルをつうじて、さまざまな肌の色をもつそれぞれの人種がかかえる人生の栄光や成就、困難や悲哀を知るようになる。すべての魂は、いずれは栄華をきわめた上流階級の生活と、貧しい農園における質素で労苦にみちた暮らしの両方を知ることになる。また、社会によって男性と女性の人生がいかに異なるものかも実感するにいたる。魂はそうした多様な経験をへて自己をよく知るようになり、自身の感情的・身体的・霊的な性質を理解し、肉体がいとなむ生活のさまざまな表現を身につけていく。おそらく、地球滞在中におけるもっとも重要な経験はさまざまなかたちの愛の経験であり、神のすべての被造物にたいする慈悲の心を発達させることであろう。

すべての魂は霊的な光の存在であり、ホログラフィックな結合関係をつうじて、エネルギー的に創造主および創造主の宇宙につながっている。すべての魂は、ただひとつの聖なる原理（一の法則）の、独自かつ多様なあらわれとして進化してきた。

魂が経験をつんで生長していくにつれて、創造主も無限の表現形のなかで自己認識をふかめながら生長と進化をとげる。こうして神や宇宙とつながっているにもかかわらず、魂は濃密な物質的身体に転生すると、自己の霊的起源にかんする記憶を一時的に失ってしまう。しかしじっさいに記憶を失うのは、じつは濃密な物質的身体に投影された魂の意識の断片だけであり、魂の高次な霊的身体は、宇宙的覚醒や神の力との結合を維持している。

地上的なパーソナリティは、他者との分離感、創造主との分離感をもたらす脳と肉体の知覚的メカニズムによって、自己がただひとつの至高の知能の顕現であることをわすれてしまう。ひとつにはこうした神からの分離感によって、人類に（自己の外部にあるようにみえる）物質的宇宙や自然の創造力とふたたびむすびつくために、人類は宗教とその儀式をつくりあげてきた。人類は、神の王国がすでに自己の内部にあることをわすれている。イエスはわすれられたその単純な真理を教え、われわれに想起させるために受肉してこの世にあらわれたのである。

物質的身体に再生した直後から機能しはじめるこの魂の自動忘却システムによって、前世の記憶は自我の意識からすべて消去される。そのため個々の存在は、前世で獲得された知識や習慣の影響を受けることなく、あたらしい規則と環境にしたがって発達をとげる。物質的身体に投影された個々のパーソナリティは、じっさいには一個の魂全体の断片にすぎない。魂全体、すなわち高次の霊的自己は、その断片たちが輪廻転生のなかで習得した知識のすべてを、いわば蜜蜂の巣箱にやどる意識の集合体として、完全に保持している。無数の働き蜂や雄蜂、女王蜂が織りなすゲシュタルト意識をつうじて、この巣箱はちいさな情報収集者の集合体からなる巨大な脳さながらに機能する。見かたをかえれば、魂とは宇宙樹のようなものでもある。転生をつづける個々のパーソナリティ、すなわち原初の魂の断片は、巨木の枝々に咲く多くの花のひとつである。魂の樹の一本一本の枝に咲く自我という花は、一本の幹の維管束《いかんそく》と根のシステムというライフラインによってやしなわれ、たえず樹木全体と連絡がとれる状態にある。

したがって魂全体は、サイキックなコミュニケーションという微細な糸によってそれぞれの知識や経験が織りこまれた色あざやかなタピストリーにも似た、多くの転生者、またはパーソナリティの集合意識なのである。人間性のさまざまな表現を経験した個々の魂は、その感情的なキャパシティ、知的な創造性、肉体の有限性、そして最終的には自己の高次の霊性への自覚などにたいする理解をふかめ、生長していく。

輪廻転生のサイクルには、自己発見と意識の覚醒という魂の探求の旅の同行者たちが、誤解や否定的行動をくりかえすことを予防するための特殊な安全装置が内蔵されている。肯定的・否定的行動にもとづくこのエネルギーの貸借システムは、「カルマの法則」とよばれているものである。高次元身体の微細な性質、およびそれが物質的身体の誕生と機能維持にあたえる支配的影響によって、過去世のあやまった行動にともなう否定的エネルギーは、肉体と感情の微細な異常というかたちで、つぎの生にもちこされる。

前世において他者にくわえた悪行や苦痛、損害といった否定的な行為について、われわれは自分の病気や身体的ハンディキャップにとりくむことによって、そのカルマを焼きつくし、みずからの魂を浄めることができる。しかし、他者をくるしめた人はいつの日か、まったく逆の立場に立たされ、かつての否定的な行為が象徴的にくりかえされるようなかたちでくるしむことが多い。たとえば宗教弾圧が盛んだったスペインで、真っ赤にやけた鉄刀で異教徒の目を串刺しにした執行人が、つぎの世に不治の病いにかかり失明したようなケースである。透視能力者による調査や(5、6)催眠による年齢退行(7、8)の研究で、ある種の病気や恐怖症の背後にある理由として、カルマの発現があることを示唆するデータが示されている。この種のカルマ的発現の意義は、加害者に被害者とおなじ苦痛を経験させることによってその行為の意味を理解させるところにある。いっぽう、ハンディキャップを克服した人は逆境にあってもめげない強靭な精神を発達させせことがあるが、そうしたコースをたどる人のなかには、それ以前には自己の進路を妨害する障害とさほど真剣に対峙した経験をもたなかった人が多い。むろん、すべてのハンディキャップが前世からのもちこしであるというつもりはない。ハンディキャップの多くにそうした背景をもつ傾向があることは否めないが、ときには、適切に対応すれば肯定的な生長の好機になると魂が判断して、あえて逆境が選択されたというばあいもある。サイモントン博士によるがん患者の研究でも、生命にかかわる大病がパーソナリティの変容をもたらすことがわかっている。

本書がもっぱら対象としているテーマからは若干逸脱するが、カルマ由来の疾患にもふれておく必要があるとおもわれるのは、少なくとも、ある種の疾患やハンディキャップの背後にひそむ原因に気づいてもらうという点で、それが波動医学の守備範囲の一部だからである。ようするに、現世であろうと前世であろうと、自己の行動の結果をひきうけるという「自己責任」の概念にたちもどる必要があるということだ。前世における否定的な感情や悪行がいまもって病気というかたちでつきまとうなどとかんがえる人はほとんどいない。ところがじっさいに、そういうことがありうるのである。

転生して生まれてきたときに過去世の記憶が失われるにもかかわらず、人間は高次の波動的身体をつうじて、ハイアーセルフの霊的エネルギーとむすびついている。そして魂はさまざまな方法をもちい、象徴的な夢、ある種の病気や身体障害、ときには瞑想状態における直接的な内的コミュニケーションをつうじて、転生したパーソナリティに自己覚醒をうながすべく試みてくる。コーザル体の意識は、パーソナリティには感知できないことも、ハイアーセルフはつねに感知することができる。意識的なパーソナリティや自我がむかう方向を、物質界で知覚した結果だけでなく、より根本的な原因のレベルからも観察することができるのだ（187ページ参照）。個人のハイアーセルフは、感情的障害がいかに肉体のエネルギー生理学的状態に異常をもたらすかを知っている。そしてハイアーセルフは、重い病気が発症するまえに、自我にたいして警告を発しようとしてくる。ハイアーセルフはつねに、われわれの人生のなかでじっさいになにがおこっているのか、そしてどうすれば苦痛が癒され、平和と喜びと満足がえられるのかを知っており、ハイアーセルフという内なる資源にアクセスさえできれば、われわれは力・知識・愛・叡智の無限の貯蔵庫をみいだすことができるのである。

ハイアーセルフ、すなわちコーザル体には、多くの過去世を生きた魂の記憶と知識がすべて貯蔵されている。この「知識の身体」の内部には、自己の真の霊的起源、生・死・再生という生命がもつ「うつり変わり」の性質、自己の存在の宇宙的意味、創造主とのむすびつきなどが理解できるレベルにまで個人の意識をひきあげるための、変容への智慧が存在している。意識のレベルが高まるにつれて、われわれが自然に自己の苦悩や、みずからがつくりだした障害の理由が知覚できるようになるのは、このメカニズムによるものである。霊的な自覚をふかめ、ハイアーセルフの内なるみちびきに波長をあわせられるようになると、このメカニズムはいっそう円滑にはたらきだし、自己の感情・精神・身体・生活を変容させることが容易になる。たとえばフラワー・エッセンスには、低次の自己と高次の自己の再結合を可能にする、純粋意識のエネルギーそのものが含まれている。この種の波動医学的治療は、魂のより高い性質の物質的身体への発現を助け、結果として癒しと自覚のふかまりを可能にするのである。

人類はさまざまな文明をつうじて進化してきたが、その文明の多くはかつて、当時のヒーラー、神官、医師らによって語られる霊的知識を真なるものとして受容していた。母なる「レムリア」あるいは「ムー」とよばれる大陸に住んでいた太古のむかし、人々は高次の霊的自己と直接的なつながりをもっていた。レムリアが存在したのは人類史上のごく初期、高密度の肉体へと輪廻転生するサイクルがはじまって間もないころだったという。初期レムリアの人々は素朴な生をいとなんでいた。霊の存在を信じ、万物に神の力がやどっているという認識を共有していた。自然と自己とに調和していたレムリア人たちは健康で、めったに病気にならなかった。かれらはまたサイキックな能力にたけ、生物の周囲のオーラや霊的な光を容易にみることができた。ハイアーセルフからの、日常意識へのサイキックな情報の流入も容易だった。そしてテレパシーによるコミュニケーションもありふれた通信手段であった。レムリア人は、肉体とつながって存在するさまざまな微細意識構造に気づいていた。そして、基本的な低次の意識や、(その日常的パーソナリティの意識である)中位エネルギー中枢とのつながり、また高次の霊的自己である宇宙意識との関係についても理解していた。フラワー・エッセンスは、もっぱらサイキック能力や霊性を発達させるためにもちいられていた。治癒を必要とする病気がほとんどなかったからである。

現在のハワイ人、なかでも低位、中位、高位の自己にかんする知識をもつカフナのシャーマンたちは、この失われた人種の子孫であることをうかがわせる。ハワイ諸島は、何十世紀もまえに海底に没したレムリア大陸の山頂が点々とのこったものだとする説もあり、その説では、レムリア大陸消滅のまぎわ、多くの住民がアトランティスとよばれる大陸に移住し、そこで人類史上もっとも偉大な文明を築きあげたといわれている。

アトランティスはその時期よりはるか太古に農耕文明としてはじまり、伝説にのこされているように、ついには科学技術の頂点に到達するまでになっていた。素朴な文明に生きていたレムリア人も、やがてはアトランティスのハイテク文明に同化していった。これは片田舎に住んでいたアメリカ人が大都市の複雑な社会に吸収されていく姿を彷彿させる。**めまぐるしく変化するアトランティス社会への適応を余儀なくされたレムリア人の多くは、人類最初期のストレス性疾患にかかっていった。**

第9章でものべたように、アトランティスには三つの医学の学派が対立していたといわれる。すなわちフラワー・エッセンス、クリスタル療法、色彩療法など、霊的な方法をもちいて病気を治療するヒーラーの学派、霊的手法と科学的手法を統合した治療法としてホメオパシーをもちいる神官の学派、そして、現代の医師がおこなうような、生薬、薬物、外科手術などをもちいるアロパシー医学の学派である。アロパシー医は、当時の主流派からはきわめて過激だとみなされ、一部の医師がその異端性を糾弾され、迫害を受けるほどであったという。

やがてアトランティス文明は最盛期をむかえ、科学者たちは治癒の技法と生命エネルギーの操作に熟達するようになっていた。アトランティス人もレムリア人とおなじように、テレパシーやサイキックなコミュニケーション能力にたけていたという。かれらの自然を操作する能力が高まるにつれて、社会のありかたもしだいに変化していった。人々は、かつてもっていた自然との調和や生命の霊的次元にたいする視野を失いはじめたのである。霊的調和を尊重していた勢力はアトランティスの崩壊を予見し、高度に発達した治癒の技術や、哲学、科学技術、「一の法則」(413ページ参照)にしたがって生きる智慧を国外へはこびだす準備をはじめた。

破局から脱出した人たちは三つの集団にわかれ、記録や教えを遠方の地にはこんでいった。それぞれの集団は、全生物および創造主とのあいだの意識の一体性という思想を含むアトランティスの生活と霊的な教えの高度な伝統をつたえるべく、その生活様式と霊的実践の基本をそれらの地にもたらしたといわれる。それらの集団のひとつはエジプトに到達した。その一部はさらに遠隔地にむかい、ヨーロッパ、アジア、チベットへとたどりついた。もうひとつの集団はペルーの海岸地帯を中心とした中南米にわたった。第三の集団は北アメリカに移住した。初期の南アメリカ先住民が共通してつかっていたシンボルや（石の彫刻などにみられる）古代エジプトにおけるヒエログリフ、北アメリカ先住民の芸術などには共通して、アトランティス文明の痕跡とおもわれるものがのこされている。またアステカ文明やエジプトなど各地のピラミッド型建造物、あるいはアメリカ先住民の土塁には、崇拝とイニシエーションのためのアトランティスの神殿建築様式が影をおとしている。南北アメリカ先住民や古代エジプトの伝説には、アトランティス大陸の沈没をおもわせる説話が散見される。その大陸が沈んだとされる大洋は、大陸の名にちなんで現在でも「アトランティック」（大西洋）とよばれている。

エジプトに移住した集団は波動医学の知識体系をつたえ、その結果、エジプトはその地ではじめての大発展をとげることになった。アトランティス人の治癒と霊性開発の技法を導入したエジプト社会は劇的に変化していった。科学と治癒の知識をもたらしたといわれるトート神の神話など、古代エジプトにつたわる神話の多くは、紀元前一万年ごろのアトランティス人の渡来が物語におきかえられたものである。人間の高次元的性質に同調することによってえられるサイキック能力と霊的覚醒の活性化にもとづいた、まったくあたらしい水準の文明が、古代エジプトで長く繁栄したのだった。

それはエジプトというおなじ屋根の下で科学と宗教が一体化していた時代だった。秘術をさずけられた神官らは治癒の技法の研鑽にはげみ、アトランティスからひきついだフラワー・エッセンス療法、色彩療法などさまざまな微細エネルギー的方法の保持につとめた。ヒーラーは三種類に分類されていた。第一は生薬を利用するグループである。かれらは治癒過程を促進するためにさまざまな薬草を利用した。第二は外科手術をおこなうグループである。当時の外科技術がきわめて高い水準であることを示唆するパピルス文書の記録が、いまでものこっている。それによれば、外傷性の血腫による脳実質の圧迫を除去するための開頭術の術式は現代のそれとほぼおなじものである。ただし、かれらは切開部の縫合のかわりに融解したロウを利用した。そして神官が「プタハ（創造と技術の神）の生命」を注入した木綿布で術創をおおった。これは、現代でも看護婦がおこなう「セラピューティック・タッチ」（382ページ参照）と同種のサイキックな治療法である。神官であるヒーラーが手をかざした木綿布には、感染を予防し、術創の癒合を促進する効果があった。

第三のグループは、さらに興味ぶかい治療をおこなった。かれらは診断と治療にサイキック能力と透視能力を利用したのである。冥府の神アヌビスに仕える神官はこのグループに属していた。かれらは霊眼をもちいて患者の体内および体外のオーラ場を観察し、身体的障害、外傷、心理的障害、そして前世からのカルマ的な問題点などを診断することができた。直接その手をふれて治療をおこなうばかりか（352ページ参照）、遠隔地から思念の力で治療をおこなうこともあった。また、手術を必要とする患者の意識を物質的身体からアストラル体レベルに投射させることができるヒーラーもいた。それは薬物を使用しない、独創的な麻酔法であった。そうした能力を賢明にもちいて、精神性・身体性・霊性が調和した健康状態をめざすエジプトの民衆の生長を助けるべく、神官たちは入念に訓練されていた。

このように、科学者と神官は同一のグループによって担われていた。宗教と科学の原理がともに、人間の多次元的構造にたいする統合的知識とサイキックな知覚、そしてそれらと輪廻転生のプロセスとの関係への知識に立脚していたのである。そうした古代の知識は、神官たちによって厳重に保護されていた。というのも、サイキック能力に内在する力や精神エネルギー技術が、アトランティス時代末期のように、霊性の低い人たちに悪用されるおそれがあることを理解していたからである。

この霊的統合の時代は、その後の数千年にわたってエジプト文明に影響をおよぼした。しかし不幸なことに、神官階級にも社会構造にも、最後には破綻がおとずれた。そして、霊的な叡智にかんする知識の多くが失われていった。エジプト文明に浸透していった古代アトランティス人の奇跡のわざや知識の豊富さをつたえているとみられる物語は、神殿の壁を埋めつくすほどのヒエログリフに刻まれた神話となって、現代にまでのこされている。ヒエログリフには多義的・象徴的な意味が秘められており、エジプト語に翻訳された初期の秘教的文書のなかには、その原義が現代のエジプト学者にも解明できないままのこされているものがある。

霊性を重視したエジプトの王朝が没落したのちにも、古代の叡智の一部は生きながらえ、後世からギリシャ神秘学派とよばれることになった知識体系にくみこまれた。そこでも、人間の霊的起源と微細エネルギー構造にかんする知識が教えられ、秘伝として受けつがれていった。そうした古代の叡智の教えは、感情が微細エネルギー身体にあたえる影響にかかわる、さまざまな秘教的技法をつたえるものであった。神秘学派で学ぶ人には霊的な志向のみならず、動機の純粋さが要求された。その教えのほとんどは単純であり、たとえば「おのれの欲するところを人にほどこせ」といった金言のようなものだった。かれらは「上なるものは下なるものの如く、下なるものは上なるものの如し」という、いわゆる「照応の法則」を教えられたが、それは、物質界で生じる事象は高次の波動レベルで生じる事象の反映であることを叙述したものである。

それから数世紀にわたって、地球の各地域で特別な指導者が再生をくりかえし、その時代の人々が理解できるような表現をもって、ふたたび古代の叡智をつたえていった。東洋には老子、孔子、ブッダ、ゾロアスター、ムハンマドらがあらわれ、霊的な道にしたがう智慧を説いた。そうした偉大な魂の降臨につづいて、あたらしい哲学の学派や宗教が出現し、それらの教えの精髄は弟子たちの手によって、霊的知識に渇《かつ》えた世界の各地にひろめられていった。中東世界にも、もっとも偉大な指導者のひとりが降臨し、文字どおり歴史の流れを変えることになった。いうまでもなく、われわれに道を示し、霊的遺産の美を想起させるためにあらわれたヘブライの一介のラビ、イェシュア・ベン・ヨーゼフこと、イエス・キリストである。

現在の聖書や歴史書には記録されていないが（長い年月をへるうちに内容の一部が修正された）、イエスはある時期、エジプトやギリシャなどを旅して、異文化における神秘主義思想や宗教を学んでいたともいわれている(9)。そして、さまざまな霊力を提示する技術に長じていた。聖書にもあるように、かれは手かざし療法で病者の治療をおこなった。イエスが指導した砂漠の民は無学な人が多かったので、かれは霊性にかんする教えを象徴的な寓話に翻案した。後世の解釈とは反対に、それらの物語は字義どおりの解釈をもとめるものではなく、象徴的に解釈されなければならないものである。

　現代のキリスト教徒には知られていないことだが、イエスもまた輪廻転生の原理を説いていたという。しかし、かつての聖書で輪廻についてふれていた箇所は、六世紀に「前世や来世という概念は教会権力と相反するものである」として、ある強大な権力をもったカトリック司教の手によって聖書から削除されたといわれる(10)。にもかかわらず、イエスの復活は、意識が物質的身体の死をこえて存続するという輪廻の概念を説明している。イエスは人々に「死をおそれるな」と説き、多くの輪廻をくりかえす魂の意識による、誕生・死・再生という生命の自然なサイクルとして死を理解するようにと説いていた。イエスは魂の存在をわすれさったわれわれの世界に、学ぶべき最大の課題が「愛」であることを示すためにあらわれた。イエスは人々に、他者を許し、愛と光をあたえることを学べと教えている。そして自分がなした数々の奇跡のわざにふれて、「わたしがおこなっていることは、あなたがたにもできることだ」と説いているのである。

　人々は長いあいだ、イエスを神の唯一の子であるとみなしてきた。しかしじっさいには、それはあやまった解釈であった。イエスがわれわれに教えようとしたのは、「すべての人間が神の子である」ということだった。そもそも、神がその神性を、やがて人類の魂となった「意識」という無数のちいさな単位に分割したとき、それは思念という創造の力によっておこなわれた。したがって、魂は神の偉大な創造的思考という行為の産物であるということができる。思考または観念が物質的現実になったものを「頭脳の産物」ということがあるが、進化する魂、すなわち神の意識の断片であるわれわれは、神の頭脳の産物なのである。**われわれ個々人が神の息子であり、娘である**。イエスが説こうとしていたのはそのことだった。しかし、たんなる寓話として説かれたことを字義どおりに解釈することによって、イエスの真意が失われ、混乱をまねくことになったのである。

イエスの教えでもっとも重要なもの――自己を愛し、他者を愛することを学び、許すことを学び、創造主に祈り、感謝しなさい――の価値は、二〇〇〇年まえもいまも変わらない。本書では感情の歪み、愛する能力と許す能力の欠如がいかにチャクラや微細エネルギー身体の障害になるかをみてきた。感情や精神、微細エネルギーの不調和による物質的身体のエネルギー生理学的構造のよわさと病原体や環境中の有害物質とがかさなったとき、人は病気にかかりやすくなる。霊的にめざめた科学者が人間の微細エネルギー構造の存在を証明するべくもちいている新時代のテクノロジーによって、われわれはようやく、イエスをはじめとする多くの指導者たちが説いてきた霊性の真の意味を理解しはじめようとしている。われわれがいま発見しつつある事実は、じつは古代の先進文明に端を発する霊的知識の生まれかわったものなのである。

ホリスティックな治療や自然治癒の基本原理は、波動医学的治療の原理とともに、何万年もの歴史をもつ知識体系であり、そのような思想は、たえず再生のサイクルをくりかえして、ふたたび現代人の意識に浮上し、人間がみずからにもたらした苦痛を緩和するための霊的治療法の確立をうながしている。ホメオパシー、フラワー・エッセンス療法、光や色彩をもちいた療法、クリスタル・ヒーリングは、じっさいには古代からつづく癒しのわざである。知的および霊的な環境が熟し、強力な癒しの技法がふたたび日の目をみるときがやってきたのは、医学界や科学界に生まれたあらたなうごきに呼応して、人々の意識がじょじょに変化してきたからにほかならない。

未来の霊的科学としての波動医学――個人と地球の進化のあらたな一歩

エネルギーとしての物質というアインシュタイン的な理解が、相互に作用するエネルギー場という観点に立脚する生物学的システムの検証に応用されるようになるにつれて、波動医学もしくはエネルギー医学はようやく、現代科学の裏づけがえられるようになった。単純にいえば、アインシュタイン的な観点とは、人間を「場のなかの場のなかの場」として、より高次の次元からながめるものである。無限小の素粒子から物質レベルの物体、高次の波動エネルギー的実質にいたるまで、いまや物質そのものが、変動するエネルギー場のなかに閉じこめられたダイナミックなエネルギーとして理解されているのである。高エネルギー素粒子物理学、キルリアン写真、ホログラフィーといった分野における数々の実験、サイキック・ヒーリングの生物への影響の研究はわれわれに、あらゆる生命のプロセスにおけるエネルギー場を理解するためのあたらしい方法をもたらしつつある。人間を多次元的な光の存在としてかんがえることができれば、精神／身体／霊複合体の再統合および再配列をつうじて治癒を促進する特異的な微細エネルギー量子を配分する、波動医学的治療の強力な効果が理解できるようになる。波動医学的治療は、相互に作用する多次元的エネルギー場という文脈のなかで、その構造的な障害とエネルギー流の障害を除去し、バランスを回復させることによって効果を発揮するものなのだ。

人間の微細身体のうち、エーテル体以上の高次元を構成するエネルギーの多くは、光速以上の速度で振動している。アインシュタインの等式からその存在が予測されている、いわゆる「磁電エネルギー」（176ページ以降参照）の物理学が、高次の波動的現象の背後にひそむ科学原理を解読するための鍵をにぎっている。われわれの想念や感情は、じつはこの特殊なエネルギーの発現である。医学と心理学がこの先数十年にわたって真の進歩をとげるためには、感情的問題をエネルギーの不均衡としてとらえ、それが微細身体と物質的身体に影響をおよぼしているという理解が不可欠である。そうした感情的障害が、一部にせよ、人間の微細エネルギー場の問題に起因しているとかんがえることができれば、不均衡を除去もしくは修正するために自然界の微細エネルギーを利用するようになるだろう。人体の微細エネルギー場に影響をあたえるホメオパシー治療薬、フラワー・エッセンス、宝石エリクシル、クリスタル、色彩エネルギー療法などは、ストレスや病気にたいして強力に作用するものである。将来は、まったくあたらしいエネルギー科学が創出され、それが人間の意識と微細エネルギー生理学に適用される時代になるだろう。そして霊性にめざめた科学者たちがこれまでの科学の限界を拡張し、高次元のエネルギー現象をも包含できるようなものにしていくだろう。

人類は歴史の転換期に立たされている。薬理学、外科学、診断用電子イメージングにおける新技術の発達は二十世紀の現代医学にめざましい進歩をもたらし、重症患者の治療に飛躍的な成果をもたらした。感染症の治療法も相当に進歩してきた。また、多種のがんや心疾患の症状を緩和する方法も開発され、高血圧や腎臓病のコントロール法も格段に改善された。現代医学はあたらしい発見がうちつづく、めざましい分野である。現代医学が人間の生存条件をいちじるしく改善したことは否定できない。科学による発見とその応用がなければ、多くの人が若くして死亡していることはたしかである。ただ、問題は、現代医学的手法がいまだに〝真の病因〟にせまるものではないという点にある。通常の医師は病気による〝影響〟には対処できるが、感情的・精神的・生体エネルギー的・霊的な「病気の前兆」に対処する方策をもっていないのだ。

現在のところ、薬物と外科手術を手放してしまえば、われわれにはすぐに打つ手がなくなる。波動医学的治療にかんするわれわれの知識はまだまだ浅い。アメリカにおける現在の医療体制では、通常医学以外の治療法を受けたばあいの保険適用はまだ不十分である。医療経済という観点からみても、医師に診療報酬を支払う第三者の支払組織がいまだにニュートン的医学モデルを唯一の医学モデルにしているからである。おかげで、PPO（特約医療機構）やHMO（健康維持組織）など目下成長中の健康保険組織をつうじて診療を受けている患者のほとんどは、保険料のほとんどすべてを通常医学の受療のためについやしているのである。ホリスティックな立場をとる医師もじょじょに認知されてきてはいるが、制度の変革にはかなり時間がかかりそうだ。

もちろん、対価さえ払えば、ビタミン剤やフラワー・エッセンス、ホメオパシー薬を手にいれることはできる。しかし、だれもがそうできるわけではない。それでも一般的にいって、波動医学的療法や自然療法の多くは、現代医学の薬物療法に比較すればはるかに安価なものである。ホリスティック医学や波動医学はけっして上流階級だけのご用達ではない。だれもが利用できる治療法のひとつであり、試みてみる価値のあるものである。残念なことにアメリカの医療費は増加をつづけ、多くの人が家族のために医療保険の受給を必要としている。そして、第三者の診療報酬支払組織の偏狭な態度が原因で、現代医学重視の傾向はさらにつよまってきている。しかしいっぽうでは、青十字などを含む数々の第三者支払い組織が、予防医学的性格をもつウェルネス・プログラムをおしすすめているという楽観的な見通しもある。そうした支払組織にも、すでに発症した病気の治療より予防のほうが安あがりであることがわかりはじめてきたのである。いずれにしても、これはのぞましい変化である。

波動医学の治療家たちも、波動医学的方法による治療効果にかんするより多くの臨床データを収集しはじめている。そして、ホリスティックな方向に転換し、微細エネルギーを利用した治療法をもちいる医師がふえるにつれて、合成薬剤と外科手術を含む現代医学的治療だけではなく、フラワー・エッセンス、ホメオパシー、またEAVなどの電気式経絡診断装置もカバーする新時代の医療保険会社が伸びていくだろう。残念ながら、大手の保険会社が変わるのはさらに先のことだろう。そのおもな理由は、AMA（アメリカ医師会）などのような教条主義的な団体が政治力をもちつづけているからである。AMAに所属しているニュートン派の医師の目には、波動医学的治療法はいまだにうさんくさいものに映っている。だからこそ、あたらしいエーテルスキャナーや画像装置などをつかって、波動医学や健康と病気を左右する微細身体の存在を科学的に立証し、波動医学的な診断・治療システムの有用性を証明することが重要なのだ。

治癒の科学を樹立するための布石として、現代医学は重要かつ必要なものであった。ニュートン物理学もまた、最終的に認知されたアインシュタインの相対性理論およびエネルギー場理論を生みだすための重要な布石であった。第1章から第3章で論じたように、通常医学はその基盤をおおきく機械論的ニュートン・モデルに依存している。通常医学が科学モデルへの理解にもとづく体系である以上、科学における新発見を統合して、いまこそ理解の枠を拡大・成長させるべきときである。最初に革命的な相対性理論を発表したときのアインシュタインとおなじように、こんにちの微細エネルギー生理学または波動生理学の支持者は異端視されている。時代の先を行く先見的思想にはめずらしいことではない。アインシュタインの思想が多くの科学者に確実に評価されるまでにはじつに六〇年という歳月を要したが、いまではかれは天才の名をほしいままにしている。革新につきもののそうした抵抗の実例をみていると、波動医学的発想をもち、時代の先を行くヒーラーが社会から認知されるまでにはそれなりの時間がかかってもやむをえないことかもしれない。

生長には痛みがともなう。個人の生長ばかりではなく、文化や文明の生長にも痛みはつきまとうのだ。それでも、時代があたらしい科学パラダイムにむかって前進し、「エネルギーとしての物質」「相互に作用しあうエネルギー場としての生理学的システム」というアインシュタイン的な概念が受けいれられていくにつれて、医師たちはじょじょに合成薬剤と手術にたよる方法から侵襲性のすくない微細エネルギー的な方法にのりかえていくであろう。微細エネルギー医学というあたらしいシステムは、従来の医学とおなじく病気の症状を緩和するだけでなく、病気の感情的・精神的・生体エネルギー的・微細環境的な原因をあきらかにするものだからである。

将来の波動医学の医師は、錠剤や粉薬を処方してこと足りるというわけにはいかなくなる。ヒーラーとしての自覚をもち、直観をみがいておかなければならない。そうしてこそ、いずれは身体的疾患として発現することになる感情のアンバランスや生体エネルギーの障害を早期に診断することができる。また、疾患につながる生体精神エネルギー因子の異常をみきわめ、そのバランス障害の要因を修正する方法を患者に教えることによって疾患の発症を予防することができる。ドクター／ヒーラーは患者に、栄養の摂取法、運動法、健康的な感情的反応パターン、ストレス解消法、リラクセーション法、病気や苦痛の真の原因に気づくための瞑想法などを指導することによって、患者のウェルネス増進に寄与するのである。

霊性にめざめた医療従事者は、直観的技法やさまざまな装置をもちいて、チャクラ・経絡系レベルの身体的異常を評価・診断する。かれらはすでに紹介した波動医学的チンキ剤（ティンクチャー）の処方にくわえて、音波やレーザーのエネルギーを経絡点（経穴）にあてる、手かざしによって治癒エネルギーを患者の体内におくるなど、多様な方法をもちいる。しかし、波動医学的治療が功を奏するには、なによりもまず患者自身が自分の人生と治癒にたいする責任を受けいれなければならない。医師とチームをくみ、心・身・霊という相互に作用しあう三要素の調和と統合にむかって歩んでいかなければならないのだ。

なかには、そうした責任を受けいれることが困難な人もいるだろう。しかしそんな人こそ、魂が経験をつんでいくための、輪廻転生というシステムの妥当性を認識しなければならない。なぜなら病いは、輪廻転生のしくみをつうじて、魂の教育の機会としてあたえられるからである。そのような文脈のなかで病気の意味を理解し、うつろいやすい肉体をつうじて顕現の機会をうかがっている「意識」の霊的な本質を把握することができたとき、われわれははじめて不均衡な感情パターンを修正し、魂がみずからに課した課題や障害をのりこえることができる。このハイテク産業社会において、現代医学が病気に対処するためのすべての解答をもっているわけではないことはすでにのべたとおりである。微細エネルギー医学は、現代医学では解決できない問題の多くに解答をあたえることができる。波動医学は理論と応用の両面において革命的な医学である。それはようやく登場の機会を目のまえにした治療体系なのである。

現在、地球上でおこっている不調和や不安は、そこに住む人々のうちにひそむ感情的・霊的アンバランスが反映されたものである。われわれはいまこそ、表面の物質レベルではなく、元因レベルにおける病いと苦痛を癒しはじめなければならない。波動医学的療法を受容し、活用していくためには、物質レベル、霊的レベルに治癒がおこるまえに、個人としての変容をとげなければならない。すでにわれわれは、一部の人々がその変容した意識をあらわしはじめていることをみてきた。それは地球と人間が、このちいさな青い星の存続のために苦悩から平和への惑星的規模での飛躍をはたすのを助けるうえで欠かせないものである。

波動医学は、病める現代社会にたいするいくつかの解決策を提供するものだが、それをじっさいに活用しなければ解決のしようもありえない。微細エネルギー医学は、正しくもちいさえすれば、過去何千年ものあいだ実現しえなかった地球規模の癒し、平和、調和のあたらしい波をもたらすことになるだろう。われわれが波動医学的治療法として利用しはじめた方法は、長いあいだ秘儀としてつたえられてきた古代の癒しの技法に起源を発している。おそらく人間はちかい将来、自己の行動にたいする責任をひきうけるようになるだろう。その行動理念は、古代の霊的指導者たちが説いた知識と恩恵を、必要としている多くの人たちに惜しみなくわけあたえることである。新時代の幕あけは、そこからはじまる。

【キーポイント】

1 人間は魂の生長と進化のパターンを反映する、ダイナミックなエネルギー系である。人間の意識はたえず学習し、生長し、進化しつづけている。そのダイナミックな変化のプロセスにたいして霊的にめざめる人がふえると、人類全体にエネルギー力学的変化をもたらす「さざ波効果」が生じるだろう。

2 病気になるとほとんどの人は、自己の生活や思考の様式を変更する必要性についてかんがえることもなく、医師のもとをおとずれる。しかし、医師と患者の相互作用が治癒的効果を発揮するのは、相互協力が可能であり、たがいの役割がはっきりと認識されているときだけである。われわれは自分の人生と健康に責任をもつ必要がある。その責任の一部には、医師の忠告にしたがうことも含まれている。

3 病気は当人の感情の不安、霊的な障害、安楽の欠如といった内面的な状態の象徴的な反映である。人体にとってマイナスに作用する外的要因もあるが、それらの要因がじっさいに病気をひきおこすのは患者の抵抗力が低下しているばあいだけである。人間の微細エネルギー的構成要素であるチャクラや経絡系では、感情的および霊的な障害が生理学的な弱点に変換され、その変化がいずれは物質的身体における局所的な機能障害、すなわち特定の疾患となって発現する。

4　発現した病気は、多次元的な身体／精神／霊の複合体における創造的意識および、微細生命エネルギーの自然な流れが阻害されていることの徴候である。それは「システムのどこかがおかしい」ことを知らせる、象徴的な警告のメッセージである。永続的な健康を達成するには、微細エネルギーの流れが阻害されている部位をもとの状態に復帰させなければならない。

5　人間がかかえる感情的／霊的問題の多くは、チャクラがもつ重要な学習課題の反映である。チャクラにかかわる問題には、「地に足をつける」こと、セクシュアリティ、個人の力、愛、意志、創造的表現、内的ヴィジョン、霊的探求などがある。

6　右にあげた問題のいずれかでつまずいたときは、それに対応する大チャクラを流れる微細エネルギーがブロックされる結果となることが多く、そのエネルギーブロックが、関連する身体臓器に流れる生命エネルギーを阻害する。そうした問題が解決されず、慢性化したときに、エネルギーブロックはいずれ病気として発現し、転生をくりかえすパーソナリティにとっての重要な学習経験となる。

7　チャクラにかかわる問題のうちでは、心臓チャクラがもっとも重要な課題をになっている。心臓チャクラは、自己と他者にたいする愛の自由な表現能力にかかわるものだからである。個人的変容および霊的変容は、究極的には、花にも似た心臓チャクラの「開花」状態にかかっている。

8　現世における病気、苦痛、苦悩の多くは、恐れと誤解に根本的原因がある。低い気づきのレベルにあるとき、われわれは自己のもつ恐れに気づかず、すべてを周囲の世界に投影しがちである。しかしじつは、問題は当人の内面にあるのだ。そうした恐れを氷解させ、癒すための鍵は、心臓チャクラのブロックを解消し、愛と許しの立場をとることにある。心臓チャクラをひらいて高次の霊的エネルギーが円滑に流れるようになると、心臓チャクラは自己のみならず、まわりの他者をも癒す触媒になる。

9　輪廻転生は、神のエネルギーの断片である魂が進化し、学習し、霊的に成熟するためのシステムである。輪廻転生によって、生きる過程でえた知識と経験のすべてが、神の――そして個別化した意識である魂の――貯蔵庫にたくわえられる。神とよばれる広大な意識は、みずからとあらゆる被造物とのあいだのホログラフィックな結合をつうじて、宇宙に発生するできごとの一部始終をつねに把握している。

10　輪廻転生のシステムは、魂が多くの物質的身体による人生経験と試行錯誤をつうじて学習することを可能にしている。肯定的あるいは否定的な人生経験はコーザル体（187ページ参照）に記録され、カルマをつうじて未来の人生に影響をあたえる。

11　あやまった行為や他者をくるしめるような行為は、未来の人生において、相応するハンディキャップとして当人のうえに転写され、ものごとの両面をみるべく教訓があたえられる。また逆に、転生するパーソナリティは、過去世における肯定的な行為の結果の一部として、富や地位、社会的進出などを達成することもある。輪廻転生の思想によってわれわれは、肉体的・社会経済的なハンディキャップを、肉体をもつパーソナリティが生長し、霊的成熟をとげるために魂がみずから選んだ学習経験としてみることができるようになる。その境遇にどう対応するか、魂の生長の機会として活用するかどうかは、当人の自由意思によってさまざまに変わる。

12　過去において、輪廻転生や人間の多次元的構造にかんする真実を理解していた文明が数多く存在した。そのなかには古代のさまざまな神秘学派が含まれる。いくたびの思想の悪用、戦争、退廃があったにもかかわらず、人間の聖なる本質および潜在能力をつたえる秘密の前哨地点はつねに存在しつづけていた。

13　何世紀にもわたって偉大な指導者たちが転生し、古代の霊的叡智をつたえてきた。そうした指導者のなかには老子、孔子、ブッダ、ゾロアスター、ムハンマド、ナザレのイエスなどがいた。かれらの覚醒意識から、多くの世界的宗教が生まれた。語る言葉と表現には相違があったが、つたえようとしていた真実はすべておなじであった。長いあいだ失われていたのは、かれらがつたえようとした教えの象徴的な部分である。かれらの遺した隠喩が字義どおりにしか解釈されず、基本となる霊的な意味が歪められ、あるいは失われてしまったのである。

14　波動医学は、エネルギーとしての物質というアインシュタインの原理と、「ダイナミックな平衡状態のなかの、複雑なエネルギー場の重層構造としての人間」という概念にもとづいている。物理的な正のエネルギー場は、負の時空間に属する高次元のエネルギー場と平衡関係にある。そうしたエーテル界、アストラル界、メンタル界、コーザル界、さらに高い周波数のエネルギー場は、その霊的な源からのエネルギー情報、エネルギー構造、さらに高次の知識を、転生するパーソナリティに提供している。それらの構造的な配置は、魂が物質界での経験をつうじて生長するための表現媒体を提供するためのものである。

15　波動医学のねらいは、パーソナリティとハイアーセルフ（高次の自己）とを有意義な方法で再結合させるところにある。波動医学的療法は、身体／精神／霊性のバランスをひとつの全体として回復させ、パーソナリティと魂とのエネルギー的結合の強化を助けるものである。すべての波動医学的療法が高次エネルギーのレベルに作用するわけではないが、波動医学のヒーラー／ドクターがめざす目標は、個々の患者におけるそれらの再結合と再配列を援助することにある。

16　新時代のテクノロジーが進歩するにつれて、いずれは本書でのべたような人間の多次元的構造を視覚化する画像システムが開発され、その結果、現代医学の世界にも波動医学がひろく受けいれられようになるだろう。

付録◎——正・負の時空間にかんするティラー／アインシュタイン・モデル

著者がこのモデルを「ティラー／アインシュタイン・モデル」とよぶのは、その基本概念がアインシュタインの提唱したエネルギーと物質の関係式にもとづいているからである。この式の一般形は$E=mc^2$と記述される。しかし、これは完全な式ではない。正式には、「アインシュタイン・ローレンツ変換」とよばれる比例定数が付帯していなければならない。その定数は、「時間の歪み」や「物体の長さ、厚み、質量の変化」など異なる測定値が、観察される系の速度によっていかに変化するかをあらわすものである。この等式の正式なかたちは、第4章で掲げた図13（173ページ）に示されたとおりである。

ある系のもつ運動エネルギー（E）を記述するために、「$E=1/2mv^2$」という式がつかわれることがある。粒子の運動速度が高まるにつれて、その運動エネルギーが増大していくことは、式から推測することができる。アインシュタイン・ローレンツ変換からえられる相対性因子は、粒子が光速にちかい速度で運動するときには質量が指数関数的に増大することを数学的に示している。質量の増大は、図13中に示された比例定数の分母によって表現されている。その比例定数によって影響を受けるのは物体の質量だけである。「c」（光速）のようなその他の変数は定数であり、影響を受けることはない。粒子のエネルギーと速度との関係をあらわすグラフは、173ページの図14に示しておいた。この比例定数がなぜ数学的に質量を増加させるのか、あるいはある系の総エネルギーがアインシュタインの式であたえられるのかを以下に示そう。

アインシュタイン・ローレンツ変換と名づけられたこの式においては、「全エネルギー」はv^2/c^2という比を含む比例定数の大きさにおうじて変化することがわかる。物体の速度(v)が光速(c)にちかづくにつれて、その比は一にちかづいていく。かりに物体の速度(v)を光速の九九・九九パーセント以上にまで加速したばあい、v^2/c^2の値はさらに「一」に接近する(じっさいには、〇・九九九九である)。平方根記号のなかの数値は、一からさきほどの計算結果を引き算しなくてはならないことになる。すなわち、「一」マイナス「〇・九九九九」イコール「〇・〇〇〇一」である。そして、「〇・〇〇〇一」の平方根は「〇・〇一」である。

この数値は逆数にする必要がある。なぜならこの数値は、分数の分母のなかに入っているからである。したがって、「一」割る「〇・〇一」イコール「一〇〇」となる。この結果が意味するところは、光速の九九・九九パーセントの速度では、mc^2の表現から計算されるエネルギー量に一〇〇を掛ける必要があるということである。粒子の質量のみを問題にしたばあい、アインシュタイン・ローレンツ変換によって物体の質量は一〇〇倍になることになる。さらに速度が増加して光速にいっそうちかづいたとき、増加係数は指数関数的に増大していく。この関係を視覚的に表現したのが、173ページの図14であった。

図14のグラフは、光速にちかづいていく物質とエネルギーの指数関数的関係を説明している。この関係を解釈するさい、物体を超光速に加速することなどは物理的に不可能におもわれるだろう。たとえば、高エネルギー粒子物理学者は、粒子をどんどん加速して光速にちかづけていくには膨大なエネルギーが必要になることを知っている。その理由は、粒子の速度が増大すればするほど質量が指数関数的に増大するからである。

もちろん、これは「物理的な」物体を加速させるために必要なエネルギーである。ここで速度vは光よりも速いと仮定して、もう一度この等式を検討してみよう。v^2/c^2の比はとうぜん一よりもおおきくなる。一から一よりおおきな数を引くばあい、答えはマイナスとなる。ある人たちは、分数の分母にマイナスの数の平方根が入った時点で、追求をあきらめてしまう。この数は、正の数とマイナス一の平方根の積とかんがえることができる。この数は、数学者によって「-i」とよばれているもので、マイナス一の平方根とおきかえてもちいられることがある（複雑な等式のなかで、便宜的に利用される）。マイナス一の平方根は、「想像上の数、すなわち虚数」とみなされることが多い。

第4章でのべたように、チャールズ・ミューゼスのような革新的な数学者はマイナス一の平方根を「超数」（hypernumbers）というカテゴリーに入れるべきだとかんがえていた（175ページ参照）。かれが存在を信じているこの「超数」が、高次元でおこる現象（本書でのべてきたような生物の微細エネルギーレベルどうしの相互作用）の記述にとって必要な数学的概念である。マイナス一の平方根のような「超数」は、一見想像することすらできないとおもわれがちであるが、ミューゼスは電磁理論と量子論の矛盾を解くために必要な概念であると主張している。

では、アインシュタイン・ローレンツ変換で記述されるような、超光速で運動する系をあつかうとき、物質とエネルギーのふるまいにはどのような変化がおこるのか？ 177ページの図15にもどっていただきたい。「c」（光速）の左側には、おなじみの指数関数曲線がみえる。さきに説明した曲線である。しかし等式に超光速を代入すると、もとの曲線にたいする「鏡像」のように、第二の逆向きの曲線があらわれてくる。最初の曲線がX軸上のゼロからスタートしてY軸上の正の無限大（+∞）にむかっていくのにたいして、第二の曲線はY軸上の負の無限大（-∞）からはじまってX軸上のゼロにむかっていく。ウィリアム・ティラー博士は、物質はcの左側の曲線（光速以下のスピード）で記述されるとのべている。それは「正の時空間世界」（+S／T）であり、われわれになじみぶかい「物質界」である。しかしティラーのモデルでは、cの右側にむかう曲線（超光速）は「負の時空間世界」(-S／T)として記述され、そこではエネルギーが「磁電場的な」（magnetoelectric）性質および「負のエントロピー」をもち、物質は微細な磁気的性質をおびている。

負の時空間はエネルギーのエーテル界次元であり、人間のエーテル体もそこに含まれるとかんがえられる。

人間のエーテル体を構成している基質は超光速で振動しており、従来の電磁場測定器で直接測定することを困難にしている。さらに、私見だが、アストラル界も負の時空間内に存在しているはずである。アストラル界の基質はエーテル体以上の超光速で振動しているのであろう。

ティラー／アインシュタイン・モデルに対応するグラフ自体がまだ理論の域をでないものなので、両者のあいだの明確な境界を測定することはまだできない。エーテルエネルギーもアストラルエネルギーも超光速で運動しているとかんがえるならば、それが通常の感知システムによる測定に抵抗することの理由を説明すると同時に、両者に共通しているのが微細な磁気的性質であることの理由の説明にもなる。熟達した透視能力者は微細エネルギーを感知することができるが、その理由は、かれらが実在の各レベルにおける感覚器でもあるエーテル体やアストラル体のチャクラをつうじてえたエネルギーによって感知しているからであろう。

訳者あとがき

本書の原著者ガーバー氏はアメリカの開業医だそうです。クリニックをいとなむ傍ら、母校ウェイン州立大学医学部で代替医療の講座も担当する多忙な医師だということです。彼の母国アメリカは生命科学のほとんど全ての分野で世界をリードし、その医療システムもきわめて合理的ですが、合理性重視の欠点を反省する声があがっているのも事実です。そんなおり、現在のアメリカの医療観と全く対極をなす斬新な医療観を提唱するガーバー氏のような人物がこれまたアメリカから、それも医師の中から現れたと知った時の訳者の驚愕は相当なものでした。それも三〇代初期に本書を書き上げたと知り、一種の天才ではないかと思いました。アメリカという国の人材の厚さには底知れぬものを感じます。

昨今、数限りない代替療法がアメリカでも日本でも喧伝されていますが、概して医療関係者の間では、うさんくさい治療法という見方がまかりとおっています。しかし、患者さんの立場から世相を見なおすと、またちがった動きが見えてくるのも確かです。世界的な医学雑誌「ニュー・イングランド・ジャーナル・オブ・メディスン」(一九九三)の報告によれば、代替医療の利用率がアメリカでは飛躍的に増大しているようです。これはアメリカ最大の医科学研究機関NIH(国立保健研究所)に開設された「代替医療調査室」の初代室長アイゼンバーグ博士による報告です。

この現象をどう解釈するか?　端的にいえば、患者さんは「侵襲性のない」治療を求めておられるのでしょうし、これはひとたび医療関係者が「患者」になったとき、慣れ親しんだはずの職場である「病院」ががらりと変わって別世界に見えてくることがあることを考えても納得がいきます。日本でも「癒し」や「ヒーリング」が流行中のようですし、アメリカと同じような社会的変化が進行しているかもしれません。「患者さんが好きでやっているのだから」という消極的な受容の立場をとるだけではなく、医療関係者も代替医療のことを知っていて損はしない時代がそこまできているかもしれません。そのような意味で本書は、一見カオスのように乱立する各種代替療法を通常医学と比較しながら統一的に議論している点で、恰好の代替医療入門書ではないかと思います。

歴史的には、私たちが「通常医学」と呼んでいるものは、多種多様な体系にとりかこまれながら、試行錯誤をへて発達してきました。十八世紀イギリスにおいて、ウィザリング博士はある老婦人の秘法から学び、ジギタリスが心臓病に効くことを確認したそうです。一方、近代外科学の父ハンター博士は、研究のために淋病と梅毒を自らに感染させましたが、それがもとで亡くなったという悲劇が伝えられています。同じくイギリスの偉大なる外科医リスター博士は、術後の患者さんの多くが化膿をおこして敗血症で亡くなる原因として「微生物による感染説」を説き、手洗いや消毒の重要性をうったえつづけて術後死亡率を激減させましたが、当初は「あやしげな説」として白眼視されたようです。これが十九世紀、今からほんの一五〇年前の出来事とは信じがたいことです。ちょうど同じ頃、ウィーンにいたゼンメルヴァイス博士は、産褥熱《さんじょくねつ》の予防法を考案したところ、効果があったにもかかわらず病院から追放されてしまいました。当時、ドイツでは、コレラ菌を同定し「細菌に暴露することが発病の原因である」と説いたコッホ博士の説を「単純すぎる」と批判し、ペッテンコーフェル博士が、人間側の「抵抗力」（自然治癒力？）の重要性を世に示そうとしてコレラ菌液を自ら飲みくだしたが、みごと発症しなかった、という武勇伝も伝えられています。

その発想力の卓越性、実行力において、本書で紹介されている数々の代替医学のパイオニア達も、なんらひけをとるものではありませんし、ここにご紹介した近代医学のパイオニア達も、現代に生まれていたならば、より冒険的な研究に着手していたかもしれません。通常医学・医療の体系は、そうした膨大な「試行錯誤」をへながら次第に形作られ、現在に至っています。試行錯誤の過程で、通常医学にとり込まれえなかった多種多様な部分は、通常医学との境界は必ずしも明瞭ではないものの、便宜的に「代替医学」「相補医学」と総称されるようになりました。ふだんから私たちになじみのある通常医学を一つの医学体系と考えれば、本書は「もうひとつの医学」体系の歴史に関する解説書でもあります。

訳者自身は医学生時代にホリスティック医学などにも興味をもち、ニューサイエンス系の本を読みあさった時代がありました。何のご縁か、当時読みふけった数冊の本の翻訳者である上野さんから本書をご紹介いただくことになり、光栄に思い一も二もなくお引き受けしました。上野さんは、いうまでもありませんが高名な翻訳家として知られ、代替医療の知識を日本に紹介する事業においては第一人者です。通常医学を補完する立場の「代替医学」を発展させ、通常医学と代替医学を統合した「統合医学」という新しい概念を提唱しておられます。しかし、本書の翻訳を始めてみると当惑する点もありました。本書は、医学的記述も多いものの、あまりにも大胆に神秘主義思想を採用しているように見えたからです。訳者は、もちろんガーバー氏の大胆な仮説を「非科学的」とは考えていませんが、彼の主張の全てに賛同しているわけでもありません。医学の世界での立場がちがうこともありますし、通常の意味での医学書とは異なる本書を紹介するにあたり、ペンネームで紹介させていただくことにしました。

さて、世界で初めて人体解剖をしたと伝えられる紀元前三世紀ごろの医師ヘロフィロスは、「可能と不可能の分別をわきまえるのが最良の医師である」という言葉をのこしています。その助言を参考にしつつ厳密な目で見るならば、本書では、科学的事実として認められている内容とまだそうではない内容が渾然一体として紹介されています。科学的文献には確固たる「客観的」データが必要です。つねに問題になるのは「提出されたデータが結論を支持しているかどうか」であり、そのような観点からみると、今の段階では本書の記述には飛躍も多いと思います。ガーバー氏自身が「著者まえがき」で述べているように、細部（「ちいさな色つきのタイル」の一個一個）には固執せずに、かれが描こうとした「よりおおきな像」をイメージしながら、本書をひとつの「未来科学エッセイ」として楽しみながら読まれることをお勧めします。また、本書で紹介されている特定の治療法に興味をもたれ、実践してみたいという方は、実践される前に必ずその分野の専門家や主治医の先生の意見を聞いてから始めてください。

一般読者の中には、それでもどこまでが（現代科学でも支持される）〝ホント〟で、どこからがガーバー氏の仮説なのか知りたいという方もおられるかもしれません。本書の翻訳作業にかかわった者の役目として、各章についておおまかにコメントをさせていただきたいと思います。

第1章「ホログラム、エネルギー、波動医学」は、現代物理学を医学・生命科学に適用したらどうなるかという冒険的テーマのイントロにあたります。生命現象を説明するために現代物理学の知識が役に立つのではないかと考えた科学者は実は少なくありません。「波動関数」という概念を提唱して現代物理学の基礎を築いたノーベル賞物理学者のシュレーディンガー博士も、自著『生命とは何か』（邦訳、岩波新書）の中で、生命の本質に迫ろうとしており、訳者自身も学生時代に興奮しながら読んだ記憶があります。生物体内の分子の構造や法則を物理学の立場から説明しようとして、負のエントロピーという考え方を非常に早い時期に生命現象に適用しようとした人ではないかと思います。しかしガーバー氏の「波動医学」とは直接の関係はなく、このことば自体は、まだ正統医学の世界で市民権を得た用語にはなっておりません。

ガーバー氏の細胞内DNAとホログラムの対比には知的に刺激されます。原子の構造と太陽系の構造が似ていることなども宇宙の神秘を感じさせますが、そうしたミクロとマクロの構造のはざまに立つ人間とは一体何でしょうか？「下なるものは上なるものの如し」という法則が果たしてどれだけ深い意味をもっているのかは現在のところ不明です。また「エーテル体」という概念は、科学の世界では使われていない神秘論的な用語なので、この章で紹介されている概念の組み合わせはきわめて革命的なものです。確かに、全てを単一概念で説明しようとする態度は、統一場理論など、物理学の世界では知られています。しかしそれを、生命科学の一分野として、確実なデータを示しながら大多数の研究者が納得できるような理論に発展させるには、なお膨大な年月と努力を要するような気がします。

第2章「ニュートン医学vs.アインシュタイン医学」は、通常医学と代替医療の立場のちがいを豊富な事例をあげながら解説してくれているのでわかりやすいと思います。生薬医学は日本でも伝統療法以上のものとしてかつて存在しながらも明治維新ののち片隅に追いやられがちでしたが、見事に復権を果たしつつあります。漢方は日本でもすでに定着しています。ホメオパシーは発祥の地ドイツのみならず、ヨーロッパでは民間療法として定着しているようで、「ホメオパシー」の看板をかかげている診療所をよくみかけます。効き目もまずまずのようです。一九九七年には、アメリカとドイツの共同研究グループが、これまでにホメオパシーの効果を評価するためにおこなわれた一八六件の研究報告を再評価して、世界的な医学雑誌「ランセット」に報告しました。「ホメオパシーの効果をみとめるのは時機尚早だが、少なくともプラシーボ(偽薬)の効果をこえるものがありそうだ」と結論しています。その後、データ解析法から結果をめぐり、かなりの反響をよびました。

こうした医学的研究の流れを知る一つの方法として、MEDLINE(メッドライン)というものがあります。アメリカ国立図書館が提供している過去約三〇年分の世界中の科学文献データベースで、世界中からオンラインでアクセスすることができます。本書では「キャッチ22」についての指摘があり、「代替療法の研究は権威ある医学雑誌には掲載されることがない」と書かれていますが、さいわいなことに状況はすでに変わりつつあります。新しい科学雑誌がMEDLINEに収録されるには審査をパスする必要があるそうですが、最近は、代替医学やホメオパシー、鍼灸などの専門誌も収録されるようになってきました。これなどは、細分化されすぎてバラバラになった生命科学の再統合が進みつつある時代のながれを反映しているかもしれません。

第3章「波動医学の誕生」では、画像医学の進歩として「レントゲン」「CT」「MRI」などが紹介されていますが、ご存知のとおり、これらは通常医学のあつかう範囲です。ガーバー氏は、こうした画像診断法を「エネルギー医学のはじまり」と定義していますが、これらの診断法は確かに外から人体に与えたエネルギーが体外に放出されてくるのを捕らえはするものの、微細エネルギー診断そのものとはまったく別の手法であることはご承知いただきたいと思います。また本書執筆当時のガーバー氏は、「PET」が臨床応用される可能性はないだろうとコメントしていますが、神経疾患だけではなく「がん」の診断にも有効なことがわかり、すでに臨床応用がはじまっているようです。さて、これはおわかりのことと思いますが、キルリアン写真以降は通常医学の範疇からはずれます。しかしがん診断をとってみても微細エネルギー診断が将来可能であるかどうかを考えるまえに、通常医学の中から有効な検査法が出てくる可能性もまだまだ十分あるわけで、要するに新しい診断法や治療法発見のためにはアンテナを広く張っておくことが大切だというメッセージなのだと広く解釈しています。

第4章「物質の周波数帯と微細エネルギーレベル」は、超心理学であつかわれる内容を、なるべく科学的仮説として捉え直しているようで、非常に興味深い章です。こんなことがもし本当に証明できるなら、画期的な研究になるかと思いますが、現代科学技術はまだそこまで進歩していないのではないでしょうか。宗教や哲学の世界では、「人生の意義」「人生いかにあるべきか」が議論されることは多くありました。私たちの通常の理解では、それは科学とは別のものです。医療関係者でも、仕事がら個人的に哲学や宗教的なものに関心をお持ちの方は多くいらっしゃるはずですが、公的な場で「科学と宗教との融合」について主張しようという方は多くないと想像します。「個人の内的精神生活と職業としての医療は統一されるべきか、別のままで良いか」という命題の解答は、各人に委ねられているのでしょう。一方、病いをへて人生観が変貌したとおっしゃる患者さんは実際に大勢おられるようで、それはとても重要なテーマです。時間をかけてこれから深められていくべき分野だと思います。本章は、科学と宗教という異なる世界を融合しようという壮大な挑戦です。それゆえ、細部にかなり飛躍や無理があるのもやむをえないでしょうし、著者自身ももちろんそれを覚悟のうえで論をすすめているのでしょう。

第5章「微細エネルギー系と古代の癒しの技法」では、鍼灸がもたらす効果の理解をめぐって東洋と西洋の英知が相互作用を深めているのが分かります。鍼灸の科学的研究が進歩してきているのは事実ですし、実際の治療にとりいれている病院は日本でもずいぶん多くなりました。鍼灸などは、かつては疑いの目を向けられたものの、今では立派に西洋世界でも医療の現場にとりいれられている代替療法の代表選手といえるでしょう。中国医学は最初から人体を「大宇宙の中の小宇宙」として捉え、完成されたエネルギー医学体系ですが、西洋医学の立場からそれを説明しようとすると、神経生理学はもちろん物理学、哲学、宗教学などももちだしてこないと全貌を説明できないという点で、東洋と西洋の発想様式がいかに異なるかを示す好例といえるでしょう。

第6章「みえない世界をみる窓」と第7章「波動医学の進化」は、ほぼ全体にわたり、完全に通常医学の範囲をこえていると思われます。おそらく日本国内にもいらっしゃるであろう専門家の方々には申し訳ありませんが、AMI、EAV、フラワー・エッセンス療法やクリスタル療法も、訳者は本書の翻訳を通じてその存在を知った次第でした。したがってこれらの章に関しては、具体的なコメントはできない立場におります。

第8章「サイキック・ヒーリング」では、かなり体系だった研究がおこなわれてきたことが示されています。「信念」の影響を除外するために動物や植物を相手に実験をくりかえすという発想の転換には感心します。いわゆる「手かざし療法」と同じものがアメリカの看護学の正式プログラムに組み込まれているとは驚くべきことです。少なくとも日本の医学あるいは看護教育の現場でそういうことがおこなわれているという話は聞いたことがありません。誰か勇気ある研究者が追試験を実施してくれるのを期待したいところですが、たとえ結果が出ても「ナンセンスな仮説に基づいた実験だから考察に値しない」という冷たい一言のもとに切り捨てられてしまうかもしれません。将来こうした一連の研究の中から真に健康増進法として定着するものが出てくれば治療コストの削減にもなり、それは素晴らしいことなのでしょうが、それには研究の発展はもちろんのこと社会の受容を待つしかないのでしょう。たとえばイギリスでは、条件をみたせば「ヒーラー」によるヒーリングにも保険がきくそうです。

第9章「クリスタルと微細エネルギー系」では、クリスタル・ヒーリングについて詳しくあつかっていますが、海底に没したといわれる古代アトランティス大陸の伝説も扱っています。本書の健康書としての性格を考えると、著者の秘教的領域への関心がいささか強く顕れすぎている気がしました。ですが同時に、痛烈な現代文明風刺であることを感じ取りました。近年、以前から心配されていた異常気象の影響が肌で感じられるようになってきたという意見も耳にします。原子力エネルギーを操り、遺伝子操作も可能にした人類に最後に与えられるのは幸福か破滅か？　第12章とも関連しますが、本章の究極的なメッセージはそのあたりにあるのでしょう。

第10章「むすばれあう生命のネットワーク」は、チャクラといわれる伝統医学の生理学を扱っています。現代医学でも、大脳生理学や精神神経内分泌免疫学などの新しい領域では、心やストレスがどのようにして身体の機能低下をきたすかが研究されています。現代の医学者らしくガーバー氏も最近の知見とチャクラの生理学をむすびつけようと奮闘していますが、「橋をかける」ための論述の進め方にいささか性急さを感じる部分もありました。通常医学の考え方の範囲で十分に説明できる現象にも、微細エネルギー説やチャクラ説を援用するあたりがそうです。もちろん、微細エネルギーの考え方がないと説明できない不思議な現象もあるかもしれませんが。

一転して第11章「近未来の医学」は、これからの時代の健康観、医療の枠組みについてかなり本質的な問題をついていると思います。世界保健機構（ＷＨＯ）が健康の定義のなかに「霊性 spiritual」に相当する概念をとりいれようとしていたり、がんなどの痛みの治療（ペイン・コントロール）の分野でも、「霊的な痛み」という概念が定着しつつあります（「霊的」の意味が本書とは若干異なりますが）。そのような世の中の動きから考えても、各論としては問題も感じるものの、総論としては、本書で一貫しているガーバー氏の根本的な主張は的はずれなものではないと思います。

最後の第12章「個人の進化と地球の進化」であつかわれているテーマも重要だと思います。パーソナリティやこころのあり方が身体のあり方に影響をあたえることは、多くの現代医学的研究でも示されています。がんの患者さんの経過が心理的要素と関係があることを示す研究も多く発表されています。しかし、そういった現象につねに微細エネルギーが関係しているかどうかは、今後の研究をまつ必要があるでしょう。

さて次元をかえて、私たちひとりひとりの意識が地球という惑星の進化に影響をあたえているというガーバー氏の主張は、「地球意識」「ボーダーレス社会」「グローバル・ブレイン」などという用語でほかの著作家によっても表現されてきた考え方と同じだと思います。全体としてながめると、よく構成された著作であるといってさしつかえないと思います。それだけに、論理上の飛躍や医療界へのいささか挑発的な発言が含まれているのが訳者としては惜しい気がします。

本書の翻訳作業が進行するあいだに、本書の改訂第二版が出版されていました。初版本と比較してもほとんど差はありませんが、「アップデート一九九六」と題して最近の代替医療の動向を解説する項がひとつ追加されました。

そこからおもしろいエピソードをひとつとりあげてみたいと思います。

それは、「無限にちかい希釈をうけた抗原溶液が白血球の反応を誘発した」という報告です。この脱顆粒反応はアレルギーの原因となる現象です。抗原物質が存在すると白血球の一種、好酸球が刺激されて炎症物質の顆粒を血液中に放出します。フランス最大の医科学研究施設ＩＮＳＥＲＭで研究を続けていたベンヴェニステ博士らは、「無限にちかい希釈をうけた抗原溶液が脱顆粒反応をひきおこした」と報告し、「希釈のための攪拌により、抗原のもつ分子生物学的な情報の一部が水分子に転写されたのではないか」と考察しています。この研究は、世界的な科学雑誌「ネイチャー」に発表されて論争をまきおこしました。その後、同誌が中心になって視察団を組織したそうですが、そのメンバーには手品師までが含まれていたというから笑える話です。

追実験では、はじめの数回は期待どおりの結果が出たらしいですが、途中から視察団の主張で会場のセッティングがマジック・ショーさながらに変更され、それからは結果がわるくなり、ベンヴェニステ博士に不利な判定が下されたそうです。ガーバー氏は「悪意をもった視察団の感情的エネルギーが実験結果をくるわせた可能性がある」とコメントしていますが、ことの真相は今のところ迷宮入りです。しかし、ベンヴェニステ氏はめげることなく、水分子記憶の情報をデジタル化してコンピュータに保存する技術を実用化し、会社も設立しました。かれの研究は、何らかの生物学的情報が水分子に記憶されることを示唆する点でホメオパシー療法に科学的基礎をあたえる重要な発見かもしれません。周囲の無理解にもめげずに研究ひとすじに生きたたくましい研究者魂は賞賛に値すると感じました。

本書を訳し終えて感じたことですが、科学研究の世界には、確認ずみの事項しかあつかわないのでは、進歩していかないという側面が確かにあります。事実、歴史をふりかえると科学はそうやって進歩してきましたし、これからもそうでしょう。本書でたびたび紹介されるアインシュタイン博士が相対性理論を発表したときに何がおこったか。その革命的学説の正しさを判定する方法として提案された考え方は、「まず新しい学説（パラダイム）は、古い学説で説明できるあらゆる現象を矛盾なく説明できなくてはならない。さらにその新学説が、古い学説で説明できなかった現象をも説明できるとき、初めてその新学説は受け入れられることができる」というものでした。ニュートン力学ではどうしても説明することができなかった「重力レンズ」いう現象を初めて矛盾なく説明できたとき、博士の新理論は盛大な拍手とともに受け入れられたと聞きます。これが真のパラダイム・シフトのあるべき姿でしょう。

その意味においてガーバー氏の理論は、これまで科学がほとんど見て見ぬふりをしてきた治癒現象や霊的現象を視野に入れたということだけでも評価できるかもしれません。また、「統合」することなど誰の目にみても不可能と思えるほどに多様化している数々の治療の領域を「エネルギー周波数または波動」という統一した概念で説明してのけた発想力も賞賛に値するでしょう。細部では大幅な修正が必要かもしれませんが、ガーバーという天才の理論は、二十一世紀の新しい思想において重要な位置をしめる可能性を秘めているのかもしれないと思います。

日本においては、独創的研究の不足が叫ばれてからすでに久しいと思いますが、日本人特有の生まじめさがその原因のひとつかもしれません。〝非常識〟な仮説を前にしても、「信じられないけど、結果が出ればおもしろいね」といえる余裕が期待されているのかもしれません。とくに未知の現象について仮説をたてる段階では、そこに最初から常識を介在させる必要はないはずで、発想の奇抜さ・大胆さそのものも評価対象になりえるし、それをテーマに議論を進めることもできます。もしそこから実学的に価値あるものが生まれれば、それも最大限に活かすのだ、とする発想があってもよいかもしれません。

現在、私たちの前には数多くの問題が未解決のまま棚上げされています。がん、超高齢化社会、温室効果、オゾンホール等、問題はつきません。しかし少なくとも、叡智と相互理解によって私たちは「核の冬」の危機は切り抜けつつあるようです。銀河系のはずれの太陽系の一員、「地球」という小さな惑星の一部として誕生した「人間」という多次元的存在は、これからも試行錯誤しながら進化を続けるのでしょう。本書で紹介された新しい考え方は、次の時代への扉をひらくためのキーにもなるかもしれません。私たちの前には一体どんな未来がひらけているのか？　二十一世紀をむかえるのが楽しみになってきます。

翻訳作業の後半は、訳者のつたない日本語訳を、監訳者の上野さんと日本教文社の田中晴夫さんにみていただくことで進められました。論文ではなく一般書の翻訳に関してずぶの素人の訳者を辛抱強く見守ってくださった両氏に心から感謝します。ガーバー氏は、本書をだれもが読めることを念頭において書かれたと思われるので、その精神を生かし、訳語も平易な語を用いるように心がけました。翻訳作業をはじめてから実に五年の月日が経過して、世紀がきりかわるこの記念すべき時に出版される運びとなりました。仕事の合間をぬっての翻訳作業のため、思いもかけなかった年月がかかりました。今では膨大になり細分化のきわみをつくした学問の諸分野の専門家に確認するための十分な時間がとりきれず、用語の使用法が典型的でない部分がのこされている可能性があり、ご指摘いただければ幸いです。下訳作成の段階から御世話になった多くの方々に、この場をお借りしてあつく御礼申し上げます。

二〇〇〇年九月

真鍋太史郎（まなべ・たしろう）

原　註

第1章

1. H. S. Burr, *The Fields of Life* (New York: Ballantine Books, 1972).
2. S. Kirlian and V. Kirlian, "Photography and Visual Observations by Means of High Frequency Currents," *Journal of Scientific and Applied Photography*, vol. 6 (1961), pp. 145-148.
3. W. Tiller, "Present Scientific Understanding of the Kirlian Discharge Process," *Psychoenergetic Systems*, vol. 3, nos. 1-4 (1979).
4. S. Mallikarjun, "Kirlian Photography in Cancer Diagnosis," *Osteopathic Physician*, vol. 45, no. 5 (1978), pp. 24-27.
5. "Kirlian Photography Fighting for Toehold in U. S. Medicine," *Medical News*, March 6, 1978, p. 24.
6. T. Moss, "Puzzles and Promises," *Osteopathic Physician*, February, 1976, pp. 30-37.
7. "The Ghost Effect," *IKRA Communications* (Brooklyn, N.Y.: International Kirlian Research Association, June,1978).
8. T. Moss, *The Body Electric* (Los Angeles: J.P. Tarcher, Inc., 1979) p. 219.
9. "Life Energy Patterns Visible Via New Technique," *Brain/Mind Bulletin*, vol. 7, no. 14 (August 23, 1982).
10. J. Briggs and F. Peat, "David Bohm's Looking-Glass Map," in *Looking Glass Universe: The Emerging Science of Wholeness*, (New York: Simon and Schuster, Inc., 1984).
11. R. Targ and H. Puthoff, *Mind Reach: Scientists Look at Psychic Ability* (New York: Dell Publishing Co., Inc., 1977).
12. P. Levine et al, "EEG Coherence During the Transcendental Meditation Technique," in *Scientific Research on the Transcendental Meditation Program: Vol. I*, ed. Orme-Johnson and Farrow (Livingston Manor, NY: Maharishi European Research University Press, 1977), pp. 187-207.
13. J. Whitton, "Ramp Functions in EEG Power Spectra During Actual or Attempted Paranormal Events," *New Horizons*, vol. 1 (1974), pp. 174-183.
14. M. Cade and N. Coxhead, *The Awakened Mind* (New York: Delacorte Press, 1979), pp. 242-246.
15. T. Kuhn, *The Structure of Scientific Revolutions* (Chicago: University of Chicago Press, 1970).

16. C. Tart, "State-Specific Sciences," in *States of Consciousness* (New York: E. P. Dutton & Co., 1975), pp. 206-228.

第2章

1. B. Griggs, *Green Pharmacy: A History of Herbal Medicine* (New York: Viking Press, 1981).
2. S. Hahnemann, *Organon of Medicine* (1810; reprint, Los Angeles: J. P. Tarcher, Inc., 1982).
3. B. Grad, "Some Biological Effects of Laying on of Hands and Their Implications," in *Dimensions in Wholistic Healing: New Frontiers in the Treatment of the Whole Person*, ed. Otto and Knight (Chicago: Nelson-Hall, 1979), pp. 199-212.
4. "New Technologies Detect Effects of Healing Hands," *Brain/Mind Bulletin*, vol. 10, no. 16 (September 30, 1985).
5. R. Miller, "Methods of Detecting and Measuring Healing Energies," in *Future Science*, ed. White and Krippner (New York: Doubleday & Co., Inc., 1977), pp. 431-444.
6. D. Dean and E. Brame, "Physical Changes in Water by Laying-on of Hands," in *Proceedings of the Second International Congress of Psychotronics*, (Monte Carlo, 1975).
7. S. Schwartz et al., "Infrared Spectra Alteration in Water Proximate to the Palms of Therapeutic Practitioners," (unpublished technical report, 1987).
8. D. Shepherd, *The Magic of the Minimum Dose: Experiences and Cases* (1938; reprint, Wellingborough, Northamptonshire: Health Science Press, 1973).
9. L. Bendit and P. Bendit, *The Etheric Body of Man* (Wheaton, IL: Theosophical Publishing House, 1977).
10. S. Karagulla, *Breakthrough to Creativity* (Santa Monica, CA: DeVorss & Co., 1967).
11. R. Grossinger, *Planet Medicine* (Garden City, NY: Anchor Press, Doubleday, 1980), pp. 165-175.
12. Gurudas, *Flower Essences and Vibrational Healing*, channeled by Kevin Ryerson, (Albuquerque, NM: Brotherhood of Life, 1983), p. 35.

第3章

1. N. Shealy, "Wholistic Healing and the Relief of Pain," in *Dimensions of Wholistic Healing: New Frontiers in the Treatment of the Whole Person*, ed. Otto and Knight (Chicago: Nelson-Hall, 1979), pp. 391-399.
2. R. Melzack and P. Wall, "Pain Mechanisms: A New Theory," *Science*, vol. 150 (1965), pp. 971-979.
3. B. Sjolund and M. Eriksson, "Electro-Acupuncture and Endogenous Morphines," *Lancet*, Nov. 2 1976, p. 1085.

4. R. Becker, "An Application of Direct Current Neural Systems to Psychic Phenomena," *Psychoenergetic Systems*, vol. 2 (1977), pp. 189-196.
5. R. Becker et al., "The Direct Current System: A Link Between the Environment and the Organism," *New York State Journal of Medicine*, vol. 62 (1962), pp. 1169-1176.
6. "Healing Intransigent Fractures," *Medical World News*, April 17, 1978, p. 32.
7. J. Hurtak, *The Book of Knowledge: The Keys of Enoch* (Los Gatos, CA: The Academy for Future Science, 1977), pp. 382.
8. L. Weymouth, "The Electrical Connection," *New York Magazine* November 24, 1980, p. 24.
9. G. Taubes, "An Electrifying Possibility," *Discover*, April 1986, pp. 23-37.
10. S. Stavish and N. Horwitz, "Pioneering Cancer Electrotherapy," *Medical Tribune*, March 11, 1987, p. 1.
11. R. Rose, "Magnetic Pulses in RA: Less Pain and Mobility Gain," *Medical Tribune*, June 3, 1987, p. 1.
12. R. Leichtman, *Nikola Tesla Returns* (Columbus, OH: Ariel Press, 1980), pp. 41-43.

第4章

1. S. Rose-Neil, "The Work of Professor Kim Bong Han," *The Acupuncturist*, vol. 1 (1967), p. 15.
2. W. Tiller, "Some Energy Field Observations of Man and Nature," in *The Kirlian Aura* (Garden City, NY: Anchor Press/Doubleday, 1974), pp. 129-135.
3. P. De Vernejoul et al, "Etude Des Meridiens D'Acupuncture Par Les Traceurs Radioactifs," *Bull. Acad. Natle. Med.*, vol. 169 (Oct. 22,1985), pp. 1071-1075.
4. E. Russell, *Design For Destiny* (New York: Ballantine Books, 1971).
5. S. Karagulla, "Energy Fields and Medical Diagnosis," in *The Human Aura*, ed. N. Regush (New York: Berkeley Publishing, 1974).
6. Gurudas, *Flower Essences and Vibrational Healing,* channeled by Kevin Ryerson (Albuquerque, NM: Brotherhood of Life, Inc., 1983), p. 29.
7. W. Tiller, "Energy Field Observations," pp. 125-128.
8. I. Dumitrescu and J. Kenyon, *Electrographic Imaging in Medicine and Biology* (Suffolk, Great Britain: Neville Spearman Ltd., 1983).
9. C. W. Leadbeater, *The Chakras* (1927; reprint, Wheaton, IL: Theosophical Publishing House, 1977).
10. Gurudas, *Flower Essences*, p. 83.
11. R. Stanford, *The Spirit Unto the Churches* (Austin, TX: Association for the Understanding of Man, Inc., 1977).

12. Gurudas, *Flower Essences*, p. 85.
13. H. Motoyama and R. Brown, *Science and the Evolution of Consciousness: Chakras, Ki, and Psi* (Brookline, MA: Autumn Press, Inc., 1978), pp. 93-98.
14. I. Bentov, 1977年11月の私的通信.
15. "Electronic Evidence of Auras, Chakras in UCLA Study," *Brain/Mind Bulletin*, vol. 3, no. 9 (March 20, 1978).
16. R. Miller, "Bridging the Gap: An Interview with Valerie Hunt, Ed.D.," *Science of Mind*, October 1983.
17. A. Bailey, *Esoteric Healing* (New York: Lucis Publishing Co., 1953), pp. 195-196.
18. A. Bailey, *Esoteric Healing*, p. 625.
19. J. Gray, *The Psychology of Fear and Stress* (New York: McGraw-Hill, 1971).
20. P. Maclean, "Psychosomatic Disease and the 'Visceral Brain': Recent Developments Bearing on the Papez Theory of Emotion," *Psychosomatic Medicine*, vol. 11, pp. 338-353.
21. Near Death Experience in Children: A First Report," *Brain/Mind Bulletin*, vol. 9, no.2 (December 12, 1983).
22. R. Moody, *Life After Life* (New York: Bantam Books, 1975).
23. K. Ring, *Heading Toward Omega: In Search of the Near Death Experience* (New York: William Morrow & Co., 1984).
24. R. Monroe, *Far Journeys* (Garden City, NY: Doubleday & Co., Inc., 1985).
25. I. Swann, *To Kiss Earth Good-Bye* (New York: Dell Publishing Co., Inc., 1975).
26. R. Morris, "PRF Research on Out-Of-Body Experiences, 1973," *Theta*, Summer 1974.
27. H. Puthoff and R. Targ, "Psychic Research and Modern Physics," in *Psychic Exploration: A Challenge For Science*, ed. J. White (New York: G. P. Putnam's Sons, 1974), pp. 536-53.
28. C. Muses, "Working with the Hypernumber Idea," in *Consciousness and Reality*, ed. C. Muses and A. Young (New York: Avon Books, 1972), pp. 448-469.
29. L. Feldman, "Short Bibliography On Faster-Than-Light Particles (Tachyons)," *American Journal Of Physics*, vol. 42 (March 1974).
30. R. Miller, "Methods of Detecting and Measuring Healing Energies," in *Future Science*, ed. S. Krippner and J. White (New York: Doubleday & Co., 1977), pp. 431-444.
31. Smith J., "The Influence on Enzyme Growth by "Laying-on-of-Hands," *The Dimensions of Healing: A Symposium* (Los Altos, CA: Academy of Parapsychology and Medicine), 1972.

32. "New Technologies Detect Effects of Healing Hands," *Brain/Mind Bulletin*, vol. 10, no. 16 (September 30, 1985).
33. A. Besant and C. W. Leadbeater, *Thought-Forms* (1925; reprint, Wheaton, IL: Theosophical Publishing House, 1969).
34. Leichtman, R., *Einstein Returns* (Columbus, OH: Ariel Press, 1982), pp. 48-49.
35. J. Leo, "I Was Beheaded in the 1700s," *Time*, September 10, 1984, p. 68.
36. W. Tiller, "Theoretical Modeling on the Function of Man," in *Healers and the Healing Process*, ed. G. Meek (Wheaton, IL: Theosophical Publishing House, 1977), p. 192.
37. Hodson, G., *The Miracle of Birth: A Clairvoyant Study of a Human Embryo* (1929; reprint, Wheaton, IL: Theosophical Publishing House, 1981), pp. 85-86.
38. O. C. Simonton et al, *Getting Well Again* (Los Angeles: J.P. Tarcher, Inc., 1978).

第5章

1. I. Veith, *The Yellow Emperor's Classic of Internal Medicine* (Berkeley & Los Angeles: University Of California Press, 1966).
2. R. Melzack and P. Wall, "Pain Mechanisms: A New Theory," *Science*, vol. 150 (1965), pp. 971-979.
3. "Frequency a Factor in Electroacupuncture," *Brain/Mind Bulletin*, vol. 5, no.10 (April 7, 1980).
4. W. Tiller, "Some Physical Network Characteristics of Acupuncture Points and Meridians," in *Transcript of the Acupuncture Symposium* (Los Altos, CA: Academy of Parapsychology and Medicine, 1972).
5. G. Luce, *Biological Rhythms in Human and Animal Physiology* (New York: Dover Publications, Inc., 1971).
6. H. Motoyama and R. Brown, *Science and the Evolution of Consciousness* (Brookline, MA: Autumn Press, 1978), pp. 99-119.
7. 経穴からの最初の電流測定は「ＢＰ」(分極前電流値、before polarization）とよばれる。ＢＰの値は、からだの基本的な体質あるいは代謝のレベルを反映している。最初の井穴の測定において、ＡＭＩでは３ボルトの直流電流によって、モニター回路につながった経穴を順次刺激していく。この電気的刺激のとき、「ＡＰ」(分極後電流値、after polarization）も測定される。ＡＰの値は、皮膚電気反射と等価である。このふたつの数値の差（ＢＰ－ＡＰ）は「Ｐ」とよばれる〔訳註・現在ではＰのかわりにＩＱ（免疫能にかんする情報）およびＴＣがパラメータとしてつかわれる〕。Ｐの値は、からだが外部環境にたいして示す抵抗の量をあらわす。本山博士は、皮膚電気反射測定器のような装置は、被験者の体温の影響や、急性の精神的および身体的症状によって変化したＡＰ値のみを測定するものであることを見いだした。ＡＭＩによる測定の結果、人間のＢＰ値とＰ値は比較的一定していることがわかってきたが、これは生体組織の長期的状態についてのより信頼できる情報を示してくれる。ＡＭＩはこれら三つの値（ＢＰ、ＡＰ、Ｐ）を

すべて測定し、コンピュータからは被験者の電気的情報をとりこんだ測定結果が数分で出力される。

8. J. Pizzo et al., "Fingertips to Faces," *Osteopathic Physician*, vol. 43, no. 2 (February 1976), pp. 41-47.
9. I. Dumitrescu and J. Kenyon, *Electrographic Imaging in Medicine and Biology* (Suffolk, Great Britain: Neville Spearman, Ltd., 1983), p. 158.
10. J. Hurtak, *The Book of Knowledge: The Keys of Enoch* (Los Gatos, CA: The Academy for Future Science, 1977), pp. 526, 380.
11. B. Pomeranz, "Do Endorphins Mediate Acupuncture Analgesia?" in *Advances in Biochemical Psychopharmacology*, vol. 18, ed. Costa and Trabucchi (New York: Raven Press, 1978), pp. 351-359.
12. L. Barchas et al., "Behavioral Neurochemistry: Neuroregulators and Behavioral States," *Science*, vol. 200 (May 26, 1978), pp. 964-973.
13. T. Hokfelt et al., "Peptidergic Neurones," *Nature*, vol. 284 (April 10, 1980).
14. R. Becker, "An Application of Direct Current Neural Systems to Psychic Phenomena," *Psychoenergetic Systems*, vol. 2 (1977), pp. 189-196.
15. W. Tiller, "The Positive and Negative Space/Time Frames as Conjugate Systems," in *Future Science*, ed. White and Krippner (Garden City, NY: Doubleday & Co., Inc., 1977), pp. 257-279.
16. I. Oyle and J. Wexler, "Acupuncture with High Frequency Sound: A Preliminary Report," *Osteopathic Physician*, September 1973.
17. H. Gris and W. Dick, *The New Soviet Psychic Discoveries* (New York: Warner Books, 1978), p. 397.
18. G. Playfair and S. Hill, *The Cycles of Heaven* (New York: Avon Books, 1978), p. 281.

第6章

1. H. Motoyama and R. Brown, *Science and the Evolution of Consciousness* (Brookline, MA: Autumn Press, 1978), pp. 99-119.
2. H. Burr, *The Fields of Life* (New York: Ballantine Books, 1972).
3. W. Tiller, "The Positive and Negative Space/Time Frames as Conjugate Systems," in *Future Science*, ed. White and Krippner, (Garden City, NY: Doubleday & Co., Inc., 1977), pp. 257-279.
4. "German Device Is Used to Detect Changes at Acupuncture Points," *Brain/Mind Bulletin*, vol. 7, no.14 (August 23, 1982).
5. I. Bell, *Clinical Ecology: A New Medical Approach to Environmental Illness* (Bolinas, CA: Common Knowledge Press, 1982).
6. A. Ber, "Neutralization of Phenolic (Aromatic) Food Compounds in a Holistic General Practice," *Journal Of Orthomolecular Psychiatry*, vol.12, no.4 (1984).
7. J. McGovern et al., "The Role of Naturally Occurring Haptens in Allergy," *Annals of Allergy*, vol.47, no.123 (1981).

8. J. McGovern, "Apparent Immunotoxic Response To Phenolic Compounds," *Food and Chemical Toxicology*, vol. 20, no. 4 (1982), p.491.
9. J. McGovern et al., "Natural Foodborne Aromatics Induce Behavioral Disturbances in Children with Hyperkinesis," *International Journal of Biosocial Diseases*, vol. 3 (December 1982).
10. Abrams, A., *New Concepts in Diagnosis and Treatment* (San Francisco, CA: The Philopolis Press, 1916).
11. L. Day and G. de la Warr, *New Worlds Beyond the Atom* (London: Vincent Stuart, Ltd., 1956).
12. L. Day and G. de la Warr, *Matter In The Making* (London: Vincent Stuart, Ltd., 1966).
13. D. Tansley, M. Rae, and A. Westlake, *Dimensions of Radionics: New Techniques of Instrumented Distant-Healing* (Essex, England: C.W. Daniel Co. Ltd., 1977).
14. R. Targ and H. Puthoff, *Mind-Reach: Scientists Look at Psychic Ability* (New York: Dell Publishing Co., 1977).
15. E. Baerlein and A. Dower, *Healing with Radionics: The Science of Healing Energy* (Wellingborough, Northamptonshire: Thorsons Publishers Ltd., 1980), pp. 48-49.
16. D. Dean, "Plethysmograph Recordings as ESP Responses," *International Journal of Neuropsychiatry*, September / October 1966.
17. W. Tiller, "Radionics, Radiesthesia, and Physics," in *The Varieties of Healing Experience: Exploring Psychic Phenomena in Healing* (Los Altos, CA: The Academy of Parapsychology and Medicine, 1971), pp. 55-78.
18. A. Mermet, *Principles and Practice of Radiesthesia* (London: Vincent Stuart Co., 1959).
19. D. Tansley, *Radionics and the Subtle Anatomy of Man* (Essex, England: Health Science Press, 1972).

第7章

1. E. Bach, "Heal Thyself," in *The Bach Flower Remedies* (1931; reprint, New Canaan, CT: Keats Publishing Co., 1977).
2. R. Armstrong, "Radiesthesia: A Tool of Intuitive Perspective," *The Flower Essence Journal*, no. 2 (July 1980), pp. 7-9.
3. Gurudas, *Flower Essences and Vibrational Healing*, channeled by Kevin Ryerson (Albuquerque, NM: Brotherhood Of Life, Inc., 1983).
4. Ibid., pp. 29-30.
5. I. Bentov, "Micromotion of the Body as a Factor in the Development of the Nervous System," in *Kundalini: Psychosis Or Transcendence?* by L. Sannella (San Francisco, CA: H.S. Dakin Co., 1976), pp. 71-95.
6. Gurudas, *Flower Essences and Vibrational Healing*, pp. 30-31.

7. Ibid., p. 35.
8. D. Dean, "Plethysmograph Recordings as ESP Responses," *International Journal Of Neuropsychiatry*, September/October 1966.
9. Gurudas, *Flower Essences and Vibrational Healing*, p. 31.
10. Ibid., p. 41.
11. Ibid., pp. 42-43.
12. Ibid., p. 44.
13. Ibid., p. 139.
14. Ibid., p. 125.
15. Ibid., p. 164.
16. Ibid., pp. 144-145.
17. Ibid., p. 140.
18. Ibid., pp. 133-134.
19. Ibid., p. 36.
20. E. Babbitt, *Principles of Light and Color* (1878; reprint, Secaucus, NJ: Citadel Press, 1967).
21. D. Ghadiali, *Spectro-Chrome Metry Encyclopedia*, 2nd ed. (Malaga, NJ: Spectro-Chrome Institute, 1939).
22. R. Hunt, *The Seven Keys to Color Healing* (New York: Harper & Row Publishers, 1971), p. 103.
23. Gurudas, *Flower Essences and Vibrational Healing, p. 201.*

第8章

1. B. Grad, "Healing by the Laying On Of Hands: A Review of Experiments," in *Ways of Health: Holistic Approaches to Ancient and Contemporary Medicine*, ed. D. Sobel (New York: Harcourt Brace Jovanovich, 1979), p. 267.
2. A. Westlake, "Vis Medicatrix Naturae," *Proceedings of the Scientific and Technical Congress of Radionics and Radiesthesia* (London: May 1950).
3. A. Debus, *The English Paracelsians* (New York: Franklin Watts, 1965), p. 114.
4. M. Goldsmith, *Franz Anton Mesmer* (Garden City, NY: Doubleday, 1934).
5. B. Grad, "The Biological Effects of the 'Laying On Of Hands' on Animals and Plants: Implications for Biology," in *Parapsychology: Its Relation to Physics, Biology, Psychiatry, and Psychiatry*, ed. G. Schmeidler (Metuchen, NJ: Scarecrow Press, 1967).
6. B. Grad et al., "An Unorthodox Method of Treatment on Wound Healing in Mice," *International Journal of Parapsychology*, vol. 3 (Spring 1961), pp. 5-24.

7. R. Miller, "Methods of Detecting and Measuring Healing Energies," in *Future Science*, ed. White and Krippner, (Garden City, NY: Doubleday & Co., Inc., 1977), pp. 431-444.
8. J. Smith, "The Influence on Enzyme Growth by the "Laying On Of Hands," in *The Dimensions of Healing: A Symposium* (Los Altos, CA: The Academy of Parapsychology and Medicine, 1972).
9. C. Panati, *Supersenses: Our Potential for Parasensory Experience* (Garden City, NY: Anchor Press/Doubleday, 1976), p. 121.
10. W. Tiller, "The Positive and Negative Space/Time Frames as Conjugate Systems," in *Future Science*, ed. White and Krippner (Garden City, NY: Doubleday & Co., Inc., 1977), pp. 257-279.
11. "New Technologies Detect Effects of Healing Hands," *Brain/Mind Bulletin*, vol. 10, no. 16, September 30, 1985.
12. "Healer Speeds Up Self-Organizing Properties," *Brain/Mind Bulletin*, vol. 7, no. 3 (January 4, 1982).
13. I. Prigogine and I. Stengers, *Order Out Of Chaos: Man's New Dialogue With Nature* (New York: Bantam Books, 1984).
14. B. Grad, "A Telekinetic Effect on Plant Growth, Part 2; Experiments Involving Treatment of Saline in Stoppered Bottles," *International Journal Of Parapsychology*, vol. 6 (1964), pp. 473-498.
15. D. Krieger, "The Response of In-Vivo Human Hemoglobin to an Active Healing Therapy by Direct Laying-on of Hands," *Human Dimensions*, vol. 1 (Autumn 1972), pp. 12-15.
16. D. Krieger, "Healing by the Laying-On Of Hands as a Facilitator of Bioenergetic Change: The Response of In-Vivo Hemoglobin," *International Journal of Psychoenergetic Systems*, vol. 1 (1976), p. 121.
17. S. Karagulla, *Breakthrough To Creativity* (Los Angeles, CA: DeVorss Publishers, 1967), pp. 123-146.
18. D. Krieger, "Therapeutic Touch: The Imprimatur of Nursing," *American Journal Of Nursing*, vol. 75 (1975), pp. 784-787.
19. L. LeShan, *Alternate Realities: The Search for the Full Human Being* (New York: Ballantine Books, 1976).
20. R. Miller, "The Positive Effect of Prayer on Plants," *Psychic*, April 1972.
21. J. Rindge, "The Reality of Healing Energies," in *Healers and the Healing Process*, ed. G. Meek (Wheaton, IL: Theosophical Publishing House, 1977), pp. 136-137.
22. C. M. Cade and N. Coxhead, *The Awakened Mind: Biofeedback and the Development of Higher States of Awareness* (New York: Dell Publishing Co., 1979).
23. R. Leichtman, *Einstein Returns* (Columbus, OH: Ariel Press, 1982), pp. 50-51.

第9章

1. R. Boling, "Superman's Hologram," *Omni*, vol. 7, no. 1 (October 1984), p. 52.
2. R. Steiner, *Cosmic Memory: Atlantis and Lemuria* (Blauvelt, NY: Rudolph Steiner Publications, 1971), p. 45.
3. Gurudas, *Flower Essences and Vibrational Healing*, channeled by Kevin Ryerson (Albuquerque, NM: Brotherhood of Life, 1983), p. 8.
4. *The Revelation of Ramala* (Suffolk, Great Britain: Neville Spearman, Ltd., 1978), p. 245.
5. Ibid., p. 246.
6. Ibid., p. 246.
7. "Biblical Floods," *Nature/Science Annual: 1977 Edition* (New York: Time-Life Books, 1976), p. 180.
8. R. Baer and V. Baer, *Windows of Light: Quartz Crystals and Self-Transformation* (San Francisco, CA: Harper & Rowe Publishers, 1984), p. 54.
9. R. Miller, "The Healing Magic of Crystals: An Interview with Marcel Vogel," *Science Of Mind*, August, 1984.
10. Ibid., p. 74.
11. M. Harner, *The Way of the Shaman* (New York: Bantam Books, 1982), p. 139.
12. N. Gardner and E. Gardner, "Oh Shinnah Speaks," in *Five Great Healers Speak Here* (Wheaton, IL: Theosophical Publishing House, 1982), p. 123.
13. Gurudas, *Flower Essences and Vibrational Healing*, pp. 30-31.
14. R. Baer and V. Baer, *Windows of Light*, p. 82.
15. F. Alper, *Exploring Atlantis: Volume 2* (Phoenix, AZ: Arizona Metaphysical Society, 1983), pp. 25-33.
16. W. Richardson and L. Huett, *The Spiritual Value of Gem Stones* (Marina del Ray, CA: DeVorss & Co., 1980), p. 15.
17. Ibid., pp. 19-24.
18. Ibid., p. 40.
19. Ibid., p. 107.
20. Ibid., p. 50-51.
21. A. Bhattacharya, *Teletherapy and Allied Science* (Calcutta: Firma KLM Private Limited, 1977).
22. V. Neal and S. Karagulla, *Through the Curtain* (Marina Del Ray, CA: DeVorss & Company, 1983), pp. 171-2, 177, 180,191-2.

第10章

1. R. Trubo, "Stress and Disease: Cellular Evidence Hints at Therapy,"

Medical World News, January 26, 1987.
2. Gurudas, *Flower Essences and Vibrational Healing*, channeled by Kevin Ryerson, (Albuquerque, NM: Brotherhood of Life, Inc., 1983), p. 83.
3. L. LeShan, *You Can Fight for Your Life: Emotional Factors in the Causation of Cancer* (New York: Jove Publications, Inc., 1977).
4. R. Leichtman and C. Japikse, *Active Meditation: The Western Tradition* (Columbus, OH: Ariel Press, 1982).
5. J. Schwarz, *The Path of Action* (New York: E. P. Dutton, 1977).
6. *The Rainbow Bridge: First and Second Phases Link with the Soul Purification* (Escondido, CA: The Triune Foundation, 1981).
7. J. Schwarz, *Voluntary Controls: Exercises for Creative Meditation and for Activating the Potential of the Chakras* (New York: E. P. Dutton, 1978).
8. D. Walker, *The Crystal Book* (Sunol, CA: The Crystal Company, 1983), p. 57.
9. Hilarion, *Body Signs* (Toronto, Ontario: Marcus Books, 1982), p. 31.
10. L. Hay, *You Can Heal Your Life* (Farmingdale, NY: Coleman Publishing, 1984), pp. 147-182.
11. P. Levine et al, "EEG Coherence During the Transcendental Meditation Technique," in *Scientific Research on the Transcendental Meditation Program: Vol. I*, ed. Orme-Johnson and Farrow (Livingston Manor, NY: Maharishi European Research University Press, 1977), pp. 187-207.
12. I. Bentov, "Micromotion of the Body as a Factor in the Development of the Nervous System," in *Kundalini: Psychosis or Transcendence?*, by L. Sanella (San Francisco, CA: H. S. Dakin Co., 1976), pp. 71-92.
13. "Pain May Cause Lasting Change in Neuromachinery," *Brain/Mind Bulletin*, vol. 2, no. 4, January 3, 1977.
14. "Kindling, Once Epilepsy Model, May Relate to Kundalini," *Brain/Mind Bulletin*, vol. 2, no. 7, February 21, 1977.
15. M. Chia, *Awaken Healing Energy Through the Tao* (New York: Aurora Press, 1983).

第11章

1. "Theory Relates to Brain Processes, Altered Awareness," *Brain/Mind Bulletin*, vol. 4, no. 13, May 21, 1971.
2. K. Pribram, "The Holographic Hypothesis of Brain Function: A Meeting of Minds," in *Ancient Wisdom and Modern Science*, ed. S. Grof (Albany, NY: State University of New York Press, 1984), pp. 167-179.
3. F. Capra, "The New Vision of Reality: Toward a Synthesis of Eastern Wisdom and Western Science, in *Ancient Wisdom and Modern Science*, ed. S. Grof (Albany, NY: State University of New York Press, 1984), pp. 135-148.

4. M. Talbot, *Mysticism and the New Physics* (New York: Bantam Books, Inc., 1980).
5. D. Baker, "The Occult Anatomy and Physiology of the Heart," in *Esoteric Healing* (High Road, Essendon, Herts., England: Dr. Douglas Baker).
6. N. Rosenberg, "Laser Bursts Appear to Help Revascularize Myocardium," *Medical Tribune*, vol. 27, no. 8, March 19, 1986.
7. E. Cranton and A. Brecher, *Bypassing Bypass: The New Technique of Chelation Therapy* (New York: Stein & Day Publishers, 1984).
8. M. Lesser, *Nutrition and Vitamin Therapy* (New York: Bantam Books, Inc., 1980).
9. R. Johnson, "Vitamins Reverse Smokers Lesions," *Medical Tribune*, vol. 28, no. 2, January 14, 1987, pp. 4-5.
10. R. Johnson, "Vitamins for Cervical Cells," *Medical Tribune*, vol. 28, no. 2, January 14, 1987, p. 5.
11. A. Gaby, *The Doctor's Guide to Vitamin B6* (Emmaus, PA: Rodale Press, 1984), pp. 125-129.
12. S. Ziff, *Silver Dental Fillings: The Toxic Time Bomb* (New York: Aurora Press, 1984).
13. K. Mason, *Radionics and Progressive Energies* (Essex,England: C. W. Daniel Co. Ltd., 1984), p. 42.
14. Gurudas, *Flower Essences and Vibrational Healing*, channeled by Kevin Ryerson (Albuquerque, NM: Brotherhood of Life, 1983), p. 45.
15. D. Edwards, "ELF Under Suspicion in New Report," *Science News*, vol. 132, July 18, 1987, p. 39.
16. T. Graves, *Needles of Stone* (Great Britain: Turnstone Press, Ltd., 1978), pp. 71-81.
17. J. Kenyon, *Modern Techniques of Acupuncture: Vol. 3* (Wellingborough, Northamptonshire: Thorson's Publishers Limited, 1985), pp. 61, 89.

第12章

1. C. Thomas and D. Duszynski, "Closeness to Parents and the Family Constellation in a Prospective Study of Five Disease States: Suicide, Mental Illness, Malignant Tumor, Hypertension, and Coronary Heart Disease," *The Johns Hopkins Medical Journal*, vol. 134 (1973), pp. 251-270.
2. L. LeShan, "Psychological States as Factors in the Development of Malignant Disease: A Critical Review," *Journal of The National Cancer Institute*, vol. 22 (1959), pp. 1-18.
3. O. Simonton and S. Simonton "Belief Systems and Management of the Emotional Aspects of Malignancy," *Journal of Transpersonal Psychology*, vol. 7, no. 1 (1975), pp. 29-47.

4. R. Trubo, "Stress and Disease: Cellular Evidence Hints at Therapy," *Medical World News*, January 26, 1987, pp. 26-41.
5. G. Hodson, *The Science Of Seership* (London: Rider & Company), pp. 61-63.
6. M. Woodward, *Scars of the Soul: Holistic Healing in the Edgar Cayce Readings* (Columbus, OH: Brindabella Books, 1985).
7. F. McClain, *A Practical Guide to Past Life Regression* (St. Paul, MN: Llewellyn Publications, 1986).
8. B. Clow, *Eye of the Centaur: A Visionary Guide into Past Lives* (St. Paul, MN: Llewellyn Publications, 1986).
9. Levi, *The Aquarian Gospel of Jesus The Christ* (1907; reprint, Marina Del Rey, CA: DeVorss & Co., 1979).
10. Guru R.H.H., *Talk Does Not Cook the Rice: A Commentary on the Teaching of Agni Yoga*, Vol. 1 (York Beach, ME: Samuel Weiser, Inc., 1982), p. 133.

以上のうち、邦訳があるものを以下に掲げる。

第1章

8. モス、T.『生体エネルギーを求めて』井村宏次、西岡恵美子訳、日本教文社、1983年
11. ターグ、R.、パソフ、H. E.『マインド・リーチ』猪股修二訳、集英社、1978年
15. クーン、T.『科学革命の構造』中山茂訳、みすず書房、1971年

第4章

9. リードビーター、C. W.『チャクラ』本山博、湯浅泰雄訳、平河出版社、1979年
19. グレイ、J. A.『ストレスと脳』八木欽治訳、朝倉書店、1991年
22. ムーディ Jr.、R. A.『かいまみた死後の世界』中山善之訳、評論社、1977年
23. リング、K.『霊界探訪』丹波哲郎訳、三笠書房、1986年
24. モンロー、R. A.『魂の体外旅行』坂場順子訳、日本教文社、1990年
33. ベサント、A.、リードビーター、A.W.『思いは生きている』田中恵美子訳、神智学協会ニッポンロッジ、1983年（神智学叢書）
38. サイモントン、O. C.、サイモントン、S. M.、クレイトン、J.『がんのセルフ・コントロール』近藤裕監訳、河野友信、笠原敏雄訳、創元社、1982年

第5章

17. グリス、H.、ディック、W.『ルポ／クレムリンの超常戦略』尾下英雄、渡辺威夫訳、『続・クレムリンの超常戦略』増野一郎訳、ユニバース出版社、1980年、1981年

第6章

14. ターグ、R.、パソフ、R. E.『マインド・リーチ』猪股修二訳、集英社、1978年

第8章

13. プリゴジン、I.、スタンジェール、I.『混沌からの秩序』伏見康治、伏見譲、松枝秀明訳、みすず書房、1987年

第9章

2. シュタイナー、R.『アカシャ年代記より』高橋巖訳、国書刊行会、1994年
11. ハーナー、M. J.『シャーマンへの道』高岡よし子訳、平河出版社、1989年
15. アルパー、F.『アトランティス』高柳司訳、香取孝太郎監修、コスモ・テン・パブリケーション、1994年
16. リチャードソン、W. G.、ヒューイット、L.『宇宙の法則宝石療法』林陽訳、中央アート出版社、1999年（こころの科学シリーズ）

第10章

3. ルシャン、L. L.『ガンの感情コントロール療法』田多井吉之介訳、パシフィカ 1979年
10. ヘイ、L. L.『ライフ・ヒーリング』中西珠佳江訳、たま出版、1990年

第11章

2,3. グロフ、S. 編『個を超える（トランスパーソナル）パラダイム』吉福伸逸編・訳、菅靖彦、大野純一、井上章子、上野圭一、高岡よし子、田中三彦、幾島幸子、栗林総子訳、平河出版社、1987年
8. レッサー、M.『栄養・ビタミン療法』大沢博訳、ブレーン出版、1991年

第12章

9. ドーリング、L.『宝瓶宮福音書』栗原基訳、霞ヶ関書房、1970年

参考文献

第1章

（ホログラフィー、意識とリアリティ）

Briggs, J., and F. Peat. *Looking Glass Universe: The Emerging Science of Wholeness*. New York: Simon and Schuster Inc., 1984.

Loye, D. *The Sphinx and the Rainbow: Brain, Mind, and Future Vision*. Boulder & London: Shambhala/New Science Library, 1983.

Pelletier, K. *Toward a Science of Consciousness*. New York: Dell Publishing Co., 1978.

（エレクトロノグラフィーとキルリアン効果）

Dumitrescu, I., and J. Kenyon. *Electrographic Imaging in Medicine and Biology*. Suffolk, Great Britain: Neville Spearman Ltd., 1983.

Moss, T. *The Body Electric*. Los Angeles: J. P. Tarcher, Inc., 1979.

（遠隔視とサイ能力）

Targ, R., and H. Puthoff. *Mind-Reach: Scientists Look at Psychic Ability*. New York: Dell Publishing Co., Inc., 1977.

Targ, R., and K. Harary. *The Mind Race: Understanding and Using Psychic Abilities*. New York: Villard Books, 1984.

（意識と新しい物理学）

Capra, F. *The Tao of Physics*. New York: Bantam Books, 1977.

Postle, D. *Fabric of the Universe*. New York: Crown Publishers, Inc., 1976.

Talbot, M. *Mysticism and the New Physics*. New York: Bantam Books, 1980.

Toben, B. *Space-Time and Beyond*. New York: E. P. Dutton and Co., 1975.

Zukav, G. *The Dancing Wu Li Masters: An Overview of the New Physics*. New York: William Morrow and Co., Inc., 1979.

第2章

Blackie, M. *The Patient, Not the Cure: The Challenge of Homeopathy*. Santa Barbara, CA: Woodbridge Press Publishing Co., 1978.

Coulter, H. *Divided Legacy: The Conflict Between Homeopathy and the American Medical Association*. Richmond, CA: North Atlantic Books, 1973.

Coulter, H. *Homoeopathic Science and Modern Medicine: The Physics of Healing with Microdoses*. Richmond, CA: North Atlantic Books, 1980.

Hahnemann, S. *Organon of Medicine*. 1810. A New Translation by Kunzli, Naude, and Pendleton. Los Angeles, CA: J. P. Tarcher, Inc., 1982.

Tiller, W. "Towards A Scientific Rationale of Homeopathy." *Journal of Holistic Medicine*, 6, no. 2 (Fall 1984).

Vithoulkas, G. *Homeopathy: Medicine of the New Man*. New York: Arco Publishing Co., Inc., 1979.

Vithoulkas, G. *The Science of Homeopathy*. New York: Grove Press, Inc., 1980.

Whitmont, E. *Psyche and Substance: Essays on Homeopathy in the Light of Jungian Psychology*. Richmond, CA: North Atlantic Books, 1980.

第3章

Becker, R., and G. Selden. *The Body Electric: Electromagnetism and the Foundation of Life*. New York: William Morrow and Company, Inc., 1985.

Playfair, G., and S. Hill. *The Cycles of Heaven*. New York: Avon Books, 1978.

Weymouth, L. "The Electrical Connection (Part 1)." *New York Magazine*, November 24, 1980, pp. 26-47.

Weymouth, L. "The Electrical Connection (Part 2)." *New York Magazine*, December 1, 1980, pp. 44-58.

第4章

（肉体／エーテル体接触面）

Bendit, J., and P. Bendit. *The Etheric Body of Man: The Bridge of Consciousness*. Wheaton, IL: Theosophical Publishing House, 1977.

Powell, A. E. *The Etheric Double: The Health Aura of Man*. Wheaton, IL: Theosophical Publishing House, 1969.

Tiller, W. "Some Energy Field Observations of Man and Nature." *The Kirlian Aura*. Edited by Krippner and Rubin. Garden City, NY: Anchor Press/Doubleday, 1974.

（チャクラ／ナーディ系）

Leadbeater, C. W. *The Chakras*. 1927. Reprint. Wheaton, IL: Theosophical Publishing House, 1977.

Motoyama, H. *Theories of the Chakras: Bridge to Higher Consciousness* Wheaton, IL: Theosophical Publishing House, 1981.

Rendel, P. *Introduction to the Chakras*. Wellingborough, Northamptonshire: The Aquarian Press, 1979.

Stanford, R. *The Spirit unto the Churches: An Understanding of Man's Existence in the Body Through Knowledge of the Seven Glandular Centers*. Austin, TX: Association for the Understanding of Man, 1977.

（アストラル体とアストラル投射）

Greenhouse, H. *The Astral Journey*. New York: Avon Books, 1974.

Monroe, R. *Far Journeys*. Garden City, NY: Doubleday & Co., Inc.,1985.

Monroe, R. *Journeys Out of the Body.* Garden City, NY: Anchor Press/ Doubleday, 1977.

Powell, A. E. *The Astral Body.* Wheaton, IL: Theosophical Publishing House, 1965.

Rogo, D. *Mind Beyond the Body: The Mystery of ESP Projection.* New York: Penguin Books, 1978.

Swann, I. *To Kiss Earth Good-Bye.* New York: Dell Publishing Co., Inc., 1975.

（高次微細身体と意識の進化）

Bentov, I. *Stalking the Wild Pendulum: On The Mechanics of Consciousness.* New York: E.P. Dutton, 1977.

Powell, A.E. *The Causal Body and the Ego.* 1928. Reprint. Wheaton, IL: Theosophical Publishing House, 1978.

Powell, A.E. *The Mental Body.* Wheaton, IL: Theosophical Publishing House, 1967.

（変移としての死）

Holmes, J. *As We See It From Here.* Franklin, NC: Metascience Corporation, 1980.

Meek, G. *After We Die, What Then? Answers to Questions about Life after Death.* Franklin, NC: Metascience Corporation, 1980.

Taylor, R. *Witness From Beyond.* South Portland, ME: Foreword Books, 1975.

White, S. *The Unobstructed Universe.* New York: E. P. Dutton & Co., 1940.

（負の時空間とウィリアム・ティラー博士の理論）

Tiller, W. "Consciousness, Radiation, and the Developing Sensory System" *The Dimensions of Healing: A Symposium.* Los Gatos, CA: Academy of Parapsychology and Medicine, 1973.

Tiller, W. "Creating a New Functional Model of Body Healing Energies." *Journal of Holistic Health* 4 (1979): 102-114.

Tiller, W. "Energy Fields and the Human Body." *Frontiers of Consciousness*, Edited by J. White. New York: Avon Books, 1974.

Tiller, W. "Homeopathy: A Laboratory for Etheric Science?" *Journal of Holistic Medicine* 5, no. 1 (Spring/Summer 1983).

Tiller, W. "A Lattice Model of Space and Its Relationship to Multidimensional Physics." *A Holistic Approach to Etiology and Therapy in the Disease Process* (Proceedings of the 10th Annual Medical Symposium). Phoenix, AZ: A.R.E. Clinic, Inc., January 19-23, 1977.

Tiller, W. "The Positive and Negative Space/Time Frames as Conjugate Systems." *Future Science.* Edited by White and Krippner. Garden City, NY: Doubleday & Co., 1977.

Tiller, W. "The Simulator and the Being." *Phoenix*. Stanford, CA: Phoenix Associates, Fall/Winter 1978.

(輪廻転生という視点)

Cerminara, G. *Many Mansions: The Edgar Cayce Story on Reincarnation*. New York: New American Library, Inc., 1950.

Goldberg, B. *Past Lives Future Lives: Accounts of Regressions and Progressions Through Hypnosis*. North Hollywood, CA: Newcastle Publishing Co., Inc., 1982.

Head, J., and S. L. Cranston. *Reincarnation: The Phoenix Fire Mystery*. New York: Warner Books, 1977.

Lenz, F. *Lifetimes: True Accounts of Reincarnation*. New York: Fawcett Crest Books, 1979.

Perkins, J. *Experiencing Reincarnation*. Wheaton, IL: Theosophical Publishing House, 1977.

第5章

(中国の治療哲学)

Haas, E. *Staying Healthy with the Seasons*. Millbrae, CA: Celestial Arts, 1981.

Kaptchuk, T. *The Web That Has No Weaver: Understanding Chinese Medicine*. New York: Congdon & Weed, 1983.

(鍼灸)

Chang, S. *The Complete Book of Acupuncture*. Millbrae, CA: Celestial Arts, 1976.

Langone, J. "Acupuncture: New Respect for an Ancient Remedy." *Discover*, August 1984, pp. 70-73.

McGarey, W. *Acupuncture and Body Energies*. Phoenix, AZ: Gabriel Press, 1974.

Omura, Y. *Acupuncture Medicine: Its Historical and Clinical Background*. Tokyo: Japan Publications, Inc., 1982.

Seem, M. *Acupuncture Energetics: A Workbook for Diagnostics and Treatment*. Rochester, VT: Thorsons Publishers Inc., 1987.

Wensel, L. *Acupuncture for Americans*. Reston, VA: Reston Publishing Co., Inc., 1980.

Woolerton, H., and C. McLean. *Acupuncture Energy in Health and Disease: A Practical Guide for Advanced Students*. Wellingborough, Northamptonshire, Great Britain: Thorsons Publishers Ltd., 1979.

第6章

(電気鍼をもちいた診断法)

Ber, A. "Neutralization of Phenolic (Aromatic) Food Compounds in a Holistic General Practice." *Journal of Orthomolecular Psychiatry* 12, no. 4 (1984).

Kenyon, J. *Modern Techniques of Acupuncture/Volume 1: A Practical Scientific Guide to Electro-Acupuncture*. New York: Thorsons Publishers, Inc., 1983.

Kenyon, J. *Modern Techniques of Acupuncture/Volume 3: A Scientific Guide to Bio-Electronic Regulatory Techniques and Complex Homeopathy*. New York: Thorsons Publishers, Inc., 1985.

Tiller, W. "Homeopathy: A Laboratory for Etheric Science?" *Journal of Holistic Medicine* 5, no. 1 (Spring/Summer 1983).

Tiller, W. "What Do Electrodermal Diagnostic Acupuncture Instruments Really Measure?" *American Journal of Acupuncture* 5, no. 1 (January/March 1987).

Voll, R. "Twenty Years of Electroacupuncture Diagnosis in Germany: A Progress Report." *American Journal of Acupuncture* (March 1975).

Voll, R. "Twenty Years of Electroacupuncture Therapy Using Low-Frequency Current Pulses." *American Journal of Acupuncture* (December 1975).

（ラジオニクスとラジエステーシア〔放射感知性〕）

Reyner, J. et al. *Psionic Medicine: The Study and Treatment of the Causative Factors in Illness*. London: Routledge & Keegan Paul, 1974.

Russell, E. *Report on Radionics: Science of the Future*. Suffolk, Great Britain: Neville Spearman Ltd., 1973.

Tansley, D. et al. *Dimensions of Radionics: New Techniques of Instrumented Distant Healing*. Essex, England: C. W. Daniel Co. Ltd., 1977.

Tansley, D. *Radionics: Interface with the Ether-Fields*. Bradford, England Health Science Press, 1975.

Tansley, D. *Radionics: Science or Magic—An Holistic Paradigm of Radionic Theory and Practice*. Essex, England: C.W. Daniel Co. Ltd., 1982.

Tiller, W. "Radionics, Radiesthesia, and Physics." *The Varieties of Healing Experience: Exploring Psychic Phenomena in Healing*. Los Altos, CA: The Academy of Parapsychology and Medicine, 1971.

第7章

（フラワー・エッセンスと宝石エリクシルをもちいた治療法）

Bach, E. "Heal Thyself." *The Bach Flower Remedies*. 1931. Reprint. New Canaan, CT: Keats Publishing, Inc., 1977.

Barnard, J. *Patterns of Life Force*. Great Britain: Bach Educational Programme, 1987.

Chancellor, P. *Handbook of the Bach Flower Remedies*. New Canaan, CT: Keats Publishing, Inc., 1971.

Gurudas. *Flower Essences and Vibrational Healing*, channeled by Kevin Ryerson. Albuquerque, NM: Brotherhood of Life, Inc., 1983.

Gurudas. *Gem Elixirs and Vibrational Healing: Volume I*, channeled by Kevin Ryerson. Boulder, CO: Cassandra Press, 1985.

Gurudas. *Gem Elixirs and Vibrational Healing: Volume II*, channeled by Kevin Ryerson and Jon Fox. Boulder, CO: Cassandra Press, 1986.

Hilarion. *Wildflowers: Their Occult Gifts*. Toronto, Canada: Marcus Books, 1982.

Scheffer, M. *Bach Flower Therapy: Theory and Practice*. Wellingborough, Northamptonshire, UK: Thorsons Publishers Ltd., 1986.

Vlamis, G. *Flowers to the Rescue: The Healing Vision of Dr. Edward Bach*. Wellingborough, Northamptonshire, UK: Thorsons Publishers Ltd., 1986.

Weeks, N. *The Medical Discoveries of Edward Bach, Physician*. New Canaan, CT: Keats Publishing, Inc., 1973.

(色彩療法)

Babbitt, E. *The Principles of Light and Color: The Healing Power of Color*. 1878. Reprint. Secaucus, NJ: The Citadel Press, 1976.

Babey-Brooke, A., and R. Amber. *Color Therapy: Healing with Color*. New York: Santa Barbara Press, Inc., 1979.

Clark, L. *The Ancient Art of Color Therapy*. New York: Pocket Books, 1975.

David, W. *The Harmonics of Sound, Color, and Vibration: A System for Self-Awareness and Soul Evolution*. Marina Del Ray, CA: DeVorss & Co., 1980.

Gimbel, T. *Healing Through Color*. Essex, England: The C.W. Daniel Co., Ltd., 1980.

Hunt. R. *The Eighth Key to Color: Self Analysis and Clarification Through Color*. Chadwell Heath, Essex: L. N. Fowler & Co., Ltd., 1965.

Hunt, R. *The Seven Keys to Color Healing: Diagnosis and Treatment Using Color*. New York: Harper & Row, 1971.

MacIvor, V., and S. LaForest. *Vibrations: Healing Through Color, Homeopathy, and Radionics*. New York: Samuel Weiser, Inc., 1979.

Ousley, S. *The Power of The Rays: The Science of Colour-Healing*. Chadwell Heath, Essex: L. N. Fowler & Co., Ltd., 1951.

第8章

Burke, G. *Magnetic Therapy: Healing in Your Hands*. Oklahoma City, OK: Saint George Press, 1980.

The Dimensions of Healing: A Symposium. Los Altos, CA: The Academy of Parapsychology and Medicine, 1972.

Hammond, S. *We Are All Healers*. New York: Ballantine Books, 1973.

Joy, W. B. *Joy's Way: A Map for the Transformational Journey, An Introduction to the Potentials for Healing with Body Energies*. Los Angeles, CA: J.P. Tarcher, Inc., 1979.

Krieger, D. *The Therapeutic Touch: How to Use Your Hands to Help or to Heal*. Englewood Cliffs, NJ: Prentice-Hall, Inc., 1979.

Krippner, S., and A. Villoldo. *The Realms of Healing*. Millbrae, CA: Celestial Arts, 1976.

Lansdowne, Z. *The Chakras and Esoteric Healing*. York Beach, ME: Samuel Weiser, Inc., 1986.

Meek, G. *Healers and the Healing Process*. Wheaton, IL: Theosophical Publishing House, 1977.

Pavek, R., *The Health Professional's Handbook of SHEN: Physioemotional Release Therapy*. Sausalito, CA: The SHEN Institute, 1987.

Regush, N. *Frontiers of Healing: New Dimensions in Parapsychology*. New York: Avon Books, 1977.

Wallace, A., and B. Henkin. *The Psychic Healing Book*. New York: Dell Publishing Co., 1978.

第9章

Alper, F. *Exploring Atlantis: Volumes I and II*. Phoenix, AZ: Arizona Metaphysical Society, 1981, 1983.

Baer, R., and V. Baer. *Windows of Light: Quartz Crystals and Self Transformation*. San Francisco: Harper & Rowe, 1984.

Baer, R., and V. Baer. *The Crystal Connection: A Guidebook for Personal and Planetary Transformation*. San Francisco: Harper & Rowe, 1986.

Bhattacharya, A. *Gem Therapy*. Calcutta: Firma KLM Private Ltd, 1976.

Bonewitz, R. *Cosmic Crystals: Crystal Consciousness and the New Age*. Wellingborough, Northamptonshire: Turnstone Press Limited, 1983.

Bonewitz, R. *The Cosmic Crystal Spiral: Crystals and the Evolution of Human Consciousness*. Longmead, Shaftesbury, Dorset: Element Books Ltd., 1986.

Burka, C. F. *Clearing Crystal Consciousness*. Albuquerque, NM: Brotherhood of Life, Inc., 1985.

Calverly, R. *The Language of Crystals*. Toronto, Ontario: Radionics Research Association, 1986.

Chocron, D. S. *Healing with Crystals and Gemstones*. York Beach, ME: Samuel Weiser, Inc., 1986.

Gems, Stones, and Metals for Healing and Attunement: A Survey of Psychic Readings. Virginia Beach, VA: Heritage Publications, 1977.

Gold, G. *Crystal Energy*. Chicago, IL: Contemporary Books, Inc., 1987.

Gurudas. *Gem Elixirs and Vibrational Healing: Vol. II*, channeled by Kevin Ryerson and Jon Fox. Boulder, CO: Cassandra Press, 1986.

Harold, H. *Focus on Crystals*. New York: Ballantine Books, 1986.

Isaacs, T. *Gemstones, Crystals, and Healing*. Black Mountain, NC: Lorien House, 1982.

Lorusso, J., and J. Glick. *Healing Stoned: The Therapeutic Use of Gems and Minerals*. Albuquerque, NM: Brotherhood of Life, 1979.

Lorusso, J., and J. Glick. *Stratagems: A Mineral Perspective*. Albuquerque, NM: Brotherhood of Life, Inc., 1984.

Mella, D. *Stone Power: The Legendary and Practical Use of Gems and Stones*. Albuquerque, NM: Domel, Inc., 1976.

Peterson, S. *Crystal Visioning: A Crystal Workbook*. Nashville, TN: Interdimensional Publishing, 1984.

Richardson, W., and L. Huett. *The Spiritual Value of Gem Stones*. Marina del Ray, CA: DeVorss & Co., 1980.

Stewart, C. *Gem-Stones of the Seven Rays*. 1939. Reprint. Mokelumne Hill, CA: Health Research, 1975.

Raphaell, K. *Crystal Enlightenment: The Transforming Properties of Crystals and Healing Stones*. New York: Aurora Press, 1985.

Raphaell, K. *Crystal Healing: The Therapeutic Application of Crystals and Stones/Volume II*. New York: Aurora Press, 1987.

Rea, J. *Patterns of the Whole, Vol. I: Healing and Quartz Crystals*. Boulder, CO: Two Trees Publishing, 1986.

Silbey, U. *The Complete Crystal Guidebook*. San Francisco, CA: U-Read Publications, 1986.

Smith, M. *Crystal Power*. St. Paul, MN: Llewellyn Publications, 1985.

Walker, D. *The Crystal Book*. Sunol, California: The Crystal Company, 1983.

第10章

(健康・病気とチャクラとの関係)

Gurudas. *Gem Elixirs and Vibrational Healing, Vol. I*, channeled by Kevin Ryerson. Boulder, CO: Cassandra Press, 1985, pp. 56-71.

Schwarz, J. *Human Energy Systems*. New York: E. P. Dutton, 1980.

Schwarz, J. *Voluntary Controls: Exercises for Creative Meditation and for Activating the Potential of the Chakras*. New York: E. P. Dutton, 1978.

Stanford, R. *The Spirit Unto the Churches: An Understanding of Man's Existence in the Physical Body Through Knowledge of the Seven Glandular Centers*. Austin, TX: Association for the Understanding of Man,Inc., 1968.

Young, M. *Agartha: A Journey to the Stars*. Walpole, NH: Stillpoint Publishing, 1984, pp. 205-221.

(能動的瞑想)

Adair, M. *Working Inside Out—Tools for Change: Applied Meditation for Creative Problem Solving*. Berkeley, CA: Wingbow Press, 1984.

Hay, L. *You Can Heal Your Life*. Farmingdale, NY: Coleman Publishing, 1984, pp. 147-182.

Leichtman, R., and C. Japikse. *Active Meditation: The Western Tradition*. Columbus, OH: Ariel Press, 1982.

Mesher, A. *Journey of Love: A Formula for Mastery and Miracles*. Austin,

TX: Quartus Foundation, 1982.

(クンダリニー)

Krishna, G. *The Awakening of Kundalini*. New York: E. P. Dutton & Co., 1975.

Krishna, G. *Kundalini: The Evolutionary Energy in Man*. Berkelely, CA: Shambhala Publications, Inc., 1967.

Radha, S. *Kundalini Yoga for the West*. Boulder, CO: Shambhala Publications, Inc., 1978.

Sanella, L. *Kundalini: Psychosis or Transcendence?* San Francisco, CA: H. S. Dakin Co., 1976.

Scott, M. *Kundalini in the Physical World*. London: Routledge & Kegan Paul, 1983.

White, J. *Kundalini, Evolution, and Enlightenment*. Garden City, NY: Anchor Press/Doubleday, 1979.

第11章

(ホリスティック医学と波動医学)

Bauman, E. et al. *The Holistic Health Lifebook: A Guide to Personal and Planetary Well-Being*. Berkeley, CA: And/Or Press, Inc., 1981.

Bauman, E. et al. *The New Holistic Health Handbook: Living Well in a New Age*. Edited by S. Bliss. Lexington, MA: The Stephen Greene Press, 1985.

Gurudas. *Flower Essences and Vibrational Healing*, channeled by Kevin Ryerson. Albuquerque, NM: Brotherhood of Life, 1983.

Gurudas. *Gem Elixirs and Vibrational Healing, Vol. 1.* channeled by Kevin Ryerson. Boulder, CO: Cassandra Press, 1985.

Hastings, A., J. Fadiman and J. Gordon. *Health for the Whole Person: The Complete Guide to Holistic Medicine*. Boulder, CO: Westview Press, Inc., 1980.

Hill, A. *A Visual Encyclopedia of Unconventional Medicine*. New York: Crown Publishers, Inc., 1979.

Kaslof, L. *Wholistic Dimensions in Healing: A Resource Guide*. Garden City, NY: Dolphin/Doubleday & Co., Inc., 1978.

Moore, M., and L. Moore. *The Complete Handbook of Holistic Health*. Englewood Cliffs, NJ: Prentice-Hall, Inc., 1983.

Otto, H., and J. Knight. *Dimensions in Wholistic Healing: New Frontiers in the Treatment of the Whole Person*. Chicago, IL: Nelson-Hall, 1979.

Pelletier, K. *Holistic Medicine: From Stress to Optimal Health*. New York: Delacorte Press/Seymour Lawrence, 1979.

Sobel, D. *Ways of Health: Holistic Approaches to Ancient and Contemporary Medicine*. New York and London: Harcourt Brace Jovanovich, 1979.

(ストレス、病気とウェルネス)

Ardell, D. *High Level Wellness: An Alternative to Doctors, Drugs, and*

Disease. Revised Edition. New York: Bantam Books, 1977, 1979.
Arehart-Treichel, J. *Biotypes: The Critical Link Between Your Personality and Your Health*. New York: Time Books, Quadrangle/The New York Times Book Co., Inc., 1980.
Hay, L. *You Can Heal Your Life*. Farmingdale, NY: Coleman Publishing, 1984.
Jaffe, D. *Healing From Within*. New York: Alfred A. Knopf, 1980.
Pelletier, K. *Mind as Healer, Mind as Slayer: A Holistic Approach to Preventing Stress Disorders*. New York: Delta/Dell Publishing Co., Inc., 1977.
Ryan, R. and J. Travis. *The Wellness Workbook*. Berkeley, CA: Ten Speed Press, 1981.
Selye, H. *The Stress of Life*. Revised Edition. New York: McGraw-Hill Book Co., 1976.
Totman, R. *Social Causes of Illness*. New York: Pantheon Books, 1979.
（波動医学と医学の未来）
Achterberg, J. *Imagery and Healing: Shamanism and Modern Medicine*. Boston & London: New Science Library/Shambhala Publications, Inc., 1985.
Bailey, A. *Esoteric Healing*. New York: Lucis Publishing Co., 1953.
Capra. F. *The Turning Point: Science, Society, and the Rising Culture*. New York: Bantam Books, 1982.
Dossey, L. *Beyond Illness: Discovering the Experience of Health*. Boulder, CO: New Science Library/Shambhala Publications, Inc., 1984.
Dossey, L. *Space, Time, and Medicine*. Boulder & London: Shambhala, 1982.
Ferguson, M. *The Aquarian Conspiracy: Personal and Social Transformation in the 1980's*. Los Angeles: J. P. Tarcher, Inc., 1980.
Locke, S. and D. Colligan. *The Healer Within: The New Medicine of Mind and Body*. New York: E. P. Dutton, 1986.
Oyle, I. *Time, Space, and the Mind*. Millbrae, CA: Celestial Arts, 1976.
Reyner, J., G. Laurence, and C. Upton. *Psionic Medicine: The Study and Treatment of the Causative Factors in Illness*. London: Routledge & Kegan Paul, 1974, 1982.
Siegel, B. Love, *Medicine, and Miracles*. New York: Harper & Row, 1986.
Tansley, D. *Radionics: Science or Magic? An Holistic Paradigm of Radionic Theory and Practice*. Essex, England: C. W. Daniel Company Ltd., 1982.

第12章

（生命と治癒にかんする古代の智慧と哲学）
Babbitt, E., and C. Hapgood. *The God Within: A Testament of Vishnu, A Handbook for the Spiritual Renaissance*. Turner Falls, MA: Fine Line Books, 1982.
A Course In Miracles. Tiburon, CA: Foundation For Inner Peace, 1975.

Elkins, D., C. Rueckert, and J. McCarty. *The Ra Material: An Ancient Astronaut Speaks*. Norfolk, VA: The Donning Co., 1984.

Eisen, W. *The Agashan Discourses*. Marina del Rey, CA: DeVorss & Co., 1978.

Eisen, W. *Agasha: Master of Wisdom*. Marina del Rey, CA: DeVorss & Co., 1977.

Grant, J. *Winged Pharaoh*. 1937. Reprint. New York: Berkely Publishing Corp., 1977.

Haich, E. *Initiation*. Palo Alto, CA: Seed Center, 1974.

Herwer, C. *Dwellers in the Temple of Mondama*. Los Angeles, CA: DeVorss & Co., 1949.

Steiner, R. *Cosmic Memory: Atlantis and Lemuria*. Blauvelt, NY: Rudolph Steiner Publications, 1971.

（個人と地球の変容）

Moss, R. *The I That Is We: Awakening to Higher Energies Through Unconditional Love*. Millbrae, CA: Celestial Arts, 1981.

The Revelation of Ramala. Sudbury, Suffolk, England: Neville Spearman, Ltd., 1978.

Russell, P. *The Global Brain: Speculations on the Evolutionary Leap to Planetary Consciousness*. Los Angeles: J. P. Tarcher, Inc., 1983.

Williams, S. *The Practice of Personal Transformation: A Jungian Approach*. Berkeley: California Journey Press, 1984, 1985.

Young, M. *Agartha: A Journey to the Stars*. Walpole, New Hampshire: Stillpoint Publishing, 1984.

以上のうち、邦訳があるものを以下に掲げる。

第１章

ロイ、D.『スフィンクスと虹』樋口覚訳、青土社、1985年

ペレティエ、K. R.『意識の科学』吉福伸逸、スワミ・プレム・プラブッダ訳、工作舎、1986年

モス、T.『生体エネルギーを求めて』井村宏次、西岡恵美子訳、日本教文社、1983年

ターグ、R.、パソフ、H. E.『マインド・リーチ』猪股修二訳、集英社、1978年

ターグ、R.、ハラリー、K.『奇跡のスタンフォード・テクニック』学習研究社、1984年

カプラ、F.『タオ自然学』吉福伸逸、田中三彦、島田裕巳、中山直子訳、工作舎、1979年

ポーストル、D.『宇宙の網目』はやし・はじめ訳、白揚社、1983年

トーベン、B.、ウルフ、F.A.『イラスト・サイエンス　時空は踊る』大島保彦訳、青土社、1985年

ズーカフ、G.『踊る物理学者たち』佐野正博、大島保彦訳、青土社、1985年

第４章

パウエル、A. E. 編著『神智学大要１　エーテル体』仲里誠桔訳、たま出版、1984年

リードビーター、C.W.『チャクラ』本山博、湯浅泰雄訳、平河出版社、1979年

グリーンハウス、H. B.『幽体離脱』岡崎優訳、国書刊行会、1984年（超科学シリーズ10）
モンロー、R. A.『魂の体外旅行』坂場順子訳、日本教文社、1990年
モンロー、R. A.『体外への旅』山河宏訳、学習研究社、1985年
パウエル、A. E. 編著『神智学大要 2 アストラル体』仲里誠桔訳、たま出版、1984年
ベントフ、I.『ベントフ氏の超意識の物理学入門』スワミ・プレム・プラブッダ訳、日本教文社、1987年
パウエル、A. E. 編著『神智学大要 4 コーザル体』仲里誠桔訳、たま出版、1984年
パウエル、A. E. 編著『神智学大要 3 メンタル体』仲里誠桔訳、たま出版、1984年
ミーク、G. W.『死後の世界と魂の成長』宗教心理学研究所訳、宗教心理出版、1983年
サーミナラ、G.『転生の秘密』多賀瑛訳、たま出版、1993年

第7章

チャンセラー、P. W.『フラワー・レメディー・ハンドブック』青木多香子訳、中央アート出版社、1995年
シェファー、M.『バッチの花療法』林サオダ訳、フレグランスジャーナル社、1996年
ウィークス、N.『心を癒す花の療法』林陽訳、中央アート出版社、1994年
ギンベル、T.『色彩療法』日原もとこ訳、フレグランスジャーナル社、1996年

第8章

クリーガー、D.『セラピューティック・タッチ』上野圭一、菅原はるみ訳、春秋社、1999年
クリップナー、S.、ヴィロルド、A.『マジカル・ヒーラー』笠原敏雄訳、工作舎、1986年

第9章

アルパー、F.『アトランティス』香取孝太郎監修、高柳司訳、コスモ・テン・パブリケーション、1994年
チョクロン、D. S.『大地からの贈り物』石原佳代子訳、中央アート出版社、1997年（ヒーリング・ブックス 9）
ロルッソ、J.、グリック、J.『宝石ヒーリング』林陽訳、中央アート出版社、1992年（心霊科学名著シリーズ26）
メラ、D. L.『宝石パワーの活用術』林陽訳、中央アート出版社、1993年（こころの科学シリーズ）
リチャードソン、W. G.、ヒューイット、L.『宇宙の法則宝石療法』林陽訳、中央アート出版社、1999年（こころの科学シリーズ）
ラファエル、K.『クリスタル・エンライトンメント』レナード典子訳、和尚エンタープライズジャパン、1992年
ラファエル、K.『クリスタル・ヒーリング』沢西康史訳、和尚エンタープライズジャパン、1992年

第10章

ヘイ、L. L.『ライフ・ヒーリング』中西珠佳江訳、たま出版、1990年
クリシュナ、G.『クンダリニー』中島巌訳、平河出版社、1987年
ホワイト、J. W. 編『クンダリニーとは何か』川村悦郎訳、めるくまーる、1983年

第11章

ヒル、A. 編著『図説 新・人間医学百科』杉靖三郎監修、エンタプライズ、1981年
ヘイ、L. L.『ライフ・ヒーリング』中西珠佳江訳、たま出版、1990年

ペルティエ、K. R.『心が生かし 心が殺す』黒沼凱夫訳、日本教文社、1998年
セリエ、H.『現代社会とストレス』杉靖三郎、田多井吉之介、藤井尚治、竹宮隆訳、法政大学出版局、1988年（叢書・ウニベルシタス243）
アクターバーグ、J.『自己治癒力』井上哲彰訳、日本教文社、1991年
カプラ、F.『ターニング・ポイント』吉福伸逸、田中三彦、上野圭一、菅靖彦訳、工作舎、1984年
ドッシー、L.『時間・空間・医療』栗野康和訳、めるくまーる、1987年
ファーガソン、M.『アクエリアン革命』松尾弌之訳、堺屋太一監訳、実業之日本社、1981年
ロック、S. E.、コリガン、D.『内なる治癒力』池見酉次郎監修、田中彰、堀雅明、井上哲彰、浦尾弥須子、上野圭一訳、創元社、1990年
シーゲル、B. S.『奇跡的治癒とはなにか』石井清子訳、日本教文社、1988年

第12章

アイゼン、W.『アガシャの講義録　1』園頭広周訳、正法出版社、1995年
シュタイナー、R.『アカシャ年代記より』高橋巌訳、国書刊行会、1994年
ラッセル、P.『グローバル・ブレイン』吉福伸逸、靍田栄作、菅靖彦訳、工作舎、1985年

バイブレーショナル・メディスン

いのちを癒《いや》す〈エネルギー医学《いがく》〉の全体像《ぜんたいぞう》

初　版 発 行——平成一二年一〇月二五日
一九版発行——令和 四 年 六 月 一 日

著者——リチャード・ガーバー
監訳者——上野圭一（うえの・けいいち）
訳者——真鍋太史郎（まなべ・たしろう）

発行者——西尾慎也
発行所——株式会社日本教文社
東京都港区赤坂九—六—四四　〒一〇七—八六七四
電話　〇三（三四〇一）九一一一（代表）
　　　〇三（三四〇一）九一一四（編集）
ＦＡＸ〇三（三四〇一）九一一八（編集）
　　　〇三（三四〇一）九一三九（営業）
振替＝〇〇一四〇—四—五五五一九
印刷・製本——株式会社　シナノ
装幀——清水良洋
ISBN978-4-531-08127-1　Printed in Japan
乱丁本・落丁本はお取替えします。
定価はカバーに表示してあります。

VIBRATIONAL MEDICINE
by Richard Gerber